Versorgungsqualität in der operativen Medizin

E. Sebastian Debus

Reinhart T. Grundmann

(Hrsg.)

Versorgungsqualität in der operativen Medizin

Zentren, Mindestmengen und Behandlungsergebnisse

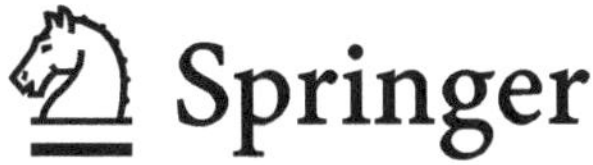 Springer

Hrsg.

E. Sebastian Debus
Universitäres Herz- und Gefäßzentrum
Universitätsklinikum Hamburg-Eppendorf
Hamburg, Deutschland

Reinhart T. Grundmann
ehem. Wissenschaftlicher Medizinischer
Direktor Kreiskliniken Altötting-Burghausen
Burghausen, Deutschland

ISBN 978-3-662-60422-9   ISBN 978-3-662-60423-6   (eBook)
https://doi.org/10.1007/978-3-662-60423-6

Die Deutsche Nationalbibliothek verzeichnet diese Publikation in der Deutschen Nationalbibliografie;
detaillierte bibliografische Daten sind im Internet über ▶ http://dnb.d-nb.de abrufbar.

Umschlaggestaltung: deblik Berlin

Springer ist ein Imprint der eingetragenen Gesellschaft Springer-Verlag GmbH, DE und ist ein Teil von
Springer Nature.
Die Anschrift der Gesellschaft ist: Heidelberger Platz 3, 14197 Berlin, Germany

Vorwort

Die vorliegende Untersuchung beschäftigt sich mit medizinischen Zentren, ihrer Definition, ihrer Qualität und ihren Qualitätsansprüchen und damit auch mit Fallzahlen und Mindestmengen in der Chirurgie. Die Qualitätsanforderungen an ein „Zentrum" sind in Deutschland nicht einheitlich vorgegeben, Zertifizierungen sind nicht Pflicht, um den Titel „Zentrum" auf der Klinik-Website zu führen. Es gibt Initiativen – auch an kleineren Krankenhäusern der Grund- und Regelversorgung –, die ohne eindeutige Alleinstellungsmerkmale den Zentrumsbegriff verwenden, wobei dann auf eine interdisziplinäre Zusammenarbeit hingewiesen wird. Genügt dies aber schon? und welche strukturellen Voraussetzungen sollten sonst noch erfüllt sein, um von einem Zentrum zu sprechen? Strukturelle Voraussetzungen, je nach Fachgebiet und Prüfverfahren unterschiedlich, werden zwar bei einer Zertifizierung abgefragt, aber auch der Nachweis bestimmter Strukturen garantiert noch nicht das Entscheidende, eine hohe Ergebnisqualität. Den Beweis einer verbesserten Ergebnisqualität bleibt die Zertifizierung zunächst einmalig schuldig, schon deshalb, weil Qualitätsparameter variieren und Ergebnisberichte ohne Risikoadjustierung der Daten problematisch und für ein Benchmarking nur bedingt geeignet sind. Auch fehlt den meisten Zertifizierungen eine sichere Überprüfung von externer und interner Validität der Daten. Ohne Kontrolle der externen Validität, nämlich der Klärung der Frage, ob wirklich alle Patienten von den teilnehmenden Kliniken in die Ergebnisberichte eingegeben wurden, ist keine sichere Aussage darüber zu machen, wie repräsentativ die Daten sind. Gleiches gilt für die interne Validität der Daten, wenn deren Korrektheit durch ein Auditing nicht überprüft wird. Da der Begriff Zentrum nicht geschützt ist, kann folglich nicht primär behauptet werden, dass die Behandlung in einem Zentrum besser als in einem Nicht-Zentrum ist. Der Begriff „Zentrum" suggeriert dem Patienten eine Expertise, die nicht zwangsläufig belegt werden muss oder belegt ist (Schrappe 2007; Erbsen et al. 2010; Arbeitsgruppe 2015).

Was die Ergebnisqualität angeht, so wird sie häufig mit der Erfüllung geforderter Fallzahlen gleichgesetzt. Die Fallzahlen, als Mindestmengen zur Qualitätssicherung deklariert, halten wissenschaftlichen Kriterien aber nicht immer stand und variieren international für ein und denselben Eingriff ganz erheblich, was dann dazu führt, sich bei zu fordernden Mindestmengen auf den kleinstmöglichen Nenner zurückzuziehen oder sich auf wenige, gut überprüfbare Eingriffe zu beschränken. Außerdem beziehen sich die Angaben mehrheitlich auf das Fallaufkommen einer Institution, nicht aber auf das des einzelnen Chirurgen. Welche Anforderungen an ein Zentrum unter den Gesichtspunkten von Prozess-, Struktur- und Ergebnisqualität zu stellen sind, soll demnach in der vorliegenden Übersicht dargestellt werden. Dabei haben wir uns auf die Anforderungen der Deutschen Gesellschaft für Allgemein und Viszeralchirurgie (DGAV) und ihre Definition von Referenz-, Exzellenz- und Kompetenzzentren, Anforderungen der Deutschen Gesellschaft für Unfallchirurgie (DGU) und Anforderungen der Deutschen Gesellschaft für Gefäßchirurgie und Gefäßmedizin (DGG) sowie die Onkologischen Spitzenzentren der Deutschen Krebshilfe und Onkologische Zentren und Organkrebszentren der Deutschen Krebshilfe fokussiert. Fragen, die es zu beantworten galt, waren unter anderen:

- Was sind die Zertifizierungsanforderungen für Zentren der genannten Fachgesellschaften?
- Von wem und wie werden die Anforderungsprofile kontrolliert?
- Wie unterscheiden sich eventuell Universitätsklinika, Krankenhäuser der Maximalversorgung und Schwerpunktkrankenhäuser und andere von einander?
- Welche auf den Webseiten der Krankenhäuser aufgeführten Zentren sind tatsächlich durch Fachgesellschaften zertifiziert?
- Welche Belege gibt es für den Anspruch, dass die Behandlung in Zentren die Ergebnisqualität verbessert?
- Welche Mindestmengen werden bei verschiedenen Eingriffen gefordert und wie sieht hierzu die wissenschaftliche Datenbasis aus?
- Was können wir aus regionalen, überregionalen und internationalen Vergleichsuntersuchungen hinsichtlich erreichbarer Qualitätsstandards – die von Zentren einzuhalten sind – lernen?

In diesem Zusammenhang war es ein weiteres Anliegen dieser Arbeit, einen Überblick über die in Deutschland propagierten Organzentren zu bieten, der es dem interessierten Leser erleichtern soll, im Bedarfsfall auf das gewünschte Zentrum zurückzugreifen.

Basis dieser Untersuchung ist eine umfassende Literaturrecherche in Medline (PubMed) hinsichtlich der Publikationen zu den einzelnen Kapiteln in den letzten 10 Jahren.

Abschließend danken wir allen Mitarbeitern des Springer-Verlags, die in dieses Projekt eingebunden waren, für ihre Hilfe, allen voran Herrn Dr. Fritz Kraemer, der von Anfang an von unserem Konzept überzeugt war und es tatkräftig unterstützte.

Das Buch widmet der Seniorherausgeber seiner im April 2018 verstorbenen Ehefrau Margarethe Grundmann, die ihn so viele Jahre treusorgend begleitet hat.

E. Sebastian Debus
Reinhart T. Grundmann

Literatur

Arbeitsgruppe „Gute Zentrumszertifizierung" der Bundesärztekammer (2015) Der Zentrumsbegriff in der Medizin. ▶ http://www.bundesaerztekammer.de/aerzte/qualitaetssicherung/zentren-und-zertifizierung/zentrumsbegriff/
Erbsen A, Rüdiger-Stürchler M, Heberer M (2010) Interdisziplinäre Zentren in Krankenhäusern? Ein Literaturüberblick. Z Evid Fortbild Qual Gesundhwes (ZEFQ) 104:39–44
Schrappe M (2007) Medizinische Zentren – Systematik und Nutzen. Z Arztl Fortbild Qualitatssich 101:141–146

Inhaltsverzeichnis

Erfassung der Versorgungsqualität und Realität

Reinhart T. Grundmann und E. Sebastian Debus

© Springer-Verlag GmbH Deutschland, ein Teil von Springer Nature 2020
E. S. Debus, R. T. Grundmann (Hrsg.), *Versorgungsqualität in der operativen Medizin*,
https://doi.org/10.1007/978-3-662-60423-6_1

1.1 Regionale/geografische Unterschiede in der Versorgungsqualität

Die Überprüfung von regionalen Abweichungen in Diagnose und Therapie dient dazu, Sektoren von Unterversorgung, aber auch von Überversorgung aufzudecken, um so das Gesundheitssystem effizienter und effektiver zu gestalten. Damit ist die Analyse von regionalen Unterschieden in der Versorgung ein wichtiges Hilfsmittel, um den Behandlungsstandard zu definieren und Qualitätsziele festzumachen. Dies gelingt auf diese Weise sogar oft besser als mit randomisierten Studien und ihren (zu) zahlreichen Ausschlusskriterien. Auch lässt sich mit regionalen Unterschieden die Etablierung von Behandlungszentren begründen. Wie die folgenden Beispiele zeigen werden, gilt dies für die operative und nichtoperative Krankenhausbehandlung gleichermaßen. Wesentliche Zwecke, die mit der Darstellung der gesundheitlichen Lage auf regionaler Ebene verfolgt werden, sind (Breitkreuz et al. 2019):

- Analyse und Bewertung der (infra-)strukturellen Rahmenbedingungen im Kontext von Krankheits- und Sterberisiko (Morbidität und Mortalität)
- Aufzeigen und Analysieren von Gründen für regionale Ausgabenunterschiede
- Identifikation von Regionen mit verbesserungswürdiger Versorgungsqualität oder erhöhtem Versorgungsbedarf
- Entwicklung maßgeschneiderter indikationsspezifischer und regionalisierter Präventions-, Früherkennungs- und Versorgungsangebote
- Gezielte Steuerung der Versorgung anstelle des „Gießkannenprinzips".

Corallo et al. (2014) haben in einer systematischen Übersicht die Literatur zu Variationen in der medizinischen Praxis in den OECD-Ländern analysiert. 836 Studien wurden ausgewertet. Die meisten Untersuchungen (n = 430, 51 %) stammten aus Nordamerika – USA 38,2 %, Canada 13,3 % – 406 Studien (49 %) aus den übrigen OECD-Staaten. Hier führte Großbritannien mit 123 Untersuchungen (14,7 %), gefolgt von Australien/Neuseeland mit 53 (6,3 %) und den Niederlanden mit 22 Untersuchungen (2,6 %). Der deutsche Beitrag war mit 13 Studien (1,6 %) eher bescheiden. Untersucht wurden am häufigsten Variationen in den Kategorien „Krebs" (einschließlich Screening) (17 %), „kardiovaskulär" (einschließlich Schlaganfall) (16 %) und „muskuloskelettal" (6,5 %). Zu der Kategorie „Allgemeinchirurgie" lagen 10 Studien vor (1,2 %). Geprüft wurden vor allem Variable in Zusammenhang mit dem Krankenhaus. Beinahe für jede Kategorie und Prozedur konnten erhebliche Variationen in der medizinischen Versorgung belegt werden, das galt für Vergleiche von Regionen, Krankenhäusern als solchen und für die ärztliche Praxis. Schwachpunkt der Untersuchungen war die unkoordinierte Auswahl der Prozeduren. Die Autoren empfahlen, sich vermehrt auf klinisch und versicherungsrelevant häufige Diagnosen mit hoher Morbidität und Mortalität oder schlechter Lebensqualität zu fokussieren. An dem Wert von Untersuchungen zur Variation in der medizinischen Praxis, um so das Gesundheitssystem effektiver zu gestalten, ließen sie keinen Zweifel.

Unterschiedliche geografische Ergebnisse bei der Gesundheitsversorgung von mehr als 22 Mio. Patienten, die in den USA stationär behandelt wurden, stellten Rosenberg et al. (2016) dar. Sie sahen unter anderem zwischen der Spitzen- und Boden-Perzentile einen 2,3-fachen Unterschied in der Risiko-adjustierten Krankenhaussterblichkeit bei akutem Herzinfarkt und einen 18,3-fachen Unterschied bei der Risiko-adjustierten

1

□ **Tab. 1.1** Faktoren, die Krankenhaussterblichkeit und Sicherheit geografisch unterschiedlich beeinflussen und bei einer Risikoadjustierung der Ergebnisse zu berücksichtigen sind (verkürzt nach Rosenberg et al. 2016)

Faktoren	Beispiele
Populationsbezogene Faktoren (Insgesamt n = 10)	Alter, Geschlecht, Ethnizität, Einkommen
Koexistierende Bedingungen (Elixhauser Komorbiditäten/Insgesamt n = 27)	AIDS, Alkoholabusus, Herzinsuffizienz, chronische obstruktive Lungenerkrankung, Diabetes, Hypertonus, Anämie, Lebererkrankung, (metastasierender) Krebs, Psychosen, Depression, periphere arterielle Verschlusskrankheit, neurologische Erkrankungen, Niereninsuffizienz, peptisches Ulkus, Klappenerkrankung, Gewichtsverlust
Gesundheitssystem/Geografie (Insgesamt n = 5)	Population, Hospitaldichte, Entfernung zum Krankenhaus
Gesundheitssystem/Anbieter (Insgesamt n = 17)	Chirurgisches Krankenhausvolumen, Chirurgisches ambulantes Volumen, Status der Zugehörigkeit, Lehrstatus, Krankenhausgesamtbettenzahl, Krankenhausaufenthaltsdauer, Betten pro Kopf, Nettoeinkommen, Krankenhausbetriebseinkommen, Anlagegüter
Gesundheitssystem/Zahlungspflichtiger (Insgesamt n = 5)	% Versicherung, Selbstzahler, keine Gebühren

zentralvenösen Katheterinfektion sowie 2,2-fachen Unterschied bei Risiko-adjustierter Krankenhausaufnahme wegen Herzinsuffizienz. Die Autoren überprüften die Ursachen dieser gravierenden Unterschiede, für die sie die Population als solche, die Patienten-Komorbiditäten und Faktoren des Gesundheitssystems verantwortlich machten (□ Tab. 1.1). Das erhebliche Verbesserungspotenzial im US-Gesundheitssystem wurde betont.

1.1.1 Kardiologie/kardiovaskuläre Sterblichkeit

Bernheim et al. (2010) analysierten auf Basis der Medicare-Datenbank die Risiko-standardisierte 30-Tagesterblichkeit und stationäre Wiederaufnahmerate für Patienten mit akutem Herzinfarkt und Herzversagen in einem 3-Jahreszeitraum (2006–2009) in verschiedenen Regionen der USA. Für den Herzinfarkt gingen ungefähr 550.000, für das Herzversagen mehr als 1 Mio. Patienten von ca. 4500 Krankenhäusern in die Untersuchung ein. Die krankenhausspezifische Risiko-standardisierte 30-Tagesterblichkeit machte für den akuten Herzinfarkt im Mittel 16,0 % aus, mit einer weiten Spanne von 10,3 % bis 24,6 %. Der absolute Unterschied zwischen 5. und 95. Perzentile betrug 5,2 %. Für das akute Herzversagen wurde eine krankenhausspezifische Sterblichkeit von 10,8 % berechnet (Spanne 6,6 % bis 18,2 %), bei einem absoluten Unterschied zwischen 5. und 95. Perzentile von 5,0 %. Ähnliche Unterschiede ergaben sich auch für die

Risiko-standardisierte Wiederaufnahmerate (median 19,9 % bei Herzinfarkt und 24,5 % bei Herzversagen, bei absolutem Unterschied zwischen 5. und 95. Perzentile von 3,9 % bzw. 6,7 %). Die Botschaft war, dass die großen krankenhausspezifischen Unterschiede einen hohen Spielraum für eine Qualitätsverbesserung aufzeigen.

Eine weitere Untersuchung zu regionalen Variationen bei Sterblichkeit und Kosten von Patienten, die mit der Diagnose Herzversagen in den USA stationär aufgenommen wurden, stammt von Akintoye et al. (2017). Die Autoren schätzten, dass in den Jahren 2013 bis 2014 ca. 1,9 Mio. Patienten in den Regionen Süden (41 %), Mittelwesten (23 %), Nordosten (20 %) und Westen (16 %) stationär behandelt wurden. Die Risiko-adjustierte Krankenhaussterblichkeit war im Nordosten am höchsten (3,2 %) und im Mittelwesten am geringsten (2,7 %). Im Nordosten war auch die mittlere Krankenhausaufenthaltsdauer am längsten (5,9 Tage) und es wurde Risiko-adjustiert die geringste Rate an Patienten beobachtet, die routinemäßig nach Hause entlassen werden konnten (42 %). In jeder Region war die Sterblichkeit des Weiteren in den ländlichen Bezirken (Spanne 3,0 % bis 3,8 %) höher als in den städtischen (Spanne 2,7 % bis 3,1 %). Die Kosten der Hospitalisierung waren im Westen am höchsten (median US$8.898) und am geringsten im Süden (median US$6.366). Eine eindeutige Erklärung, warum die Ergebnisse im Nordosten ungünstiger waren, konnten die Autoren nicht geben. Sie wiesen aber darauf hin, dass es mit der strukturellen Patientenversorgung zusammenhängen müsse, da auch nach Risikoadjustierung der Patientenfaktoren die Unterschiede bestehen blieben.

Regionale Unterschiede bei der Versorgung des ST-Hebungs-Herzinfarkts (STEMI) wurden von Kolte et al. (2014) mithilfe der Nationwide Inpatient Sample (NIS)-Datenbasis der Jahre 2003 bis 2010 überprüft. Es handelte sich um 1.990.486 Patienten im Alter $\geq$40 Jahre (mittleres Alter 66,1 Jahre), die in verschiedenen Regionen der USA behandelt wurden. Patienten, die im Mittelwesten, Süden und Westen behandelt wurden, hatten eine höhere Reperfusions-/Revaskularisationsrate (perkutane Koronarintervention und Koronarbypass) als Patienten im Nordosten, aber trotzdem paradoxerweise eine höhere Risiko-adjustierte Krankenhausmortalität als Patienten des Nordostens. Die Ergebnisse waren schwierig zu interpretieren. Eine Erklärung bestand darin, dass der Nordosten proportional gesehen den höchsten Anteil an städtischen Krankenhäusern und Lehrkrankenhäusern aufwies. Inwieweit speziell in Lehrkrankenhäusern die Leitlinien besser eingehalten werden und ob dies zur Qualitätssteigerung führte, wurde diskutiert.

Unterschieden in der Sterblichkeit bei Herzstillstand im Krankenhaus gingen Merchant et al. (2014) anhand von 135.896 Patienten von 468 Krankenhäusern nach. Primärer Endpunkt dieser Studie war das Überleben bei Entlassung. Es ergaben sich signifikante Unterschiede in den Krankenhaus-Überlebensraten, mit nicht-adjustiert 8,3 % (Spanne 0 % bis 10,7 %) für die unterste Dezile und 31,4 % (28,6 % bis 51,7 %) für die oberste Dezile. Nach Adjustierung der Daten für 36 Überlebensprädiktoren blieben diese deutlichen Unterschiede zwischen den Krankenhäusern bestehen (unterste Dezile Überleben im Median 12,4 % (0 % bis 15,6 %) versus oberste Dezile Überleben im Median 22,7 % (21,0 % bis 36,2 %)).

Über geographische Unterschiede auf Verwaltungsbezirksebene in der kardiovaskulären Sterblichkeit in den USA der Jahre 1980 bis 2014 berichteten Roth et al. (2017). Im Jahr 2014 machte das Verhältnis zwischen Bezirken der 90. und 10. Perzentile bei Tod wegen ischämischer Herzerkrankung 2,0 aus (119,1 vs. 235,7 Todesfälle pro 100.000 Personen), bei zerebrovaskulären Todesfällen 1,7 (40,3 vs. 68,1 Todesfälle pro 100.000 Personen). Für das Aortenaneurysma wurde eine Ratio von 1,4 (3,5 vs. 5,1 Todesfälle

1

pro 100.000 Personen), für die hypertensive Herzerkrankung eine solche von 4,2 genannt (4,3 vs. 17,9 Todesfälle pro 100.000 Personen). Die Autoren sahen es als eine wesentliche Aufgabe der Gesundheitspolitik an, diese Variationen zu verringern und führten 3 Kategorien an, die für die geografischen Unterschiede verantwortlich waren:

1. Variationen in dem Ausgesetzsein an metabolischen, Verhaltens- und Umweltrisiken;
2. Variationen in der Bereitstellung von Interventionen, die die Risiken dieser Einflüsse modifizieren;
3. Variationen in der Bereitstellung von hoch qualifizierten Notfalldiensten und medizinischen Akutversorgern, die das Ergebnis der Gesundheitsversorgung verbessern, wenn ein kardiovaskuläres Ereignis eingetreten ist.

Inwieweit die kardiovaskuläre Sterblichkeit mit dem Risikoverhalten der Bevölkerung zusammenhängt und welche regionalen Unterschiede zu beobachten sind, untersuchten Fairfield et al. (2018) in einem Datensatz von 606.260 Patienten in 32 sog. Hospital Service Areas (HSA) des US-Staates Maine. Das Risikoverhalten war regional deutlich unterschiedlich: Rauchen 12,4 % bis 28,6 %; ungesunde Ernährung 43,6 % bis 73 %; körperliche Inaktivität 16,4 % bis 37,9 %. Entsprechend unterschiedlich waren auch diagnostische und therapeutische kardiovaskuläre Maßnahmen, die Variationskoeffizienten waren: für einen Stresstest 17,5; für einen diagnostischen Herzkatheter 17,3; für eine Revaskularisation 9,1. Auf dem Niveau der HSA wurden auch signifikante Assoziationen zwischen Risikoverhalten und Sterblichkeit über alles nachgewiesen, das galt für Rauchen, ungesunde Ernährung und körperliche Inaktivität gleichermaßen. Die Untersuchung belegt den Nutzen der Gesundheitsprävention, aber auch die Defizite, eine Prävention regional umzusetzen.

1.1.2 **Kardiochirurgie**

Quin et al. (2011) untersuchten regionale Behandlungsunterschiede in den Regionen Nordosten, Mittelwesten, Süden und Westen der USA bei Risikofaktoren und operativer Sterblichkeit in der Koronarbypasschirurgie. Verwendet wurde die National Cardiac Database der Society of Thoracic Surgeons der Jahre 2004 bis 2007 mit 504.608 Patienten. Die Ergebnisse waren im Nordosten der USA am günstigsten. Verglichen mit dem Nordosten war das relative Sterblichkeitsrisiko statistisch signifikant höher im Mittelwesten und Süden und marginal höher im Westen, mit den Odds Ratios 1,26 (Mittelwesten), 1,43 (Süden) und 1,12 (Westen). In welchem Maß die Unterschiede durch Patientenselektion oder perioperatives Management bedingt waren, ließen die Autoren offen. Sie betonten, dass die geografischen Unterschiede relativ gesehen nicht so groß waren verglichen mit solchen, welche auf dem niedrigeren Niveau der unterschiedlichen Krankenhausaufnahmeregionen gesehen wurden.

Inwieweit die Dauer der postoperativen Nachbeatmung nach isolierter koronarer Bypasschirurgie (CABG) regional variiert, überprüften Jacobs et al. (2013) anhand der Society of Thoracic Surgeons (STS) National Database der USA. Eingeschlossen in die Untersuchung wurden 274.231 CABG-Patienten, behandelt in 1008 Zentren in den Jahren 2009 und 2010. Nach Adjustierung der Daten zeigte sich, dass Zentren oberhalb der 90. Perzentile ihre Patienten um das 1,8-fache länger nachbeatmeten als Kliniken der untersten Perzentile, was nicht mit Patientencharakteristika erklärt werden konnte.

In dieser Studie waren Patienten mit Komplikationen und einer Nachbeatmung von mehr als 24 h ausgeschlossen worden. Die Botschaft war, dass mehr die Gewohnheit eines Zentrums als die Patientencharakteristik die Dauer der postoperativen Nachbeatmung bestimmt, die eigentlich so kurz wie möglich sein sollte. Die Vergleichsuntersuchung deckte das Verbesserungspotenzial auf.

In der NIS der Jahre 2012 bis 2014 identifizierten Gupta et al. (2017) 41.025 Tanskatheter-Aortenklappen-Implantationen (TAVI). 10.390 Eingriffe wurden im Nordosten, 9090 im Mittelwesten, 14.095 im Süden und 7450 im Westen vorgenommen. Insgesamt nahmen TAVI-Implantationen deutlich zu, von 24,8 pro Million Erwachsener im Jahr 2012 auf 63,2 im Jahr 2014, wobei die höchsten Implantationsraten pro Million Einwohner im Nordosten gesehen wurden, gefolgt von Mittelwesten, Süden und Westen. Die Krankenhaussterblichkeit machte insgesamt 4,2 % aus. Verglichen mit dem Nordosten, war die Risiko-adjustierte Krankenhaussterblichkeit im Mittelwesten (adjustierte Odds Ratio [aOR] 1,26) und Süden (aOR 1,61) höher und im Westen ähnlich (aOR 1,00). Der stationäre Aufenthalt war verglichen mit dem Nordosten in allen anderen Regionen kürzer, im Nordosten wurden verhältnismäßig die meisten Patienten in ein geschultes Pflegeheim oder häuslichen Pflegedienst entlassen, während im Westen die Entlassung nach Hause am häufigsten erfolgte. Die durchschnittlichen Kosten waren im Westen am höchsten. Die Autoren sahen in diesen Unterschieden einen Anlass, die Effizienz der Patientenversorgung weiter zu überprüfen.

1.1.3 Ischämischer Schlaganfall

Skolarus et al. (2015) überprüften die Häufigkeit der Thombolysebehandlung bei akutem ischämischem Schlaganfall in 3436 HSA der USA. Ausgewertet wurde die Medicare-Datenbank der Jahre 2007 bis 2010 mit 844.241 Patienten. Insgesamt erfolgte bei 3,9 % der Patienten eine Thrombolyse. Der nicht-adjustierte Anteil an Patienten, die eine Thrombolyse erhielten, variierte von 9,3 % in der höchsten Behandlungsquintile verglichen mit 0 in der niedrigsten Behandlungsquintile. Es fanden sich demnach Regionen, in denen die Thrombolyse doppelt so häufig wie im nationalen Durchschnitt vorgenommen wurde, umgekehrt behandelten 20 % der Regionen keinen einzigen Patienten mit Thrombolyse in einer 4-Jahresperiode. Die Autoren kalkulierten, dass ca. 16.000 zusätzliche Thrombolysen jährlich hätten erfolgen müssen, wenn die Behandlung allgemein wie bei den oberen 10 % erfolgt wäre. Der Bedarf, die Thrombolyse verstärkt zu propagieren, war offensichtlich.

Über eine Qualitätsoffensive zur Behandlung des ischämischen Schlaganfalls in der Provinz Alberta/Canada berichteten Ohinmaa et al. (2016). Mit Einführung dieser Strategie zur Überweisung des Patienten in spezialisierte Zentren sank die Risiko-adjustierte 30-Tage-Krankenhaussterblichkeit von 12,6 % in den Jahren 2006/2007 auf 9,9 % in den Jahren 2010/2011, gleichzeitig kam es zu einer Reduktion der Behandlungskosten. Als Beleg für die verbesserte Behandlungsqualität wurde angeführt, dass sich mit dieser Offensive auch die regionalen Unterschiede in der Sterblichkeit deutlich verringerten, von 8,3 % auf 5,6 %. Die Arbeit demonstriert den Wert einer standardisierten Behandlung in spezialisierten Zentren.

In dem EuroHOPE-Register wurden 64.170 Patienten mit ischämischem Schlaganfall in Finnland, Ungarn, Italien, Niederlanden, Schottland und Schweden erfasst und für 1 Jahr nachbeobachtet (Malmivaara et al. 2015). Die medikamentöse Behandlung variierte erheblich zwischen den Ländern sowie in den Ländern selbst, dies galt auch für den Prozentsatz an Patienten, die in spezialisierten Zentren versorgt wurden und für die Sterblichkeitsraten (einschließlich 1-Jahresüberlebensrate). Die Daten belegen die Sinnhaftigkeit solcher Erhebungen zur Qualitätssicherung, wenn auch dieses Register in der Verlässlichkeit und Vollständigkeit der administrativen Daten erhebliche Schwächen hatte.

In einer kombinierten Auswertung von Daten des sog. Get With The Guidelines (GWTG)–Schlaganfallregisters und von Medicaredaten überprüften Thompson et al. (2017) in 289 Krankenhauseinweisungsbezirken der USA die regionalen Unterschiede in 30-Tagesterblichkeit und Wiederaufnahmerate bei ischämischem Schlaganfall. Es ergaben sich erhebliche Variationen. Die adjustierte 30-Tagesterblichkeit betrug im Mittel 10,3 % und schwankte zwischen 7,5 % und 14,3 %, die adjustierte stationäre 30-Tage-Wiederaufnahmerate war 13,1 % und schwankte zwischen 10,1 % und 20,8 %. Die Unterschiede ließen sich nur teilweise erklären. Allerdings war eine signifikante Reduktion der 30-Tageletalität mit Regionen assoziiert, in denen mehr Pflegekräfte für das Krankenhaus und mehr Neurologen registriert waren. Die Daten sprechen dafür, dass die Personalressourcen im Krankenhaus einen deutlichen Einfluss auf das 30-Tageergebnis nach Schlaganfall nehmen.

Untersuchungen zu regionalen Variationen in der Krankenhaussterblichkeit bei akutem ischämischem Schlaganfall (49.440 Patienten in 9 Präfekturen) liegen auch für Japan vor (Otsubo et al. 2015). Auch hier gab es deutliche Unterschiede, die zu der Anzahl an Ärzten korreliert wurden, die zur Schlaganfallversorgung pro 10.000 ältere Personen regional zur Verfügung standen. Im Mittel waren dies 8,2 Ärzte, mit einem Minimum von 1,1 und einem Maximum von 18,3 in den verschiedenen Bezirken. Die Kliniksterblichkeit war am höchsten (8,7 %) in Quintile 1 (2,9 Ärzte pro 10.000 ältere Personen) und am geringsten (6,8 %) in Quintile 5 (12,0 Ärzte pro 10.000 ältere Personen).

1.1.4 Gefäßchirurgie

Karotisstenose

Regionalen Unterschieden bei Selektion der Behandlung von Patienten mit Karotisstenose sowie im perioperativen Ergebnis gingen Shean et al. in zwei Untersuchungen anhand des Registers der Vascular Quality Initiative (VQI) nach. In den Jahren 2009 bis 2015 wurden insgesamt 57.555 Karotisrevaskularisationen erfasst, 49.179 Patienten mit Carotis-Thrombendarteriektomie, CEA (asymptomatisch im Median 56 %) und 8376 Patienten mit Carotis-Stenting, CAS (asymptomatisch im Median 36 %, P < 0,01) (Shean et al. 2017). Es gab signifikante regionale Unterschiede in dem Anteil an asymptomatischen Patienten, die bei einer Karotisstenose <70 % mit CEA (3–9 %) bzw. CAS (3–22 %) behandelt wurden. Auch der Anteil an Patienten älter 80 Jahre variierte bei den Interventionen bei asymptomatischen Patienten regional stark (CEA 12–27 %; CAS 8–26 %). Gleiches galt für die präoperative medikamentöse Behandlung mit einer Kombination aus Aspirin und Statinen (CEA 53–77 %; CAS 62–80 %). In der CEA-Gruppe variierte der Einsatz von Shunts (36–83 %), Protamin (32–89 %) und Patches (87–99 %) erheblich. Ähnlich gab es bei CAS deutliche regionale Unterschiede in der Häufigkeit, mit der CAS ohne Protektionssysteme vorgenommen wurde (1–8 %). Die Daten belegen, dass Leitlinien regional unterschiedlich eingehalten werden, mit einem deutlichen Potential der Qualitätsverbesserung.

Dieselbe Arbeitsgruppe überprüfte in einer Folgeerhebung die Ergebnisse nach 78.467 Karotisrevaskularisationen (Datenbasis der VQI der Jahre 2009 bis 2016) hinsichtlich regionaler Unterschiede (Shean et al. 2018). Bei CAS variierte der perioperative Tod/Schlaganfallrate stark, sowohl bei Versorgung der asymptomatischen (0–5,8 %) als auch symptomatischen (2,4–8,1 %) Karotisstenose, womit einige Regionen nicht die Zielvorgaben der Leitlinien erreichten. Diese wurden bei der CEA hingegen eingehalten, aber auch hier gab es signifikante regionale Unterschiede in perioperativem Tod/Schlaganfall (asymptomatisch 0,9–3,1 %; symptomatisch 1,3–4,9 %). Hirnnervenläsionen wurden nach CEA signifikant unterschiedlich beobachtet (asymptomatisch 0,9–4,9 %; symptomatisch 1,5–7,7 %). Postoperativ wurden asymptomatische Patienten in 75–87 %, symptomatische in 78–91 % mit einer Kombination aus Thrombozytenaggregationshemmern und Statinen entlassen. Signifikante regionale Unterschiede gab es auch bei CAS. Komplikationen an der Zugangsstelle wurden in 2,3–18,2 % (asymptomatisch) bzw. 1,4–16,9 % (symptomatisch) gesehen, die Entlassung mit einer dualen Thrombozytenaggregationshemmung erfolgte in 79–94 % (asymptomatisch) bzw. 83–93 % (symptomatisch). Die Autoren wiesen nicht nur auf die statistisch signifikanten Unterschiede zwischen einzelnen Regionen, sondern vor allem auf die Tatsache hin, dass Zielvorgaben der Leitlinien nicht eingehalten wurden, was zu verstärkten Qualitätssicherungsmaßnahmen Anlass geben sollte.

Bauchaortenaneurysma

Zu regionalen Unterschieden im Ergebnis nach Versorgung des nicht-rupturierten Bauchaortenaneurysmas (nrAAA) und rupturierten Bauchaortenaneurysmas (rAAA) liegt eine Untersuchung aus den USA von Zettervall et al. (2017) vor. Ausgewertet wurden Daten der Vascular Quality Initiative (VQI) der Jahre 2009 bis 2014 (insgesamt 17.134 Patienten, 2624 offene Versorgungen (OR) und 14.510 endovaskuläre Versorgungen (EVAR) des AAA). Ungefähr 9 % (1464) der Operationen erfolgten wegen rAAA (715 OR, 749 EVAR). Analysiert wurden die Ergebnisse von 14 Regionen. Die Anzahl OR reichte von 119 bis 1357 pro Region (Median 205), die von EVAR von 375 bis 3.491 (Median 907). Nach offener Versorgung des intakten AAA (iAAA) wurden keine signifikanten Unterschiede zwischen den Regionen gefunden, die 30-Tageletalität variierte zwischen 0–8 % (p = 0,38) und die 1-Jahressterblichkeit zwischen 0–11 % (p = 0,29). Allerdings überschritten 2 Regionen die Benchmark für die Klinikletalität von 5 % der Society for Vascular Surgery (SVS). Auch bei EVAR gab es zwischen den Regionen keine signifikanten Unterschiede in der 30-Tageletalität, sie schwankte zwischen 0–2 %. Die Unterschiede in der 1-Jahressterblichkeit (1–6 %) waren hingegen signifikant (p < 0,01). Wenn demnach auch die Unterschiede in der Klinikletalität bei Versorgung des iAAA begrenzt waren, so unterschieden sich die Regionen doch signifikant in postoperativer Herzinfarktrate, Transfusionsrate, der Anwendung von Vasopressoren, der Extubation außerhalb des Operationssaals und der Länge des stationären Aufenthalts, sowohl bei OR als auch bei EVAR. Bei der Versorgung des rAAA sah die Situation anders aus: hier gab es signifikante Unterschiede in der 30-Tageletalität zwischen den Regionen, sowohl bei OR (14–63 %) als auch bei EVAR (3–32 %), und auch signifikante Unterschiede bei den Komplikationen. Insgesamt zeigte dieser regionale Vergleich demnach deutliche Ansätze für eine Qualitätsverbesserung auf.

Für die Versorgung des AAA liegt des Weiteren eine internationale Vergleichsuntersuchung zu OR und EVAR aus 11 Ländern vor. Beck et al. (2016) werteten hierzu Registererhebungen bei insgesamt 51.153 Patienten der Jahre 2010 bis 2013 aus. Es gab erhebliche

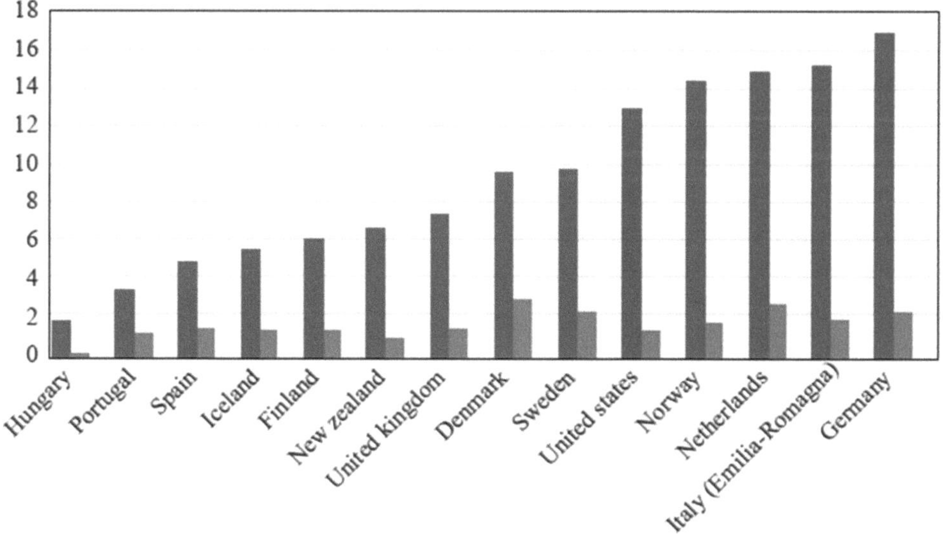

■ Abb. 1.1 Häufigkeit der Versorgung des Bauchaortenaneurysmas im internationalen Vergleich. Unterschieden wurde nach elektiver und notfallmäßiger Versorgung. (Nach Castro-Ferreira et al. 2019)

Unterschiede in der Häufigkeit von EVAR bei Versorgung des iAAA und rAAA, bei der Indikation zur Intervention bei älteren Patienten und bei der Versorgung des iAAA in Abhängigkeit vom AAA-Durchmesser. Trotz vergleichbarer Leitlinienempfehlungen, die Indikation zur Versorgung des asymptomatischen AAA bei Männern erst ab einem Durchmesser von 5,5 cm zu stellen, wurden insgesamt 31 % der AAA bereits früher versorgt, mit einer großen Streubreite in Abhängigkeit vom Gesundheitssystem. Während z. B. in den nordeuropäischen Ländern Finnland, Schweden und Norwegen die von den Leitlinien vorgegebenen Grenzwerte bei Männern in 13, 16 und 18 % nicht eingehalten wurden, waren es in den USA 40 % und in Deutschland sogar 43 %. Entsprechend fand eine weitere internationale geografische Vergleichsuntersuchung (Castro-Ferreira et al. 2019), dass unter allen 14 überprüften Ländern in Deutschland das intakte AAA am häufigsten operativ/interventionell versorgt wurde, ohne dass bei dieser überdurchschnittlich hohen Rate an prophylaktischen Eingriffen bei asymptomatischen Patienten die Rate der notfallmäßigen Versorgungen des (symptomatischen oder rupturierten) AAA auf einen unterdurchschnittlichen Wert gesunken wäre (**■** Abb. 1.1). Auch diese Beobachtung lässt sich nur durch eine sehr viel großzügigere Indikationsstellung bei Versorgung des intakten asymptomatischen AAA als in anderen westlichen Ländern erklären, ohne dass ein Beleg für einen Zusatznutzen für den Patienten bisher erbracht werden konnte.

Weitere Indikationen

Unerwünschten Variationen bei der Versorgung von Patienten mit Erkrankungen der thorakalen Aorta (Dissektion und Aneurysma) gingen Bottle et al. (2017) in

Großbritannien anhand der Hospital Episode Statistics (HES) und des National Adult Cardiac Surgery Audit (NACSA) nach. Die Unterschiede zwischen den einzelnen Verwaltungsbezirken waren gravierend: je nach Bezirk erhielten 7,6 % bis 31,5 % der Patienten eine Behandlung der thorakalen Aorta in den ersten 6 Monaten nach der Indexhospitalisierung, die risikoadjustierte 6-Monatssterblichkeit unbehandelter Patienten reichte von 19,4 % bis 36,3 %. Regionale kardiale Zentren mit höheren Fallzahlen behandelten komplexere Patienten und hatten eine signifikant niedrigere risikoadjustierte Sterblichkeit im Vergleich zu Einheiten mit geringem Fallvolumen. Die Autoren forderten dementsprechend Veränderungen in der Organisation der Versorgung dieser Patientengruppe.

Ahmad et al. (2014) benutzten ebenfalls die Hospital Episode Statistics, um zu Prävalenz von Revaskularisation und Amputation bei peripherer Verschlusskrankheit (pAVK) in England vergleichend Stellung zu nehmen. Die Prävalenzrate der Amputation pro 100.000 war 26,3, mit signifikant höheren Raten in Nord-England (Norden 31,7; Midlands 26,0; Süden 23,1). Die Revaskularisationsrate betrug 141,6 und war ebenfalls im Norden signifikant höher (Norden 182,1; Midlands 121,3; Süden 124,9). Die Odds, eine Amputation assoziiert mit einer Revaskularisation zu haben, blieben im Norden auch nach Bereinigung demografischer und Erkrankungsrisikofaktoren signifikant höher (Odds Ratio 1,22). Inwieweit diese erheblichen Unterschiede auf einer unterschiedlichen regionalen Qualität des Gesundheitssystems beruhten, konnte vermutet, aber nicht geklärt werden.

Regionale Unterschiede in Patientenselektion, Behandlung und Ergebnis bei Patienten mit pAVK überprüften Soden et al. in zwei Analysen der VQI-Datenbasis. Sie fanden in der ersten Analyse für die Jahre 2009 bis 2014 insgesamt 52.373 Interventionen (31 % offen, 69 % endovaskulär), gemeldet aus 16 Regionen (Soden et al. 2017a). Zu den potenziell unerwünschten Variationen gehörte die Implantation eines infrapoplitealen Prothesenbypass bei Claudicatio (13–41 %, median 29 %) und eine isolierte tibiale endovaskuläre Intervention, ebenfalls bei Claudicatio (0,0–5,0 %, Median 3,0 %). Die Patienten sollen laut Leitlinien bei Entlassung Thrombozytenaggregationshemmer und Statine erhalten, tatsächlich geschah dies jedoch nur in 62–84 % (Bypass) bzw. 63–89 % (endovaskulär). Erhebliche unerwünschte Abweichungen wurden auch bei verlängerten Operationszeiten (bei Bypässen) und langen Durchleuchtungszeiten (bei endovaskulären Prozeduren) notiert. Es muss das Ziel sein, solche Abweichungen zu reduzieren, um den Regeln bester Praxis vermehrt Geltung zu verschaffen. In ihrer zweiten Analyse gingen Soden et al. (2017b) Variationen im perioperativen und 1-Jahresergebnis bei 15.338 Bypässen und 33.925 endovaskulären Prozeduren nach. Die 30-Tagesterblichkeit variierte signifikant nach endovaskulären Interventionen wegen kritischer Extremitätenischämie (CLI) (0,5–3 %), aber nicht bei Claudicatio (0,0–0,5 %) oder bei Bypass wegen Claudicatio (0,0–2,6 %) oder CLI (0,0–5,0 %). In der Bypasschirurgie variierte die Gabe von >2 Einheiten Erythrozytenkonzentraten erheblich (Claudicatio 0,0–13 %; CLI 6,9–27 %). Die Krankenhaus-Majoramputationsrate differierte signifikant bei Bypass wegen CLI (0,0–4,3 %), aber nicht bei Claudicatio (0,0–0,6 %). Auch der postoperative Myokardinfarkt nach Bypass variierte nur bei CLI signifikant. Die 1-Jahresüberlebensraten variierten signifikant bei endovaskulären Interventionen wegen Claudicatio (92–100 %), Bypass wegen CLI (85–94 %) und endovaskulären Interventionen wegen CLI (77–96 %), aber nicht bei Bypass wegen Claudicatio (95–100 %). Verbesserungspotentiale sind augenfällig.

1.1.5 **Onkologische Chirurgie**

Kolorektales Karzinom

Regionale Variationen im Behandlungsergebnis finden sich auch bei viszeral-chirurgischen Eingriffen. Merkow et al. (2013a) gingen der 30-Tagemorbidität und Letalität bei 9678 Kolon- und 1727 Rektumeingriffen wegen Karzinom anhand der Daten des National Surgical Quality Improvement Program (NSQIP) des American College of Surgeons (ACS) nach. Es ergaben sich zwischen den 146 Krankenhäusern mit Kolon- und 135 mit Rektumresektion gravierende Unterschiede, die Sterblichkeit reichte bei den Kolonresektionen von 0–12,7 %, die Morbidität von 0–50 % und bei den Rektumresektionen von 0–33 % bzw. 0–100 %. Die Unterschiede blieben auch nach Adjustierung der Daten für krebsspezifische Variablen bestehen.

Kopf- und Halstumoren/Schilddrüse

Divi et al. (2016) gingen anhand von mehr als 10.000 Patienten der Frage nach, ob in Kalifornien bei der Versorgung von Patienten mit Kopf- und Halskarzinomen geografische Unterschiede bestünden. Verglichen wurden 14 Regionen hinsichtlich der 5-Jahresüberlebensraten der Patienten und der Krankenhauscharakteristika (nach Adjustierung der Patientencharakteristika). Es fanden sich deutliche Unterschiede in der Sterblichkeit im nicht-adjustierten Modell, mit einem nahezu 2-fach höheren Sterblichkeitsrisiko in den Regionen mit der höchsten Sterblichkeit, verglichen mit denen mit der niedrigsten Sterblichkeit. Nach Adjustierung der Daten für Krankenhaus- und Patientencharakteristika waren die Unterschiede bis auf eine Region (Orange County) nicht mehr signifikant – in letzterer Region wurde ein signifikant geringeres Sterblichkeitsrisiko auch nach Adjustierung der Daten gesehen (Hazard Ratio 0,75). Kranken-häuser, die von der Commission on Cancer akkreditiert waren, zeigten im Vergleich zu nicht-akkreditierten Krankenhäusern eine signifikante Reduktion der Sterblichkeit von 24 %. Mit dem Krankenhausvolumen nahm das Sterblichkeitsrisiko inkrementell ab, während umgekehrt ländliche Krankenhäuser ein leicht erhöhtes Sterblichkeitsrisiko aufwiesen, was allerdings nicht das Signifikanzniveau erreichte. Die Autoren nannten als wesentliches Ergebnis dieser Analyse die Feststellung, dass von der Commission on Cancer akkreditierte Krankenhäuser ein besseres Patientenüberleben aufwiesen, was die Relevanz dieses aufwendigen Zertifizierungsprozesses unterstreicht.

Inwieweit die chirurgische Qualität direkt – auf Krankenhausniveau – zu messen ist und das Patientenüberleben nach Resektion von Plattenepithelkarzinomen der Kopf- und Halsregion beeinflusst, überprüften Schoppy et al. (2017) anhand von 64.738 Patienten, behandelt in 1008 Krankenhäusern der USA. Als Qualitätsparameter galten ein negativer Schnittrand und die Dissektion von mehr als 18 Lymphknoten. Lediglich 105 Krankenhäuser (10,4 %) erzielten in 90 % oder mehr ihrer Fälle einen negativen Schnittrand, eine Neck Dissection mit 18 Lymphknoten oder mehr gelang 199 Kranken-häusern (19,7 %) in 80 % oder mehr ihrer Patienten. In dieser Untersuchung waren sowohl eine 90 %ige negative Schnittrandrate als auch eine 80 %ige Rate an Lymph-knotendissektionen von 18 oder mehr mit einem signifikanten Überlebensvorteil für den Patienten auf Krankenhausniveau assoziiert. Diese Assoziation war unabhängig vom Fallvolumen des Krankenhauses oder seinem Lehrcharakter. Die Autoren sprachen sich dafür aus, Zentren hoher Qualität anhand dieser chirurgischen Parameter und nicht anhand ihrer Strukturen zu definieren.

Hall et al. (2017) sprachen von einem Konzept des „natürlichen Experimentes" bei der Patientenversorgung, wenn Ärzte in verschiedenen Regionen das Spektrum typischer Patienten mit variierenden Behandlungen angehen und diese Ergebnisse verglichen werden. Zu diesem Zweck überprüften sie Behandlung und Ergebnis bei 2444 Patienten mit differenziertem Schilddrüsenkarzinom, die in den Jahren 1990 bis 2001 in der Provinz Ontario/Canada regionsabhängig unterschiedlich aggressiv behandelt wurden. Trotz deutlicher Unterschiede in der Radikalität und dem Ausmaß der Behandlung zwischen den Regionen wurden ähnliche 15-Jahresüberlebensraten, Rezidivraten und Überleben nach Rezidiv beobachtet. Die Daten unterstützten demnach ein weniger aggressives Vorgehen bei Schilddrüsenkarzinom.

Pankreasadenokarzinom

Eine Kohorte von 115.952 Pankreaskarzinompatienten der National Cancer Data Base (NCDB) der Jahre 2006 bis 2013 wurde von Kasumova et al. (2017) hinsichtlich geographischer Variationen bei Behandlung und Überleben untersucht. Unterschieden wurde zwischen 5 Regionen (Nordosten, Südosten, zentraler Osten, zentraler Westen und Westen) der USA. Im Vergleich zu allen anderen Regionen waren Patienten im Nordosten signifikant älter als 65 Jahre, wurden eher in akademischen Zentren behandelt, hatten ein medianes jährliches Einkommensquartil >US$63.000, lebten häufiger in einer Metroregion und waren am wenigsten unversichert. Wenigstens 22 % der Patienten aller Stadien erhielten keine Behandlung, mehr als die Hälfte aller Patienten präsentierten sich mit Metastasen. Von den Patienten mit potenziell resektabler Erkrankung unterzogen sich nur 54,5 % im Stadium I und 43,4 % im Stadium II einer Resektion. Von den im Stadium I und II resezierten Patienten erhielten lediglich 70,5 und 74,4 % eine multimodale Therapie. Über alle Erkrankungsstadien zeigten Patienten im Nordosten das längste nicht-adjustierte Überleben. Die größte Differenz bestand im Stadium I, in dem Patienten ungefähr 2 bis 3 Monate im Nordosten länger lebten, verglichen mit allen anderen Regionen. Patienten, bei denen eine Resektion vorgenommen wurde, erhielten im Nordosten signifikant wahrscheinlicher eine multimodale Therapie. Unabhängig von der multimodalen Behandlung war eine Region (zentraler Osten) mit einem signifikant schlechteren Überleben im Stadium II assoziiert. Neben den regionalen Unterschieden hoben die Autoren die fortdauernde Unterbehandlung und ungenügende Nutzung der operativen Intervention bei potenziell resektablem Pankreaskarzinom hervor, was – so darf spekuliert werden – nur durch Überweisung in Zentren verbessert werden könnte.

Prostatakarzinom

Regionale Variationen in der Qualität der Versorgung von Patienten mit neu entdecktem lokalisiertem Prostatakarzinom berichteten Schroeck et al. (2014). Ausgewertet wurden Medicare-Daten – Surveillance, Epidemiology, and End Results (SEER) – der Jahre 2001 bis 2007. Es handelte sich um 53.614 Patienten, behandelt in 661 Regionen (HSA) der USA. Als Qualitätsparameter galten unter anderen die prätherapeutische Beratung durch beide, sowohl durch einen Urologen als auch einen Radiotherapeuten (Spanne zwischen den HSA von 9 % bis 89 %), die Vermeidung unnötiger Knochenszintigramme bei Patienten mit Karzinomen niedrigen Risikos (Spanne 16 % bis 96 %) und die Behandlung in einem Hochvolumen-Zentrum (Spanne 1 % bis 90 %). Die Daten demonstrierten erhebliche Variationen in der Qualität der Versorgung von Patienten mit

Prostatakarzinom, was die Autoren unter anderem auf unterschiedliche Kommunikation zwischen Patient und Leistungserbringer, unterschiedliche Kenntnisse von klinischen Leitlinien und unterschiedliche Koordination der Behandlung zwischen den beteiligten Spezialisten zurückführten.

Wie stark gerade die Qualität der Behandlung von Patienten mit Prostatakarzinom schwankt, demonstriert eine weitere Auswertung von SEER-Medicare-Daten der Jahre 2004 bis 2009 (Tyson et al. 2017). Identifiziert wurden 57.639 Männer, diagnostiziert von 1884 Urologen. Die mittlere geschätzte Wahrscheinlichkeit, dass ein Patient mit Niedrigrisiko-Karzinom beobachtet wurde, betrug 27,8 %, mit der enormen Spanne von 5,1 % bis 71,2 %, bezogen auf jeden diagnostizierenden Urologen. Bei Patienten mit Karzinomen mit mittlerem oder hohem Risiko waren die Unterschiede in der Wahrscheinlichkeit der Beobachtung deutlich geringer: bei mittlerem Risiko betrug die mittlere geschätzte Beobachtungswahrscheinlichkeit 11,1 % (Spanne 4,8 % bis 31,5 %) und bei Hochrisiko-Karzinomen 5,8 % (Spanne 3,2 % bis 16,5 %). Die Studie demonstrierte eine sehr variable Nutzung der Beobachtungsstrategie bei US-Urologen, das galt sowohl für den Vergleich von Urologen untereinander als auch für die Entscheidung des einzelnen Urologen.

Die SEER-Datenbank wurde ebenfalls von Burt et al. (2018) genutzt, um die Variation in der Erstbehandlung bei Prostatakarzinom in den Jahren 2004 bis 2014 in den USA bei insgesamt 460.311 Patienten darzustellen. Bei 30,9 % der Patienten bestand eine Erkrankung mit niedrigem Risiko, bei 38,1 % ein mittleres Risiko und 20,2 % hatten ein hohes Risiko, 4,4 % ein sehr hohes Risiko. Die radikale Prostatektomie war mit 37 % der Patienten das häufigste Therapieverfahren, der Anteil der Patienten mit keiner definitiven Behandlung stieg in den Jahren 2004 bis 2014 von 20,3 % auf 26,3 % an, die Brachytherapie als Monotherapie ging um 60 % zurück. Die Art der Behandlung war regional stark unterschiedlich: während zum Beispiel in Los Angeles und Iowa ungefähr 40 % der Patienten mittels radikaler Prostatektomie behandelt wurden, waren es in Nord-Kalifornien und Georgia nur 18 % bis 27 %. Darüber hinaus war die Behandlung von der Art der Versicherung abhängig: bei den versicherten Patienten wurde häufiger eine radikale Prostatektomie vorgenommen, während umgekehrt bei den Nichtversicherten und Medicaid-Patienten vermehrt eine Radiatio oder keine definitive Behandlung erfolgten.

Lungenkarzinom

Møller et al. (2018) untersuchten die geografischen Unterschiede bei der Versorgung von 176.225 Patienten mit Lungenkarzinom der Jahre 2010 bis 2014 in England. Die Behandlungsqualität streute geografisch erheblich, mit einer chirurgischen Resektionsrate von 9,3 % bis 17,2 % (Interquintilspanne), einer radikalen Radiotherapie von 4,0 % bis 12,9 % und einer Chemotherapierate von 21,6 % bis 34,5 %. Nach 2 Jahren ergaben sich 188 potenziell vermeidbare Todesfälle jährlich bei der chirurgischen Resektion und 373 für die radikale Radiotherapie, wenn alle behandelten Quintile wie in dem höchsten Quintil behandelt worden wären. Zum Zeitpunkt von 6 Monaten hätten 318 Todesfälle pro Jahr hinausgezögert werden können, wenn die Chemotherapie für alle wie in dem höchsten Quintil erfolgt wäre. Die Botschaft dieser Untersuchung war, dass in England mehr als 800 Patienten mit Lungenkarzinom jedes Jahr eine klinisch relevante Lebensverlängerung erhalten könnten, wenn die Behandlungsraten überall auf das gegenwärtig höchste Niveau angehoben würden.

1.1.6 Krebsüberleben im ländlichen Raum

Im Allgemeinen müssen Patienten im ländlichen Raum größere Entfernungen zurücklegen und mehr Unbequemlichkeiten auf sich nehmen, um eine onkologische Behandlung zu erhalten als Patienten, die in städtischen Ballungsgebieten leben. Nennecke et al. (2014) gingen deshalb der Frage nach, ob es in Deutschland Unterschiede im Krebsüberleben gibt, je nach dem, ob die Patienten im ländlichen Raum oder städtisch ansässig sind. Die Studie basierte auf populationsbezogenen Daten aus Krebsregistern von 11 Bundesländern und deckte damit eine Bevölkerung von 33 Mio. Einwohnern ab. Eingeschlossen wurden insgesamt 817.182 Krebspatienten der Jahre 1997–2006. Berechnet wurde das altersstandardisierte relative 5-Jahresüberleben. Im Ergebnis gab es zwischen den einzelnen Distrikten nur sehr geringe Unterschiede von 1 bis 3 %. Lediglich Frauen mit Brustkrebs und männliche Patienten mit malignem Melanom zeigten ein signifikant besseres Überleben, wenn sie in städtischen Kerngebieten wohnten verglichen mit allen anderen Distrikten. Des Weiteren wiesen männliche Patienten mit Blasenkarzinom, wohnhaft in ländlichen Bezirken, eine signifikant höhere Exzess-Sterblichkeit auf verglichen mit Patienten in Ballungsräumen, was allerdings auf unterschiedlichen Definitionen beruhte. Die Studie demonstrierte demnach für Deutschland keine schwerwiegenden Variationen hinsichtlich Qualität und Zugang zur onkologischen Behandlung in Abhängigkeit von der Urbanisierung. Lediglich für ältere Patientinnen mit Brustkrebs war die Prognose in ländlichen Gebieten etwas ungünstiger als in der Stadt. Nicht geklärt werden konnte dabei, ob der Überlebensvorteil im städtischen Gebiet eventuell mit kürzeren Entfernungen zu Brustkrebszentren (und damit einer effektiveren Therapie) oder mit einer früheren Diagnosestellung bei häufigerem opportunistischem Screening in Zusammenhang stand.

1.2 Regionale Unterschiede in der Operationsindikation in Deutschland

Für Deutschland liegt ein Bericht der OECD vor, der auf geografische Variationen bei Krankenhauseinweisungen für medizinische (nicht-operative) Behandlungen, koronare Bypass-Operationen (CABG), Koronarangioplastien (PTCA), Operationen nach Hüftfrakturen, Kniegelenkersatz-Operationen, Kaiserschnitte und Hysterektomien hinweist (OECD 2014). Der Bericht geht davon aus, dass diese Variation bisher unerklärt ist, sodass sich die Frage stellt, ob diese Unterschiede medizinisch gerechtfertigt sind und sich mit einer evidenzbasierten Diagnostik- und Therapieentscheidung in Einklang bringen lassen. Seitdem sind weitere Untersuchungen zu diesem Thema erschienen, Beispiele werden im Folgenden aufgeführt.

1.2.1 Knieprothesenimplantation

Regionale Unterschiede in der Operationsindikation können auf finanziellen Anreizen beruhen. Dass dies teilweise so ist, zeigt eine Untersuchung der Bertelsmann Stiftung zu den großen regionalen Unterschieden bei Versorgung (und Überversorgung)

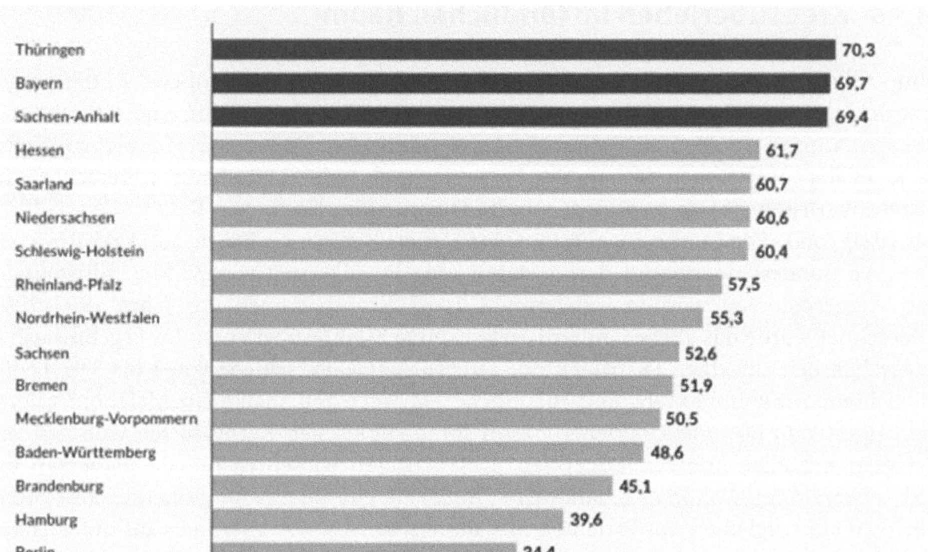

◘ **Abb. 1.2** Knieprothesen-Erstimplantationen im Jahr 2016 bei unter 60-jährigen nach Bundesländern. Eingriffe pro 100.000, altersstandardisiert. (Nach Hemschemeier et al. (Bertelsmann Stiftung 2018))

der deutschen Bevölkerung mit Knieprothesen (Hemschemeier et al. 2018). Ausgewertet wurden Daten des Statistischen Bundesamtes, Anlass war der erhebliche Anstieg an Knieprothesen-Erstimplantationen: gab es im Jahr 2013 noch 142.546 Knieprothesen-Erstimplantationen, waren es im aktuellen Datenjahr 2016 bereits 168.898. Auf Ebene der Bundesländer unterschied sich die Operationsrate um das 1,7-fache. Die höchste Rate hatte Bayern. Dort ist die Wahrscheinlichkeit, eine Knieprothese zu erhalten, um 70 % höher als in Berlin. Pro 100.000 Einwohner (altersstandardisiert) wurden im Jahr 2016 in Bayern 260,4 Knieprothesen-Erstimplantationen vorgenommen, gefolgt von Thüringen mit 243,0. Die niedrigsten Werte hatten Berlin (153,0), Mecklenburg-Vorpommern (164,0), Hamburg (172,4) und Brandenburg (173,9). Auf Kreisebene unterschieden sich die Operationsraten um das Dreifache, die Wahrscheinlichkeit, eine Knieprothese eingesetzt zu bekommen, hing davon ab, wo man wohnt. Sie war in Regen dreimal so häufig wie in Potsdam. Regen (358), Dillingen an der Donau (338) und Amberg-Sulzbach (338) hatten zwei- bis dreimal so hohe Werte wie die Kreise mit den niedrigsten Eingriffszahlen: Potsdam (118), Frankfurt/Oder (122), Karlsruhe (130) oder Trier (131). Besonders stark angestiegen sind die Kniegelenkersatz-Operationen bei den unter 60-jährigen Patienten (◘ Abb. 1.2). Im Jahr 2016 wurden in dieser Altersgruppe 31,4 % mehr künstliche Kniegelenke eingesetzt als noch 2009. Dieser Trend ist insofern bedenklich, als jüngere Patienten ein hohes Risiko haben, dass das Gelenk im Lauf ihres Lebens nochmals (oder sogar mehrfach) ausgetauscht werden muss. Gefordert wurde, um diesem Wildwuchs entgegenzuwirken, eine stärkere Zentralisierung der Krankenhausstruktur bei planbaren Operationen wie der Knieprothesen-Implantation und eine konsequente Durchsetzung höherer Mindestmengen. Zurzeit liegt die Mindestmenge in der Knieprothetik bei 50 Eingriffen pro Klinik und Jahr – zu wenig, speziell, wenn die Eingriffe auf mehrere Operateure verteilt werden.

❏ **Tab. 1.2** Minimal- und Maximalwerte und Variation der Prozedurenhäufigkeit (PH) von OPS-Codes 5–831 (Exzision von erkranktem Bandscheibengewebe), 5–836 (Spondylodese) und 5–839.6 (Knöcherne Dekompression des Spinalkanals) je 100.000 Einwohner nach Kreisen; Deutschland, Jahre 2014/2015. (Nach Zich und Tisch 2017)

Parameter	Code 5–831	Code 5–836	Code 5–839.6
Minimalwert der PH auf Kreisebene	85	27	40
Maximalwert der PH auf Kreisebene	567	355	549
Variation Min./Max	6,7	13,2	13,8
Minimalwert der PH auf Kreisebene (ohne die 20 Kreise mit der geringsten PH)	120	64	93
Maximalwert der PH auf Kreisebene (ohne die 20 Kreise mit der höchsten PH)	324	160	248
Variation Min./Max	2,7	2,5	2,7

1.2.2 Wirbelsäulenoperationen

Zu Rückenschmerz-bedingten Krankenhausaufenthalten und operativen Eingriffen und ihren regionalen Unterschieden in Deutschland liegt ebenfalls eine Untersuchung der Bertelsmann Stiftung vor (Zich und Tisch 2017). Untersucht wurden die OPS-Codes 5–831 (Exzision von erkranktem Bandscheibengewebe), 5–836 (Spondylodese) und 5–839.6 (Knöcherne Dekompression des Spinalkanals). Auch hier waren die regionalen Unterschiede beträchtlich und medizinisch allein nicht zu begründen, wenn z. B. für die Prozedur 5–831 auf Kreisebene Minimal- und Maximalwerte für die Prozedurenhäufigkeit von 85 und 567 Eingriffen je 100.000 Einwohner, Bevölkerung im Alter ab 15 Jahre, im Zeitraum 2014/2015 beobachtet wurden. Die Variationen waren auch dann noch nicht nachzuvollziehen, wenn man die jeweils 20 Kreise mit der geringsten und der höchsten Prozedurenhäufigkeit nicht in die Betrachtung einschloss. In Anbetracht der erheblichen Variationen (❏ Tab. 1.2) auch bei den anderen Prozeduren bemängelten die Autoren denn auch, dass Anhaltspunkte für wirtschaftlich begründete Fallzahlsteigerungen vorliegen. Sie kritisierten, dass es Mindestmengen für Leistungen im Bereich der Erkrankungen der Wirbelsäule und des Rückens – und damit eine Zentralisierung auf wenige Anbieter – bisher nicht gibt und keine Kriterien für die indikationsbezogene Notwendigkeit und Qualität diagnostischer und operativer Leistungen auf diesem Sektor vorhanden sind.

1.2.3 Revaskularisation bei Karotisstenose

Kuehnl et al. (2018b) analysierten auf Basis der DRG-Daten des Statistischen Bundesamtes alle Fälle, die dort für die Jahre 2012 bis 2014 mit einem Eingriff wegen Karotisstenose (Karotisendarteriektomie, CEA oder Carotisstenting, CAS) erfasst wurden. Insgesamt wurden 88.182 Prozeduren registriert (73.042 CEA; 15.367 CAS). Die Häufigkeit der Eingriffe (CEA und CAS zusammengefasst) variierte regional erheblich und reichte von 13,2 pro 100.000 Einwohner in Augsburg bis 89,2 pro 100.000 in Wilhelmshaven. Auf größere Planungsflächen bezogen ergaben sich ebenfalls deutliche

1

Unterschiede: die CEA-Frequenz beispielsweise variierte von 13,5 pro 100.000 Einwohner in Südwest-Schleswig-Holstein bis 48,3 in Ost-Oberfranken. CAS-Prozeduren wurden am seltensten in der Schwarzwald-Baar-Heuberg Region vorgenommen (1,55 pro 100.000 Einwohner) und am häufigsten in der Region Südwest-Schleswig-Holstein (17,9 pro 100.000 Einwohner). Die Autoren berechneten die sog. SCV (systematic component of variation). Die systematische Komponente der Variation zeigt auf, wie groß die Variation ist, wenn zufällige Abweichungen (aufgrund der kleinen Population, der kleinen Fallzahlen oder von einzelnen Ausreißern) wegfallen. Sie berücksichtigt die demografische Struktur einer Bevölkerung und ist nicht anfällig auf kleine Fallzahlen. Die SCV ist immer kleiner als die Gesamtvariation. Sie nannten eine SCV von 7,5 für alle Prozeduren, 5,7 für CEA und 19,0 für CAS. Die Variation von CEA war demnach hoch, die von CAS extrem hoch. Als Vergleichswerte nannten die Autoren eine SCV von 2,3 für Kaiserschnitt, 3,9 für Appendektomie und 7,9 für perkutane Koronarinterventionen. Die hohe Variation bei CAS (SCV 19,0) ließ sich nur durch unterschiedliche Indikationsstellungen erklären. Aus dieser Untersuchung resultiert die Frage, ob die Leitlinien zur Behandlung der Karotisstenose in Deutschland regional unterschiedlich befolgt werden, was zwar nicht bewiesen werden kann, aber angenommen werden muss. Speziell die Indikation zur Behandlung der asymptomatischen Karotisstenose variiert auch international ganz erheblich. Ihr Anteil an den Indikationen bei allen Karotisinterventionen reichte in einer internationalen Registererhebung von 0,0 % in Dänemark und 16,0 % in Norwegen bis 60,1 % in den USA und 73 % in Italien (Venermo et al. 2017). Einen wesentlichen Grund für die erhebliche Variation in der Indikationsstellung zwischen den einzelnen Ländern sahen diese Autoren im Abrechnungssystem und damit ökonomisch begründet. In Ländern, bei denen die einzelne Behandlung abgerechnet werden konnte, wurden mehr asymptomatische Karotisstenosen behandelt als in Ländern, bei denen eine populationsbezogene Vergütung existierte. Die erheblichen regionalen Unterschiede in Deutschland sprechen dafür, dass auch bei uns die Indikationsstellung bei der Versorgung der Karotisstenose unter Umständen etwas mit den wirtschaftlichen Interessen des Leistungsanbieters zu tun hat.

1.2.4 Versorgung des Bauchaortenaneurysmas

Regionale Inzidenz und Krankenhaussterblichkeit des Bauchaortenaneurysmas (AAA) in Deutschland wurden von Kuehnl et al. (2018a) anhand von DRG-Daten der Jahre 2011–2014 erfasst (50.702 Fälle). Die unbearbeitete AAA-Krankenhausinzidenz war 15,7 pro 100.000 Einwohner (nicht-rupturiertes AAA, nrAAA 13,1; alle rupturierten AAA, rAAA 2,7; behandelte rAAA 1,6). Die Analyse nach Raumordnungsregionen ergab signifikante regionale Unterschiede in der standardisierten Hospitalinzidenz, die von 6,3 bis 30,3 pro 100.000 reichte. Generell wurden höhere Inzidenzraten im Nordwesten Deutschlands festgestellt, verglichen mit niedrigeren im Süden und Osten. Eine eindeutige Erklärung für diese Beobachtung konnte nicht gegeben werden. Die standardisierte Krankenhaussterblichkeit des nrAAA reichte von 1,7 % bis 4,3 %, die der behandelten rAAA von 28 % bis 52 %. Diese regionalen Abweichungen waren statistisch nicht signifikant unterschiedlich. Die Botschaft der Untersuchung war, dass im Gegensatz zur Krankenhausinzidenz keine Evidenz dafür gefunden wurde, dass zwischen den Regionen in Deutschland signifikante Unterschiede im Outcome des AAA vorhanden sind.

> **Fazit**
>
> 1. Regionale/geografische Vergleichsuntersuchungen sind in der Lage, Behandlungs-defizite in der Gesundheitsversorgung aufzudecken und anhand eines Benchmarkings Qualitätsziele zu definieren.
> 2. Qualitätsziele für Zentren könnten z. B. die Perzentile oder Quartile der niedrigsten beobachteten Komplikationsraten sein.
> 3. Schwachpunkte der Methode sind die ungeplante und unkoordinierte Anlage solch retrospektiver Erhebungen und ihre Datenqualität, wenn es sich um administrative Datensätze handelt.
> 4. In einem großzügig finanzierten Gesundheitssystem können regionale Vergleichs-untersuchungen aber auch fragwürdige Operationsindikationen (Überversorgung) aufdecken, die durch finanzielle Anreize oder Aufwertung von Fallpauschalen gefördert werden.

1.3 Krankenhaus-Lehrstatus

Akademische medizinische Zentren gelten als teurer als kommunale Krankenhäuser, einige US-amerikanische Versicherer haben sie sogar deshalb aus ihrem Netzwerk herausgenommen, um so die Kosten zu kontrollieren – in der Annahme, dass die Quali-tät der der kommunalen Krankenhäuser vergleichbar sei. Ob bei höheren Kosten grö-ßere Lehrkrankenhäuser die bessere Versorgung bieten, ist das Thema. Burke et al. (2017) sind hierzu in einem Medicare- Datensatz drei Fragen nachgegangen:
1. In welchem Ausmaß unterscheiden sich die Gesamtergebnisse in Lehrkranken-häusern verglichen mit Nicht-Lehrkrankenhäusern?
2. Ist der Nutzen einer Behandlung in einem Lehrkrankenhaus – falls vorhanden – auf eine kleine Zahl von Gegebenheiten beschränkt oder ist er bei multiplen Gegebenheiten und Prozeduren nachzuweisen?
3. Gibt es Unterschiede zwischen großen Krankenhäusern (wo das Hochvolumen jeden Vorteil einer Lehrinstitution abschwächen könnte)?

Analysiert wurden Medicare-Patienten, 65 Jahre und älter, die in den Jahren 2012 bis 2014 stationär behandelt wurden. Primärer Outcome-Parameter war Tod 30 Tage nach Krankenhausaufnahme. Die behandelnden Krankenhäuser wurden entsprechend einer Übersicht der American Hospital Association (AHA) in 3 Kategorien anhand ihres Lehraufkommens eingeteilt: größere Lehrkrankenhäuser („Major Teaching"), kleinere Lehrkrankenhäuser („Minor Teaching") und Nicht-Lehrkrankenhäuser („Non Tea-ching"). Außerdem wurde bei den Krankenhäusern entsprechend der Bettenzahl unter kleinen ($\leq$99 Betten), mittleren (100–399 Betten) und großen ($\geq$400 Betten) Kliniken unterschieden. Die 15 häufigsten medizinischen Ursachen einer Hospitalisierung wur-den ausgewählt (anhand der DRGs), des Weiteren 6 gewöhnlich kostenintensive chi-rurgische Prozeduren in einer Auswahl an chirurgischen Fächern. Für das sekundäre Outcome wurden die Sterblichkeitsraten nach 7 Tagen und 90 Tagen berechnet. Ins-gesamt umfasste die Stichprobe 21.451.824 Krankenhausaufnahmen (Major Teaching 16,7 % / Minor Teaching 33,6 % / Non Teaching 49,7 %) in 4483 Hospitälern. In der nichtadjustierten Analyse der 30-Tagesterblichkeit über alles machte die Sterblichkeit

1

◘ Tab. 1.3 30-Tageletalität bei medizinischen und chirurgischen Indikationen in Lehrkrankenhäusern und Nicht-Lehrkrankenhäusern der USA. Medicare-Daten der Jahre 2012–2014. (Nach Burke et al. 2017)

Charakteristik	Major-Lehr-Krankenhaus	Minor-Lehr-Krankenhaus	Nicht- Lehr-Krankenhaus	p-Wert
Krankenhausaufnahmen, alle (n)	3.592.378	7.205.576	10.653.870	
– Sterblichkeit (%), nicht-adjustiert	8,1	9,2	9,6	<0,001
– Sterblichkeit (%), adjustiert für Patientencharakteristik	8,0	9,1	9,7	<0,001
– Sterblichkeit (%), adjustiert für Patienten- und Hospital-charakteristik	8,3	9,2	9,5	<0,001
Medizinische Diagnosen (n)	1.481.514	3.503.774	5.634.912	
– Sterblichkeit (%), nicht-adjustiert	11,1	11,8	11,8	<0,001
– Sterblichkeit (%), adjustiert für Patientencharakteristik	10,7	11,4	12,1	<0,001
Chirurgische Eingriffe (n)	165.823	331.972	411.429	
– Sterblichkeit (%), nicht-adjustiert	3,0	3,7	4,3	<0,001
– Sterblichkeit (%), adjustiert für Patientencharakteristik	3,0	3,8	4,2	<0,001

bei Major Teaching 8,1 %, Minor Teaching 9,2 % und Non Teaching 9,6 % aus. Größere Lehrkrankenhäuser hatten damit eine um 1,5 % niedrigere Sterblichkeit als Nichtlehrkrankenhäuser, ein signifikanter Unterschied (P < 0,001) der auch nach Adjustierung der Daten für Patientencharakteristika bestehen blieb (◘ Tab. 1.3). Eine Auswahl an Diagnosen und chirurgischen Verfahren findet sich in ◘ Tab. 1.4. Wurde nach Hospitalgröße stratifiziert, so hatten 187 große „Major Teaching"-Krankenhäuser eine niedrigere adjustierte 30-Tageletalität über alles verglichen mit 76 großen „Non Teaching"-Krankenhäusern (8,1 % vs. 9,4 %). Dasselbe Muster wurde bei Krankenhäusern mittlerer Größe gefunden, 61 „Major Teaching"-Krankenhäuser mittlerer Größe hatten eine niedrigere 30-Tageletalität über alles verglichen mit 1207 „Non Teaching"- Krankenhäusern mittlerer Größe (8,6 % vs. 9,4 %; P = 0,003). In dieser Analyse war demnach eine Einweisung in ein „Major Teaching"- Krankenhaus mit einer signifikant niedrigeren 30-Tageletalität assoziiert verglichen mit einer Einweisung in ein Nicht-Lehrkrankenhaus. Diese Unterschiede blieben auch bestehen, wenn nach Bettenzahl unterschieden wurde. Darüber hinaus waren die Unterschiede auch nach 7 Tagen und 90 Tagen nachweisbar. Eine eindeutige Erklärung, warum die Ergebnisse in Lehrkrankenhäusern besser sind, konnten die Autoren nicht geben, nannten als Wahrscheinlichkeiten aber die frühere Übernahme neuer Technologien und die Beobachtung, dass eine intensive Lehrtätigkeit zu einer besseren Prozessstrukturierung führt.

◻ Tab. 1.4 30-Tageletalität bei ausgewählten medizinischen Diagnosen (DRGs) und 6 häufigen chirurgischen Eingriffen in Lehrkrankenhäusern und Nicht-Lehrkrankenhäusern der USA. Medicare-Daten der Jahre 2012–2014. Nach Burke et al. (2017)

Charakteristik	Major-Lehr-Krankenhaus	Minor-Lehr-Krankenhaus	Nicht- Lehr-Krankenhaus	p-Wert
Medizinische Diagnosen, n	1.481.154	3.503.774	5.634.912	
30-Tagesterblichkeit (%)				
– Nierenversagen	11,0	12,8	13,6	<0,001
– Pneumonie	10,5	11,2	12,0	<0,001
– Metabolische Störung	8,7	9,7	10,2	<0,001
– Herzinsuffizienz	10,5	11,2	11,6	<0,001
– Gastrointestinale Blutung	6,3	7,0	7,2	<0,001
– Akuter Herzinfarkt	13,2	13,8	14,0	<0,001
– COPD	4,9	5,3	5,7	<0,001
– Schlaganfall	18,5	18,5	18,3	0,60
Chirurgische Eingriffe, (n)	165.823	331.972	411.429	
30-Tagesterblichkeit (%)				
– AAA (offen n = 7220)	12,2	14,9	16,9	<0,001
– AAA (EVAR n = 50.985)	2,8	3,3	3,1	0,09
– Kolektomie (n = 196.511)	7,0	7,3	7,8	<0,001
– Pulmonale Lobektomie (n = 37.965)	2,3	2,8	3,0	0,03
– Koronarbypasschirurgie (n = 137.333)	2,5	3,0	3,1	0,02
– Hüftersatz (n = 489.210)	2,5	2,6	2,7	0,06

COPD = chronische obstruktive Lungenerkrankung
AAA = abdominales Aortenaneurysma
EVAR = Endovaskuläre Aneurysma-Versorgung

1.3.1 Gefäßchirurgie

In den Jahren 2003 bis 2012 wurden 36.249 Patienten in England und 7806 in Schweden erfasst, die wegen eines AAA elektiv operiert wurden (Karthikesalingam et al. 2018). Die unaufbereitete 90-Tagesterblichkeit nach AAA-Versorgung war in England signifikant höher als in Schweden (5,0 vs. 3,9 %). Dies beruhte auf unterschiedlichen Ergebnissen bei der offenen Versorgung eines AAA: die 90-Tageletalität war nach offener Versorgung des AAA in England signifikant höher als in Schweden (Odds Ratio 1,40), aber nach EVAR ähnlich (Odds Ratio 0,93). Das 5-Jahresüberleben war in England ebenfalls signifikant ungünstiger als in Schweden: 70,5 % vs. 72,8 % (P < 0,001). Auch hier gab es nach EVAR keine signifikanten Unterschiede zwischen England und Schweden. Insgesamt wurde in Schweden EVAR häufiger eingesetzt als in England (47,5 % vs. 39,1 %). In beiden Ländern stieg der Einsatz von EVAR fortlaufend an und machte ab dem Jahr 2009 die Mehrzahl der Eingriffe aus. Während in England sowohl für die 90-Tageletalität als auch das 5-Jahresüberleben eine signifikante Beziehung zwischen Fallvolumen und Ergebnis aufgezeigt werden konnte, war eine solche Assoziation in Schweden nicht nachweisbar.

1

Die Untersuchung zeigte, dass eine Zentralisierung dieser Eingriffe zu besseren Ergebnissen führt. In Schweden war eine solche Zentralisierung bereits vom ersten Jahr dieser Untersuchung an gegeben, in England wurden solche Anstrengungen erst ab dem Jahr 2009 unternommen – mit dem Erfolg, dass nach dem Jahr 2010 keine Unterschiede in der 90-Tageletalität zwischen beiden Ländern mehr zu beobachten waren. Zusätzlich wurde in dieser Untersuchung der Frage nachgegangen, ob Lehrkrankenhäuser bessere Ergebnisse als Nicht-Lehrkrankenhäuser aufwiesen. Dies war für Schweden für das 5-Jahresüberleben der Patienten signifikant nachweisbar, mit einer Hazard Ratio von 1,66 (Lehrkrankenhaus nein vs. ja). Bereits zuvor waren Ozdemir et al. (2015) der Assoziation von Krankenhausstruktur und Ergebnis bei Versorgung des rupturierten AAA (rAAA) in England nachgegangen. Analysiert wurden die Ergebnisse bei 9877 Patienten, behandelt in 153 englischen Krankenhäusern. In einer multivariablen Analyse waren eine höhere Anzahl an Consultants, Pflegekräften, Intensivstationsbetten und radiologischen Untersuchungen sowie der Lehrcharakter eines Krankenhauses und die Fallzahlen unabhängige Prädiktoren für eine niedrigere Sterblichkeit bei Versorgung des rAAA. Krankenhäuser, in denen mehr Ärzte pro Bett, speziell Consultants, zur Verfügung standen, behandelten die Patienten auch seltener lediglich palliativ. Zu einem sehr ähnlichen Ergebnis waren Karthikesalingam et al. (2014) gekommen, als sie die Klinikletalität bei Versorgung des rAAA in England mit der in den USA verglichen: in beiden Ländern wurden die besten Ergebnisse in Lehrkrankenhäusern mit hoher Bettenkapazität und hohen Fallzahlen erzielt, bei ausreichender professioneller Versorgung dieser Patienten außerhalb der Dienstzeiten und am Wochenende.

Eine mögliche Beziehung zwischen Krankenhausniveau und Sterblichkeit nach elektiver offener (OR) und endovaskulärer Versorgung (EVAR) eines AAA überprüften Hicks et al. (2015) anhand von 11.250 AAA-Patienten (2466 mit offener, 8784 mit endovaskulärer Versorgung) in den USA. Sie sahen bei OR keine Unterschiede in der 30-Tageletalität zwischen akademischen und kommunalen Krankenhäusern, bei EVAR war hingegen die Sterblichkeit in den akademischen Krankenhäusern signifikant geringer. Umgekehrt spielte bei OR die Krankenhausgröße für die Ergebnisse eine Rolle, mit besseren Ergebnissen in Krankenhäusern mit höherer Bettenzahl, was bei EVAR nicht gezeigt werden konnte. Für die besseren Ergebnisse in akademischen und größeren Krankenhäusern machten die Autoren Unterschiede in den Klinikressourcen sowie in einem formalisierten Training verantwortlich und wiesen auf Defizite bei der multidisziplinären Behandlung dieser Patienten in kleineren Krankenhäusern hin. In einer weiteren Analyse mit größeren Fallzahlen (131.908 EVAR and 34.535 OR) relativierten die Autoren allerdings ihre Aussagen (Hicks et al. 2016). Sie sahen nun als Hauptfaktoren für die Sterblichkeit nach elektiver AAA-Versorgung die patienteneigenen Risikofaktoren an und nannten speziell bei OR zusätzlich das Fallaufkommen des Krankenhauses. Der Bettenzahl und dem Lehrstatus maßen sie vergleichsweise geringe Bedeutung zu.

1.3.2 Herzchirurgie und kardiale Interventionen

Telila et al. (2017) nutzten die National Inpatient Sample (NIS) – Datenbasis der USA der Jahre 2011 bis 2014, um zum Ergebnis nach Transkatheter-Aortenklappen-Implantation (TAVI) in Abhängigkeit vom Lehrstatus des Krankenhauses Stellung zu nehmen. Die große Mehrzahl (89,3 %) der 33.790 Prozeduren wurde in Lehrkrankenhäusern vorgenommen. In den Lehrkrankenhäusern war der Anteil an Patienten mit einem

Elixhauser-Komorbiditätsindex $\geq$4 mit 53,4 % größer als in den Nicht-Lehrkrankenhäusern mit 48,0 %. Hinsichtlich des primären Ergebnisendpunkts (Krankenhaussterblichkeit über alles und andere postprozedurale Komplikationen) unterschieden sich beide Gruppen nicht (Odds Ratio 1,03). Jedoch waren die mittlere Länge der Hospitalisierung mit 7,7 vs. 6,7 Tagen und die medianen Hospitalisierungskosten mit 50.814 vs. 48.787 USD in den Lehrkrankenhäusern signifikant höher. Des Weiteren wurde in den Lehrkrankenhäusern signifikant seltener eine mechanische Kreislaufunterstützung vorgenommen (Odds Ratio 0,69), während die Rate an akuten Nierenschädigungen in den Lehrkrankenhäusern signifikant höher war (Odds Ratio 1,34). Die Autoren erklärten die fehlenden statistischen Unterschiede im primären Outcome mit den ähnlichen Fallzahlen (und Erfahrungen) in beiden Gruppen. Voraussetzung für die Initiierung eines TAVI-Programms waren $\geq$50 Aortenklappenersatzoperationen, $\geq$1000 Katheterisierungen und $\geq$400 perkutane Koronarinterventionen im Jahr vor Beginn des Programms.

Im Gegensatz hierzu hatten in einer früheren Analyse der NIS-Datenbasis der Jahre 1998 bis 2007 Lehrkrankenhäuser besser als Nichtlehrkrankenhäuser bei komplexen kardialen Eingriffen abgeschnitten (Gopaldas et al. 2012). Überprüft wurde das Ergebnis bei Patienten, bei denen neben einem Koronarbypass gleichzeitig ein Aortenklappenersatz in 3 Kategorien von Krankenhäusern (Nichtlehrkrankenhaus, Lehrkrankenhaus ohne thoraxchirurgisches Ausbildungsprogramm und Lehrkrankenhaus mit thoraxchirurgischem Ausbildungsprogramm) vorgenommen wurde. In den Nichtlehrkrankenhäusern (Odds Ratio 1,58) und den Lehrkrankenhäusern ohne Ausbildungsprogramm (Odds Ratio 1,42) war die risikoadjustierte Komplikationsrate signifikant höher als in den Krankenhäusern mit thoraxchirurgischem Ausbildungsprogramm. Hinsichtlich der adjustierten Kliniksterblichkeit fanden sich aber keine Unterschiede zwischen den Gruppen. Die Autoren kamen zu dem Schluss, dass die Anwesenheit von Ausbildungsassistenten (Residents) und ein akademisches Umfeld bei diesen komplexen Eingriffen das Ergebnis bei den Patienten verbessern.

1.3.3 Onkologische Chirurgie

Kolorektales Karzinom

Das niederländischen Krebsregister der Jahre 2001–2006 enthielt 39.907 Patienten mit neu entdecktem Kolonkarzinom (Elferink et al. 2010). Patienten mit Tumorstadium I-III wurden nahezu alle reseziert, bei Stadium IV erfolgte die Tumorresektion bei ca. 60 % der Patienten. In einem multivariablen Modell hatten Patienten, bei denen die Diagnose in einem Universitätskrankenhaus gestellt wurden, ein niedrigeres Sterblichkeitsrisiko – bestimmt wurde die längerfristige Überlebensrate – verglichen mit Patienten, die in anderen Krankenhäusern diagnostiziert wurden (relatives Exzessrisiko 0,76). Das Überleben der Patienten der Universitätskliniken war auch besser als das von Patienten, die in Krankenhäusern mit hohem Fallaufkommen diagnostiziert wurden. Patienten, diagnostiziert in Krankenhäusern mit 50 bis 100 Kolonkarzinomdiagnosen pro Jahr und in Krankenhäusern mit mehr als 100 Diagnosen jährlich, hatten ein niedrigeres Sterblichkeitsrisiko verglichen mit Patienten, diagnostiziert in Krankenhäusern mit weniger als 50 Kolonkarzinomdiagnosen jährlich (relatives Exzessrisiko 0,90 bzw. 0,86). Darüber hinaus hatten Patienten, die in einem Krankenhaus mit hohem Fallaufkommen oder Universitätshospital diagnostiziert wurden, höhere Odds für eine adäquate Lymphknotendissektion. Umgekehrt zeigten sich Universitätskrankenhäuser und akademische Lehrkrankenhäusern verglichen mit den übrigen zurückhaltender bei einer postoperativen adjuvanten Chemotherapie. Die Autoren betonten, dass sie zwar Unterschiede in der Behandlung in Abhängigkeit vom Fallvolumen und Krankenhaustyp sahen, die wesentlichen Unterschiede bestanden aber zwischen den einzelnen Krankenhäusern als solchen. In dieser Untersuchung korrespondierte das Fallaufkommen nicht zwangsläufig mit der Qualität der Behandlung.

Van Groningen et al. (2018) gingen ebenfalls dem Lehrcharakter und dem Fallvolumen eines Krankenhauses bei Auswertung der perioperativen Ergebnisse in der kolorektalen Chirurgie in den Niederlanden nach. In dem Dutch ColoRectal Audit (DCRA) konnten die Daten von 23.593 Patienten der Jahre 2011–2014 ausgewertete werden, behandelt in 8 akademischen Krankenhäusern, 48 Lehrkrankenhäusern und 31 Allgemeinkrankenhäusern. Im Vergleich zu akademischen und Allgemeinkrankenhäusern war das jährliche Fallvolumen in den Lehrkrankenhäusern höher, dies hatte jedoch keinen Effekt auf die schweren postoperativen Komplikationen, die in den akademischen und Lehrkrankenhäusern signifikant höher als in den Allgemeinkrankenhäusern waren. Die Rate an Patienten mit einer schweren Komplikation, die im Krankenhaus innerhalb 30 Tagen nach dem Eingriff verstarben, war jedoch in den Lehrkrankenhäusern signifikant geringer als in den Allgemeinkrankenhäusern. Hinsichtlich der Klinikletalität unterschieden sich die Krankenhaustypen nicht. Die Autoren betonten, dass unabhängig vom Lehrcharakter in allen Krankenhäusern exzellente Ergebnisse erzielt werden konnten. Inwieweit die bessere Erholungsrate nach schweren Komplikationen in den Lehrkrankenhäusern auf größerer Spezialisierung und bessere Personalausstattung oder höhere Dienstbereitschaften zurückgeführt werden könnte, wurde spekuliert.

Bessere Ergebnisse in Lehrkrankenhäusern verglichen mit Nicht-Lehrkrankenhäusern wurden in einer Erhebung des Krebsregisters von Pennsylvania bei der Behandlung von Patienten mit Rektumkarzinom beobachtet (Stewart et al. 2013). Das krankheitsspezifische Überleben war bei den in den Lehrkrankenhäusern behandelten Patienten signifikant besser, unabhängig von der Krankenhausgröße, was die Autoren unter anderem auf die signifikant häufigere neoadjuvante Radiotherapie von Patienten im Stadium II und III in Lehrkrankenhäusern zurückführten.

Eine andere nationale Erhebung in den Niederlanden überprüfte Variationen in Diagnose und Therapie von Patienten mit kolorektalem Karzinom und synchronen Peritonealmetastasen (ohne systemische Metastasierung) (Rovers et al. 2017). In die Erhebung gingen 2661 Patienten ein, die in 36 akademischen/Lehrkrankenhäusern (n = 1337) und 53 Nicht-Lehrkrankenhäusern (n = 1324) behandelt wurden. 8 Krankenhäuser wurden als HIPEC- Zentren (hypertherme intraperitoneale Chemotherapie) bezeichnet, sie behandelten 154 Patienten. In dieser populationsbezogenen Untersuchung ergab es erhebliche Variationen in der Behandlung von Patienten mit potentiell resektablen synchronen Peritonealmetastasen bezüglich zytoreduktiver Chirurgie (CRS) kombiniert mit HIPEC (CRS/HIPEC). Patienten, die in HIPEC-Zentren diagnostiziert wurden, erhielten häufiger eine CRS/HIPEC als solche, die in überweisenden Kliniken diagnostiziert wurden (33 % versus 13 %; p < 0,01). Das gleiche galt für den Vergleich von akademischen/Lehrkrankenhäusern vs. Nicht-Lehrkrankenhäuser (CRS/HIPEC 17 % vs. 11 %; p < 0,01). Umgekehrt erhielten die Patienten in den HIPEC-Zentren seltener eine systemische Therapie als in den überweisenden Kliniken (27 % vs. 35 %; p < 0,01). Auch die Patienten in den akademischen/Lehrkrankenhäusern wurden seltener systemisch therapiert als Patienten in Nicht-Lehrkrankenhäusern (32 % vs. 37 %; p < 0,01). Auf dem individuellen Krankenhausniveau waren die Behandlungsunterschiede noch größer und reichten für CRS/HIPEC von 0 % bis 50 % der diagnostizierten Patienten und für eine systemische Therapie von 6 % bis 67 % der diagnostizierten Patienten. Die mittlere Nachbeobachtungsperiode betrug in dieser Kohorte 15 Monate. Der Krankenhaustyp, in dem die Diagnose gestellt wurde, beeinflusste das mediane Überleben: HIPEC-Zentren vs. einweisende Zentren 14,1 vs. 9,6 Monate (Hazard Ratio 0,82) und 8,7 vs. 11,5 Monate für Nicht-Lehrkrankenhäuser vs. akademische/Lehrkrankenhäuser (HR 1,15). Die Untersuchung macht den Wert von Krankenhausvergleichsuntersuchungen zur Aufdeckung potentiell suboptimaler Behandlungen deutlich.

Hepatobiliäre- und Pankreaschirurgie

Bereits im Jahr 2004 veröffentlichten Dimick et al. eine Analyse von Daten der Nationwide Inpatient Sample zu der Frage, ob Lehrkrankenhäuser bessere oder schlechtere Ergebnisse im Vergleich zu Nicht-Lehrkrankenhäusern bei komplexen chirurgischen Eingriffen (Ösophagusresektion/Pankreasresektion/Leberresektion) aufweisen. Die Lehrkrankenhäuser zeigten eine niedrigere Klinikletalität bei allen drei Eingriffen (Pankreasresektion 4,0 % vs. 8,8 %; P < 0,001; Leberresektion 5,3 % vs. 8,0 %; P = 0,03; Ösophagusresektion 7,7 % vs. 10,2 % P = 0,10). Jedoch war der Zusammenhang nur indirekt gegeben: in einer multivariaten Analyse, in der die Ergebnisse für das Hospitalvolumen adjustiert wurden, war der Lehrstaus bei keinem der drei Eingriffe ein Prädiktor für die operative Sterblichkeit. Es ließ sich folgern, dass Lehrkrankenhäuser bei den genannten Eingriffen zwar eine niedrigere operative Sterblichkeit aufwiesen, jedoch musste dies mit dem höheren Fallvolumen und nicht mit dem Lehrstatus als solchem erklärt werden. Ähnliches galt auch für eine Analyse von Altieri et al. (2017) zu den Ergebnissen der Leber-, Pankreas- und komplexen Gallenblasenchirurgie im Staat New York. In dieser Untersuchung wiesen Krankenhäuser, die ein spezifisches Weiterbildungs – und Trainingsprogramm für hepatobiliäre- und Pankreaschirurgie anboten im Vergleich zu Krankenhäusern ohne ein solches Programm signifikant geringere Komplikationen auf. Die Aussage wurde aber dadurch eingeschränkt, dass alle Krankenhäuser mit einem solchen Programm auch Hochvolumenkrankenhäuser waren.

Inwieweit Krankenhausfaktoren in den USA die Behandlung von Patienten mit duktalem Pankreasadenokarzinom der klinischen Stadien I und II beeinflussen, überprüften Swords et al. (2019) an insgesamt 63.640 Patienten der National Cancer Database der Jahre 2004 bis 2014. Patienten mit Kontraindikationen zu einem chirurgischen Eingriff und solche, die eine Operation verweigerten, abgerechnet, verblieben 58.553 operable Patienten (behandelt in 1182 Krankenhäusern), von denen aber nur 63,8 % einem chirurgischen Eingriff zugeführt wurden. Die Resektionsrate war stark krankenhausabhängig und variierte um den Faktor 6, von 11,4 % bis 70,9 % (Mittel 44,4 %). Die Resektionsrate war in größeren Krankenhäusern und akademischen Zentren höher als in kommunalen Krankenhäusern und solchen mit geringem Fallvolumen. Die Sterblichkeit dieser Patienten war bei Behandlung in Krankenhäusern mit geringem Fallvolumen erhöht, umgekehrt hatten Patienten, die in Krankenhäusern mit hoher Resektionsrate operiert wurden, einen signifikanten Langzeitüberlebensvorteil. Die Forderung dieser Untersuchung war eindeutig, Patienten mit operablem Pankreaskarzinom sollten vermehrt in Zentren mit hohem Fallvolumen, spezialisierten Chirurgen und hoher Resektionsrate überwiesen werden.

1

Chen et al. (2018) verglichen die Kosten von Lehrkrankenhäusern und Nicht-Lehrkrankenhäusern auf dem Gebiet der hepatobiliären und Pankreaschirurgie aus der Sicht des Zahlungspflichtigen im US-amerikanischen Medicaresystem. Unter 1380 Krankenhäusern waren 403 (29,2 %) Nicht-Lehrkrankenhäuser. Bei den Lehrkrankenhäusern (teaching hospitals, TH) wurde nach Zahl der Auszubildenden zwischen Minor-TH (n = 631) und Major-TH (n = 346) unterschieden. 8863 Patienten gingen in die Analyse ein (Pankreas n = 3785; Leber n = 4351; biliär n = 727). 4422 (49,9 %) Patienten wurden in Major-TH, 3202 (36,1 %) in Minor-TH und 1239 (14,0 %) in Nicht-Lehrkrankenhäusern behandelt. Hinsichtlich Patientenalter und Patienten-Komorbiditäten unterschieden sich die Gruppen nicht. Die mittleren Risiko-adjustierten Medicare-Kosten waren für einen hepatobiliären/Pankreaseingriff in einem Major-TH mit US\$29.541 signifikant höher verglichen mit US\$19.345 in einem Nicht-Lehrkrankenhaus; p < 0,001. Bei Patienten mit Komplikationen verstärkten sich diese Unterschiede noch. Verglichen mit den Nicht-Lehrkrankenhäusern hatten die Major-TH die höheren Gebühren für Krankenhausaufenthalt, Labor und Blutverbrauch. Umgekehrt war die Inzidenz irgendeiner Komplikation und einer ernsten Komplikation in Nicht-Lehrkrankenhäusern mit 22,6 % und 13,0 % signifikant höher als in Major-TH (19,0 % und 10,5 %). Gleiches galt für die 30-Tageletalität (Nicht-Lehrkrankenhaus 4,8 % vs. 2,3 % in den Major-TH). Im Endeffekt wiesen demnach die Major-TH verglichen mit Nicht-Lehrkrankenhäusern die besseren unmittelbaren postoperativen Ergebnisse bei höheren Kosten auf. Die Autoren wiesen darauf hin, dass die besseren Ergebnisse in Major-TH nicht nur mit dem Fallvolumen, sondern auch mit Unterschieden in Organisationsstruktur, Personalbesetzung und technischer Ausstattung erklärt werden müssten.

Eine populationsbezogene Erhebung, in die alle erwachsenen Patienten (n = 3298) eingingen, die in den Jahren 1990 bis 2010 wegen eines Malignoms einer Pankreasresektion in Schweden unterzogen wurden, stellten Derogar et al. (2015) vor. Das mediane Überleben der gesamten Kohorte wurde mit 1,5 Jahren berechnet. Zwischen 1990–1994 und 2005 bis 2010 verdoppelte sich ungefähr die Zahl der Patienten, die einer Resektion unterzogen wurden, während sich die Zahl der Krankenhäuser, die eine Pankreasresektion vornahmen, beinahe halbierte (von 58 auf 31). Gleichzeitig stieg im letztgenannten Zeitraum der Anteil der Universitätskrankenhäuser an der Gesamtzahl der Resektionen auf 66,3 % an. In dieser Erhebung hatten Patienten, die sich einer Pankreasresektion in einem Universitätskrankenhaus unterzogen, ein signifikant geringeres Sterblichkeitsrisiko über alles (einschließlich dem Langzeitverlauf) verglichen mit Patienten, bei denen der Eingriff in Nicht-Universitätskliniken erfolgte. Des Weiteren hatten Patienten, behandelt in Krankenhäuser mit dem geringsten Fallvolumen (1–3 Resektionen jährlich), eine höhere kurzfristige Sterblichkeit. Die Autoren führten die besseren Ergebnisse in den Universitätskliniken weniger auf das Fallvolumen per se als vielmehr auf strukturelle Unterschiede in den Krankenhäusern, multidisziplinäres Management, bessere Patientenselektion und standardisierte Chirurgie zurück. Sie empfahlen eine Zentralisierung von Pankreasresektionen wegen Malignom in Universitätskliniken.

Bereits früher hatten Hyder et al. (2013) ähnliches für die USA demonstrieren können. Sie identifizierten in der Nationwide Inpatient Sample 285.442 Patienten, bei denen in den Jahren 2000 bis 2010 eine Leberresektion, Pankreatoduodenektomie oder andere Pankreasresektion oder eine Hepatikojejunostomie vorgenommen wurden. In dieser Erhebung hatte der Lehrstatus des Krankenhauses einen erhebliche Einfluss auf das perioperative Ergebnis der komplexen hepatobiliären- und Pankreaschirurgie – unabhängig

◼ Tab. 1.5 Einfluss des Lehrstatus eines Krankenhauses auf die Ergebnisse der komplexen hepatopancreaticobiliären Chirurgie in den USA. (Nach Hyder et al. 2013)

Parameter	Lehrstatus (n = 224.365)	Kein Lehrstatus (n = 32.453)	P
Komplikationen			
– Kardiale Komplikationen (%)	4,8	4,1	0,04
– Respiratorische Komplikationen (%)	3,2	4,7	<0,001
– Gastrointestinale Komplikationen (%)	10,1	12,9	<0,001
– Postoperative Infektion	6,1	6,1	0,99
– Irgendeine Komplikation (%)	29,6	32,9	0,01
Krankenhaussterblichkeit			
– Alle Eingriffe	3,9	5,7	<0,001
– Pankreatoduodenektomie	4,3	7,0	<0,001
– Andere Pankreasresektion	4,3	6,0	0,02
– Leberresektion	3,6	4,5	0,05
– Hepatikojejunostomie	3,7	5,0	0,20

Anmerkung: In diese Analyse gingen nur Krankenhäuser des Spitzenterzils des jährlichen Fallaufkommens ein (>25/Jahr)

vom Fallvolumen des Krankenhauses: bei Patienten, die sich einem Eingriff in einem Krankenhaus des oberen Terzils vom Volumen her (>25 Eingriffe/Jahr) unterzogen, war der Nicht-Lehrstatus mit einer signifikanten Erhöhung der Kliniksterblichkeit (Odds Ratio 1,47) assoziiert (◼ Tab. 1.5).

1.3.4 Weitere Eingriffe

Nicht alle Untersuchungen weisen in Lehrkrankenhäusern bessere Ergebnisse als in Nicht-Lehrkrankenhäusern nach. In einer Erhebung von Holena et al. (2011) waren die Ergebnisse bei Notfalleingriffen in Lehrkrankenhäusern sogar ungünstiger als in Nicht-Lehrkrankenhäusern. Diese Untersucher analysierten eine Kohorte von 1.052.809 allgemeinchirurgischer Hospitaleinweisungen, erfasst in der Nationwide Inpatient Sample (NIS) der Jahre 2006 bis 2011, behandelt in 356 Lehrkrankenhäusern sowie 1514 Nicht-Lehrkrankenhäusern. In Lehrkrankenhäusern wurde ein signifikant größerer Prozentsatz an komplexen Eingriffen (definiert als Operationen am Pankreas, Leber, Ösophagus und Magen) durchgeführt als in Nicht-Lehrkrankenhäusern (56,1 % vs. 43,9 %), während Darmeingriffe umgekehrt in Nicht-Lehrkrankenhäusern häufiger waren (54,65 vs. 45,4 %). Insgesamt machten komplexe Eingriffe und Darmeingriffe aber nur 28 % aller Operationen aus. Nach Adjustierung der Daten für Eingriff, Patienten und Krankenhauscharakteristik war in Lehrkrankenhäusern ein signifikant erhöhtes Sterblichkeitsrisiko (Odds Ratio 1,20) im Vergleich zu Nicht-Lehrkrankenhäusern bei Notfalleingriffen zu beobachten, was bei den Elektiveingriffen nicht gesehen wurde. In gleicher Weise ließ sich das Hospitalvolumen nicht zu einem verbesserten Ergebnis bei

Notfalleingriffen, wohl aber bei den elektiven Operationen korrelieren. Eine mögliche Erklärung, warum bei Notfalleingriffen Lehrkrankenhäuser schlechter als Nicht-Lehrkrankenhäuser abschnitten, sahen die Autoren in der Beteiligung von chirurgischen Weiterbildungsassistenten und ihrer relativen Unerfahrenheit bei diesen Eingriffen, die in Nicht-Lehrkrankenhäusern häufiger von Fachärzten vorgenommen werden. Damit erklärten die Autoren auch die Tatsache, dass bei Elektiveingriffen das Infektionsrisiko in Lehrkrankenhäusern höher als in Nicht-Lehrkrankenhäusern war, was – wie spekuliert wurde – möglicherweise auf längere Operationszeiten in Lehrkrankenhäusern zurückgeführt werden könnte.

Eine weitere Studie befasste sich mit neurochirurgischen Eingriffen im Bereich des Schädels und der Wirbelsäule im Staat New York der Jahre 2009 bis 2013. Von 186.483 Patienten waren 84,9 % in Lehrkrankenhäusern und 15,1 % in Nicht-Lehrkrankenhäusern behandelt worden (Bekelis et al. 2018). In dieser Untersuchung wiesen Lehrkrankenhäuser eine höhere Klinikletalität als Nichtlehrkrankenhäuser auf (Differenz 0,4 %), des Weiteren eine signifikant längere Krankenhausaufenthaltsdauer und eine höhere Rate an Entlassungen in ein Pflegeheim. Die Autoren mussten die Erklärung für diese Befunde offenlassen, führten unter anderem aber mangelnde Erfahrung von Weiterbildungsassistenten, geringere operative Fertigkeiten und mögliche Fragmentierung der Behandlung als Gründe für diese Beobachtung an.

Auch für die bariatrische Chirurgie wurden widersprüchliche Ergebnisse mit Bezug auf die Ergebnisse von Lehrkrankenhäusern berichtet. Inaba et al. (2017) analysierten 32.499 laparoskopische Roux-en-Y-Magenbypässe (LRYGBs) und 26.075 laparoskopische Sleeve Gastrektomien (LSG) der Nationwide Inpatient Sample der Jahre 2011 bis 2013. Lehrkrankenhäuser unterschieden sich von Nicht-Lehrkrankenhäusern bei LRYGBs nicht in der operativen Sterblichkeit (adjustierte Odds Ratio 1,14), jedoch wiesen sie bei diesem Eingriff eine signifikant höhere Morbidität auf (adjustierte Odds Ratio 1,36). Bei der LSG hingegen wurden keine signifikanten Unterschiede zwischen Lehrkrankenhäusern und Nicht-Lehrkrankenhäusern bei Sterblichkeit (adjustierte Odds Ratio 1,15) oder schwerwiegender Morbidität (adjustierte Odds Ratio 1,03) gesehen. Warum lediglich bei dem komplexeren Eingriff des LRYGB im Vergleich zur LSG die Morbidität in Lehrkrankenhäusern erhöht war, ließen die Autoren offen.

Fazit

1. In der Mehrzahl der Studien – aber nicht in allen – haben Lehrkrankenhäuser bessere Ergebnisse als Nicht-Lehrkrankenhäuser aufzuweisen.
2. Der Effekt des Lehrkrankenhauses wird allerdings durch die Volumen-Ergebnis-Beziehung überlagert, da in der Regel die Lehrkrankenhäuser zu den größeren Hospitälern zählen.
3. Des Weiteren ist nicht auszuschließen, dass speziell im Notfall- und Bereitschaftsdienst durch den vermehrten Einsatz von weniger erfahrenen Weiterbildungsassistenten die Ergebnisse in Lehrkrankenhäusern ungünstiger als in Nicht-Lehrkrankenhäusern ausfallen.

1.4 Centers of Excellence/Akkreditierung durch die Fachgesellschaften

Formal ist ein Kompetenzzentrum nach Elrod und Fortenberry (2017) ein Programm innerhalb einer Gesundheitseinrichtung, das eine überdurchschnittlich hohe Konzentration von Fachwissen und damit verbundenen Ressourcen auf einem bestimmten Gebiet der Medizin zusammenführt und die dazugehörige Patientenversorgung umfassend und interdisziplinär gewährleistet, um so das bestmögliche Ergebnis zu erzielen. Die US-amerikanische National Pancreas Foundation (NPF) fordert beispielsweise für ein Center of Excellence für die Behandlung der chronischen Pankreatitis unter anderem (Sheth et al. 2017):

- $\geq$2 Endoskopiker mit Erfahrung in diagnostischem und therapeutischen EUS und ERCP
- $\geq$2 Pathologen mit Erfahrung bei der Befundung von Feinnadelaspiraten und Resektionspräparaten des Pankreas
- Das Zentrum ist ein Einweisungszentrum für pankreatikobiliäre Chirurgie und beteiligt sich an dem nationalen Qualitätsregister (NSQIP)
- Beteiligung an Einzel – oder Multizenterstudien zu Pankreaserkrankungen
- Krankenhaus ist JCAHO (Joint Commission on Accreditation of Healthcare Organizations) akkreditiert (mit elektronischer Patientenakte und einem System zum Monitoring der Patientensicherheit).

Zu den Spezialgebieten, die häufig in Kompetenzzentren vertreten sind, gehören Kardiologie, Orthopädie, Onkologie, Augenheilkunde, bariatrische Chirurgie und Neurologie, um nur einige zu nennen (Elrod und Fortenberry 2017). Centers of Excellence werden unter anderem durch Struktur- und Prozesskriterien wie hohes Patientenaufkommen, computerisierte Krankenblätter, hohe Personalausstattung der Intensivstation und der Allgemeinstation (günstige „patient to nurse ratio") definiert. Solche Strukturdefinitionen sind nicht unumstritten, letztlich muss sich ein Kompetenzzentrum durch überdurchschnittliche Ergebnisse ausweisen, um den Aufwand zu rechtfertigen. Es wird demnach gefordert, dass Centers of Excellence ihre postoperativen Ergebnisse risikoadjustiert in Registern erfassen (Mehrotra und Dimick 2015).

Bei Krebszentren geht es auch um das langfristige Überleben des Patienten. Das National Cancer Institute (NCI) der USA benannte spezifische regionale Krebszentren als Centers of Excellence in Forschung und Patientenversorgung. Birkmeyer et al. (2005) überprüften, inwieweit sich solche NCI-definierten Krebszentren von anderen Hochvolumenkrankenhäusern bei den Ergebnissen von Zystektomie, Kolonresektion, Lungenresektion, Gastrektomie und Ösophagusresektion unterschieden ($\square$ Tab. 1.6). Sie fanden bei einigen dieser Eingriffe (Kolonresektion, Lungenresektion, Gastrektomie, Ösophagusresektion) eine signifikant niedrigere Klinikletalität in den Krebszentren, dies wirkte sich jedoch nicht auf das langfristige Überleben aus, in dem sich Krebszentren von anderen Hochvolumenkrankenhäusern nicht abhoben. Die Autoren folgerten, dass es für den Patienten wichtiger ist, in einem Hochvolumenkrankenhaus von einem Hochvolumenchirurgen operiert zu werden als speziell ein Krebszentrum aufzusuchen.

Im Mittelpunkt aller Definitionen eines Center of Excellence steht demnach die Forderung, dass der Therapeut willens und in der Lage ist, Langzeitergebnisse seiner Behandlung zur Verfügung zu stellen. In einem Editorial haben dies Bonow und Adams

◘ Tab. 1.6   Ergebnisse der Krebschirurgie in National Cancer Institute (NCI)- Krebszentren und in Kontrollkrankenhäusern. (Nach Birkmeyer et al. 2005)

Eingriff	Operative Sterblichkeit NCI-Zentren (%)	Operative Sterblichkeit Kontrolle (%)	5-Jahres-Sterblichkeit NCI-Zentren (%)	5-Jahres-Sterblichkeit Kontrolle (%)
Zystektomie	2,7	3,6	60	61
Kolonresektion	4,7	5,5	49	50
Lungen-resektion	4,4	5,6	57	59
Pankreas-resektion	4,6	7,1	76	76
Magen-resektion	6,5	10,5	68	71
Speiseröhren-resektion	7,7	12,3	72	68

Anmerkung: 5-Jahressterblichkeit bezieht sich auf Patienten, die den Eingriff perioperativ überlebt hatten

(2016) für den Mitralklappen-Repair auf den Punkt gebracht. Sie forderten für die Akkreditierung eines Center of Excellence unter anderem die Definition von Mindestfallzahlen – und zwar nicht nur für das Krankenhaus, sondern vor allem auch für den einzelnen Chirurgen/interventionellen Kardiologen. Hinzu kommt die Ergebnistransparenz, die die Dokumentation von periprozeduraler Letalität und Morbidität, aber eben auch die des Langzeitergebnisses beinhaltet.

Fazit

Für ein Center of Excellence sollten verlangt werden
- Mindestfallzahlen für Krankenhaus **und** Chirurgen/Interventionalisten
- Transparenz der Ergebnisse, was nicht nur die periprozedurale Morbidität und Letalität, sondern auch die Dokumentation des Langzeitergebnisses einschließt.

1.4.1 Onkologische Viszeralchirurgie

Völkel et al. (2019) berichteten in einer retrospektiven Kohortenstudie bevölkerungsbezogene Daten des klinischen Krebsregisters am Tumorzentrum Regensburg, das die süddeutsche Region Oberpfalz mit ca. 1,1 Mio. Einwohnern vollständig abdeckt. 4302 Patienten, bei denen man zwischen 2004 und 2013 ein Karzinom des Dick- oder Enddarms in radikaler Intention entfernte, wurden in 4 Vergleichsgruppen eingeteilt, um die Ergebnisse von Zentren (Zertifizierung durch die Deutsche Krebsgesellschaft, DKG) und Nicht-Zentren zu vergleichen und die Versorgungssituation vor und nach Einführung der Zertifizierung abzubilden. Die geschätzte 3-Jahres-Überlebensrate von

Zentrumspatienten betrug 71,6 % verglichen mit 63,6 % an nicht zertifizierten Krankenhäusern. Auch nach Adjustierung für wichtige Einflussvariablen war die Behandlung an zertifizierten Darmkrebszentren mit einem signifikanten Überlebensvorteil verbunden. Im Längsschnitt betrachtet fand sich aber kein messbarer Überlebens-Unterschied zwischen Fällen von heutigen Darmkrebszentren vor und nach ihrer Zertifizierung. Die Autoren erklärten dies damit, dass ein Krankenhaus, das sich dem aufwändigen Zertifizierungs-Prozess unterzog, bereits über mehrere Jahre erfolgreich auf die Erfüllung der geforderten Qualitätsstandards hingearbeitet hat. Dies würde auch den schon im Vorzertifizierungszeitraum beobachteten Überlebensvorteil der Präzentrums-Patienten gegenüber Patienten anderer Krankenhäuser begründen.

Die Behandlung von Kolonkarzinom-Patienten in zertifizierten und nicht-zertifizierten Zentren wurde von Trautmann et al. (2018) überprüft. Basis waren Daten einer Krankenversicherung (AOK Plus) für Sachsen der Jahre 2005 bis 2015. 2120 Patienten wurden in zertifizierten Krankenhäusern, 4066 in nicht-zertifizierten Krankenhäusern chirurgisch versorgt. Die Zertifizierung erfolgte durch die Deutsche Krebsgesellschaft (DKG) und/oder die Deutsche Gesellschaft für Allgemein- und Viszeralchirurgie (DGAV). In dieser Studie konnte ein signifikanter Überlebensvorteil für Patienten demonstriert werden, deren Tumor in zertifizierten Krankenhäusern reseziert wurde, das galt für 30-Tagesterblichkeit nach dem Eingriff, Überleben über alles und krankheitsspezifisches Überleben. Die mediane Überlebenszeit von Patienten, bei denen der Tumor in einem zertifizierten Krankenhaus entfernt wurde, verlängerte sich im Vergleich zu den in nichtzertifizierten Krankenhäusern Behandelten um mehr als ein Jahr (411 Tage), auch waren Zweitresektionen innerhalb von 6 Monaten in zertifizierten Krankenhäusern signifikant weniger wahrscheinlich. In dieser Erhebung wurden nur etwa ein Drittel der Patienten in zertifizierten Krankenhäusern versorgt, diesen Prozentsatz zu erhöhen, muss das Anliegen weiterer Bemühungen sein.

Welchen Einfluss die Zertifizierung einer chirurgischen Klinik als chirurgisch onkologisches Zentrum auf die Wahl als Behandlungsstätte für Patienten und Einweiser nimmt, untersuchten Melling et al. (2015) für den Großraum Hamburg. Befragt wurden 100 Patienten, 40 Zuweiser und 20 Chefärzte. Die Patienten entschieden sich zu 40 % nach der Empfehlung ihres Hauarztes, lediglich für 6 % war die Zertifizierung der Einrichtung relevant. Nur 52 % der befragten Patienten kannten den Begriff der Zertifizierung überhaupt. Bei den Zuweisern richteten sich die Einweisungen vor allem nach den Kontakten, die sie zu einer Klinik pflegten, die Zertifizierung einer Klinik als Zuweisungskriterium wurde von keinem der Einweisenden genannt. Zudem war der Begriff der Zertifizierung eines onkologischen Organzentrums nur 56,1 % der Zuweiser bekannt. Und auch 53,8 % der Chefärzte sahen keine Relevanz von Zertifizierungen bei einer Weiterverlegung. Die Ergebnisse müssen so interpretiert werden, dass die große Mehrzahl der Befragten der Ansicht war, dass nicht nur in zertifizierten Zentren gute Qualität geboten wird, oder im Umkehrschluss, dass die Qualität in einer zertifizierten Einrichtung nicht unbedingt besser ist als anderswo. Die Autoren wiesen aber auch darauf hin, dass zum Zeitpunkt ihrer Untersuchung 269 zertifizierte Darm- und 53 Pankreaszentren in Deutschland existierten, und dass eventuell bei einer so großen Anzahl von Zentren die Qualitätssteigerung und qualitative Abgrenzung zu andern Einrichtungen von Patienten und Zuweisern nicht als solche erkannt werden. Weder Patienten noch Zuweiser richten sich bei der Auswahl der Behandlungsstätte in erster Linie nach dem Vorhandensein eines Zertifikats. Zertifizierungen verfehlen somit ihre erwünschte Außenwirkung.

Einen Vergleich zwischen NCI-Krebszentren (NCI-CC) und anderen Krankenhäusern auf Basis der Daten des National Surgical Quality Improvement Program (NSQIP) der Jahre 2007 bis 2011 stellten Merkow et al. (2013b) an. NCI-CCs führten 20,2 % der kolorektalen Eingriffe (10.555 von 52.265), 53,5 % der Pankreaseingriffe (6335 von 11.838) und 49,8 % der ösophagogastrischen (1596 von 3208) Eingriffe wegen Karzinom durch. Patienten der NCI-CC waren jünger und wiesen eine geringere Komorbidität auf, jedoch wurden in den NCI-CC die komplexeren Eingriffe verglichen mit den anderen NSQIP-Krankenhäusern vorgenommen. Nach Adjustierung der Daten für Case mix und Komplexität des Eingriffs ließen sich lediglich bei den kolorektalen Eingriffen Unterschiede zwischen NCI-CCs und den anderen NSQIP-Krankenhäusern nachweisen, mit geringerer 30-Tageletalität (1,2 % vs. 1,9 %), aber vergleichbarer Morbidität in den NCI-CCs. Im Ganzen gesehen variierten die Ergebnisse aber zwischen den NCI-CCs untereinander ebenso stark wie zwischen den übrigen NSQIP-Krankenhäusern, sodass eine Deklaration als NCI-CC noch kein gutes Ergebnis garantierte. Die Variation in den Ergebnissen stellte die wesentlichste Begründung dafür dar, eine regelmäßige Ergebniskontrolle aller Kliniken, die onkologische Chirurgie betreiben (einschließlich der NCI-CCs), in einem Register wie das von NSQIP zu fordern.

Die Arbeitsgruppe um Merkow et al. (2014) führte eine weitere Vergleichsuntersuchung zur onkologischen Behandlung in unterschiedlich akkreditierten Krankenhäusern durch. Gegenübergestellt wurden die Ergebnisse (Medicare-Daten und Daten der American Hospital Association) von Centers of excellence (dies waren NCI-CCs) den Ergebnissen von Krebszentren, die von der Commission on Cancer (CoC) zertifiziert wurden sowie den Ergebnissen nicht-akkreditierter Krankenhäuser. Die akkreditierten Krankenhäuser schnitten bei der Messung der Prozessqualität besser als die nicht-akkreditierten ab, waren aber in den hier bestimmten Outcome-Parametern den nicht-akkreditierten Krankenhäusern unterlegen. Die Untersucher sahen eine wesentliche Ursache für diese widersprüchlichen Ergebnissen in der fehlenden Risikoadjustierung der Daten, in den onkologisch unspezifischen Outcome-Parametern sowie in einem Bias hinsichtlich Datenmonitoring und Datenüberwachung, da akkreditierte Krankenhäuser aufgrund einer stärkeren Personalausstattung die Komplikationen sorgfältiger dokumentieren (können). Letztlich handelte es sich um allgemein abrufbare administrative Daten, deren Qualität und Zielsetzung offensichtlich nicht ausreichte, einen spezifischen onkologischen Ergebnisvergleich anzustellen.

Ein weiterer Vergleich der Ergebnisse von NCI-CCs und Nicht-NCI-CCs bei Kolonresektion, Ösophagusresektion, Leberresektion, Pankreasresektion und Proktektomie wegen Karzinom wurde von Liu et al. (2018) publiziert. Benutzt wurden die Daten der Jahre 2010 bis 2016 des ACS-NSQIP-Registers. Die Fragen waren, ob sich NCI-CCs (60.903 Patienten) und Nicht-NCI-CCs (143.829 Patienten) in ihren Ergebnissen unterscheiden und ob es über die Zeit zu Verbesserungen gekommen ist. Überprüft wurde die postoperative Komplikationsrate (einschließlich Sterblichkeit) innerhalb von 30 Tagen nach dem Eingriff. Bei einem Vergleich der unadjustierten Komplikationsraten hatten NCI-CCs höhere Komplikationsraten als Nicht-NCI-CCs, jedoch verbesserten sich beide Gruppen über die Zeit, NCI-CCs mehr als Nicht-NCI-CCs. Die mediane Komplikationsrate sank in den NCI-CCs von 25,4 % auf 16,9 % (P < 0,001) und in den Nicht -NCI-CCs von 20,0 % auf 15,0 % (P < 0,001). Risikoadjustiert nach der gleichen Art der Eingriffe unterschieden sich beide Gruppen jedoch nicht in der postoperativen Komplikationsrate. In beiden Gruppen gab es eine ähnliche Variation in den Ergebnissen, sowohl am Anfang wie am Ende der

Untersuchungsperiode. Ob die Tatsache, dass sich die NCI-CCs in ihren Ergebnissen über die Zeit stärker verbesserten als die Nicht-NCI-CCs, damit zusammengehangen haben könnte, dass die Patienten in den NCI-CCs jünger waren und weniger Komorbiditäten aufwiesen, ließen die Autoren offen.

Um die Qualität bei der Resektion des Rektumkarzinoms zu verbessern, hat die Krebskommission des American College of Surgeons das sog. National Accreditation Program for Rectal Cancer (NAPRC) entwickelt. Inwieweit diese Qualitätsanforderungen bei 39.068 Patienten mit kurativer Resektion (Proktektomie) in den Jahren 2011–2014 umgesetzt wurden, überprüften Brady et al. (2018) anhand der National Cancer Database. Alle Qualitätsmaßnahmen komplett wurden nur bei relativ wenigen Patienten durchgeführt (Anforderungen an die Prozessqualität in 28,1 %, an die Ausführungsqualität in 56,3 %). Die Schnittränder waren nur bei 79,8 % der Patienten negativ und nur in 73,2 % der Präparate wurden >12 Lymphknoten gesehen. Bei Patienten, die in Hochvolumenzentren ($\geq$30 Fälle/Jahr) behandelt wurden, wurden signifikant häufiger alle Qualitätsmaßnahmen vorgenommen (Odds Ratio 1,42). Insgesamt zeigte sich ein erhebliches Potenzial an Verbesserungsmöglichkeiten in Prozess- und Ausführungsqualität bei der Resektion des Rektumkarzinoms, wobei es erhebliche Abweichungen gab, abhängig von Geografie, Ethnizität, Versicherung und Krankheitsstadium.

1.4.2 Brustzentren

Beckmann et al. (2011) gingen in einer definierten Region Deutschlands (Mittelfranken) der Frage nach, ob Patientinnen mit einer Behandlung in einem zertifizierten Brustzentrum eine unterschiedliche Prognose im Vergleich zu Patientinnen mit Versorgung außerhalb zertifizierter Strukturen aufweisen. Eingeschlossen wurden 3.940 Patientinnen mit einem nicht-metastasierten Mammakarzinom, diagnostiziert in den Jahren 2004 bis 2008, und behandelt in 3 zertifizierten Brustzentren sowie in 18 nicht-zertifizierten Kliniken. Patientinnen im zertifizierten Brustzentrum waren jünger und hatten ein niedrigeres Tumorstadium und Grading. Unabhängig von diesen Variablen hatte die Versorgung durch zertifizierte Brustzentren in einem adjustierten Cox-Modell einen signifikanten positiven Einfluss auf das Gesamtüberleben (Hazard Ratio 0,70 [95 % Konfidenzintervall 0,52–0,93]), die Versorgung in einem zertifizierten Brustzentrum führte zu einer Verbesserung der Prognose von Mammakarzinompatientinnen.

Kreienberg et al. (2018) berichteten über das BRENDA-Projekt („Breast Cancer Care Under Evidence-based Guidelines'), in das insgesamt 8323 Patientinnen der Jahre 2001 bis 2008 unter der Federführung des Universitätsklinikums Ulm eingeschlossen wurden. 3544 Patientinnen (42,6 %) waren vor und 4779 Patientinnen (57,4 %) nach der Zertifizierung der behandelnden Einrichtung als Brustzentrum behandelt worden (Zertifizierungsprozess der Deutschen Krebsgesellschaft/Deutsche Gesellschaft für Senologie). In dieser Untersuchung wurde nach Zertifizierung eine signifikant bessere Befolgung der Leitlinien der Fachgesellschaft beobachtet, was in einem signifikant verbesserten rezidivfreien Überleben (Hazard Ratio 0,79) und Gesamtüberleben (Hazard Ratio 0,75) der Patientinnen resultierte. Die Untersuchung demonstrierte demnach eine verbesserte Leitlinienbefolgung aufgrund des Zertifizierungsprozesses, was sich signifikant positiv auf die langfristigen Behandlungsergebnisse auswirkte.

1

Zu einem ganz anderen Ergebnis kamen Schrodi et al. (2015). Sie berichteten über 32.789 Patientinnen mit operiertem Brustkrebs der Jahre 2004 bis 2010, behandelt in vier unterschiedlichen Regionen Deutschlands. 32,0 % dieser Patientinnen waren in zertifizierten Brustzentren versorgt worden (Zertifizierung durch OnkoZert oder die European Society of Breast Cancer Specialists). In dieser Analyse wurde für Patientinnen im Alter bis zu 75 Jahren kein Überlebensvorteil nach Datenadjustierung gefunden, ob sie in zertifizierten Brustzentren versorgt wurden oder nicht. Patientinnen über 75 Jahre hatten hingegen einen signifikanten Überlebensvorteil bei Behandlung in einem zertifizierten Brustzentrum. Die Autoren führten den Überlebensvorteil bei allein den älteren Patientinnen auf die Patientenselektion zurück (Bias). Sie kamen zu dem Schluss, dass es nicht bewiesen sei, dass die Zertifizierung das Überleben von Patientinnen mit Brustkrebs verbessert hat.

1.4.3 Lungenresektion

Der Bedeutung von Hospitalvolumen und Zertifizierung für die Ergebnisse der Lungenresektion bei 7587 Patienten mit nicht-kleinzelligem Lungenkarzinom des Stadium I gingen David et al. (2015) anhand der California Cancer Registry nach. Während das Hospitalvolumen einen signifikanten Einfluss auf das Langzeitüberleben dieser Patienten nahm, mit längerem Überleben bei Behandlung in Hochvolumenzentren, konnte dies für die CoC-Akkreditierung nicht nachgewiesen werden. Die Autoren betonten, dass die Zertifizierung durch die Commission on Cancer zunächst einmal nach der Befolgung von Leitlinien und Standards und der Prozessqualität fragt. Ganz offensichtlich spielt aber für die Ergebnisse der onkologischen Lungenresektion die Erfahrung des Operateurs und des Krankenhauses eine größere Rolle als die Erfüllung formaler Vorgaben. Eine CoC-Zertifizierung garantierte jedenfalls noch nicht ein gutes Ergebnis und hatte keinen Einfluss auf das Patientenüberleben.

1.4.4 Knie- und Hüftgelenksersatz

Die Blue Cross and Blue Shield Association etablierte im Jahr 2008 für die USA ein Centers of Excellence-Programm für den Knie- und Hüftgelenksersatz. Die Anforderungen an eine solche Zertifizierung sind detailliert bei Mehrotra et al. (2013a) beschrieben, unter anderem werden Mindestfallzahlen verlangt (für ein Krankenhaus ≥ 100 Knie- und Hüftgelenksersatzoperationen jährlich – und wichtiger – für den Chirurgen ≥ 50 primäre oder Revisionseingriffe bei Knie- und Hüftgelenksersatz). Mehrotra et al. (2013a) verglichen die Ergebnisse von 647 Centers of Excellence mit 2149 anderen Krankenhäusern bei den genannten Eingriffen. Von insgesamt 80.931 Patienten mit einem Kniegelenksersatz wurden 52,2 % in einem zertifizierten Zentrum versorgt, bei 39.532 Patienten mit Hüftgelenksersatz waren es 56,5 %. Centers of excellence hatten mehr Betten und waren häufiger ein akademisches Zentrum. Patienten mit einem Kniegelenksersatz hatten in einem Exzellenz-Zentrum keine statistisch signifikant geringere Komplikationsrate (Odds Ratio 0,90) als in den Vergleichskrankenhäusern. Beim Hüftgelenksersatz war die Komplikationsrate in den Centers of excellence zwar statistisch signifikant geringer (Odds Ratio 0,80), die Unterschiede waren aber klinisch relativ bedeutungslos. Hinsichtlich der Kosten über 90 postoperative Tage unterschieden sich beide Krankenhausgruppen nicht. Die Autoren stellten die Kriterien für eine Zertifizierung als Center of Excellence infrage und betonten, dass die Ergebnisse zum einen risikoadjustiert berichtet werden müssten und dass des Weiteren Angaben zur Reoperationsrate fehlten. Aus diesem Vergleich lässt sich demnach folgern, dass ohne Follow-up-Daten die Definition eines Center of Excellence beim Gelenkersatz nicht zielführend ist.

1.4.5 Wirbelsäulenchirurgie

In den USA empfehlen The Centers for Medicare and Medicaid Services und zahlreiche private Versicherungen ihren Klienten, für Wirbelsäuleneingriffe ein Center of Excellence aufzusuchen. Mehrotra et al. (2013b) überprüften, inwieweit sich die Ergebnisse der Wirbelsäulenchirurgie von 369 Krankenhäusern, die von einer Gruppe von mehr als 25 privaten Krankenkassen als Centers of Excellence bezeichnet wurden, von 1449 Krankenhäusern unterschieden, die nicht als solche benannt wurden. Die Daten bezogen sich auf ungefähr 54 Mio. Versicherte der Jahre 2007 bis 2009. In die Erhebung gingen insgesamt 29.295 einfache zervikale Fusionen mit oder ohne Diskektomie und/oder Dekompression, 27.214 einfache lumbale Fusionen mit oder ohne Diskektomie und/oder Dekompression und 28.911 lumbale Diskektomien und/oder Dekompressionen ohne Fusion ein, von denen 42 %, 42 % und 47 % in einem Krankenhaus vorgenommen wurden, das den Titel Exzellenz-Wirbelsäulenzentrum führte. Es fanden sich keine signifikanten Unterschiede im Komposit-Endpunkt der postoperativen Komplikationsraten und der Krankenhauswiederaufnahmeraten nach 30 Tagen für die 3 genannten Eingriffe zwischen Exzellenzzentren und den übrigen Krankenhäusern. Die Daten wurden nach Differenzen in der Patientencharakteristik adjustiert, danach ergaben sich keine Unterschiede in den mittleren Behandlungskosten nach 90 Tagen oder bei den Kosten der Indexhospitalisierung zwischen den zertifizierten und nicht-zertifizierten Kliniken. Die Daten belegen die Notwendigkeit, Center of Excellence-Programme zu evaluieren.

1.4.6 Aortenzentren

Die erste Initiative, Aortenzentren zu definieren, stammt von der Leapfrog-Gruppe. Qualitätskriterien für ein Center of Excellence waren zum einen strukturelle Vorgaben (wie computerisierte Verordnungs- und Medikationspläne, Besetzung der Intensivstation mit einem ärztlichen 24-Stundendienst und Verwendung von Sicherheitschecklisten). Daneben wurde eine perioperative Behandlung der AAA-Patienten mit Beta-Blockern gefordert und ein Fallvolumen von jährlich ≥ 50 elektiven AAA-Versorgungen (offene und endovaskuläre Eingriffe eingeschlossen) vorgegeben (Brooks et al. 2008). Mit der Etablierung des endovaskulären Vorgehens (EVAR) und Verdrängung der offenen AAA-Versorgung (OR) sind diese Kriterien allerdings nicht mehr aufrechtzuerhalten, worauf Gifford und Virgilio (2016) in einem Kommentar zu einer Untersuchung von Hicks et al. (2016) hingewiesen haben. Letztere berichteten in einer Erhebung der NIS-Datenbasis (166.443 elektive Eingriffe, 131. 908 EVAR und 34. 535 OR) eine Krankenhaussterblichkeit von lediglich 0,7 % bei EVAR und 3,8 % bei OR. In dieser Untersuchung war die perioperative Sterblichkeit nach elektiver AAA-Versorgung neben der Verfahrenswahl (EVAR oder OR) vor allem von den Risikofaktoren des Patienten und seiner Komorbidität geprägt, hingegen hatten Krankenhausbettenzahl oder Lehrstatus keinen Einfluss auf die Ergebnisse. Umgekehrt wurden in Krankenhäusern, die wenigstens 25 % ihrer Eingriffe offen vornahmen, signifikant bessere Ergebnisse nach OR beobachtet. Die Forderung von Gifford und Virgilio war, Centers of Excellence bei Versorgung des AAA nicht mehr allein anhand des perioperativen Ergebnisses zu definieren – bei der geringen Klinkletalität von EVAR sind diesbezüglich nur geringe Unterschiede zu erwarten. Stattdessen sollten Centers of Excellence in der Lage sein, über das Langzeitergebnis (z. B. nach 2 Jahren) sowohl nach EVAR als auch nach OR zu berichten, da in dieser Hinsicht (z. B. bei der Reoperationsrate) die größeren Unterschiede anzunehmen sind. Dies deckt sich indirekt mit einer Forderung von Goshima et al. (2008), die sich schon vor Jahren gegen den Begriff Center of Excellence bei der AAA-Versorgung wandten und darauf drängten, dass nicht Surrogatparameter wie das Fallvolumen, sondern sorgfältig erhobene Outcome-Daten ein „Center of Excellence" definieren sollten.

1.4.7 Venenzentren

Die Intersocietal Accreditation Commission (IAC) der USA, der unter anderen auch die Society for Vascular Surgery angehört, hat Standards für die Akkreditierung von Venenzentren (Behandlung von oberflächliche Venenerkrankungen) publiziert (Kabnick et al. 2016). Sie definieren Weiterbildungszeit des Operateurs, Fallvolumen in Diagnostik und Therapie, und Behandlungsverfahren. Die Anforderungen sind nicht sehr hoch und sollen vor allem bei den Verhandlungen mit den zahlungspflichtigen Versicherungen Hilfe leisten. Evaluiert sind die Standards nicht.

1.4.8 Bariatrische Chirurgie

Im Jahr 2006 beschränkten in den USA Medicare und Medicaid die Kostenübernahme für bariatrische Eingriffe auf Hochvolumenzentren (sog. Centers of Excellence). Diese Einschränkung wurde mittlerweile aufgehoben, da sich die Ergebnisse insgesamt verbessert hatten, sodass Medicare und Medicaid für die Kostenübernahme keine Zertifizierung eines Krankenhauses mehr einzufordern für nötig hielten (Gebhart et al. 2014). Im Gegensatz hierzu wird von dem American College of Surgeons ein Metabolic and Bariatric Surgery Accreditation and Quality Improvement Program favorisiert, in dem unter anderem jährlich mindestens 50 bariatrische Eingriffe mit dem Stapler für akkreditierte Zentren verlangt werden (Gebhart et al. 2014). Inwieweit trotz des Medicare-Beschlusses die Akkreditierung bariatrischer Zentren ihre Berechtigung hat, überprüften Gebhart et al. (2014) auf Basis der Nationwide Inpatient Sample (NIS) der Jahre 2008 bis 2010. Von 277.068 bariatrischen Eingriffen wurden 88,4 % in akkreditierten Zentren durchgeführt, mit einer signifikant niedrigeren Krankenhausletalität von 0,08 % in den akkreditierten vs. 0,19 % in den nicht akkreditierten Zentren. In der Morbiditätsrate unterschieden sich beide Gruppen risikoadjustiert allerdings nicht. Nach dieser Analyse profitieren nach wie vor Patienten mit höherer Komorbidität und solche, die sich komplexeren Eingriffen unterziehen müssen (wie Magenbypass oder Sleeve- Gastrektomie) von der Einweisung in ein akkreditiertes Krankenhaus. Darüber hinaus waren in akkreditierten Krankenhäusern die Ergebnisse der laparoskopischen Chirurgie generell bei Patienten mit morbider Adipositas auch dann besser, wenn die Eingriffe nicht wegen Adipositas, sondern aufgrund anderer Indikationen vorgenommen wurden.

Daten zum Wert der COE-Akkreditierung bariatrischer Zentren im Staat New York legten Telem et al. (2015) vor. 47.342 Patienten, die sich einem laparoskopischen bariatrischen Eingriff in den Jahren 2004 bis 2010 unterzogen, gingen in die Analyse ein. 27.849 Eingriffe wurden in akkreditierten, 19.493 Eingriffe in aktuell nicht-akkreditierten Einrichtungen vorgenommen, davon 6193 Eingriffe in Krankenhäusern, die niemals akkreditiert waren. Die postoperative Komplikationsrate war signifikant höher in den Krankenhäusern, die niemals akkreditiert waren (Odds Ratio 1,4). Aber auch in dem Vergleich der aktuell akkreditierten vs. der aktuell nicht-akkreditierten Krankenhäuser kamen die akkreditierten Krankenhäuser besser weg, die Komplikationsrate in den nicht-akkreditierten war gleichfalls signifikant höher (Odds Ratio 1,3). Signifikante Unterschiede im Langzeit-Outcome zwischen akkreditierten und nicht-akkreditierten Krankenhäusern ließen sich allerdings nicht nachweisen. Gleichwohl sprachen die Ergebnisse für eine COE-Akkreditierung bariatrischer Zentren.

Auch eine systematische Übersicht von Azagury und Morton (2016) unterstützt die Forderung nach Durchführung der bariatrischen Chirurgie in akkreditierten Zentren. Die Autoren analysierten 13 Studien, die insgesamt >1,5 Mio. Patienten umfassten. 10 der 13 Studien identifizierten einen erheblichen Nutzen hinsichtlich des risikoadjustierten Outcomes bei Durchführung des Eingriffs in akkreditieren Centers of Excellence. 6 von 8 Studien berichteten eine signifikante Reduktion der Sterblichkeit in Centers of Excellence (mit Odds Ratios von 2,26 bis 3,57 bei den nicht-akkreditierten Krankenhäusern), 2 Studien fanden keine Unterschiede. 8 von 11 Studien konnten auch eine Reduktion der perioperativen Morbidität nachweisen, diese Unterschiede waren aber weniger deutlich, mit Odds Ratios von 1,09 bis 1,39 für die nicht-akkreditieren Hospitäler. Umgekehrt zeigte 1 Untersuchung in den akkreditierten Zentren eine höhere Morbidität und 2 sahen keine Unterschiede. Das große Übergewicht der Literatur spricht demnach für die Durchführung der Adipositaschirurgie in ausgewiesenen Zentren.

Trotz dieser Daten besteht – wie die Entscheidung von Medicare und Medicaid zeigt – Uneinigkeit über die Qualität bariatrischer Centers of Excellence. Ibrahim et al (2017) aus der Arbeitsgruppe von Dimick sind dieser Frage mithilfe der Healthcare Cost and Utilization Project's State Inpatient Datenbasis und 145.527 Patienten nachgegangen. Häufigster Eingriff war der laparoskopische Roux-en-Y-Magenbypass (n = 78.193/53,7 %), gefolgt von der laparoskopischen Sleeve-Gastrektomie (n = 44.887/30.8 %). Es handelte sich um 165 akkreditierte bariatrische Zentren, fast alle (99,4 %) waren in einer Stadt angesiedelt, 117 (70,9 %) gehörten zu einem Lehrkrankenhaus, von allen waren >125 Operationen jährlich gefordert. Hinsichtlich Risiko und Zuverlässigkeit adjustiert, variierte die Rate an schweren Komplikationen zwischen den 165 Zentren 17-fach und reichte von 0,6 % bis 10,3 %. Die erste (beste) Dezile und die Boden-Dezile variierten um den Faktor 3,7 (Spitzen-Dezile Komplikationsrate 0,9 %, letzte Dezile 3,3 %; P < 0,005). Auch stratifiziert nach jährlichem Fallvolumen fanden sich große Unterschiede zwischen den Zentren: niederes Volumen, 156 Patienten, Komplikationsrate zwischen 0,6 % bis 6,4 %/mittleres Volumen, 239 Patienten, Komplikationsrate zwischen 0,6 % und 10,3 %/hohes Volumen, 448 Patienten, Komplikationsrate zwischen 0,6 % und 4,9 %. Die Autoren betonten, dass die großen Unterschiede unter anderem auf unterschiedliche chirurgische Geschicklichkeit und unterschiedliche Befolgung von Ablaufpfaden zurückgeführt werden müssten. Die

◘ Tab. 1.7 Chirurgische Geschicklichkeit und Ergebnisse in der bariatrischen Magenbypass-chirurgie. (Nach Birkmeyer et al. 2013)

Komplikationsrate	Chirurgen-Quartil 1 (n = 5) 1459 Patienten	Chirurgen-Quartil 2 + 3 (n = 10) 4520 Patienten	Chirurgen-Quartil 4 (n = 5) 4364 Patienten
Jegliche Komplikation (%)	14,5	8,0	5,2
Chirurg. Komplikation (%)	11,4	6,5	4,2
Reoperation (%)	3,4	1,9	1,6
Krankenhaus -Wiederaufnahme (%)	6,3	4,4	2,7
Mittleres jährliches Volumen an laparoskop. Magenbypässen (n)	53	96	157
Mittlere Operationszeit laparoskop. Magenbypass (Min)	137	123	98

Anmerkung: 20 Chirurgen wurden entsprechend ihren technischen Fähigkeiten in Quartile eingeteilt (Quartil 1 geringste, Quartil 4 höchste Geschicklichkeitsstufe). Alle Unterschiede waren statistisch signifikant

Botschaft dieser Untersuchung war, dass die Akkreditierung allein nicht genügt, ein Zentrum mit bester Qualität zu finden. Eine ergebnisorientierte Einweisungsstrategie in bariatrische Zentren wurde gefordert.

Die Geschicklichkeit des Chirurgen ist durchaus zu messen, was aber sehr selten bisher getan wurde. Ihr Einfluss auf die postoperativen Ergebnisse mag größer sein als jede formale Akkreditierungsbemühung. Eine der seltenen Untersuchungen, die dies in exzellenter Weise für die bariatrische Chirurgie nachgewiesen hat, stammt aus Michigan (Birkmeyer et al. 2013). Mittels Videoaufnahmen eines laparoskopischen Bypasses wurden die technischen Fähigkeiten von 20 Operateuren anonymisiert mit einem Score bewertet und die Operateure anhand ihrer Geschicklichkeit in Quartile eingeteilt. Dies korrelierte mit der Anzahl jährlich durchgeführter Eingriffe. Operateure der Bodenquartile hatten eine signifikant höhere Komplikationsrate als die der Spitzenquartile und die Operationszeit war signifikant länger. Die Untersuchung belegt, dass die chirurgischen technischen Fertigkeiten zumindest in der laparoskopischen bariatrischen Magenbypasschirurgie ein sehr starker Prädiktor für das klinische Ergebnis sind (◘ Tab. 1.7).

Stroh et al. (2017) berichteten ihre Erfahrungen mit der Zertifizierung bariatrischer Zentren in Deutschland durch die Deutsche Gesellschaft für Allgemein- und Viszeralchirurgie (DGAV), wobei je nach Anforderungen zwischen Center of Competence (cCoC), Center of Reference und Center of Excellence (cCoR/E) unterschieden wurde. Ausgewertet wurden die Daten von 13.722 Patienten (3083 Männer, 10.639 Frauen), bei denen in den Jahren 2005 bis 2013 ein Roux-en-Y-Magenbypass (RYGB) angelegt wurde. 3056 Patienten wurden in nicht-zertifizierten, 10.666 Patienten in zertifizierten Zentren operiert. Die postoperative Komplikationsrate war in Kompetenzzentren mit 6,6 % signifikant höher als in cCoR/E (dort 2,7 %). Darüber hinaus war in nicht-zertifizierten

Krankenhäusern die Komplikationsrate signifikant höher als in den zertifizierten Krankenhäusern (7,5 % vs. 4,4 %). Auch in der 30-Tagesterblichkeit unterschieden sich die Gruppen (nicht-zertifizierte vs. zertifizierte Krankenhäuser 0,5 % vs. 0,2 %; $p = 0{,}002$/cCoC vs. cCoR/E 0,3 % vs. 0,1 %; $p = 0{,}22$). In dieser Untersuchung wurden in den nicht-zertifizierten Krankenhäusern jährlich im Mittel 12, in den cCoC 29 und in den cCoR/E 92 RYGB vorgenommen. Im Fazit war demnach das Ergebnis nach RYGB in Deutschland in zertifizierten Zentren im Vergleich zu nicht-zertifizierten signifikant besser; höhere jährliche Fallzahlen waren mit einem besseren Outcome nach RYGB assoziiert.

> **Fazit**
>
> Inwieweit eine Zertifizierung durch die entsprechende Fachgesellschaft zu besseren Ergebnissen führt, ist umstritten, da ein möglicher positiver Effekt durch die Fallvolumen- Ergebnisbeziehung überlagert wird.

1.5 Administrative Krankenhaus-Akkreditierung und Zertifizierung

- **Übersichten**

Eine Studie der World Health Organization (WHO) aus dem Jahr 2000 identifizierte weltweit 36 nationale Akkreditierungsprogramme für Gesundheitseinrichtungen. Beginnend mit der Joint Commission on Accreditation of Healthcare Organizations (JCAHO) in den USA im Jahr 1951, hatte sich die Zahl der Programme seit 1990 alle 5 Jahre verdoppelt, speziell in Europa, in dem die Hälfte der Programme gezählt wurden (Shaw 2003). Nach einer Internetrecherche sollen im Jahr 2013 in Deutschland mehr als 500 Krankenhäuser nach KTQ (Kooperation für Transparenz und Qualität im Gesundheitswesen) und ca. 350 nach DIN EN ISO 9001 zertifiziert gewesen sein (► https://www.qz-online.de/qualitaets-management/qm-basics/recht_normen/branchen-spezifische_anforderungen_qm_systeme/artikel/qualitaetsmanagement-im-kranken-haus-ktq-iso9001-722333). Die Frage ist, ob eine solche (kostenaufwändige) Zertifizierung tatsächlich die Ergebnisqualität des Krankenhauses verbessert. Sie ist unbeantwortet, Daten, die dies nach wissenschaftlichen Kriterien bewertet hätten, fehlen. So kamen Vist et al. (2009) in einer systematischen Literaturübersicht, die 522 Veröffentlichungen ein schloss, zu der Feststellung, dass es keine einzige Studie gibt, die den Effekt einer Zertifizierung oder Akkreditierung eines Krankenhauses auf die Ergebnisqualität belegt hätte. Greenfield und Braithwaite (2008) untersuchten in einer systematischen Übersicht 66 Studien, die zur Effektivität der Zertifizierung von Gesundheitseinrichtungen Stellung nahmen. Sie identifizierten nur zwei konsistente Aussagen: die Akkreditierung fördert Veränderungen und die professionelle Entwicklung einer Einrichtung. Zu Qualität und finanziellen Aspekten waren die Aussagen widersprüchlich. Eine weitere Literaturanalyse stammt von Brubakk et al. (2015). Sie fanden 20 potentiell relevante Artikel zu dem Thema Zertifizierung und Outcome. Letztlich war es unmöglich, eine Aussage zu einer effektiven Strategie zu machen, da nur sehr wenige Studien speziell die Beziehung zwischen Akkreditierung und Zertifizierung eines Krankenhauses und Patienten-Outcome ansprachen (insgesamt wurde überhaupt nur eine einzige schwache randomisierte Studie gefunden). Die Autoren wiesen darauf hin, dass ein Akkreditierungsprogramm ein substantielles finanzielles Investment und einen entsprechenden Arbeitsaufwand für ein Krankenhaus bedeutet, der das Personal von den eigentlichen primären klinischen Zielen abzieht. Daten zur Kosteneffektivität fehlen. Dem steht die unbewiesene Annahme eines möglichen verbesserten Ergebnisses bei der Patientenversorgung gegenüber. Ob die Ressourcen nicht besser in andere vordringlichere Qualitätssicherungsmaßnahmen als in ein Akkreditierungsprogramm investiert werden sollten, ist offen. Die Autoren mutmaßten allerdings, dass sich an dieser unbefriedigenden Situation so schnell nichts ändern werde, da Zertifizierung und Akkreditierung mittlerweile eine blühende Industrie darstellen, an der viele Interessenvertreter beteiligt sind, die von der Anbietung dieser Dienste profitieren – trotz fehlender Evidenz für die Effektivität ihrer Maßnahme.

Zur Zertifizierung eines Krankenhauses oder einer anderen Gesundheitseinrichtung gehört auch die externe Inspektion. Dabei soll unter anderem die Compliance mit vorgegebenen Standards überprüft werden. Ob eine solche Inspektion tatsächlich das Organisationsverhalten der Einrichtung, das Verhalten des Personals und das Patienten-Outcome verbessert, war ein Thema, dem Flodgren et al. (2016) in einem Cochrane Review nachgingen. Die Datenlage war äußerst begrenzt, nur eine einzige randomisierte kontrollierte Clusteruntersuchung aus Südafrika und eine unterbrochene zeitliche Serie, die alle Akutkrankenhäuser in England einschloss, konnten analysiert werden. Die randomisierte Studie berichtete hauptsächlich Ergebnisse zu Veränderungen in der Organisation der Gesundheitseinrichtung und machte außer zur Zufriedenheit der Patienten keine Angaben zum Outcome. Die englische Serie befasste sich mit der Compliance von Strategien, im Krankenhaus erworbene Infektionen anzugehen. Sie berichtete im Endeffekt ähnliche MRSA-Raten vor und nach der externen Inspektion. Die Bestimmtheit der Evidenz beider Studien war sehr gering. Es ist demnach ungewiss, ob die externe Inspektion von Akkreditierungsprogrammen zu einer verbesserten Compliance mit Zertifizierungsstandards führt. Auch ist es unsicher, ob die externe Inspektion von Infektionsprogrammen zu einer verbesserten Compliance mit Standards beiträgt, und ob dies umgekehrt die Rate an MRSA-Infektionen senkt, die in einer Gesundheitseinrichtung akquiriert werden. Letztlich fehlen hoch qualifizierte kontrollierte Evaluationen zur Wirksamkeit und Kosteneffektivität externer Inspektionssysteme.

Zu betonen ist, dass sich dieser Cochrane Review auf die längerfristige Qualitätsverbesserung mittels einer externen Auditierung bezog. Die genaue Überprüfung der Abläufe im Krankenhaus per se, während der Auditierung, kann durchaus einen positiven Effekt auf die Ergebnisse haben, da während dieser Kontrollen Qualitätssicherungsmaßnahmen und Ablaufpfade unter Umständen genauer befolgt werden als wenn sich die Akteure unbeobachtet fühlen. Nur ist dieser Effekt nicht anhaltend. Dies konnten Barnett et al. (2017) anhand der 30-Tageletalität von 1984 allgemeinen medizinisch-chirurgischen Krankenhäusern der USA demonstrieren. In die Untersuchung gingen 244.787 Krankenhauseinweisungen während der Auditierung und 1.462.339 Einweisungen in den 3 Wochen vor und nach Auditierung durch die Joint Commission ein. Es handelte sich um 3417 unangekündigten Kontrollvisiten von 1 Woche Dauer. In den Wochen der Überprüfung durch die Joint Commission war die Klinikletalität signifikant geringer als in den Wochen, in denen keine Überprüfung stattfand, wobei sich die Wochen vor und nach Überprüfung in der Klinikletalität nicht unterschieden. Die Botschaft dieser Untersuchung war, dass sich Veränderungen in der Praxis während der Überprüfung positiv auf die Ergebnisse auswirkten – ohne längerfristige anhaltende Wirksamkeit.

> **Fazit**
>
> Es ist nicht bewiesen, dass Akkreditierung und Zertifizierung eines Krankenhauses (z. B. nach JCAHO, KTQ oder DIN EN ISO 9001) das Patienten-Outcome verbessern. Gleiches gilt für die externe Auditierung der Compliance mit Qualitätsstandards. Wichtiger scheint die Ergebnisberichterstattung in krankheitsspezifischen Registern zu sein.

- **Studien**

Unter der Annahme, dass die Patientenzufriedenheit einen Parameter für die Behandlungsqualität darstellt, führten Sack et al. (2011) in der Ruhrregion eine postalische Befragung von 36.777 Patienten 4 Wochen nach ihrer Krankenhausentlassung durch. Die Patienten waren in 73 Krankenhäusern behandelt worden. 43 Krankenhäuser waren zertifiziert (mehrheitlich KTQ), 30 nicht. 66,3 % der Befragten empfahlen das Krankenhaus anderen, unabhängig davon, ob sie in akkreditierten oder nicht-akkreditierten Krankenhäusern behandelt worden waren. Aufgrund der großen Studienpopulation und des kleinen Konfidenzintervalls kamen die Autoren zu dem Schluss, dass eine Beziehung zwischen Krankenhauszertifizierung und Patientenzufriedenheit in dieser Erhebung ausgeschlossen werden konnte. Die Autoren betonten, dass die Zertifizierung zunächst auf Prozesse und Strukturen im Krankenhaus abhebt, dass aber die Annahme, dass dies auch zu einem verbesserten Outcome des Patienten und höherer Patientenzufriedenheit führt, unbewiesen sei. Daten zur risikoadjustierten Sterblichkeit in zertifizierten und nichtzertifizierten Krankenhäusern fehlen.

In Dänemark sind alle Krankenhäuser verpflichtet, sich durch das sog. Danish Healthcare Quality Programme (DDKM) akkreditieren zu lassen, das speziell auf die Vermeidung von Fehlern bei der Behandlung abzielt. Ob sich die 30-Tagesterblichkeit in Krankenhäusern, die voll akkreditiert sind (n = 11) von der in Krankenhäusern unterscheidet, die nur teilweise akkreditiert (n = 20) sind, überprüften Falstie-Jensen et al. (2015) anhand von 80 Diagnosen. Von 276.980 Patienten waren 76.518 (27,6 %) in voll akkreditierten Krankenhäusern und 200.462 (72,4 %) in partiell akkreditierten Krankenhäusern behandelt worden. Das 30 -Tage-Sterblichkeitsrisiko wurde mit 4,14 % (95 % CI 4,00–4,28) für die voll akkreditierten Krankenhäuser und mit 4,28 % (95 % CI 4,20–4,37) für Patienten, die in partiell akkreditierten Krankenhäusern behandelt wurden, berechnet (Odds Ratio 0,83). Die Autoren betonten, dass sie zu der Schwere der Erkrankungen aber keine Aussage machen konnten. Darüber hinaus blieb offen, ob die Akkreditierungsanforderungen als solche zur Qualitätssteigerung in den voll akkreditierten Krankenhäusern beigetragen hatten. Es hätte sich auch um einen Surrogatparameter handeln können, insofern, als Krankenhäuser mit hoher Qualität sich verstärkt um eine volle Akkreditierung bemühten. Falstie-Jensen et al. (2018) untersuchten später zusätzlich, ob eine Korrelation zwischen wiederholter voller Akkreditierung und Kliniksterblichkeit besteht. 125.485 Patienten, behandelt in Krankenhäusern mit hoher Akkreditierungs-Compliance sowohl bei Erst- als auch Wiederholungszertifizierung, wurden 152.074 Patienten gegenübergestellt, die in

Krankenhäusern mit niedrigerer Compliance behandelt wurden. Das 30-Tagesterblichkeitsrisiko war in den Krankenhäusern mit hoher Compliance signifikant geringer (3,95 % vs. 4,39 %) und die Länge des stationären Aufenthaltes kürzer. Darüber hinaus hatten – den zweiten Zertifizierungszyklus allein betrachtet – Patienten in partiell akkreditierten Krankenhäusern ein höheres Sterblichkeitsrisiko als Patienten in voll akkreditierten Krankenhäusern. Dieselbe Arbeitsgruppe (Falstie-Jensen et al. 2017) überprüfte des Weiteren an voll akkreditierten (n = 11) und teilweise akkreditierten (n = 20) Krankenhäusern, inwieweit bei akutem Schlaganfall, chronischer obstruktiver Lungenerkrankung (COPD), Diabetes, Herzinsuffizienz, Hüftfraktur und blutenden/perforierten Ulzera die klinischen Leitlinienempfehlungen umgesetzt wurden. Für 5 der 6 Konditionen gab es eine positive Korrelation zwischen Akkreditierungsniveau und Grad der Leitlinienumsetzung. Speziell bei akutem Schlaganfall und Hüftfraktur war eine hohe Compliance mit den Akkreditierungsstandards mit einem höheren Niveau einer evidenzbasierten Behandlung assoziiert.

Während diese dänischen Untersuchungen für eine Krankenhauszertifizierung unter dem Gesichtspunkt der Qualitätssicherung sprechen, waren die Ergebnisse einer 4. dänischen Arbeit weniger eindeutig, in der geprüft wurde, wie sich über die Zeit (2004 verglichen mit 2008) die Prozessqualität bei Behandlung von akutem Schlaganfall, Herzinsuffizienz und Ulkus in akkreditierten und nicht-akkreditierten Krankenhäusern verändert hatte (Bogh et al. 2015). Es handelte sich um 27.273 Patienten, die Akkreditierung der Krankenhäuser erfolgte durch die Joint Commission International oder den Health Quality Service, die Prozessqualität wurde mit einem Score bewertet. Die nicht-akkreditierten Krankenhäuser verbesserten sich in ihrem Score stärker als die akkreditierten, sodass auf Krankheitsniveau zwischen akkreditierten und nicht-akkreditierten Krankenhäusern keine Unterschiede in der Prozessqualität bestanden. Die Zertifizierung als solche hatte demnach in dieser Untersuchung keinen Einfluss auf die Prozessqualität, was die Autoren auf die landesweiten regulatorischen Qualitätsbemühungen zurückführten, mit systematischer Dokumentation und Ergebnisberichterstattung in krankheitsspezifischen Registern. Andere Ergebnisse wurden von Schmaltz et al. (2011) für die USA berichtet, wobei die Autoren allerdings einen Bias hatten, da sie Im Namen der Joint Commission publizierten. Untersucht wurden ebenfalls Qualitätsparameter und ihre Befolgung im Krankenhaus. Krankenhäuser, die von der Joint Commission zertifiziert wurden, waren nicht-akkreditierten Krankenhäusern bei den Qualitätssicherungsmaßnahmen bei akutem Herzinfarkt, Herzinsuffizienz und Pneumonie von Beginn an überlegen. Auch in dieser Untersuchung wurden Veränderungen über die Zeit erfasst und Verbesserungen in allen Krankenhäusern (zertifiziert und nicht-zertifiziert) zwischen den Jahren 2004 und 2008 beobachtet. Im Gegensatz zu den dänischen Krankenhäusern verbesserten sich aber die zertifizierten Krankenhäuser stärker als die nicht-zertifizierten, die Leistungslücke zwischen akkreditierten und nicht-akkreditierten Krankenhäusern nahm also zu.

▪▪ Situation in den USA

Paulson et al. (2008) überprüften auf Basis der Survival, Epidemiology, and End Results (SEER)-Medicare-Datenbasis die Ergebnisse von Patienten mit segmentaler Kolonresektion (n = 33.969) oder Proktektomie (n = 8591) wegen Karzinom in den Jahren 1996 bis 2003. Es ergaben sich signifikante Unterschiede, je nachdem, ob die Patienten in National Cancer Institute (NCI) akkreditierten Zentren versorgt wurden oder nicht. Die postoperative Sterblichkeit nach Kolektomie war 6,7 % vs. 3,2 %, nach Proktektomie 5,0 % vs. 1,9 % (nicht zertifizierte vs. zertifizierte Zentren). Sowohl für Kolon- als auch Rektumkarzinompatienten war das Langzeitüberleben nach Resektion in den NCI-Zentren signifikant besser (Hazard Ratio 0,84 bzw. 0,85).

Eine weitere Untersuchung in den USA verglich die Ergebnisse von Comprehensive Cancer Centers (CCC) des NCI mit den Ergebnissen von CCC, die nicht NCI akkreditiert waren (Wolfson et al. 2015). Es handelte sich insgesamt um eine Kohorte von 69.579 Patienten mit neu diagnostiziertem Karzinom in der Region Los Angeles der Jahre 1998 bis 2008. In den NCI-Einrichtungen war nach Adjustierung der Daten das Fünfjahresüberleben bei hepatobiliärem, Lungen-, Pankreas-, Magen- und Mammakarzinom signifikant besser als in den nicht-NCI-Einrichtungen. Die Autoren sahen die NCI-Akkreditierung als ein extern validiertes Instrument an, um so nicht genau bestimmbare Einflussgrößen wie Struktur- und Prozessqualität messen zu können. Hierzu gehören Parameter wie chirurgische Expertise, multidisziplinäre Teamentscheidungen und Leitlinien-konforme Behandlung.

1.6 Krankenhaus- und Chirurgenranking

1.6.1 Krankenhausranking

Öffentliche Krankenhausbewertungslisten (wie in Deutschland z. B. die Focus-Liste) versuchen, über eine bestimmte Anzahl an Struktur-, Prozess- und Ergebnisparametern ein Ranking von Krankenhäusern zu erstellen und damit dem Patienten Hinweise auf die zur Behandlung seiner Erkrankung geeignete Klinik zu geben. Inwieweit solche Rankinglisten in der Lage sind, tatsächlich chirurgische Morbidität und Mortalität für bestimmte Eingriffe vorherzusagen, wurde in Deutschland bisher nicht untersucht. Cobb et al. (2018) haben sich dieser Aufgabe anhand von 229.657 Patienten, behandelt in 177 Krankenhäusern wegen 9 verschiedenen Eingriffen, für die USA gestellt. Von den 9 überprüften Rankinglisten waren lediglich zwei (Hospital Compare und Becker's Review) in der Lage, postoperative Mortalität und Morbidität vorherzusagen. Dies galt aber nur für wenige Eingriffe (totaler Hüftgelenkersatz und Mastektomie). Hochrisikoeingriffe (wie offene Versorgung eines Bauchaortenaneurysmas oder Pankreasresektion) hatten eine ähnliche Komplikationsrate über alle Krankenhäuser hinweg, vielleicht, weil bei der Einweisung dieser Patienten bereits eine Selektion erfolgt war. Des Weiteren ergab sich, dass Krankenhäuser mit höherem Qualitätsranking höhere Fallvolumina aufwiesen, das Ranking war demnach für bestimmte Eingriffe (wie bariatrische Chirurgie, Pankreasresektion, totaler Hüft- und Kniegelenkersatz) mit der Volumen-Outcome-Beziehung assoziiert. Zusammenfassend waren die öffentlichen Rankinglisten nur uneinheitlich in der Lage, postoperative Mortalität und Morbidität vorherzusagen. Sie können nicht als adäquate Indikatoren für die Bewertung des chirurgischen Outcomes eines Krankenhauses hergenommen werden.

Der Problematik von Navigatoren, die auf Basis unterschiedlich definierter Qualitätsindikatoren den Patienten bei der Wahl des für seine Erkrankung geeigneten Krankenhauses mit ihren Empfehlungen unterstützen wollen, gingen Emmert et al. (2017) in Deutschland nach. Verglichen wurden die Aussagen von vier Navigatoren – unter anderem der AOK-Krankenhausnavigator, die Weisse Liste und das Klinikportal Qualitätskliniken.

de. – zum Hüftgelenkersatz, Kniegelenkersatz und zur perkutanen Koronarintervention. 43,5 % der Krankenhäuser wurden von wenigstens zwei Bewertungsportalen in gleicher Weise als schwacher, mittlerer oder starker Dienstleister bewertet (Übereinstimmungen bei Hüftgelenkersatz 43,2 %/Kniegelenkersatz 42,8 %/perkutane Koronarintervention 44,3 %). Umgekehrt unterschieden sich die Aussagen bei 9 % der Krankenhäuser so stark, dass von dem einen Navigator das Haus als Spitzenleistungserbringer, von dem anderen als schwacher Leistungserbringer bewertet wurde. Diese erheblichen Widersprüche müssen zu Frustrationen bei Patienten, Krankenhauseinweisern und Krankenhausmanagement führen, wie die Autoren betonten. Die Autoren führten weiter aus, dass sie ihre Untersuchung auf medizinische Qualität fokussierten, mit den Kompositendpunkten Prozess- und Ergebnismessung. Im Gegensatz hierzu bewerteten die Navigatoren die Qualität eines Krankenhauses mit ganz verschiedenen Maßstäben (nach Patientenzufriedenheit, Patientensicherheit, Hygienemaßnahmen oder medizinische Qualität) und nach Prozessen oder Strukturen. Insgesamt musste die Übereinstimmung zwischen allen 4 Navigatoren als schwach bezeichnet werden.

Eine fehlende Übereinstimmung der verschiedenen Bewertungssystemen zum Krankenhausranking wurde auch für die USA konstatiert (Austin et al. 2015). Verglichen wurden die Aussagen von *U.S. News's Best Hospitals/HealthGrades' America's 100 Best Hospitals/Leapfrog's Hospital Safety Score Hospitals/*und *Consumer Reports' Health Safety Score.* Von den 844 untersuchten Krankenhäusern wurden nur 10 % als hoher Leistungsanbieter von wenigstens 2 Bewertungssystemen in gleicher Weise bezeichnet, kein Krankenhaus schaffte es, von allen vier Bewertungssystemen als hoher Leistungsanbieter bezeichnet zu werden. Mindere Qualität wurde von 3 Systemen bewertet, kein Krankenhaus wurde von allen drei Systemen als Haus minderer Qualität bezeichnet. 15 Krankenhäuser wurden von 2 Bewertungssystemen in gleicher Weise als Krankenhäuser minderer Qualität benannt. Die großen Unterschiede in den Bewertungen führten die Autoren auf die unterschiedlichen Schwerpunkte, Untersuchungsmethoden und Maßstäbe der Bewertungssysteme zurück. Auch war die Transparenz der Bewertung unzureichend gegeben. Die Folgerung dieser Untersuchung war dann auch ihr Titel: die Rankingsysteme schaffen eher Konfusion als Klarheit.

Positiver, was die Wertigkeit von Rankinglisten angeht, waren die Aussagen einer anderen Untersuchung, in der die jeweils 50 „besten" Kliniken, gelistet in *US News and World Report's „America's Best Hospitals"* und *HealthGrades' „Best Hospitals"* allen anderen Klinken mit Bezug auf die Ergebnisse bei kardiovaskulären Eingriffen (AAA-Versorgung, Koronararterienbypass, Aorten- und Mitralklappenchirurgie) gegenübergestellt wurden (Osborne et al. 2010). Basis waren die Daten von 312.813 Medicare-Patienten der Jahre 2005 und 2006, Messparameter war die risikoadjustierte Klinikletalität. In dieser Untersuchung waren die Ergebnisse der „besten Kliniken" tatsächlich besser als in den übrigen Krankenhäusern, was die unadjustierte Kliniksterblichkeit anging. Nach Adjustierung der Daten unterschieden sich die *US News and World Report's „America's Best Cardiovascular Hospitals"* nur noch bei Versorgung des AAA von den anderen, während im Gegensatz hierzu die Kliniksterblichkeit in den von *HealthGrades* gerankten Klinken bei allen 4 Eingriffen geringer als in den übrigen Klinken war. In einer multivariablen Analyse kamen die Autoren zu dem Schluss, dass die Ergebnisunterschiede großenteils auf der Volumen-Ergebnisbeziehung beruhten, mit besseren Ergebnissen in Hochvolumenkrankenhäusern. Die *HealthGrades' „Best Hospitals"* hatten allerdings auch unabhängig vom Fallaufkommen die geringere risikoadjustierte Klinikletalität bei Koronarbypass und Aortenklappeneingriffen.

Wie schwierig es ist, allein aufgrund der Angabe der postoperativen 30-Tageletalität ein zuverlässiges Krankenhausranking durchzuführen, demonstrierten Henneman et al. (2014) auf Basis von 25.591 Patienten, die in 92 holländischen Krankenhäusern einer kolorektalen Resektion unterzogen wurden. Die durchschnittliche Klinikletalität betrug 4,3 % (Spanne 0,0 % bis 8,8 %). Die Autoren führten in verschiedenen Modellen ein Ranking auf Basis des Case Mix durch und kamen zu dem Schluss, dass der größere Teil der Unterschiede zwischen den einzelnen Krankenhäusern zufallsbedingt war und nur 38 % der Variationen überhaupt für ein Ranking zu gebrauchen waren. Um zufallsbedingte und Case Mix-bedingte Variationen auszuschließen, empfahlen sie ein risikoadjustiertes Ranking auf Basis erwarteter Perzentile.

Beim Ranking kolorektaler Resektionen muss des Weiteren zwischen Eingriffen wegen Karzinom und solchen bei Nicht-Krebspatienten unterschieden werden. Eine Qualitätsoffensive aus Michigan (19.990 kolorektale Resektionen) zeigte zum einen, dass die Morbidität bei den Nicht-Krebseingriffen höher als bei den Karzinomresektionen war. Des Weiteren korrelierten die Ergebnisse und das Ranking bei Tumor- und Nicht-Tumoreingriffen nicht. Von den Krankenhäusern, die bei den Nicht-Karzinomresektionen am besten abschnitten, mussten 69 % zu einer ungünstigeren Quartile bei Krebseingriffen reklassifiziert werden (Abdelsattar et al. 2014).

Zum Krankenhausranking wird in öffentlichen Krankenhausnavigatoren unter anderem die Infektionsrate als solche bzw. nach chirurgischen Eingriffen die Wundinfektionsrate herangezogen. Inwieweit dies zulässig ist, untersuchten van Dishoeck et al. (2013) anhand von 13.629 Patienten, die in 34 niederländischen Krankenhäusern einem Eingriff unterworfen wurden (Hüft- und Kniegelenksersatz – mehr als die Hälfte der Eingriffe-, Kaiserschnitt, Mastektomie, abdominelle Hysterektomie, laparoskopische Cholezystektomie, Kolonresektion, Rekonstruktion großer abdomineller Gefäße). Insgesamt streuten die Wundinfektionsraten in Abhängigkeit von der Art des Eingriffs erheblich, von 0 bis 15,1 %. Für das Gesamtkollektiv wurde nichtadjustiert ein 95 %–Spanne an Wundinfektionsraten von 0,20 bis 4,91 (Odds Ratios) gefunden, die sich nach Case-Mix-Adjustierung wesentlich reduzierte, sodass nur 8 % der Unterschiede Ranking-geeignet waren. Die Botschaft dieser Untersuchung war eindeutig: die signifikanten Unterschiede, die nach Adjustierung für Zufallsverteilung und Case Mix noch gefunden wurden, bezogen sich auf wenige abweichende Krankenhäuser. Insgesamt waren die Wundinfektionsraten für ein Ranking von Krankenhäusern nicht brauchbar. Die standardisierte Überwachung der Wundinfektionsrate ist angebracht, innerhalb eines Krankenhauses die Effektivität der Infektionskontrollmaßnahmen zu überprüfen, aber sie ist nicht geeignet, die Effektivität der Behandlung zwischen verschiedenen Krankenhäusern zu messen.

Hinzu kommt die Notwendigkeit, zwischen der Schwere der Komplikationen und ihrer Anzahl zu unterscheiden, was ein Krankenhausranking weiter kompliziert, wie Girotti et al. (2013) bei Aufbereitung der Daten von 39.519 Gefäßpatienten des National Surgical Quality Improvement Program, behandelt in 206 Krankenhäusern, darstellten.

Fazit

Die Aussagen von Krankenhausrankinglisten sind bei mangelnder Transparenz der Bewertung, unterschiedlichen Bewertungsmethoden, unterschiedlichem Case Mix der Krankenhäuser und unterschiedlichen Zielparametern mit größter Zurückhaltung zu interpretieren. Ohne Risikoadjustierung sind sie nicht zu akzeptieren.

1.6.2 Risiko-standardisierte Sterblichkeitsrate und Kompositendpunkte

Ob für komplexe onkologische Eingriffe die Risiko-standardisierte Sterblichkeitsrate (RSMR) einen geeigneteren Parameter für die Definition eines sicheren Krankenhauses als das Fallvolumen darstellt, untersuchten Chiu et al. (2018). Analysiert wurden 5 Eingriffe, erfasst in der National Cancer Database der USA (Lungenlappenresektion/ Pneumektomie/Ösophagektomie/Gastrektomie/Kolonresektion) der Jahre 2008 bis 2012 (n = 292.040). Zielparameter war die Sterblichkeitsrate nach 90 Tagen. Die Autoren kalkulierten, wie viele Patientenleben zu retten wären und wie viele Patienten in ein anderes Krankenhaus zu verlegen wären, wenn die Patienten von den am wenigsten sicheren Krankenhäusern in die am meisten sicheren verlegt würden. Sie kamen zu dem Schluss, dass eine Zuweisung der Patienten entsprechend der RSMR schätzungsweise das doppelte an Patientenleben retten und halb so viele Patienten veranlassen müsste, das Krankenhaus zu wechseln, verglichen mit einer Einweisung entsprechend der Volumen-Ergebnis-Beziehung. Die Forderung war, dass die RSMR der einzelnen Krankenhäuser für diese komplexen Eingriffe öffentlich gemacht werden sollte, eher als das Fallvolumen, nach dem die Krankenhäuser vielfach kategorisiert werden, und das lediglich einen Surrogatparameter für gute Qualität darstellt.

Auch die risikoadjustierte Morbidität allein ist noch kein präziser Parameter, um ein Hospitalranking durchzuführen und Krankenhäuser mit guter und schlechter Qualität zu unterscheiden. Eine Fehlklassifikation ist möglich aufgrund von statistischen Unzulänglichkeiten bei kleinen Fallzahlen und seltenen Ereignissen. Um dieser Situation zu entgehen, haben Dimick et al. (2013) einen Kompositendpunkt gewählt, um Krankenhäuser hinsichtlich ihrer Qualität zu klassifizieren. Unter Verwendung von Daten des American College of Surgeons' National Surgical Quality Improvement Program entwickelten sie als Qualitätsparameter einen Kompositendpunkt aus Morbiditätsrate, Reoperation und Länge des stationären Aufenthaltes für die Indexoperation und kombinierten ihn mit der Morbidität bei verwandten Eingriffen. Die 30-Tagemorbidität wurde so für Bauchwandhernien, Kolonresektion, Versorgung des abdominellen Aortenaneurysma (AAA) und Bypasschirurgie der unteren Extremitäten berechnet. Für jeden der genannten Eingriffe erklärte der Kompositendpunkt die Ergebnisvariationen in einem weit höheren Umfang als das Standardvorgehen (d. h. die alleinige Bestimmung der Morbidität): Bauchwandhernie 58 % vs. 8 %; Kolonresektion 33 % vs. 14 %; AAA 51 % vs. 38 %: peripherer Bypass 32 % vs. 3 %. Zum Krankenhausbenchmarking und Ranking sollte nach dieser Untersuchung ein Kompositendpunkt der Bestimmung von allein der Morbidität vorgezogen werden.

Ein weiterer neu vorgeschlagener Kompositendpunkt ist der MTL30 (Mortalität, Transfer, Liegedauer nach 30 Tagen). Es handelt sich um einen Marker, welcher als gemeinsamen Endpunkt 30 Tage nach der Operation den Tod des Patienten (M = Mortalität), den stationären Krankenhausaufenthalt (L = Liegedauer) und die Verlegung in ein anderes Akutkrankenhaus (T = Transfer) kombiniert. Der Marker spiegelt somit zum einen die Ergebnisqualität mit Letalität und Schwere der Komplikationen als auch partiell die Strukturqualität wie ein dauerhaftes Vorhandensein eines fachärztlichen viszeralchirurgischen Hintergrundes oder die Möglichkeit einer Computertomographie wider (z. B. in der Rektumchirurgie (Wiegering et al. 2018) oder Chirurgie des Pankreas (Wellner et al. 2018)). Eine Korrelation zu anderen Qualitätsparametern steht noch aus.

> **Fazit**
>
> - Ein Krankenhausranking auf Basis der Risiko-standardisierten Sterblichkeitsrate
>   90 Tage nach dem Eingriff ist einem Ranking auf Basis des Fallvolumens überlegen.
> - Kompositendpunkte sind einer alleinigen Bestimmung der Morbidität vorzuziehen.

1.6.3 Benchmarking des einzelnen Chirurgen

Quinn et al. (2018) versuchten, anhand der NSQIP-Datenbank einen Leistungsvergleich von 2724 Chirurgen in 51 Krankenhäusern des States Illinois, 123.141 behandelte Patienten, anzustellen. Die Komplikationsrate reichte von 0,62 % bis 7,14 %. Letztlich scheiterte der Versuch eins Benchmarkings an den geringen Unterschieden zwischen den Chirurgen und den geringen Fallzahlen des einzelnen Chirurgen (im Median n = 17). Es konnten nur wenige Ausreißer identifiziert werden, für Morbidität jeglicher Art 11 Chirurgen, für chirurgische Wundinfektion 10 Chirurgen, für Tod oder schwere Morbidität 8 Chirurgen und für Reoperation 1 Chirurg. Am größten waren noch die Unterschiede bei der Wundinfektion (Variation von 4,5 % auf Chirurgenniveau). Die Autoren schlugen andere Leistungsparameter als die Komplikationsrate für ein Benchmarking vor, wie z. B. die Bestimmung der Prozessqualität, Patientenerfahrungen und Überprüfung technischer Fertigkeiten.

Auch Shih et al. (2015) haben die Erfassung der Komplikationsrate als Benchmarking-Instrument für einen Chirurgenvergleich sehr skeptisch gesehen und auf die zu geringen Fallzahlen bei Benchmarkberechnungen hingewiesen. Sie verwendeten Daten der Michigan Surgical Quality Collaborative zur laparoskopischen oder offenen Kolonresektion (5033 Patienten, operiert von 345 Chirurgen). Die durchschnittliche Komplikationsrate machte 24,5 % aus und zeigte zunächst eine erhebliche Streuung, auch wenn die Daten risikoadjustiert wurden. In einem statistischen Modell überprüften die Autoren die Zuverlässigkeit der Daten und demonstrierten, dass die Verlässlichkeit von den Fallzahlen des einzelnen Chirurgen abhängig ist. Bis auf einen einzigen Chirurgen erreichte kein weiterer Operateur eine ausreichende Fallzahl, um statistische Störanfälligkeiten zu vermeiden und zuverlässige Aussagen zu generieren (in dieser Serie wurden hierzu 168 Eingriffe in 3 Jahren benötigt). So variierten die Komplikationsraten zunächst – die Chirurgen entsprechend ihrem Fallaufkommen in Quartile eingeteilt – zwischen 0 % und 55,1 %. Diese Unterschiede waren nach statistischer Zuverlässigkeitsberechnung deutlich geringer und schwankten nur noch um den Faktor 1,2 (Differenz 21,4 % bis 25,6 %) (◘ Tab. 1.8). Die statistische Störanfälligkeit aufgrund zu geringer Fallzahlen limitiert demnach entscheidend den Vergleich risikoadjustierter Komplikationsraten einzelner Chirurgen. Die Autoren warnten deshalb vor einem Chirurgenbenchmarking allein auf Basis der postoperativen Komplikationsrate, was lediglich dazu führe, Risikoeingriffe bei schwerkranken Patienten zu vermeiden, und welches in der Öffentlichkeit ein falsches Bild abgibt.

Die oben erwähnte Untersuchung von Quinn et al. (2018) ist wegen der Variation der erfassten Eingriffe (und damit zu kleinen Fallzahlen für spezifische Eingriffe) zu keinem schlüssigen Ergebnis gekommen. Healy et al. (2017) haben deshalb ausschließlich offene oder minimalinvasive Kolonresektionen in einem Kollektiv von 5196 Patienten,

1

◻ Tab. 1.8 Komplikationsraten einzelner Chirurgenquartile, Michigan Surgical Quality Collaborative, bei Kolonresektion; vor und nach statistischer Zuverlässigkeitsadjustierung. (Nach Shih et al. 2015)

Komplikationsrate (%)	Chirurgen-Quartil 1	Chirurgen-Quartil 2	Chirurgen-Quartil 3	Chirurgen-Quartil 4
Risikoadjustiert – **ohne** Zuverlässigkeitsadjustierung	0,0	16,3	26,9	54,8
Risikoadjustiert – **mit** Zuverlässigkeitsadjustierung	21,3	23,0	23,9	25,8

versorgt von 97 Chirurgen der Michigan Surgical Quality Collaborative, untersucht. Sie fanden Ergebnisunterschiede zwischen den einzelnen Chirurgen, was ihnen ein Ranking ermöglichte (allerdings ohne Zuverlässigkeitsadjustierung). In dieser Erhebung variierten die adjustierten Komplikationsraten bei den minimalinvasiven Kolonresektionen nahezu um den Faktor 3, mit risikoadjustierten Raten von 8,8 % bis 25,9 %. Bei den offenen Resektionen variierten sie zwischen den einzelnen Chirurgen um den Faktor 1,7, von 25,9 % bis 43,8 %. Außerdem unterschieden sich die Rankingpositionen der 10 Spitzenchirurgen, was die offenen Eingriffe anging, erheblich von ihren Rankingpositionen bei den minimalinvasiven Resektionen, hier erreichten diese Chirurgen nur Rang 6 bis 89 unter 97 Chirurgen. Die Untersuchung demonstrierte einen erheblichen Bedarf an einem verbesserten Training in den minimalinvasiven Techniken, damit die Variationen in der Ergebnisqualität bei dieser Technik proportional dieselben oder geringer würden, verglichen mit den Ergebnisabweichungen bei der offenen Chirurgie. Korrespondierend mit diesen Ergebnissen war in einer Erhebung aus Maryland nach Risikoadjustierung die laparoskopische Durchführung der Kolonresektion der wichtigste Parameter für eine hohe Qualität dieser Eingriffe, während die Erfahrung des Chirurgen und die Fallzahl des Chirurgen nicht mit dem Komplikationsrisiko assoziiert waren (Xu et al. 2016).

Während für komplexe Eingriffe wie Pankreas- oder Ösophagusresektion der Einfluss des Operateurs auf die Ergebnisse relativ häufig untersucht wurde – hauptsächlich als Volumen-Ergebnis-Beziehung-, wird dem Einfluss des Operateurs auf die Ergebnisse weniger spektakulärer Eingriffe vergleichsweise geringe Aufmerksamkeit geschenkt. Hierzu gehören Bauchwandhernien- und Leistenhernienoperationen. Aquina et al. (2017) haben anhand von 78.267 Bauchwandhernien- und 124.416 Leistenhernienversorgungen auf die Häufigkeit von Rezidiven nach diesen Eingriffen hingewiesen und Einflüsse auf deren 5-Jahresrezidivrate untersucht. Der Chirurg (insgesamt 2012 Chirurgen in 256 Einrichtungen) hatte einen wesentlichen Einfluss auf die Rezidivrate: eine adjustierte 8,6-fache Differenz wurde bei den 5-Jahres-Reeingriffen zwischen den einzelnen Chirurgen gefunden, mit einer Spanne von 1,6 % bis 13,9 % bei einer medianen Reeingriffsrate von 4,7 %. Die Gründe hierfür mussten in der Mehrzahl der Fälle allerdings offenbleiben, einen Teil der Unterschiede konnten die Autoren mit der Platzierung eines Netzes bei Hernienversorgung und dem chirurgischen Fallvolumen erklären (statistisch signifikant). Bei Bauchwandhernienreparation hatte darüber hinaus die Anerkennung als plastischer Chirurg einen positiven Einfluss auf die Rezidivrate. Die Untersuchung bestätigte zweierlei: zum einen, dass die Ergebnisse in der Chirurgie ganz offensichtlich entscheidend von der Qualität des Chirurgen und seiner Operationstechnik abhängen, dass dies aber mit der Analyse der Volumen-Ergebnis-Beziehung allein nur teilweise zu erfassen ist.

> **Fazit**
>
> - Das Benchmarking einzelner Chirurgen ist flächendeckend aufgrund der benötigten Fallzahlen nur sehr begrenzt – wenn überhaupt – machbar. Es verlangt nicht nur eine Risikoadjustierung der Daten, sondern zusätzlich ihre Adjustierung auf Zuverlässigkeit.
> - Für die Komplikationsrate nach Kolonresektion spielt die Wahl der Operationstechnik (laparoskopisches vs. offenes Vorgehen) eine größere Rolle als die Fallzahl des einzelnen Operateurs. Ähnliches gilt für die Rezidivrate nach Hernienreparation.

Literatur

Abdelsattar ZM, Krell RW, Campbell DA Jr, Hendren S, Wong SL (2014) Differences in hospital performance for noncancer vs cancer colorectal surgery. J Am Coll Surg 219:450–459

Ahmad N, Thomas GN, Gill P, Chan C, Torella F (2014) Lower limb amputation in England: prevalence, regional variation and relationship with revascularisation, deprivation and risk factors. A retrospective review of hospital data. J R Soc Med 107:483–489

Akintoye E, Briasoulis A, Egbe A, Adegbala O, Sheikh M, Singh M, Alliu S, Ahmed A, Asleh R, Kushwaha S, Levine D (2017) Regional variation in mortality, length of stay, cost, and discharge disposition among patients admitted for heart failure in the united states. Am J Cardiol 120:817–824

Altieri MS, Yang J, Yin D, Frenkel C, Talamini M, Telem DA, Pryor A (2017) Presence of a fellowship improves perioperative outcomes following hepatopancreatobiliary procedures. Surg Endosc 31:2918–2924

Aquina CT, Fleming FJ, Becerra AZ, Xu Z, Hensley BJ, Noyes K, Monson JRT, Jusko TA (2017) Presence of a fellowship improves perioperative outcomes following hepatopancreatobiliary procedures. Surg Endosc 31:2918–2924

Austin JM, Jha AK, Romano PS, Singer SJ, Vogus TJ, Wachter RM, Pronovost PJ (2015) National hospital ratings systems share few common scores and may generate confusion instead of clarity. Health Aff (Millwood) 34:423–340

Azagury D, Morton JM (2016) Bariatric surgery outcomes in US accredited vs non-accredited centers: a systematic review. J Am Coll Surg 223:469–477

Barnett ML, Olenski AR, Jena AB (2017) Patient mortality during unannounced accreditation surveys at US hospitals. JAMA Intern Med 177:693–700

Beck AW, Sedrakyan A, Mao J, International Consortium of Vascular Registries et al (2016) Variations in abdominal aortic aneurysm care: a report from the International consortium of vascular registries. Circulation 134:1948–1958

Beckmann MW, Brucker C, Hanf V, Rauh C, Bani MR, Knob S, Petsch S, Schick S, Fasching PA, Hartmann A, Lux MP, Häberle L (2011) Quality assured health care in certified breast centers and improvement of the prognosis of breast cancer patients. Onkologie 34:362–7

Bekelis K, Missios S, Coy S, MacKenzie TA (2018) Association of hospital teaching status with neurosurgical outcomes: an instrumental variable analysis. World Neurosurg 110:e689–e698

1

Bernheim SM, Grady JN, Lin Z, Wang Y, Wang Y, Savage SV, Bhat KR, Ross JS, Desai MM, Merrill AR, Han LF, Rapp MT, Drye EE, Normand SL, Krumholz HM (2010) National patterns of risk-standardized mortality and readmission for acute myocardial infarction and heart failure. Update on publicly reported outcomes measures based on the 2010 release. Circ Cardiovasc Qual Outcomes 3:459–467

Birkmeyer NJ, Goodney PP, Stukel TA, Hillner BE, Birkmeyer JD (2005) Do cancer centers designated by the National Cancer Institute have better surgical outcomes? Cancer 10:435–441

Birkmeyer JD, Finks JF, O'Reilly A, Oerline M, Carlin AM, Nunn AR, Dimick J, Banerjee M, Birkmeyer NJ, Michigan Bariatric SurgeryCollaborative (2013) Surgical skill and complication rates after bariatric surgery. N Engl J Med 369:1434–1442

Bogh SB, Falstie-Jensen AM, Bartels P, Hollnagel E, Johnsen SP (2015) Accreditation and improvement in process quality of care: a nationwide study. Int J Qual Health Care 27:336–343

Bonow RO, Adams DH (2016) The time has come to define centers of excellence in mitral valve repair. J Am Coll Cardiol 67:499–501

Bottle A, Mariscalco G, Shaw MA, Benedetto U, Saratzis A, Mariani S, Bashir M, Aylin P, Jenkins D, Oo AY, Murthy GJ, UK Aortic Forum (2017) Unwarranted variation in the quality of care for patients with diseases of the thoracic aorta. J Am Heart Assoc 6(3):e004913. ▶ https://doi.org/10.1161/jaha.116.004913

Brady JT, Xu Z, Scarberry KB, Saad A, Fleming FJ, Remzi FH, Wexner SD, Winchester DP, Monson JRT, Lee L, Dietz DW, Consortium for Optimizing the Treatment of Rectal Cancer (OSTRiCh) (2018) Evaluating the current status of rectal cancer care in the us: where we stand at the start of the commission on cancer's national accreditation program for rectal cancer. J Am Coll Surg 226:881–890

Breitkreuz J, Brückner G, Burgard JP et al (2019) Schätzung kleinräumiger Krankheitshäufigkeiten für die deutsche Bevölkerung anhand von Routinedaten am Beispiel von Typ-2-Diabetes. AStA Wirtsch Sozialstat Arch. ▶ https://doi.org/10.1007/s11943-019-00241-z

Brooke BS, Perler BA, Dominici F, Makary MA, Pronovost PJ (2008) Reduction of in-hospital mortality among California hospitals meeting Leapfrog evidence-based standards for abdominal aortic aneurysm repair. J Vasc Surg 47:1155–1156 (discussion 1163–1164)

Brubakk K, Vist GE, Bukholm G, Barach P, Tjomsland O (2015) A systematic review of hospital accreditation: the challenges of measuring complex intervention effects. BMC Health Serv Res 15:280

Burke LG, Frakt AB, Khullar D, Orav EJ, Jha AK (2017) Association between teaching status and mortality in us hospitals. JAMA 317:2105–2113

Burt LM, Shrieve DC, Tward JD (2018) Factors influencing prostate cancer patterns of care: An analysis of treatment variation using the SEER database. Adv Radiat Oncol 3:170–180

Castro-Ferreira R, Lachat M, Schneider PA, Freitas A, Leite-Moreira A, Sampaio SM (2019) Disparities in contemporary treatment rates of abdominal aortic aneurysms across western countries. Eur J Vasc Endovasc Surg 58:200–205

Chen Q, Bagante F, Merath K, Idrees J, Beal EW, Cloyd J, Dillhoff M, Schmidt C, Diaz A, White S, Pawlik TM (2018) Hospital teaching status and medicare expenditures for Hepato-Pancreato-Biliary surgery. World J Surg 42:2969–2979

Chiu AS, Arnold BN, Hoag JR, Herrin J, Kim CH, Salazar MC, Monsalve AF, Jean RA, Blasberg JD, Detterbeck FC, Gross CP, Boffa DJ (2018) Quality versus quantity: the potential impact of public reporting of hospital safety for complex cancer surgery. Ann Surg 270:281–287

Cobb AN, Erickson TR, Kothari AN, Eguia E, Brownlee SA, Yao W, Choi H, Greenberg V, Mboya J, Voss M, Raicu DS, Settimi-Woods R, Kuo PC (2018) Commercial quality „awards" are not a strong indicator of quality surgical care. Surgery 164:379–386

Corallo AN, Croxford R, Goodman DC, Bryan EL, Srivastava D, Stukel TA (2014) A systematic review of medical practice variation in OECD countries. Health Policy 114:5–14

David EA, Cooke DT, Chen Y, Perry A, Canter RJ, Cress R (2015) Surgery in high-volume hospitals not commission on cancer accreditation leads to increased cancer-specific survival for early-stage lung cancer. Am J Surg 210:643–647

Derogar M, Blomberg J, Sadr-Azodi O (2015) Hospital teaching status and volume related to mortality after pancreatic cancer surgery in a national cohort. Br J Surg 102:548–557 (discussion S 557)

Dimick JB, Cowan JA Jr, Colletti LM, Upchurch GR Jr (2004) Hospital teaching status and outcomes of complex surgical procedures in the United States. Arch Surg 139:137–141

Dimick JB, Staiger DO, Hall BL, Ko CY, Birkmeyer JD (2013) Composite measures for profiling hospitals on surgical morbidity. Ann Surg 257:67–72

Divi V, Ma Y, Rhoads KF (2016) Regional variation in head and neck cancer mortality: role of patient and hospital characteristics. Head Neck 38(Suppl 1):E1896–1902

Elferink MA, Wouters MW, Krijnen P, Lemmens VE, Jansen-Landheer ML, van de Velde CJ, Siesling S, Tollenaar RA (2010) Disparities in quality of care for colon cancer between hospitals in the Netherlands. Eur J Surg Oncol 36(Suppl 1):64–73

Elrod JK, Fortenberry JL Jr (2017) Centers of excellence in healthcare institutions: what they are and how to assemble them. BMC Health Serv Res 17(Suppl 1):425

Emmert M, Taheri-Zadeh F, Kolb B, Sander U (2017) Public reporting of hospital quality shows inconsistent ranking results. Health Policy 121:17–26

Fairfield KM, Black AW, Lucas FL, Siewers AE, Cohen MC, Healey CT, Briggs AC, Han PKJ, Wennberg JE (2018) Behavioral risk factors and regional variation in cardiovascular health care and death. Am J Prev Med 54:376–384

Falstie-Jensen AM, Larsson H, Hollnagel E, Nørgaard M, Svendsen ML, Johnsen SP (2015) Compliance with hospital accreditation and patient mortality: a Danish nationwide population-based study. Int J Qual Health Care 27:165–174

Falstie-Jensen AM, Bogh SB, Hollnagel E, Johnsen SP (2017) Compliance with accreditation and recommended hospital care-a Danish nationwide population-based study. Int J Qual Health Care 29:625–633

Falstie-Jensen AM, Bogh SB, Johnsen SP (2018) Consecutive cycles of hospital accreditation: persistent low compliance associated with higher mortality and longer length of stay. Int J Qual Health Care 30:382–389

Flodgren G, Gonçalves-Bradley DC, Pomey MP (2016) External inspection of compliance with standards for improved healthcare outcomes. Cochrane Database Syst Rev 12:CD008992

Gebhart A, Young M, Phelan M, Nguyen NT (2014) Impact of accreditation in bariatric surgery. Surg Obes Relat Dis 10:767–773

Gifford ED, de Virgilio C (2016) Aortic centers of excellence: shifting the focus. JAMA Surg 151:845

Girotti ME, Ko CY, Dimick JB (2013) Hospital morbidity rankings and complication severity in vascular surgery. J Vasc Surg 57:158–164

Gopaldas RR, Bakaeen FG, Dao TK, Coselli JS, LeMaire SA, Huh J, Chu D (2012) Outcomes of concomitant aortic valve replacement and coronary artery bypass grafting at teaching hospitals versus nonteaching hospitals. J Thorac Cardiovasc Surg 143:648–655

Goshima KR, Mills JL Sr, Awari K, Pike SL, Hughes JD (2008) Measure what matters: institutional outcome data are superior to the use of surrogate markers to define "center of excellence" for abdominal aortic aneurysm repair. Ann Vasc Surg 22:328–334

Greenfield D, Braithwaite J (2008) Health sector accreditation research: a systematic review. Int J Qual Health Care 20:172–183

Gupta T, Kalra A, Kolte D et al (2017) Regional variation in utilization, in-hospital mortality, and healthcare resource use of transcatheter aortic valve implantation in the United States. Am J Cardiol 120:1869–1876

Hall SF, Irish J, Groome P, Griffiths R, Hurlbut D (2017) Do lower-risk thyroid cancer patients who live in regions with more aggressive treatments have better outcomes? Thyroid 27:1246–1257

Healy MA, Regenbogen SE, Kanters AE, Suwanabol PA, Varban OA, Campbell DA Jr, Dimick JB, Byrn JC (2017) Surgeon variation in complications with minimally invasive and open colectomy: results from the michigan surgical quality collaborative. JAMA Surg 152:860–867

Hemschemeier M, Mcik Bittkowski M, Stollorz V (2018) Knieprothesen – starker Anstieg und große regionale Unterschiede. Science Media Center Germany. Bertelsmann-Stiftung. ► https://www.sciencemediacenter.de/fileadmin/user_upload/Operation-Explorer/Knieprothesen-Report_SMC-Operation-Explorer_2018-06-19.pdf

Henneman D, van Bommel AC, Snijders A, Snijders HS, Tollenaar RA, Wouters MW, Fiocco M (2014) Ranking and rankability of hospital postoperative mortality rates in colorectal cancer surgery. Ann Surg 259:844–849

Hicks CW, Wick EC, Canner JK, Black JH 3rd, Arhuidese I, Qazi U, Obeid T, Freischlag JA, Malas MB (2015) Hospital-Level Factors Associated With Mortality After Endovascular and Open Abdominal Aortic Aneurysm Repair. JAMA Surg 150:632–636

Hicks CW, Canner JK, Arhuidese I, Obeid T, Black JH 3rd, Malas MB (2016) Comprehensive Assessment of Factors Associated With In-Hospital Mortality After Elective Abdominal Aortic Aneurysm Repair. JAMA Surg 151:838–845

1

Holena DN, Hadler R, Wirtalla C, Carr B, Morris JB, Kelz RR (2011) Teaching status: the impact on emergency and elective surgical care in the US. Ann Surg 253:1017–1023

Hyder O, Sachs T, Ejaz A, Spolverato G, Pawlik TM (2013) Impact of hospital teaching status on length of stay and mortality among patients undergoing complex hepatopancreaticobiliary surgery in the USA. J Gastrointest Surg 17:2114–2122

Ibrahim AM, Ghaferi AA, Thumma JR, Dimick JB (2017) Variation in outcomes at bariatric surgery centers of excellence. JAMA Surg 152:629–636

Inaba CS, Koh CY, Sujatha-Bhaskar S, Lee Y, Pejcinovska M, Nguyen NT (2017) The effect of hospital teaching status on outcomes in bariatric surgery. Surg Obes Relat Dis 13:1723–1727

Jacobs JP, He X, O'Brien SM, Welke KF, Filardo G, Han JM, Ferraris VA, Prager RL, Shahian DM (2013) Variation in ventilation time after coronary artery bypass grafting: an analysis from the society of thoracic surgeons adult cardiac surgery database. Ann Thorac Surg 96:757–62

Kabnick LS, Passman M, Zimmet SE, Blebea J, Khilnani N, Dietzek A (2016) Exploring the value of vein center accreditation to the venous specialist. J Vasc Surg Venous Lymphat Disord 4:119–124

Karthikesalingam A, Holt PJ, Vidal-Diez A, Ozdemir BA, Poloniecki JD, Hinchliffe RJ, Thompson MM (2014) Mortality from ruptured abdominal aortic aneurysms: clinical lessons from a comparison of outcomes in England and the USA. Lancet 383(9921):963–969

Karthikesalingam A, Grima MJ, Holt PJ, Vidal-Diez A, Thompson MM, Wanhainen A, Bjorck M, Mani K (2018) Comparative analysis of the outcomes of elective abdominal aortic aneurysm repair in England and Sweden. Br J Surg 105:520–528

Kasumova GG, Eskander MF, de Geus SWL, Neto MM, Tabatabaie O, Ng SC, Miksad RA, Mahadevan A, Rodrigue JR, Tseng JF (2017) Regional variation in the treatment of pancreatic adenocarcinoma: decreasing disparities with multimodality therapy. Surgery 162:275–284

Kolte D, Khera S, Aronow WS, Mujib M, Palaniswamy C, Ahmed A, Frishman WH, Fonarow GC (2014) Regional variation across the United States in management and outcomes of ST-elevation myocardial infarction: analysis of the 2003 to 2010 nationwide inpatient sample database. Clin Cardiol 37:204–212

Kreienberg R, Wöckel A, Wischnewsky M (2018) Highly significant improvement in guideline adherence, relapse-free and overall survival in breast cancer patients when treated at certified breast cancer centres: An evaluation of 8323 patients. Breast 40:54–59

Kuehnl A, Salvermoser M, Erk A, Trenner M, Schmid V, Eckstein HH (2018a) Spatial analysis of hospital incidence and in hospital mortality of abdominal aortic aneurysms in germany: secondary data analysis of nationwide hospital episode (DRG) data. Eur J Vasc Endovasc Surg 55:852–859

Kuehnl A, Salvermoser M, Knipfer E, Zimmermann A, Schmid V, Eckstein HH (2018b) Regional frequency variation of revascularization procedures for carotid stenosis in Germany: secondary data analysis of DRG data from 2012 to 2014. Gefasschirurgie 23(Suppl 2):56–65

Liu JB, Berian JR, Liu Y, Ko CY, Weber SM (2018) Trends in perioperative outcomes of hospitals performing major cancer surgery. J Surg Oncol 118:694–703

Malmivaara A, Meretoja A, Peltola M, Numerato D, Heijink R, Engelfriet P, Wild SH, Belicza É, Bereczki D, Medin E, Goude F, Boncoraglio G, Tatlisumak T, Seppälä T, Häkkinen U (2015) Comparing ischaemic stroke in six European countries. The EuroHOPE register study. Eur J Neurol 22:284–291

Mehrotra A, Dimick JB (2015) Ensuring excellence in centers of excellence programs. Ann Surg 261:237–239

Mehrotra A, Sloss EM, Hussey PS, Adams JL, Lovejoy S, Soohoo NF (2013a) Evaluation of centers of excellence program for knee and hip replacement. Med Care 51:28–36

Mehrotra A, Sloss EM, Hussey PS, Adams JL, Lovejoy S, SooHoo NF (2013b) Evaluation of a center of excellence program for spine surgery. Med Care 51:748–57

Melling N, Drabik A, El Gammal A, Antonakis F, Darmann I, Izbicki JR, Bockhorn M (2015) Zertifizierungen in der onkologischen Chirurgie. Bedeutung für die Wahl der Behandlungsstätte. Chirurg 86:687–95

Merchant RM, Berg RA, Yang L, Becker LB, Groeneveld PW, Chan PS; American Heart Association's Get With the Guidelines-Resuscitation Investigators (2014) Hospital variation in survival after in-hospital cardiac arrest. J Am Heart Assoc 3:e000400

Merkow RP, Bentrem DJ, Winchester DP, Stewart AK, Ko CY, Bilimoria KY (2013a) Effect of including cancer-specific variables on risk-adjusted hospital surgical quality comparisons. Ann Surg Oncol 20:1766–1773

Merkow RP, Bentrem DJ, Chung JW, Paruch JL, Ko CY, Bilimoria KY (2013b) Differences in patients, surgical complexity, and outcomes after cancer surgery at National Cancer Institute-designated cancer centers compared to other hospitals. Med Care 51:606–613

Merkow RP, Chung JW, Paruch JL, Bentrem DJ, Bilimoria KY (2014) Relationship between cancer center accreditation and performance on publicly reported quality measures. Ann Surg 259:1091–1097

Møller H, Coupland VH, Tataru D, Peake MD, Mellemgaard A, Round T, Baldwin DR, Callister MEJ, Jakobsen E, Vedsted P, Sullivan R, Spicer J (2018) Geographical variations in the use of cancer treatments are associated with survival of lung cancer patients. Thorax 73:530–537

Nennecke A, Geiss K, Hentschel S, Vettorazzi E, Jansen L, Eberle A, Holleczek B, Gondos A, Brenner H5 GEKID cancer survival working group (2014) Survival of cancer patients in urban and rural areas of Germany–a comparison. Cancer Epidemiol 38:259–265

OECD (2014) Geographic variations in health care: what do we know and what can be done to improve health system performance? OECD Health Policy Studies. OECD Publishing, Paris

Ohinmaa A, Zheng Y, Jeerakathil T, Klarenbach S, Häkkinen U, Nguyen T, Friesen D, Ruseski J, Kaul P, Ariste R, Jacobs P (2016) trends and regional variation in hospital mortality, length of stay and cost in hospital of ischemic stroke patients in alberta accompanying the provincial reorganization of stroke care. J Stroke Cerebrovasc Dis 25:2844–2850

Osborne NH, Nicholas LH, Ghaferi AA, Upchurch GR Jr, Dimick JB (2010) Do popular media and internet-based hospital quality ratings identify hospitals with better cardiovascular surgery outcomes? J Am Coll Surg 210:87–92

Otsubo T, Goto E, Morishima T, Ikai H, Yokota C, Minematsu K, Imanaka Y (2015) Regional variations in in-hospital mortality, care processes, and spending in acute ischemic stroke patients in Japan. J Stroke Cerebrovasc Dis 24:239–251

Ozdemir BA, Karthikesalingam A, Sinha S, Poloniecki JD, Vidal-Diez A, Hinchliffe RJ, Thompson MM, Holt PJ (2015) Association of hospital structures with mortality from ruptured abdominal aortic aneurysm. Br J Surg 102:516–524

Paulson EC, Mitra N, Sonnad S, Armstrong K, Wirtalla C, Kelz RR, Mahmoud NN (2008) National Cancer Institute designation predicts improved outcomes in colorectal cancer surgery. Ann Surg 248:675–86

Quin JA, Sheng S, O'Brien SM, Welke KF, Grover FL, Shroyer AL (2011) Regional variation in patient risk factors and mortality after coronary artery bypass grafting. Ann Thorac Surg 92:1277–1282

Quinn CM, Bilimoria KY, Chung JW, Ko CY, Cohen ME, Stulberg JJ (2018) Creating Individual Surgeon Performance Assessments in a Statewide Hospital Surgical Quality Improvement Collaborative. J Am Coll Surg 227:303–312

QZ-online.de. Qualitätsmanagement im Krankenhaus – KTQ oder ISO 9001? ► https://www.qz-online.de/qualitaets-management/qm-basics/recht_normen/branchenspezifische_anforderungen_qm_systeme/artikel/qualitaetsmanagement-im-krankenhaus-ktq-iso9001-722333

Rosenberg BL, Kellar JA, Labno A, Matheson DH, Ringel M, VonAchen P, Lesser RI, Li Y, Dimick JB, Gawande AA, Larsson SH, Moses H 3rd (2016) Quantifying geographic variation in health care outcomes in the united states before and after risk-adjustment. PLoS ONE 11:e0166762

Roth GA, Dwyer-Lindgren L, Bertozzi-Villa A, Stubbs RW, Morozoff C, Naghavi M, Mokdad AH, Murray CJL (2017) Trends and patterns of geographic variation in cardiovascular mortality among us counties, 1980–2014. JAMA 317:1976–1992

Rovers KP, Simkens GA, Dutch Peritoneal Oncology Group (DPOG) et al (2017) Survival of patients with colorectal peritoneal metastases is affected by treatment disparities among hospitals of diagnosis: a nationwide population-based study. Eur J Cancer 75:132–140

Sack C, Scherag A, Lütkes P, Günther W, Jöckel KH, Holtmann G (2011) Is there an association between hospital accreditation and patient satisfaction with hospital care? A survey of 37,000 patients treated by 73 hospitals. Int J Qual Health Care 23:278–283

Schmaltz SP, Williams SC, Chassin MR, Loeb JM, Wachter RM (2011) Hospital performance trends on national quality measures and the association with Joint Commission accreditation. J Hosp Med 6:454–461

Schoppy DW, Rhoads KF, Ma Y, Chen MM, Nussenbaum B, Orosco RK, Rosenthal EL, Divi V (2017) Measuring institutional quality in head and neck surgery using hospital-level data: negative margin rates and neck dissection yield. JAMA Otolaryngol Head Neck Surg 143:1111–1116

Schrodi S, Tillack A, Niedostatek A, Werner C, Schubert-Fritschle G, Engel J (2015) No survival benefit for patients with treatment in certified breast centers-a population-based evaluation of german cancer registry data. Breast J 21:490–500

Schroeck F, Kaufman SR, Jacobs B, Skolarus TA, Hollingsworth JM, Shahinian VB, Hollenbeck BK (2014) Regional variation in quality of prostate cancer care. J Urol 191:957–962

1

Shaw CD (2003) Evaluating accreditation. Int J Qual Health Care 15:455–456

Shean KE, McCallum JC, Soden PA, Deery SE, Schneider JR, Nolan BW, Rockman CB, Schermerhorn ML; Society for Vascular Surgery Vascular Quality Initiative (2017) Regional variation in patient selection and treatment for carotid artery disease in the Vascular Quality Initiative. J Vasc Surg 66:112–121

Shean KE, O'Donnell TFX, Deery SE, Pothof AB, Schneider JR, Rockman CB, Nolan BW, Schermerhorn ML; Society for Vascular Surgery Vascular Quality Initiative (2018) Regional variation in patient outcomes in carotid artery disease treatment in the Vascular Quality Initiative. J Vasc Surg 68:749–759

Sheth SG, Conwell DL, Whitcomb DC et al (2017) Academic Pancreas Centers of Excellence: guidance from a multidisciplinary chronic pancreatitis working group at PancreasFest. Pancreatology 17:419–430

Shih T, Cole AI, Al-Attar PM, Chakrabarti A, Fardous HA, Helvie PF, Kemp MT, Lee C, Shtull-Leber E, Campbell DA Jr, Englesbe MJ (2015) Reliability of surgeon-specific reporting of complications after colectomy. Ann Surg 261:920–925

Skolarus LE, Meurer WJ, Shanmugasundaram K, Adelman EE, Scott PA, Burke JF (2015) Marked regional variation in acute stroke treatment among medicare beneficiaries. Stroke 46:1890–1896

Soden PA, Zettervall SL, Curran T, Vouyouka AG, Goodney PP, Mills JL, Hallett JW Jr, Schermerhorn ML; Society for Vascular Surgery Vascular Quality Initiative (2017a) Regional variation in patient selection and treatment for lower extremity vascular disease in the Vascular Quality Initiative. J Vasc Surg 65:108–118

Soden PA, Zettervall SL, Shean KE, Vouyouka AG, Goodney PP, Mills JL, Hallett JW Jr, Schermerhorn ML; Society for Vascular Surgery Vascular Quality Initiative (2017b) Regional variation in outcomes for lower extremity vascular disease in the Vascular Quality Initiative. J Vasc Surg 66:810–818

Stewart DB, Hollenbeak C, Desharnais S, Camacho F, Gladowski P, Goff VL, Wang L (2013) Rectal cancer and teaching hospitals: hospital teaching status affects use of neoadjuvant radiation and survival for rectal cancer patients. Ann Surg Oncol 20:1156–1163

Stroh C, Köckerling F, Lange V, Wolff S, Knoll C, Bruns C, Manger T; Obesity Surgery Working Group, Competence Network Obesity (2017) Does certification as bariatric surgery center and volume influence the outcome in rygb -data analysis of german bariatric surgery registry. Obes Surg 27:445–453

Swords DS, Mulvihill SJ, Skarda DE, Finlayson SRG, Stoddard GJ, Ott MJ, Firpo MA, Scaife CL (2019) Hospital-level Variation in utilization of surgery for clinical stage I-II Pancreatic Adenocarcinoma. Ann Surg 269:133–142

Telem DA, Talamini M, Altieri M, Yang J, Zhang Q, Pryor AD (2015) The effect of national hospital accreditation in bariatric surgery on perioperative outcomes and long-term mortality. Surg Obes Relat Dis 11:749–757

Telila T, Akintoye E, Ando T, Merid O, Palla M, Mallikethi-Reddy, Briasoulis A, Grines C, Afonso L (2017) Hospital teaching status and transcatheter aortic valve replacement outcomes in the United States: Analysis of the national inpatient sample. Catheter Cardiovasc Interv 90: 1200–1205

Thompson MP, Zhao X, Bekelis K, Gottlieb DJ, Fonarow GC, Schulte PJ, Xian Y, Lytle BL, Schwamm LH, Smith EE, Reeves MJ (2017) Regional variation in 30-day ischemic stroke outcomes for medicare beneficiaries treated in get with the guidelines-stroke hospitals. Circ Cardiovasc Qual Outcomes 10. pii: e003604. ► https://doi.org/10.1161/circoutcomes.117.003604

Trautmann F, Reißfelder C, Pecqueux M, Weitz J, Schmitt J (2018) Evidence-based quality standards improve prognosis in colon cancer care. Eur J Surg Oncol 44:1324–1330

Tyson MD, Graves AJ, O'Neil B, Barocas D, Chang SS, Penson DF, Resnick MJ (2017) Urologist-level correlation in the use of observation for low- and high-risk prostate cancer. JAMA Surg 152:27–34

van Dishoeck AM, Koek MB, Steyerberg EW, van Benthem BH, Vos MC, Lingsma HF (2013) Use of surgical-site infection rates to rank hospital performance across several types of surgery. Br J Surg 100: 628–636 (discussion 637)

van Groningen JT, Eddes EH, Fabry HFJ, van Tilburg MWA, van Nieuwenhoven EJ, Snel Y, Marang-van de Mheen PJ, de Noo ME; Dutch Surgical Colorectal Cancer Audit Group and the Co-operating General Hospitals (2018) Hospital teaching status and patients' outcomes after colon cancer surgery. World J Surg 42:3372–3380

Venermo M, Wang G, Sedrakyan A et al (2017) Editor's choice – carotid stenosis treatment: variation in international practice patterns. Eur J Vasc Endovasc Surg 53:511–519

Vist GE, Nøstberg AM, Brubakk K, Munkeby BH. Oslo, Norway: Knowledge Centre for the Health Services at The Norwegian Institute of Public Health (NIPH); 2009. Effect of certification and accreditation of hospitals [Internet]. Report from Norwegian Knowledge Centre for the Health Services (NOKC) No. 30-2009

Völkel V, Draeger T, Gerken M, Fürst A, Klinkhammer-Schalke M (2019) Langzeitüberleben von Patienten mit Kolon- und Rektumkarzinomen: Ein Vergleich von Darmkrebszentren und nicht zertifizierten Krankenhäusern. Gesundheitswesen 81:801–807

Wellner UF, Grützmann R, Keck T, Nüssler N, Witzigmann HE, Buhr HJ, Deutsche Gesellschaft für Allgemein- und Viszeralchirurgie e.V., Qualitätskommission (2018) Qualitätsindikatoren für die Pankreaschirurgie -Wissenschaftliche Herleitung und klinische Relevanz. Chirurg 89:32–39

Wiegering A, Buhr HJ, Klinger C, Fürst A, Schiedeck T, Schwandner O, Stelzner S, Germer CT (2018) Qualitätsindikatoren für die Chirurgie des Rektumkarzinoms – Evidenzbasierte Entwicklung eines Indikatorensets für die Ergebnisqualität. Chirurg 89:26–31

Wolfson JA, Sun CL, Wyatt LP, Hurria A, Bhatia S (2015) Impact of care at comprehensive cancer centers on outcome: results from a population-based study. Cancer 121:3885–3893

Xu T, Makary MA, Al Kazzi E, Zhou M, Pawlik TM, Hutfless SM (2016) Surgeon-level variation in postoperative complications. Gastrointest Surg 20:1393–1399

Zettervall SL, Soden PA, Buck DB, Cronenwett JL, Goodney PP, Eslami MH, Lee JT, Schermerhorn ML; Society for Vascular Surgery Vascular Quality Initiative (2017) Significant regional variation exists in morbidity and mortality after repair of abdominal aortic aneurysm. J Vasc Surg 65:1305–1312

Zich K, Tisch T (2017) Faktencheck Rücken – Rückenschmerzbedingte Krankenhausaufenthalte und operative Eingriffe – Mengenentwicklung und regionale Unterschiede. IGES Institut Berlin/Bertelsmann Stiftung. ► http://www.bertelsmann-stiftung.de/fileadmin/files/BSt/Publikationen/GrauePublikationen/VV_FC_Rueckenoperationen_Studie_dt_final.pdf

Fallvolumen und Ergebnis („Volume-Outcome-Beziehung")

Reinhart T. Grundmann und Jessica Thomsen

© Springer-Verlag GmbH Deutschland, ein Teil von Springer Nature 2020
E. S. Debus, R. T. Grundmann (Hrsg.), *Versorgungsqualität in der operativen Medizin*,
https://doi.org/10.1007/978-3-662-60423-6_2

2.1 Mindestanforderungen an Zentren

Die European Surgical Association (ESA) hat in einem Konsensuspapier die Notwendigkeit der Zentralisierung von bestimmten gastrointestinalen Eingriffen für Europa und Nordamerika begründet (Vonlanthen et al. 2018). Sie stellte fest, dass in nur sehr wenigen der befragten Länder Anforderungen an Mindestfallzahlen (Resektionen/Jahr) existieren, fast ausschließlich nur für das Krankenhausfallaufkommen (◘ Tab. 2.1). Die

◘ **Tab. 2.1** Mindestmengenanforderungen an Zentren (Resektionen/Jahr) im internationalen Vergleich. (Nach Vonlanthen et al. 2018)

Land	Ösophagus, Anzahl/Jahr	Pankreas, Anzahl/Jahr	Leber, Anzahl/Jahr	Rektum, Anzahl/Jahr
Austria	10	10	10 (20[2018])	10 (15[2018])
Belgium	ND	ND	ND	ND
Czech Republic	ND	ND	ND	ND
Denmark[a]	80–100	>100	>200	>120
England (UK)[a]	60	80	150	ND
Finland	ND	ND	ND	ND
France[b]	30	30	30	30
Germany	10	10	ND	ND
Greece	15	20	30	ND
Hungary	10	20	30	20
Ireland[a]	ND	ND	ND	ND
Italy	20	50–100	20	50
Norway[a]	10	10	20	20
Poland	ND	ND	ND	ND
Portugal	20	20	20	20
Romania	ND	ND	ND	ND
Spain	6	11	11	15
Sweden[a]	ND	ND	ND	ND
Switzerland	10	10	10	10
The Netherlands	20	20	20	20
Canada	7	20	50	ND
USA[c]	20	20	ND	15

[a]Nicht basiert auf Mindestzahlen, aber definierte Gesundheitsversorgungsgebiete
[b]In Frankreich minimale Anzahl von 30 Krebs-Prozeduren, unabhängig von der Tumorlokalisation
[c]Leapfrog-Gruppe ND = Nicht definiert

Autoren betonten, dass drei Faktoren (Krankenhausfallaufkommen, Fallaufkommen des Chirurgen und seine Spezialisierung) die Ergebnisse beeinflussen, dass aber der Mechanismus dieses Einflusses umstritten sei. So mögen Volumen und Spezialisierung nicht automatisch zu besserer Leistung führen, aber sie können als Annäherungsmaßstäbe dienen, um bestimmte Charakteristika der Prozessqualität und Qualität der Leistungserbringung zu beschreiben. Bei der Qualität der Leistungserbringung sei speziell die Versagerrate nach Auftreten einer Komplikation („Failure-to-rescue") zu bewerten. Selbst wenn Nieder(NV)- und Hochvolumen(HV)-Krankenhäuser die gleiche Komplikationsrate aufweisen, so sterben doch in der Regel mehr Patienten im Niedervolumenkrankenhaus, da Komplikationen im Hochvolumenkrankenhaus aufgrund seiner Infrastruktur besser beherrscht werden (können). Dies kann an der Ausstattung der Intensivstation und dem Personalschlüssel insgesamt liegen, aber auch an der besseren Verfügbarkeit von Spezialisten rund um die Uhr und am Wochenende.

Die Datenbasis hinsichtlich der Beziehung zwischen Krankenhausfallaufkommen und Ergebnis ist für einige Eingriffe überzeugend, trotzdem gibt es nicht unerhebliche Widerstände gegen eine Zentralisierung Die ESA hat diese Widerstände zusammengestellt, sie sind häufig rein politischer Natur (◘ Tab. 2.2). Es ist deshalb begrüßenswert, dass die ESA zwölf Empfehlungen zur Zentralisierung bestimmter Eingriffe in einem Delphi-Verfahren formuliert hat, die in ◘ Tab. 2.3 aufgeführt sind.

◘ Tab. 2.2   Hauptwiderstände gegen eine Zentralisierung (nach Vonlanthen et al. 2018)

1.	Auf der Ebene der Gesundheitsversorger (z. B. Krankenhaus) – Insuffiziente Infrastruktur – Mangel an spezialisiertem Personal – Lange Wartezeiten – Schwieriger Zugang zu einem Zentrum – Begrenzte Arbeitszeit
2.	Auf der Patientenebene – Widerstand gegen längere Anfahrtszeiten – Widerstand gegen kulturelle Veränderungen (z. B. Sprache) – Fehlendes Bewusstsein für bessere Ergebnisse
3.	Auf der Ebene der Zahlenden (Krankenkassen, Regierung) – Bedenken wegen ansteigender Rechnungskosten
4.	Auf politischer Ebene (Regierung, Verbände) – Politische Entscheidung wird nicht erzwungen und damit nicht angewandt – Regionale Interessen widerstehen einer Zentralisierungspolitik – Diskrepanzen zwischen öffentlichem Recht und Zivilrecht (z. B. ist eine Nichtwettbewerbsklausel in nicht-privat Krankenhäusern nicht möglich) – Interessenkonflikt zwischen Gesellschaften (z. B. spezialisierte vs. Allgemeinchirurgen) – Überbordende Bürokratie (Audit, Zertifizierung, Register, CME, etc.) – Mangel an Spezialisierungsgremien – Mangel an Kammer-Anerkennungen zwischen den Ländern

> **◘ Tab. 2.3** Zwölf Empfehlungen für eine Zentralisierung (nach Vonlanthen et al. 2018)

1. Die Definition sollte eher auf einer Krankheit basieren (z. B. Bauchspeicheldrüsenkrebs) oder einem Organsystem (z. B. komplexe HPB [Hepato-Pancreatico-Biliäre]-Erkrankungen) als auf einem Verfahren (z. B. Ösophagektomie oder Pankreatektomie).

2. Die Planung basiert auf einer Mindestanzahl von Fällen pro Zentrum und ist gut auf verschiedene Regionen verteilt, unter Berücksichtigung der Bevölkerung und des kulturellen Hintergrunds in einem Land.

3. Die Planung sollte mindestens zwei Zentren pro Land umfassen, um Wahlmöglichkeiten und Wettbewerb zu gewährleisten (außer für kleine Länder und sehr seltene Krankheiten).

4. Durch korrekte Bewertung der verfügbaren Infrastruktur und des Personals müssen angemessene Ressourcen gesichert werden.

5. Die Zentren müssen voll funktionsfähige multidisziplinäre Teams (MDTs) von Spezialisten anbieten, die das ganze Jahr über alle Aspekte der Krankheiten angehen können.

6. Die Zentren müssen an ein Netzwerk von Krankenhäusern angeschlossen sein, um eine angemessene Überweisung und Nachsorge sicherzustellen.

7. Die Spezifikationen der Zentralisierung müssen gesetzlich durchgesetzt werden, um die auf lokaler und regionaler Ebene geltenden Vorschriften einzuhalten, für private und nicht private Krankenhäuser.

8. Der Zentralisierungsprozess muss von allgemeinen Medienaktivitäten begleitet werden, um ein angemessenes Bewusstsein der Bevölkerung zu gewährleisten.

9. Die Zentren müssen über eine extern auditierte Datenbank verfügen und sind aktiv an klinischen Studien (einschließlich RCTs) beteiligt. Sie sollten dazu aufgefordert werden, einen Beitrag zu Laborforschung zusammen mit Grundlagenwissenschaftlern zu leisten.

10. Die Qualitätskontrolle muss von internationalen Benchmark-Vergleichsstudien begleitet werden.

11. Der gleichberechtigte Zugang zu einer zentralen Gesundheitsversorgung sollte überwacht werden.

12. Zentren müssen an der chirurgischen Ausbildung beteiligt sein und sowohl eine spezialisierte Ausbildung als auch die Rotation von „Allgemeinchirurgen" sicherstellen.

2.2 Deutsche Mindestmengenregelung

Die Mindestmengenregelungen (jährliche Mindestmenge pro Standort eines Krankenhauses) des Gemeinsamen Bundesausschusses (GBA) traten erstmals 2004 in Kraft und gelten zurzeit (GBA 2018) für sieben Bereiche:

- Lebertransplantation (inklusive Teilleber-Lebendspende): 20
- Nierentransplantation (inkl. Lebendspende): 25
- Komplexe Eingriffe am Organsystem Ösophagus: 10
- Komplexe Eingriffe am Organsystem Pankreas: 10
- Kniegelenk-Totalendoprothesen: 50
- Stammzelltransplantation: 25 (autologe/allogene Knochenmarktransplantation, periphere hämato-poetische Stammzelltransplantation)
- Versorgung von Früh- und Neugeborenen mit einem Geburtsgewicht von <1250 g – jährliche Mindestmenge pro Standort eines Krankenhauses mit ausgewiesenem Level 1 entsprechend der Qualitätssicherungs-Richtlinie Früh- und Reifgeborene: 14

2

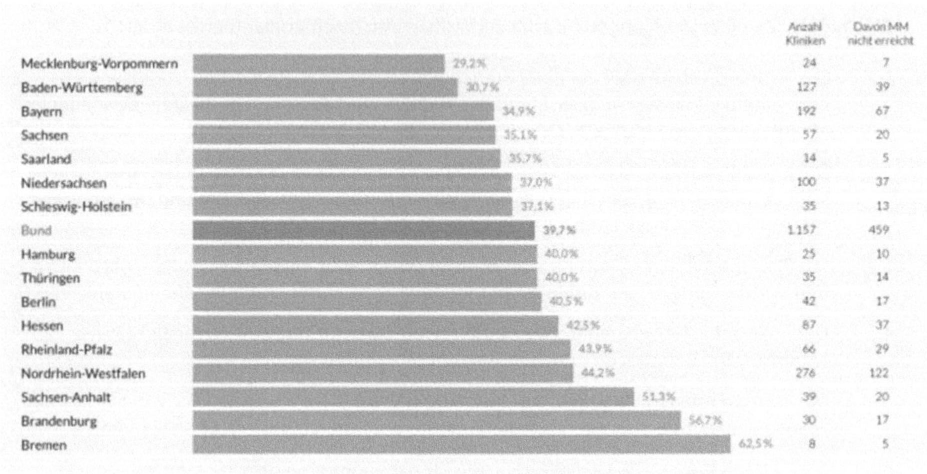

	Anzahl Kliniken	Davon MM nicht erreicht
Mecklenburg-Vorpommern — 29,2 %	24	7
Baden-Württemberg — 30,7 %	127	39
Bayern — 34,9 %	192	67
Sachsen — 35,1 %	57	20
Saarland — 35,7 %	14	5
Niedersachsen — 37,0 %	100	37
Schleswig-Holstein — 37,1 %	35	13
Bund — 39,7 %	1.157	459
Hamburg — 40,0 %	25	10
Thüringen — 40,0 %	35	14
Berlin — 40,5 %	42	17
Hessen — 42,5 %	87	37
Rheinland-Pfalz — 43,9 %	66	29
Nordrhein-Westfalen — 44,2 %	276	122
Sachsen-Anhalt — 51,3 %	39	20
Brandenburg — 56,7 %	30	17
Bremen — 62,5 %	8	5

◘ Abb. 2.1 Wieviele Kliniken erreichten in Deutschland im Jahr 2017 eine oder mehrere Mindestmengen (MM) nicht? (Nach Hemschemeier et al. 2019)

Zusätzlich sind koronarchirurgische Eingriffe in den Katalog aufgenommen worden, vorerst ohne die Festlegung einer konkreten Mindestmenge.

Inwieweit diese Mindestmengenregelungen im klinischen Alltag in Deutschland im Jahr 2017 umgesetzt wurden, haben das Science Media Center (SMC) und die Weisse Liste der Bertelsmann Stiftung anhand der strukturierten Qualitätsberichte der Krankenhäuser (SQB) von 2017 analysiert (Hemschemeier et al. 2019). In diesen gesetzlich verpflichtenden Berichten müssen die Krankenhäuser selbst Auskunft u. a. darüber geben, welche Eingriffe sie vornehmen und ob sie die Mindestmengen erfüllen. Die Analyse war nur für die Operationen möglich, die Versorgung der Frühgeborenen konnte nicht bewertet werden. Die wesentlichen Feststellungen in der Recherche von Hemschemeier et al. (2019) waren:

- Noch immer erreichen bundesweit 39,7 % aller Kliniken, die entsprechende Eingriffe durchführen, eine oder mehrere der gesetzlich vorgeschriebenen Mindestfallzahlen nicht (◘ Abb. 2.1).
- In Kliniken, die die Mindestmengen nicht erreichen, treten Komplikationen und Todesfälle laut Studien signifikant häufiger auf.
- Auf Ebene der Bundesländer unterscheidet sich der Anteil der Kliniken, die wenigstens eine Mindestmenge nicht einhalten, um das 2,1-Fache. Die höchste Rate hat Bremen. Dort erreichten 62,5 % der Kliniken nach den Angaben in ihren Qualitätsberichten eine oder mehrere der Mindestfallzahlen nicht. Das sind 5 von 8 Kliniken. Die geringste Rate hat Mecklenburg-Vorpommern. Dort erreichten 7 von 24 Kliniken eine oder mehrere Mindestmengen nicht. Das entspricht 29,2 %.
- Besonders häufig verfehlten Kliniken die Mindestfallzahlen in den Bereichen der komplexen Speiseröhren- und Bauchspeicheldrüsen-Chirurgie. Von 378 Kliniken, die komplexe Operationen an der Speiseröhre (Ösophagus) vorgenommen haben, erreichten über die Hälfte (52,4 %) die Mindestmenge nicht. Bei komplexen Operationen an der Bauchspeicheldrüse (Pankreas) erreichten 205 (33,9 %) von

605 Klinken die Mindestfallzahl nicht. Beide Mindestmengen fallen nach Ansicht von Experten mit 10 Operationen pro Klinik und Jahr ohnehin viel zu niedrig aus.

— Die Analyse hat zudem ergeben, dass Patienten bislang auf große Schwierigkeiten stoßen, wenn sie sich eine geeignete Klinik für ihre Operation aussuchen wollen: Ein Viertel aller Kliniken (25,1 %), die Leistungen aus den Mindestmengenbereichen anbieten, haben unvollständige Qualitätsberichte. Sie erklären zu einer oder sogar mehreren Mindestmengen nicht, ob sie diese auch erfüllen. Ein Großteil der Kliniken, die keine Angaben machten, erreichten die festgesetzten Mindestmengen nach der Datenanalyse von Science Media Center und Weisse Liste nicht.

2.3 Ösophagusresektion

Jessica Thomsen und Reinhart T. Grundmann

2.3.1 Mindestmengenregelungen

Mit GBA-Beschluss gilt in Deutschland für komplexe Eingriffe am Organsystem Ösophagus die Mindestmenge von 10 Eingriffen pro Jahr und Krankenhaus. Auch international wurden Mindestmengen für Ösophagusresektionen empfohlen. In ◻ Tab. 2.4 sind aktuelle Empfehlungen aufgeführt.

2.3.2 Einfluss des Hospitalvolumens auf die Ergebnisse

■ **Übersichten**

Markar et al. (2012a) untersuchten in einer systematischen Übersicht (27.843 Speiseröhrenresektionen) anhand von insgesamt 9 Studien den Zusammenhang zwischen Fallvolumen des Krankenhauses und Krankenhaussterblichkeit bzw. 30-Tage-Letalität. 12.130 Operationen wurden in einem Niedervolumenkrankenhaus (NVH) und 15.713 Resektionen in einem Hochvolumenkrankenhaus (HVH) durchgeführt. Bis auf eine inkludierte Erhebung mit 78 Fällen wurde in den eingeschlossenen Studien ein NVH mit unter 10 Ösophagusresektionen pro Jahr definiert, im Mittel mit 6,6 Resektionen. Umgekehrt wiesen HVH im Mittel 35,6 Resektionen jährlich auf, 1 Hospital 346 Resektionen. Resektionen in NVHs waren mit einer signifikant höheren Krankenhaussterblichkeit (8,48 % vs. 2,82; P < 0.0001) assoziiert.

◻ **Tab. 2.4** Mindestmengenregelungen pro Jahr und Krankenhaus für Ösophagusresektionen im internationalen Vergleich

Autor	Land	Mindestmenge (n)
GBA (2018)	Deutschland	10
Sundaresan et al. (2007)	Kanada (Ontario)	Level 1: 20, Level 2: 7
Henneman et al. (2014)	Niederlande	20
Leapfrog (2019)	USA	20

Giwa et al. (2018) überprüften die Beziehung zwischen Krankenhausfallaufkommen und postoperativer Liegezeit des Patienten nach Ösophagusresektion in einer systematischen Übersicht auf Basis von 19 Publikationen, die 75.383 Patienten umfassten. Sie kamen zu dem Schluss, dass eine inverse Beziehung zwischen Hospitalvolumen und Länge der Liegezeit besteht, mit signifikant kürzeren Liegezeiten in HV-Krankenhäusern, definiert als solche mit mehr als 17 Ösophagusresektionen jährlich. Damit ist eine Zentralisierung von Ösophagusresektionen auch unter ökonomischen Gesichtspunkten sinnvoll.

Registererhebungen

▪▪ Situation in Deutschland

Mithilfe von DRG-Abrechnungsdaten untersuchten Nimptsch et al. (2017) die Einhaltung von Mindestmengen und Unterschiede in der Letalität bei Einhaltung und Nichteinhaltung derselben für Deutschland bei verschiedenen Eingriffen. Von 28.931 komplexen Eingriffen am Ösophagus wurden 8228 in Krankenhäusern unter der Mindestmengenvorgabe von 10 Eingriffen/Jahr durchgeführt. Der Anteil lag im Verlauf zunächst bei 31 % und ging 2013 auf 26 % zurück. Die durchschnittliche Anzahl der Behandlungsfälle in Kliniken unterhalb der Mindestmenge betrug 3 Eingriffe pro Jahr und in Kliniken oberhalb der Mindestmenge 20 Eingriffe pro Jahr. Die rohe Sterblichkeit war in Kliniken, die die Mindestvorgaben nicht einhielten, 12,7 % im Vergleich zu 9 % in Kliniken, welche die Mindestmengenvorgaben erfüllten. Nimptsch und Mansky (2017) berechneten in einer weiteren Untersuchung, dass eine Mindestmenge von 22 komplexen Eingriffen bei Speiseröhrenkarzinom die Operationsletalität unter 8,5 % senken könnte – das Fallvolumen als kontinuierliche Variable dargestellt. Wenn alle Krankenhäuser wenigstens 22 komplexe Ösophaguseingriffe pro Jahr durchführen würden, würde nach dieser Berechnung in Deutschland 1 Todesfall auf 47 (38–62) Patienten vermieden werden.

Diese Arbeit (Nimptsch und Mansky 2017) bezog sich auf die Chirurgie des Ösophaguskarzinoms. In einer weiteren Arbeit untersuchten Nimptsch et al. (2018) die Mengen-Ergebnis-Beziehung in Bezug auf die Krankenhaussterblichkeit, die Häufigkeit von Komplikationen und die Sterblichkeit von Patienten, bei denen Komplikationen aufgetreten sind, nach komplexen Eingriffen am Ösophagus (bei Malignom und benignen Erkrankungen). Verwendet wurden deutschlandweite Krankenhausabrechnungsdaten (DRG-Statistik) von 2010 bis 2015. Im Jahr 2015 führten in Deutschland immer noch mehr als 200 Krankenhäuser mit einer jährlichen Leistungsmenge von höchstens sechs Fällen komplexe Ösophagusoperationen durch. Die beobachtete Krankenhaussterblichkeit lag im Quintil mit sehr geringer Fallzahl bei 12,2 % und im Quintil mit sehr hoher Fallzahl bei 6,8 %. Die Risikoadjustierung verringerte diesen Unterschied kaum (11,4 % versus 6,8 %). In den zwölf Krankenhäusern mit im Median 62 Fällen pro Jahr, die ein Fünftel aller Patienten behandelten, war die Sterbewahrscheinlichkeit halb so hoch wie in den 260 Krankenhäusern mit im Median zwei Fällen pro Jahr, die ebenfalls ein Fünftel aller Patienten behandelten. Unter Berücksichtigung aller Indikationen wurde in dieser Arbeit basierend auf den Versorgungsdaten aller deutschen Krankenhäuser ein Schwellenwert von 26 komplexen Ösophaguseingriffen pro Jahr und Krankenhaus geschätzt, ab dem rechnerisch ein Sterberisiko unterhalb des Bundesdurchschnitts zu erwarten wäre. Im aktuellsten

Beobachtungsjahr 2015 erreichten nur 6 % der Krankenhäuser diese Fallzahl. In Krankenhäusern mit sehr geringer Fallzahl verstarben 20 % der Patienten mit Komplikation, in Krankenhäusern mit sehr hoher Fallzahl verstarben 12 % der Patienten mit Komplikation. Daraus lässt sich folgern, dass das Komplikationsmanagement ein wesentlicher Faktor ist, der den Mengen-Ergebnis-Zusammenhang bei komplexen Ösophaguseingriffen beeinflusst. Nach dieser Arbeit müsste demnach die vom GBA angesetzte Mindestmenge von 10 Eingriffen/Jahr für komplexe Eingriffe am Ösophagus deutlich heraufgesetzt werden, was aber offensichtlich nur von wenigen Krankenhäusern erreichbar ist.

▪▪ Situation in den USA

Bereits 2002 untersuchten Birkmeyer et al. bei unterschiedlichen chirurgischen Eingriffen die Stärke der Volumen-Ergebnisbeziehung. Sie kamen zu dem Schluss, dass diese Beziehung für Ösophagektomien am stärksten von allen überprüften Eingriffen ausfiel, mit einem Unterschied in der adjustierten Klinikletalität von ca. 12 % zwischen Krankenhäusern mit sehr hohem und sehr niedrigen Fallaufkommen. In dieser Untersuchung waren Krankenhäuser mit sehr hohem Volumen als solche mit >19 Ösophagusresektionen jährlich definiert worden, sie zeigten die besten Ergebnisse.

Kohn et al. (2009) gingen den Volumen-Ergebnisbeziehung anhand von 57.676 Ösophagusresektionen nach, die in der Nationwide Inpatient Sample (NIS) der Jahre 1998–2006 erfasst wurden. Mit ansteigendem Krankenhausfallaufkommen kam es zu einem Abfall der Klinikletalität, wobei sich bei ungefähr 30–40 Fällen pro Jahr ein stabiles Niveau einstellte. Nach 80 bis 100 Fällen/Jahr stiegen die Letalitätsraten aber wieder an. Eventuell war dieser Effekt auf die sehr geringe Zahl an Krankenhäusern mit sehr hohem Volumen zurückzuführen. Zudem ist wahrscheinlich, dass hochspezialisierte Kliniken Patienten annehmen, die allgemein als inoperabel gelten, mit entsprechend höherem operativem Risiko. In dieser Studie wurde nach Studienjahren und Komorbiditäten der Patienten (mittels Charlson Score) adjustiert.

Hollenbeck et al. (2007) untersuchten 4020 Ösophagusresektionen in der NIS der Jahre 1993 bis 2003. Sie fanden die besten Ergebnisse (Klinikletalität) in der Hochvolumengruppe, die mit durchschnittlich 19,5 Ösophagusresektionen pro Jahr und Krankenhaus definiert war.

Reames et al. (2014) untersuchten anhand der Medicare-Datenbank der Jahre 2000 bis 2009 bei verschiedenen Eingriffen, unter anderem der Ösophagusresektion, ob sich die Volumen-Ergebnisbeziehung über die Zeit verändert hat. Insgesamt kam es in dieser 10-Jahresperiode zu einem signifikanten Abfall der Klinikletalität nach Ösophagusresektion über alle, von 13,6 % auf 9,8 %. Die signifikante inverse Beziehung zwischen Hospitalvolumen und Klinikletalität bleib über den gesamten Zeitraum aber nicht nur erhalten, sondern verstärkte sich sogar, mit einer Klinikletalität von 13,9 % in Krankenhäusern mit sehr geringem vs. 4,7 % in solchen mit sehr hohem Fallaufkommen. In dieser Erhebung wurden Krankenhäuser mit >18 Fällen/Jahr als HVH in dem Zeitraum 2008/2009 definiert.

Mittlerweile hat in den USA eine spontane Zentralisierung – ohne gesetzliche Maßnahmen – von Ösophagusresektionen wegen Malignom stattgefunden, worauf Schlottmann et al. (2018) anhand der National Inpatient Sample (NIS) Datenbasis der Jahre 2000 bis 2014 und 5235 Patienten aufmerksam machten. Sie unterschieden zwischen NVHs (<5 Ösophagusresektionen jährlich), mittleren Mengen

(5–20 Eingriffe jährlich) und HVHs (>20 Resektionen jährlich). Verglichen mit HVHs hatten Krankenhäuser mit mittleren und geringen Mengen eine signifikant höhere Infektionsrate, Blutungskomplikationen, kardiales, pulmonales und renales Versagen und perioperative Sterblichkeit, die in HVHs bei nur 3,9 % lag, verglichen mit 10,2 % in NVHs. Im Untersuchungszeitraum stieg der Prozentsatz an Eingriffen, die in HVHs durchgeführt wurden, drastisch an, von 29,2 % auf 68,5 %, gleichzeitig kam es über alle zu einer signifikanten Reduktion der Klinikletalität nach Ösohagusresektion von 10,0 % auf 3,5 %. Diese Analyse demonstriert, welche Verbesserungen in der Patientenversorgung möglich sind, wenn komplexe Eingriffe wie die Ösophagusresektion zentralisiert werden. Dies gilt speziell für ältere und Hochrisikopatienten, wie Kennedy et al. (2018) anhand von 9270 Patienten mit Ösophagusresektion der Nationwide Inpatient Sample (NIS) belegten. HV-Kliniken und solche mit sehr hohem Volumen wurden hier mit 23–87 bzw. mit mehr als 87 Fällen jährlich definiert, mit deutlich besseren Ergebnissen als in NV-Krankenhäusern, bei äquivalenten Kosten.

Angemerkt sei, dass nicht alle Untersuchungen in den USA die Volumen-Ergebnis-Beziehung für die Ösophagusresektion nachweisen konnten. Harrison et al. (2018) unterschieden zwischen HV-Krankenhäusern mit 20 und mehr Resektionen jährlich und NV-Krankenhäusern mit 1–19 Ösophagusresektionen/Jahr. Analysiert wurde die HCUP-Datenbank der Jahre 2009–2011 mit 1324 Patienten mit Ösophagusresektion. 1087 Eingriffe (82,1 %) wurden in 184 NV-Krankenhäusern vorgenommen, die restlichen 237 Eingriffe in 6 HV-Krankenhäusern. In dieser Analyse fanden sich Propensity-Score-gematcht keine Unterschiede in den Ergebnissen (Klinikletalität/ Komplikationen) zwischen NV- und HV- Krankenhäusern. Die Folgerung der Autoren war, dass ein Grenzwert von 20 Ösophagusresektionen jährlich keine geeignete Schwelle sei, um zwischen Krankenhäusern mit guter und minderer Qualität zu differenzieren.

▪▪ Situation in anderen Ländern

Henneman et al. (2014) untersuchten in den Niederlanden Grenzwerte bezogen auf das Langzeitüberleben 6 Monate und 2 Jahre nach Ösophagusresektion wegen Karzinom und fanden ähnliche Wendepunkte wie Kohn et al. (2009). Als Referenzwert setzten sie die Mindestmengendefinition der Niederlande von 20 Ösophagektomien pro Jahr und Krankenhaus fest, eine Regelung, die bereits effizient umgesetzt wird. Sie verglichen Krankenhäuser, die diese Menge erreichten, mit Krankenhäusern, die noch höhere Fallzahlen aufwiesen, um herauszufinden, ob es eine weitere Verbesserung in der Letalität mit zunehmenden Fallzahlen gibt. Sie sahen eine kontinuierliche Verbesserung des Überlebens bis zu einem Fallvolumen von 50 Ösophagektomien jährlich, dann stellte sich ein Plateaueffekt ein. Die Gruppe der Krankenhäuser mit sehr hohem Fallaufkommen (>60) umfasste vergleichsweise wenige Krankenhäuser, war damit weniger repräsentativ und könnte so zu dem Plateaueffekt beigetragen haben.

In Kanada wurden in der Region Ontario Mindestmengen umgesetzt. Finley et al. (2011) berechneten in einem Krankenhausvergleich, dass bei einem Anstieg der Fallzahlen um 10 pro Jahr mit einem Abfall der Krankenhausletalität um relativ 15 % zu rechnen war.

Über die Zentralisierung von Eingriffen bei Karzinomen von Ösophagus und Magen in England berichteten Varagunam et al. (2018). In den Jahren 2003–2014 wurde bei insgesamt 29.205 Patienten eine Ösophagus- oder Magenresektion durchgeführt, wobei die Zahl der Krankenhäuser, die diese Resektionen durchführten, dramatisch abnahm, von 113 auf zuletzt nur noch 43. Dies führte dazu, dass die Krankenhäuser, die diese Eingriffe durchführten, ihre Fallzahlen in den 11 Jahren mehr als verdoppelten. 2003/2004 wurde bei ca. 40 % der Patienten der Eingriff in einem Krebszentrum mit wenigstens 40 Fällen ausgeführt, in den Jahren 2013/2014 war dies bei 85 % der Patienten gegeben und 32 % der Patienten wurden in Krankenhäusern mit mehr als 80 jährlichen Fällen behandelt. Dies führte zu einer deutlichen Reduzierung der operativen Sterblichkeit nach 30 und 90 Tagen sowie nach 1 Jahr, von 7,4, 11,3 und 29,7 % auf 2,5, 4,6 und 19,8 % in 2013/2014. Die Autoren betonten aber, dass diese deutliche Ergebnisverbesserung nicht allein mit einer Zunahme der Fallzahlen erklärt werden könnte.

Mit der Zentralisierung der Chirurgie des Speiseröhrenkarzinoms befasste sich auch eine Untersuchung zu den Ergebnissen in England und den USA (Munasinghe et al. 2015). Verglichen wurden 7433 Ösophagektomien, durchgeführt in 66 Krankenhäusern in England, mit 5858 Resektionen in 775 Krankenhäusern der USA (Zeitraum 2005 bis 2010). Im Median wurden in England 17,5 Ösophagektomien pro Jahr und Institution vorgenommen, in den USA hingegen nur zwei. Nicht-adjustiert war die Kliniksterblichkeit in den USA mit 5,5 % signifikant höher als in England (dort 4,2 %). Die Autoren bezeichneten die Ursachen für die ungünstigeren Ergebnisse in den USA im Vergleich zu England zwar als multifaktoriell, wiesen aber darauf hin, dass wohl die fehlende Zentralisierung dieser Eingriffe in den USA der wesentliche Grund für die höhere Klinikletalität dort ist. Ein Beleg für diese Hypothese war die Tatsache, dass umgekehrt in den Hochvolumenzentren (definiert mit >26,4 Eingriffen/Jahr) die Ergebnisse in den USA sogar signifikant besser als in England waren (Klinikletalität 2,10 % vs. 3,50 %).

Zur Frage der Zentralisierung von Eingriffen wegen Ösophagus- und Magenkarzinom liegt des Weiteren eine Frankreich-weite Erhebung vor (Pasquer et al. 2016). Zwischen Januar 2010 und Januar 2012 wurden 11.196 Patienten wegen Ösophagus- (n = 3286) und Magenkarzinom (n = 7910) operiert. In der Gesamtpopulation betrug die postoperative 30-Tagesterblichkeit 4,9 %. Die Zentren wurden in Quartile auf Basis der jährlichen Fallzahlen eingeteilt, definiert als Zentren mit Niedrigvolumen (<20 Fälle/Jahr), Mittelvolumen (20–39), Hochvolumen (40–59) und sehr hohem Volumen (≥60). Beim Ösophaguskarzinom gab es eine lineare Abnahme der 30-Tageletalität mit ansteigendem Fallvolumen des Zentrums, mit Raten von 7,6, 4,8, 4,6 und 1,1 % für niedrig, mittel, hoch und sehr hohes Volumen. Die gleiche Beobachtung wurde auch beim Magenkarzinom gemacht, mit 30-Tagesterblichkeitsraten von 5,2, 3,8, 2,2 und 2,8 % (p < 0,001). Darüber hinaus wurde diese lineare Beziehung zwischen Volumen und Ergebnis auch für die 90 Tagesterblichkeit demonstriert, wiederum sowohl für Ösophagus- als auch Magenkarzinomchirurgie. Bei dem Vergleich von Niedrigvolumenzentren mit Zentren mit sehr hohen Volumen ergab sich eine beinahe 70-ige relative Reduktion der postoperativen Sterblichkeit unabhängig von der Tumorlokalisation und der Komorbidität der Patienten, die mit dem Charlson-Score erfasst worden war. Die Forderung dieser Erhebung war eindeutig: Eingriffe wegen Ösophagus- und Magenkarzinom sollten zentralisiert werden, wobei in dieser Untersuchung Patienten mit Magenkarzinom und Ösophaguskarzinom in den Fallzahlen zusammengefasst wurden, sodass keine Grenzwerte speziell für die Resektion des Speiseröhren – oder Magenkarzinoms genannt werden können.

Nishigori et al. (2016) werteten die nationale Datenbank Japans aus und berichteten über 16.556 Ösophagektomien in 988 Krankenhäusern in den Jahren 2011 bis 2013. Bei der Berechnung der Beziehung zwischen jährlichem Krankenhausfallvolumen und Ergebnis (operative Sterblichkeit) wurde das Hospitalvolumen als kontinuierliche Variable in die Analyse eingesetzt, womit es keinen (willkürlichen) Grenzwert zwischen HV- und NV-Krankenhaus gab. Es fand sich für das Hospitalvolumen eine signifikante inverse Beziehung zur 30-Tageletalität (Odds Ratio 0,88 pro Zunahme von 10 Patienten) und zur operativen Letalität (bis zu 90 Tage nach dem Eingriff, Odds Ratio 0,86 pro Zunahme von 10 Patienten). Nicht adjustiert war die Sterblichkeit in Krankenhäusern mit weniger als 10 Fällen/Jahr mit 5,1 % mehr als 3-mal so hoch wie in Krankenhäusern mit 30 und mehr Fällen jährlich (dort 1,5 %). In dieser Untersuchung beeinflusste das Chirurgenvolumen die Sterblichkeit nicht signifikant.

Yoshida et al. (2019) berichteten über 24.223 Patienten, die in den Jahren 2012 bis 2016 in 1002 japanischen Kliniken einer Ösophagektomie (davon mehr als die Hälfte minimal-invasiv) zugeführt wurden. In dieser Untersuchung ergaben sich für das jährliche Krankenhausfallaufkommen Interquartil-Spannen von 0,2–6,2/6,4–18,2/18,4–43/und 43,2–137,6. Mit ansteigendem Fallaufkommen fand sich eine zunehmende Abnahme der Klinikletalität (p < 0,001), mit den besten Ergebnissen in dem höchsten Volumenquartil.

Auch aus Australien liegen Daten zur Volumen-Ergebnisbeziehung bei Ösophagusresektion bei Karzinom vor (Meng et al. 2019). Behandelt wurden 2252 Patienten in Krankenhäusern mit niedrigem (1–5), mittlerem (6–11) und hohem (12 +) Fallaufkommen. Die Krankausletalität war invers zum Fallaufkommen assoziiert, mit 1,6 % vs. 2,6 % vs. 4,1 % für hohes, mittleres und niedriges Fallvolumen (P = 0,02). In Krankenhäusern mit hohem Fallaufkommen waren die Operationszeiten darüber hinaus kürzer und es benötigten weniger Patienten eine postoperative Beatmung.

Eine Auswahl an jährlichen Krankenhausfallzahlen, die in der Literatur bei Eingriffen an der Speiseröhre (komplexe Eingriffe und Eingriffe bei Karzinom) zu den vergleichsweise besten Ergebnissen führten, ist in ◘ Tab. 2.5 aufgeführt.

Fazit

Für komplexe chirurgische Eingriffe am Ösophagus ergibt sich für die Klinikletalität eine starke Volumen-Ergebnisbeziehung, die Empfehlungen für ein anzustrebendes Fallaufkommen reichen von mindestens > 12 bis > 87 Eingriffen pro Krankenhaus und Jahr.

2.3.3 Einfluss des Chirurgen-Volumens auf die Ergebnisse

Die Association of Upper Gastrointestinal Surgeons of Great Britain and Ireland (AUGIS) definierte die „ideale" Einheit für Chirurgie des Magen- und Ösophaguskarzinoms (zusammengefasst) mit 4 bis 6 Chirurgen, von denen jeder wenigstens 15–20 Resektionen jährlich vornimmt und die eine Population von 1–2 Mio. Einwohnern versorgt (AUGIS 2010). In Deutschland gibt es keine Mindestmengenvorgaben für den einzelnen Operateur und auch keine Studie, die eine etwaige Beziehung zwischen Fallaufkommen des Chirurgen und Ergebnis untersucht hätte.

◻ Tab. 2.5 Grenzwerte (Krankenhausfallzahlen) für ein günstiges Ergebnis nach Ösophagusresektion

Autor	Land	Fallzahl/Jahr
Nimptsch und Mansky (2017)[c]	Deutschland	22
Nimptsch et al. (2018)[d]	Deutschland	26
Henneman et al. (2014)	Niederlande	50–60
Pasquer et al. (2016)[a]	Frankreich	≥60
Birkmeyer et al. (2002)	USA	>19
Hollenbeck et al. (2007)	USA	≥19
Kohn et al. (2009)	USA	30–40
Reames et al. (2014)	USA	>18
Kennedy et al. (2018)	USA	>87
Schlottmann et al. (2018)	USA	>20
Harrison et al. (2018)[e]	USA	20[e]
Nishigori et al. (2016)[b]	Japan	>30
Yoshida et al. (2019)	Japan	43,2–137,6
Meng et al. (2019)	Australien	≥12

Anmerkungen:
[a]Magenkarzinom- und Speiseröhrenkarzinomresektion zusammengefasst
[b]Fallzahlen nach oben offen
[c]Ösophaguskarzinom
[d]komplexe Eingriffe am Ösophagus, bösartige und gutartige Erkrankungen
[e]Grenzwert von 20 Resektionen jährlich ungeeignet, um zwischen guter und minderer Qualität zu unterscheiden

Registererhebungen

Birkmeyer et al. (2003) hatten als erste anhand einer Analyse der Medicare-Datenbank nachgewiesen, dass das chirurgische Fallaufkommen die Klinikletalität nach Ösophagusresektion signifikant beeinflusst, mit den besten Ergebnissen bei Hochvolumenchirurgen (HVS), die in dieser Erhebung mit einem Fallaufkommen von mehr als 6 Ösophagusresektionen jährlich definiert waren. Die Autoren betonten, dass es sowohl auf das Hospitalvolumen als auch auf das Chirurgenvolumen ankommt, um gute Ergebnisse zu erzielen und kalkulierten, dass das Chirurgenvolumen bei Ösophagektomien 46 % des Volumeneffekts ausmacht.

Yasunaga et al. (2009) stellten fest, dass das Chirurgenvolumen mit dem Krankenhausvolumen korreliert und dass HVSs häufiger in HVHs beschäftigt sind. Zusätzlich gaben sie an, dass die Komplikationsrate bei Chirurgen, die wenigstens kumuliert 100 Ösophagusresektionen in ihrem Berufsleben durchgeführt hatten, signifikant niedriger war als bei Chirurgen mit geringerer Erfahrung. Der individuellen Lernkurve von 139 Chirurgen bei 1821 Ösophagektomien gingen Markar et al. (2016) nach. Ab einer Anzahl von 15 durchgeführten Eingriffen fiel die 30-Tageletalität von 7,9 % auf 3,1 %. Dies war jedoch nicht das Ende der Lernkurve. Erst mit weiter zunehmender Erfahrung wurden auch die onkologischen Langzeitergebnisse besser, sei es wegen verbesserter Lymphknotendissektion, geringerer Tumorinfiltration des Schnittrandes oder geringerer Reoperationsrate. Bei einem Schnittpunkt von 59 durchgeführten Resektionen verbesserten sich die 5-Jahressterblichkeitsraten von 31,4 % auf 19,1 %. Die Studie belegt die Notwendigkeit eines längerfristigen strukturierten Trainings für die offene Ösophagektomie.

Mamidanna et al. (2016) überprüften die Beziehung zwischen Chirurgenvolumen und Ergebnis in der englischen Hospital Episodes and Statistics (HES) der Jahre 2000 bis 2010 bei 16.572 Ösophagusresektionen, durchgeführt von 305 Operateuren. Ein höheres chirurgisches Fallaufkommen, als kontinuierliche Variable dargestellt, war ein signifikanter Prädiktor für eine niedrigere Klinikletalität (Odds Ratio 0,966). Dies bedeutete, dass jeder zusätzliche Fall einer Ösophagektomie die Sterblichkeits-Odds um 3,4 % senkte. In dieser Untersuchung wurden die Chirurgen des Weiteren nach Fallvolumen in gering (<8), mittel (8–12) und hoch (>12 Ösophagusresektionen/Jahr) kategorisiert. Patienten, operiert von Chirurgen in der Niedervolumenkategorie, hatten eine signifikant höhere Sterblichkeit als die in der Hochvolumenkategorie (Odds Ratio 1,50). Die Autoren wollten sich jedoch nicht darauf festlegen, welche chirurgische Mindestmengen bei der Ösophagusresektion gefordert werden sollten, da die Ergebnisse mit ansteigendem Fallvolumen kontinuierlich besser wurden. Sie gingen davon aus, dass noch höhere Fallvolumina als hier untersucht zu noch besseren Ergebnissen führen könnten (in dieser Untersuchung betrug das Fallvolumen in der HV- Chirurgengruppe 13–29 Fälle jährlich).

Eine Analyse der NIS-Datenbank der Jahre 2003 bis 2009 (26.795 Ösophagusresektionen) liegt von Modrall et al. (2018) vor, in der HVSs nach den Perzentilen der Fallzahlen definiert wurden (oberste >90 % Perzentile = HVS). Das entsprach weitgehend einer Unterscheidung von Chirurgen mit jährlich <5 (NVSs) oder ≥ 5 (HVSs) Ösophagusresektionen. In dieser Erhebung wurde ungefähr die Hälfte der Ösophagusresektionen (50,6 %) von Hochvolumen-Chirurgen ausgeführt, mit einer Klinikletalität von 3,8 % vs. 7,7 % bei NVSs (P < 0,0001). Die Autoren überprüften zusätzlich, ob die Erfahrung mit anderen Eingriffen am oberen Gastrointestinaltrakt die Ergebnisse bei Ösophagusresektion beeinflusste. Hierzu wurden sogenannte Surrogateingriffe definiert, wie Resektion eines Ösophagusdivertikels, Magenresektion und Versorgung einer Zwerchfellhernie. Es zeigte sich, dass mit einem Anstieg an jährlichen Surrogateingriffen die Sterblichkeit nach Ösophagusresektion abnahm. Das heißt, geringere Erfahrung in der Ösophaguschirurgie konnte durch Erfahrung in der Chirurgie des oberen Gastrointestinaltrakt kompensiert werden, was Auswirkungen auf die zu fordernden eingriffsspezifischen Mindestmengen hätte.

Eine Auswahl an Fallzahlen, die in der Literatur bei Eingriffen an der Speiseröhre (komplexe Eingriffe und Eingriffe bei Karzinom) von Chirurgen gefordert werden, um zu guten Ergebnissen zu kommen, ist in �’ Tab. 2.6 aufgeführt.

Fazit

Es besteht eine inverse Beziehung zwischen dem Eingriffsvolumen des Chirurgen und der Klinikletalität nach Ösophagusresektion. Auf Basis der wenigen Untersuchungen kann aber lediglich gefordert werden, dass ein Chirurg, der Speiseröhrenkarzinome reseziert, wenigstens 5 Fälle jährlich nachweisen sollte. Dies setzt eine nicht unerhebliche Lernkurve voraus. Erfahrung in der Chirurgie des oberen Gastrointestinaltrakts wirkt sich positiv auf die spezifische Ösophaguschirurgie aus („Surrogateffekt").

◘ Tab. 2.6 Grenzwerte (Chirurgenvolumen) für ein günstiges Ergebnis nach Ösophagusresektion

Autor	Land	Anzustrebendes Chirurgenvolumen/Jahr
Birkmeyer et al. (2003)	USA	>6 Resektionen
Leapfrog (2019)	USA	7
Modrall et al. (2018)	USA	≥5; Surrogatvolumen ebenfalls wirksam
Mamidanna et al. (2016)	England	Wenigstens 13–29
Markar et al. (2016)	USA	59 (Lernkurve)
Yasunaga et al. (2009)	Japan	100 (Lernkurve)

2.3.4 Einfluss der Spezialisierung auf die Ergebnisse

Registererhebungen

Dimick et al. (2005) hatten berichtet, dass Thoraxchirurgen bei Ösophagusresektion eine geringere Klinikletalität aufwiesen als Allgemeinchirurgen, ein Effekt, der aber weniger ins Gewicht fiel als Krankenhaus- und Chirurgenvolumen. Adjustiert nach Fallaufkommen des Operateurs waren die Unterschiede nicht mehr signifikant.

Der gleichen Fragestellung gingen Khoushhal et al. (2016) anhand der NSQIP-Datenbasis der Jahre 2006 bis 2013 nach. Es handelte sich insgesamt um 5142 Ösophagusresektionen, von denen 70,3 % von Allgemeinchirurgen und 29,7 % von Herz-Thorax-Chirurgen durchgeführt wurden. 53 % der Eingriffe der Allgemeinchirurgen, aber 61 % der Herz-Thorax-Chirurgen erfolgten wegen eines Karzinoms. Chirurgen beider Spezialitäten bevorzugten überwiegend einen transthorakalen Zugang bei Ösophagusresektion. Hinsichtlich perioperativer Sterblichkeit, Gesamtmorbidität und Wiederaufnahmerate konnten keine signifikanten Unterschiede zwischen Herz-Thorax-Chirurgen und Allgemeinchirurgen beobachtet werden. In den Komplikationsraten unterschieden sich aber beide Gruppen: Patienten, die von Allgemeinchirurgen versorgt wurden, wiesen höhere Wundinfektions- und Sepsisraten auf, sowie vermehrt Schock, verzögerte Intubation und einen längeren Krankenhausaufenthalt, während umgekehrt bei den Herz-Thorax-Chirurgen häufiger Blutungskomplikationen und Rückkehr zum Operationssaal gesehen wurden. Nach Ansicht der Autoren unterstützen diese Daten die Forderung, diese Patienten von Spezialisten zu versorgen.

Den Einfluss der Spezialisierung des Chirurgen auf die Ergebnisse untersuchten auch Sahni et al. (2016) anhand der Medicare-Datenbank bei verschiedenen Eingriffen, unter anderem der Ösophagusresektion. Es handelte sich um 3314 Patienten, operiert von 1049 Chirurgen. In dieser Analyse war die relative Risikoreduktion in der operativen Sterblichkeit nach Ösophagusresektion größer, wenn man einen Chirurgen in der obersten Quartile der Spezialisierung auswählte verglichen mit einem Chirurgen in der obersten Quartile des Fallvolumens. Die Spezialisierung machte demnach den entscheidenden Beitrag zu der beobachteten Volumen-Ergebnis-Beziehung aus.

2

> **Fazit**
>
> Der Einfluss der Spezialisierung des Chirurgen auf die Ergebnisse ist nur wenig untersucht, scheint aber bei Ösophagusresektion einen wichtigen Einfluss auf das perioperative Ergebnis zu haben und fließt direkt oder indirekt in die Volumen-Outcome-Beziehung ein.

2.4 Magenresektion bei Karzinom und nicht-bariatrischen Indikationen

Reinhart T. Grundmann

2.4.1 Mindestmengenregelungen

Verbindliche Mindestmengen für die chirurgische Behandlung des Magenkarzinoms bzw. die nicht-bariatrische Magenresektion existieren in Deutschland nicht. Allerdings fordert die Deutsche Krebsgesellschaft für die Zertifizierung eines Magenkrebszentrums wenigstens 20 Magenresektionen pro Jahr bei Karzinom (s. u. Magenkrebszentren sowie Nimptsch et al. 2019). Eine Zentralisierung der Magenkrebschirurgie hat in den Niederlanden stattgefunden, seit dem Jahr 2012 sollen Krankenhäuser, die Magenkrebschirurgie betreiben, dort wenigstens 10 Magenresektionen jährlich durchführen, diese Zahl wurde im Jahr 2013 auf 20 erhöht (van Putten et al. 2018) (◘ Tab. 2.7). Die Leapfrog-Gruppe hat für die USA keine Mindestmengen für die Gastrektomie genannt. In ihrer Arbeit zu der Abhängigkeit der postoperativen Sterblichkeit von dem Fallaufkommen des Krankenhauses hatten Birkmeyer et al. (2002) jedoch unter anderen Eingriffen die Gastrektomie analysiert, mit einer Sterblichkeit von 13 % in Häusern mit sehr geringem Fallaufkommen vs. 8,7 % in den Krankenhäusern mit dem größten Volumen (>21 Magenresektionen jährlich).

2.4.2 Einfluss des Hospitalvolumens auf die Ergebnisse

- **Übersichten**

Eine Übersicht zu dem Einfluss des Hospitalvolumens auf die Ergebnisse der Magenkarzinomchirurgie legten Mukai et al. (2017) vor. Sie fanden 23 Studien, die in den Jahren 2000 bis 2015 publiziert wurden und jeweils mehr als 1000 Patienten mit

◘ **Tab. 2.7** Mindestmengenregelungen pro Jahr und Krankenhaus bei Magenresektion wegen Karzinom

Autor	Land	Fallzahl/Jahr
Deutsche Krebsgesellschaft für Magenkrebszentren	Deutschland	20
van Putten et al. (2018)	Niederlande	20

Magenkarzinom einschlossen. In der Mehrzahl der Studien wurde mit höherem Krankenhaus-Fallaufkommen eine niedrigere Klinkletalität nach Magenresektion beobachtet, ähnliches galt für das Chirurgenvolumen. Die postoperative Morbidität korrelierte hingegen mit dem Fallaufkommen ebenso wenig wie das Langzeitüberleben. Letztlich waren die Autoren nicht in der Lage, eindeutige Fallgrenzen – weder für das Krankenhausvolumen noch für das Chirurgenvolumen – bei Gastrektomie wegen Magenkarzinom zu nennen. Gleiches gilt für die systematische Übersicht von Mahar et al. (2012).

Registererhebungen

▪▪ Situation in Deutschland

Ptok et al. (2017) gingen in Deutschland anhand einer flächendeckenden prospektiven klinischen Beobachtungsstudie dem Einfluss des Krankenhausvolumens auf die frühpostoperative Ergebnisqualität und die onkologischen Langzeitergebnisse bei der Behandlung des Magenkarzinoms nach. 140 Kliniken mit insgesamt 2897 Patienten wurden in den Jahren 2007 bis 2009 erfasst. 2788 (96,2 %) Patienten wurden operativ behandelt. Eine Tumorresektion war bei 2543 Fällen (91,2 %) möglich, bei 2105 Patienten (82,8 %) wurde eine R0-Resektion erreicht. In eine multivariate Analyse gingen die Parameter „Krankenhausvolumen", „UICC-Stadium" und „Tumorlokalisation" ein, um den Einfluss dieser Parameter auf die postoperative Morbidität und Hospitalletalität sowie auf das Gesamtüberleben zu überprüfen. Es ließ sich ein signifikanter Einfluss des UICC-Stadiums und der Tumorlokalisation auf die untersuchten Outcomeparameter nachweisen. Das Krankenhausfallvolumen hingegen nahm weder auf die frühpostoperativen Ergebnisse noch auf das Gesamtüberleben einen signifikanten Einfluss. Allerdings waren die mediane Überlebenszeit und die 5-Jahres-Gesamtüberlebensrate der Patienten bei proximaler Tumorlokalisation (Adenokarzinome des ösophagogastralen Übergangs, AEG) in den Hochvolumen-Kliniken tendenziell günstiger, sodass die Autoren für letztere Karzinome eine Zentralisierung der Behandlung empfahlen.

Eine wesentlich größere Erhebung publizierten Nimptsch et al. (2019), die Routinedaten der Jahre 2010–2015 (DRG-Statistik) auswerteten. Eingeschlossen wurden Patienten, die einer partiellen, subtotalen oder totalen Magenresektion (Gastrektomie) in Deutschland zugeführt wurden, bariatrische Eingriffe ausgeschlossen. Es handelte sich um insgesamt 72.528 Patienten. Im Gegensatz zu den meisten anderen Studien wurden aber nicht nur Karzinompatienten (sie machten 65 % aller Patienten dieser Erhebung aus), sondern auch alle anderen Indikationen, speziell bei Ulkus, hier inkludiert, was die Vergleichbarkeit dieser Analyse einschränkt. Die Autoren unterschieden nach Quintilen ein sehr geringes (n = 5), geringes (n = 13), mittleres (n = 20), hohes (n = 28) und sehr hohes (n = 50) jährliches Fallvolumen. Mehr als die Hälfte der Patienten wurden in Häusern mit sehr geringem Fallaufkommen versorgt. Die Klinikletalität schwankte zwischen 13,0 % (sehr niedriges Fallvolumen) bis 9,7 % (sehr hohes Fallvolumen). Nach Risikoadjustierung unterschieden sich aber nur noch die Krankenhäuser mit sehr niedrigem Fallvolumen (Klinikletalität 12,0 %) und die mit sehr hohem Fallvolumen (Klinikletalität 10,6 %) von einander. Diesen Unterschied führten die Autoren darauf zurück, dass sich Patienten mit Komplikationen in Häusern mit sehr hohem Fallaufkommen eher von einer Komplikation erholten als Patienten in Häusern mit sehr niedrigem Fallaufkommen. Da sich eine

Ergebnis-Volumen-Beziehung nur bei sehr hohem Fallaufkommen nachweisen ließ, waren die Autoren sich nicht sicher, welche Mindestmengen sie für eine Zentralisierung der Magenresektion, die sie nach diesen Daten forderten, unter Praktikabilitätsgesichtspunkten vorschlagen sollten. Es müssten pro Zentrum wohl mehr als 10 bis 20 Resektionen/Jahr sein.

▪▪ Situation in den Niederlanden

Über die Erfolge einer Zentralisierung der Magenkrebschirurgie in den Niederlanden berichteten van Putten et al. (2018). Es handelte sich um insgesamt 7204 Patienten, von denen bei 3777 Patienten in den Jahren 2009 bis 2011 (vor Zentralisierung) und bei 3427 in den Jahren 2013 bis 2015 (nach Zentralisierung) ein Magenkarzinom diagnostiziert wurde. Eine Gastrektomie (total und subtotal) wurde bei 37,6 % der Patienten (n = 1421) vor und bei 39,6 % (n = 1358) nach Zentralisierung vorgenommen. Vor Zentralisierung erfolgte bei 50,1 % der Patienten die Magenresektion in Krankenhäusern mit weniger als 10 Resektionen/Jahr, verglichen mit nur noch 9,2 % nach Zentralisierung. Allerdings wurden im Jahr 2015 immer noch 39,3 % der chirurgisch behandelten Patienten in Krankenhäusern versorgt, die weniger als 20 Resektionen/Jahr vornahmen. Nach Zentralisierung bestanden die Resektionen in 41,2 % in totalen Gastrektomien, verglichen mit 29,3 % vor Zentralisierung. Die totalen Gastrektomien hatten demnach relativ gesehen im Vergleich zu den subtotalen Resektionen zugenommen und damit die Radikalität des Eingriffs. Die 30-Tageletalität fiel von 6,5 % auf 4,1 %, die 90-Tageletalität von 10,6 % auf 7,2 % ab. Die 2-Jahresüberlebensrate der Patienten mit Magenresektion stieg von 55,4 % auf 58,5 % an. Die 2-Jahresüberlebensrate für das Gesamtkollektiv (resezierte und nicht-resezierte Patienten) machte 27,1 % vor und 29,6 % nach Zentralisierung aus. Insgesamt belegt diese Erhebung, dass die Zentralisierung der Magenkrebschirurgie zu einer Senkung der postoperativen Sterblichkeit und einem verbessertem Überleben führt.

In die CRITICS-Studie (ChemoRadiotherapy after Induction chemotherapy In Cancer of the Stomach) wurden unter anderen 494 Patienten mit Magenkarzinom eingeschlossen, bei denen in den Niederlanden eine Resektion unter kurativer Zielsetzung vorgenommen wurde. Die Ergebnisse bei diesen Patienten analysierten Claassen et al. (2018) in Abhängigkeit vom Krankenhausfallaufkommen. Unterschieden wurde zwischen sehr geringem (n = 1–10), geringem (n = 11–20), mittlerem (n = 21–30) und hohem (≥31) jährlichem Fallvolumen. Untersucht wurde unter anderem die chirurgisch-pathologische Compliance, definiert durch eine Entfernung von wenigstens 15 Lymphknoten bei Resektion. Diese Compliance wurde bei 86,7 % der in Hochvolumenkrankenhäusern resezierten Patienten erreicht, verglichen mit nur 50,4 % bei den in Krankenhäusern mit sehr geringem Volumen behandelten Patienten. Eine D1-Lymphknotendissektion wurde in 69, 87,3, 98 und 96,2 % beobachtet (sehr geringes, geringes, mittleres und hohes Fallaufkommen). Die chirurgische Qualität war demnach in Hochvolumenkrankenhäusern besser, es bestand aber keine statistisch signifikante Differenz zwischen den Gruppen hinsichtlich postoperativen Komplikationen und Sterblichkeit. Zu dieser Erhebung sind mittlerweile auch Nachuntersuchungsergebnisse veröffentlicht worden, wobei nur noch zwischen Krankenhäusern mit niedrigem (1–20 Resektionen/Jahr) und hohem Fallvolumen (≥21 Magenresektionen/Jahr) unterschieden wurde (Claassen et al. 2019). Danach war das Gesamtüberleben in HV-Krankenhäusern signifikant besser, mit einer

5-Jahresüberlebensrate von 59,2 % (HV-Krankenhaus) vs. 46,1 % (NV-Krankenhaus). Gleiches wurde in einer multivariaten Analyse für das krankheitsfreie Überleben gezeigt. Da das Überleben über alles wesentlich vom Tumorrezidiv abhängig war, schlussfolgerten die Autoren, dass die höhere chirurgische Qualität in HV-Krankenhäusern verglichen mit NV-Krankenhäusern langfristig auch das Überleben der Patienten positiv beeinflusste. Die Forderung war, die Chirurgie des Magenkarzinoms zu zentralisieren.

Van der Werf et al. (2019) berichteten ebenfalls Ergebnisse der Magenkarzinomchirurgie aus den Niederlanden. Erfasst wurden 2799 Patienten mit kurativer Resektion der Jahre 2011 bis 2017. Bei 9,5 % der Patienten wurde der Tumor unvollständig entfernt, diese Wahrscheinlichkeit war in Krankenhäusern mit einem Fallvolumen <20 jährlich höher als in Mittelvolumen (MV)- und HV-Krankenhäusern.

Inwieweit es sinnvoll ist, die Magenkarzinomchirurgie in Krankenhäusern zu konzentrieren, die zusätzlich bei weiteren Tumorresektionen im oberen Gastrointestinaltrakt ein höheres Fallvolumen aufweisen, überprüften Busweiler et al. (2017) in den Niederlanden. Das kombinierte Volumen an Gastrektomien, Ösophagektomien und Pankreasresektionen wurde in 3 Tertile eingeteilt: <15, 15–39 und ≥40 Resektionen/ Jahr. In der Zeit von 2005 bis 2014 stieg der Anteil der Magenresektionen wegen Karzinom in Krankenhäusern mit >40 Resektionen im Bereich des oberen Gastrointestinaltrakts von 6 % auf 80 % an. Ein höheres Komposit-Krankenhausvolumen war nach Case-mix-Adjustierung der Daten speziell für Patienten im Alter von ≥75 Jahren mit einer signifikant geringeren 30-Tagesterblichkeit nach Magenresektion assoziiert. Die Daten sprechen dafür, Eingriffe des oberen Gastrointestinaltrakts in speziellen Krankenhäusern zu konzentrieren.

▪▪ Situation in Japan

Das Magenkarzinom ist die zweithäufigste krebsbezogene Todesursache in Ostasien, dementsprechend groß sind die Erfahrungen in Japan. Iwatsuki et al. (2019) identifizierten in der nationalen japanischen Datenbank 145.523 Patienten, bei denen eine distale Magenresektion wegen Karzinom in 2182 Krankenhäusern von 11.914 Chirurgen in den Jahren 2011 bis 2015 vorgenommen wurde. Das Hospitalvolumen wurde in 3 Tertile unterteilt: niedrig (1–22 Fälle/Jahr), mittel (23–51 Fälle) und hoch (52–404 Fälle). Das Chirurgenvolumen wurde in 5 Gruppen unterteilt: 0–3/4–10/11–20/21–50/ und 51 und mehr Fälle/Jahr. In HV-Krankenhäusern wurden mehr laparoskopische Resektionen vorgenommen, die Operationszeit war kürzer und der Blutverlust geringer. Hinsichtlich der Klinikletalität unterschieden sich die 3 Gruppen ebenfalls: 1,9 % in NV-Krankenhäusern, 1,0 % bei mittlerem und 0,5 % bei hohem Volumen. Die Klinikletalität sank mit ansteigendem Fallvolumen des Operateurs, von 1,6 % in der Gruppe mit 0–3 Fällen auf 0,3 % in der Gruppe mit 51 und mehr Fällen/Jahr. Nach Risikoadjustierung für Chirurg und Krankenhaus war aber nur noch das Krankenhausfallvolumen, nicht aber das Chirurgenvolumen reziprok mit der Klinikletalität assoziiert. In dieser Untersuchung hatten demnach das Fallaufkommen des Krankenhauses, seine Spezialisierung und seine Überwachungseinrichtungen einen größeren Einfluss auf die Ergebnisse als das Fallaufkommen des Chirurgen.

Dass die Situation in Ostasien mit der in Westeuropa in keiner Weise vergleichbar ist – aufgrund der ganz anderen Epidemiologie des Magenkarzinoms – belegt eine Untersuchung von Lee et al. (2017) aus Korea. In dieser Studie wurde ein HV-Hospital mit mehr als 100 Magenresektionen/Jahr bei Karzinom definiert, NV-Kliniken waren solche mit weniger als 100 Resektionen jährlich. Verglichen wurden die Ergebnisse von 6 Chirurgen, die wenigstens 50 laparoskopische Magenresektionen durchgeführt hatten. Bei 284 durchgeführten laparoskopischen Resektionen kam es zu keinem Todesfall, erfahrene Chirurgen erzielten in NV- und HV-Krankenhäusern gleich gute Ergebnisse. Die Autoren schlossen draus, dass hauptsächlich der Chirurg die Ergebnisse beeinflusst, unabhängig von dem Fallaufkommen des Krankenhauses.

> **Fazit**
>
> Auch wenn die Datenlage zur Magenresektion bei Karzinom beschränkt ist, so belegen die niederländischen Registererhebungen doch eindrucksvoll, dass die Forderung, Magenkarzinome nur in Krankenhäusern mit einem Fallaufkommen von wenigstens 20 Resektionen pro Jahr zu versorgen, ihre Berechtigung hat.

2.4.3 Einfluss des Chirurgenvolumens auf die Ergebnisse

Spezifische Untersuchungen zum Einfluss des Fallaufkommens des Chirurgen auf das postoperative Ergebnis nach Magenresektion wegen Karzinom liegen nur in sehr geringem Umfang vor. Mamidanna et al. (2016) überprüften in ihrer populationsbezogenen Studie zur Abhängigkeit der operativen Letalität von der Erfahrung des Chirurgen auch die Volumen-Ergebnisbeziehung bei Gastrektomien. Sie erfassten in der Hospital Episodes Statistics (HES) der Jahre 2000 bis 2010 für England 12.622 Magenresektionen wegen Karzinom, durchgeführt von 452 Operateuren (Chirurgenvolumen 1–14 Magenresektionen/Jahr). Sie stellten die Abhängigkeit der Klinikletalität von dem Fallaufkommen des Chirurgen als kontinuierliche Variable dar, sodass keine zu fordernde Mindestmenge angegeben werden konnte. Die Ergebnisse wurden vielmehr mit ansteigender Fallzahl fortlaufend besser (die Grenze nach oben war offen), jeder zusätzliche Fall einer Magenresektion reduzierte die Sterblichkeitswahrscheinlichkeit (Odds) um 7,2 %. Die absoluten risikoadjustierten Sterblichkeitsraten betrugen nach Magenresektion für HV-Chirurgen (8–14 Fälle/Jahr) 3,36 % verglichen mit 5,20 % bei NV-Chirurgen (2–5 Fälle/Jahr). Die Folgerung der Autoren war, dass auch die Magenkarzinomchirurgie zentralisiert werden sollte, zumal HV-Chirurgen in der Regel auch in HV-Hospitälern arbeiteten.

Die Ergebnisse dieser Analyse decken sich mit einer früheren Untersuchung der Jahre 1996/1997 an 23 Krankenhäusern in der Süd-West-Region Englands (Bachmann et al. 2002). Damals war bei 731 Patienten mit Magenkarzinom ebenfalls eine signifikante umgekehrte Beziehung zwischen Chirurgenvolumen (und Krankenhausfallaufkommen) und Klinikletalität festgestellt worden, die gleichfalls als kontinuierliche Variable bestimmt wurde. Die Klinikletalität nach Mageneingriffen wegen Karzinom (hauptsächlich Magenresektion, aber auch Bypass) nahm um relative 41 % pro Anstieg um 10 Fälle jährliches chirurgisches Fallvolumen ab und um 7 % ab pro Anstieg von 10 Patienten im jährlichen Hospitalvolumen. Patienten, die von Chirurgen mit 20 Eingriffen jährlich versorgt wurden, hatten ein Sterblichkeitsrisiko (Odds Ratio) von 0,31 verglichen mit Chirurgen mit 1 Fall jährlich.

◘ Tab. 2.8 Grenzwerte (Krankenhausvolumen und Operateurvolumen) für ein günstiges Ergebnis in der Magenkarzinomchirurgie

Autor	Land	Fallzahl/Jahr
Classen et al. (2019)	Niederlande	Hospitalvolumen ≥21; Messparameter: Langzeitüberleben
Busweiler et al. (2017)	Niederlande	Hospitalvolumen >40 (Ösophagektomie, Gastrektomie, Pankreasrektion kombiniert); Messparameter: 30-Tagesterblichkeit pOp
Van der Werf et al. (2019)	Niederlande	Hospitalvolumen ≥20; Messparameter: Vollständige Tumorresektion
Iwatsuki et al. (2019)	Japan	Hospitalvolumen >52; Messparameter: Klinikletalität
Mamidanna et al. (2016)	GB	Chirurgenvolumen 8–14; Messparameter: Klinikletalität
Bachmann et al. (2002)	England	Chirurgenvolumen: 20; Messparameter: Klinikletalität

Grenzwerte (Krankenhausvolumen und Operateurvolumen) für ein günstiges Ergebnis in der Magenkarzinomchirurgie finden sich in ◘ Tab. 2.8.

> **Fazit**
>
> Definitive Mindestmengen können für das chirurgische jährliche Fallaufkommen bei Magenresektion wegen Karzinom nicht angegeben werden. Jedoch nimmt die chirurgische Qualität mit steigendem Fallvolumen kontinuierlich zu, wobei wohl ein Minimum von 8–14 Fällen jährlich wünschenswert wäre. Mit ihrer Forderung, Operateure in einem Magenkrebszentrum sollten wenigstens 10 Resektionen jährlich nachweisen, entspricht die Deutsche Krebsgesellschaft dieser Erkenntnis.

2.5 Pankreasresektion

Jessica Thomsen und Reinhart T. Grundmann

2.5.1 Mindestmengenregelungen

Für komplexe Eingriffe am Organsystem Pankreas (Innere Drainage des Pankreas, Partielle Resektion des Pankreas, (Totale) Pankreatektomie) besteht in Deutschland mit GBA-Beschluss die Forderung nach einer Mindestmenge von 10 Eingriffen pro Jahr und Klinik. Auch international gibt es Mindestmengenempfehlungen für Eingriffe am Pankreas (◘ Tab. 2.9).

◘ Tab. 2.9   Mindestmengenregelungen pro Jahr und Krankenhaus für Pankreasresektionen im internationalen Vergleich

Autor	Land	Mindestmenge (n)
GBA (2018)	Deutschland	10
Simunovic et al. (2010)	Kanada (Ontario)	10
Van der Geest et al. (2016)	Niederlande	20
Leapfrog (2019)	USA	20

2.5.2 Einfluss des Hospitalvolumens auf die Ergebnisse

▪ Übersichten

Gooiker et al. (2011) erstellten eine Metaanalyse zur Volumen-Ergebnisbeziehung in der Pankreaschirurgie. Die minimale Fallzahl zur Definition eines Hochvolumen-krankenhauses (HVH) variierte in den Studien zwischen 7 und 36 Pankreas-resektionen pro Jahr und Krankenhaus, zwei Ausreißer definierten einen Schnittpunkt von 50 und 89 Pankreatektomien pro Jahr als Minimum für ein HVH. NVH hatten ein Maximum von 5 Fällen/Jahr aufzuweisen. In die Analyse zum Einfluss des Hospital-volumens auf die Klinikletalität gingen 11 Studien ein, 9 Studien zeigten eine signi-fikante Assoziation zwischen höherem Fallaufkommen des Krankenhauses und niedrigerer Klinikletalität. Bei starker Heterogenität der Studien wurde der Effekt des hohen Fallaufkommens auf eine Odds Ratio von 0,32 (95 % KI 0,16 bis 0,64) geschätzt, die Risikoreduktion für die Klinikletalität wurde mit 0,16 angegeben. Zwei Studien überprüften auch den Effekt des Hospitalvolumens auf die 5-Jahresüberlebensrate der Patienten. Es fand sich eine signifikant bessere Überlebensrate in HV-Krankenhäusern (HR 0,79, 0,70 bis 0,89).

In der Folge wurde von Hata et al. (2016) eine Metaanalyse vorgestellt, die sich aus-schließlich auf die Klinikletalität und in 2 Studien zusätzlich auf die 90-Tageletalität nach Pankreatikoduodenektomie bezog. 13 Erhebungen, die auf der nationalen Daten-basis von 11 verschiedenen Ländern (58.023 Patienten) beruhten, gingen in diese sys-tematische Übersicht ein. Da die Schnittpunkte bei der Definition eines HVH stark variierten, teilten die Autoren die Krankenhäuser in 3 Kategorien ein: Schnittpunkt 1–19 Fälle/Jahr, Schnittpunkt 20–29 und Schnittpunkt ≥30 Pankreatikoduodenekto-mien/Jahr. Je höher der Schnittpunkt, desto eindeutiger wurde die Beziehung zwischen Fallaufkommen des Krankenhauses und Klinikletalität. Die Autoren empfahlen aus diesem Grund keinen eindeutigen Schnittpunkt, betonten aber, dass bei einem Schnitt-punkt von 20 (Spanne 20–30) Fällen pro Jahr die Heterogenität der Studien gering war.

Eine weitere Übersichtsarbeit (Krautz et al. 2017) untersuchte mithilfe der Medline- Datenbank die Krankenhausvolumen-Letalitätsbeziehung speziell für Deutschland. 4 Studien wurden inkludiert. Alle 4 Studien zeigten, dass die Volumen-Ergebnisbeziehung nach Pankreaseingriffen auch in Deutschland existiert, und dass Krankenhäuser, die unter einer Mindestmenge von 20 Pankreaseingriffen pro Jahr operieren, eine signifikant ungünstigere Klinikletalität aufweisen. Zudem zeigten die Studien, dass viele (11– 60% je nach Jahr und Studie) Krankenhäuser in Deutschland weiterhin unterhalb der Mindestmenge operieren.

Registererhebungen

▪▪ Situation in Deutschland

In Deutschland gilt eine Mindestmenge von 10 Eingriffen pro Jahr und Krankenhaus. Im Jahr 2010 hielten 29 % der Krankenhäuser diese Mindestmenge nicht ein, davon hatten 21 % keine der durch den GBA erlaubten Ausnahmebestände erfüllt (de Cruppé et al. 2014). Nimptsch et al. (2016) zeigten anhand von 58.003 Patienten, dass die Klinikletalität nach Pankreaseingriffen in Deutschland in den Jahren 2009 bis 2013 über alle Indikationen – Neoplasmen, nicht-maligne Erkrankungen und Pankreatitiden eingeschlossen – bei 10,1 % lag. Die Letalität variierte je nach Eingriff von 7,3 % nach distaler Pankreasresektion (alle Indikationen) bis 22,9 % nach totaler Pankreasresektion (ebenfalls alle Indikationen). Diese hohe Klinikletalität belegt den Bedarf an Qualitätsverbesserungsmaßnahmen.

Krautz et al. (2018) fanden für die Jahre 2009 bis 2014 in DRG-Abrechnungsdaten für Deutschland 60.858 Patienten mit größeren Pankreasresektionen. Das Fallvolumen der Krankenhäuser wurde in Quintile eingeteilt, wobei sich eine signifikante inverse Beziehung zwischen Fallvolumen und Klinikletalität ergab, mit einer Klinikletalität von 6,1 % bei sehr hohem (medianes jährliches Fallvolumen n = 105) verglichen mit 13,0 % bei sehr niedrigem Fallvolumen (medianes jährliches Fallvolumen n = 4). Nach Risikoadjustierung galt diese Beziehung aber nicht mehr für Patienten mit chronischer Pankreatitis. Die Autoren simulierten in einer Modellrechnung den Effekt einer Zentralisierung dieser Eingriffe in Deutschland, wobei sie annahmen, dass die Mindestfallzahl wenigstens dem mittleren Quintil der Fallvolumina entsprechen sollte (das bedeutete wenigstens 21 Fälle/Jahr mit Vermeidung von wenigstens 129 Todesfällen jährlich). Danach müsste 332 (63 %) von 525 Krankenhäusern in der niedrigen und sehr niedrigen Fallkategorie die Genehmigung zur Durchführung dieser Eingriffe entzogen werden. Es ergab sich die Forderung, dass zum einen die jetzt schon bestehende Mindestfallzahlanforderung von 10 Fällen jährlich wesentlich konsequenter umgesetzt werden sollte, ohne Ausnahmeregulierungen, und dass zum anderen die Mindestfallzahlanforderung erhöht werden sollte, da auch noch oberhalb von 10 Resektionen/Jahr eine deutliche Volumen-Ergebnisbeziehung besteht.

Eine Studie von Nimptsch und Mansky (2017) demonstrierte auf Basis von DRG-Abrechnungsdaten ebenfalls eine inverse Beziehung zwischen Krankenhausfallvolumen und Letalität nach Pankreasresektionen in Deutschland. Danach würde eine Mindestmenge von 29 Eingriffen pro Jahr und Krankenhaus die Klinikletalität unter 8,8 % senken. In einer anderen Studie untersuchten Nimptsch et al. (2017) Unterschiede in der Klinikletalität in Abhängigkeit davon, ob die Krankenhäuser die vorgegebene Mindestmenge von 10 Pankreaseingriffen einhielten oder nicht. 11 % aller Pankreaseingriffe wurden im Jahr 2013 in einem Krankenhaus unterhalb der Mindestmenge durchgeführt. Krankenhäuser, die unterhalb der Mindestmenge operierten, führten im Median 4 Pankreaseingriffe pro Jahr aus, Krankenhäuser oberhalb der Mindestmenge durchschnittlich 27 Pankreaseingriffe. Auch in dieser Analyse ergab sich eine signifikant niedrigere Klinikletalität, wenn der Pankreaseingriff in einem HVH (oberhalb der Mindestmenge von 10 Pankreaseingriffen pro Jahr und Krankenhaus) erfolgte.

Alsfasser et al. (2016) untersuchten die Volumen-Ergebnisbeziehung in der Pankreaschirurgie (Pankreaskarzinom, Pankreatitis und andere Indikationen eingeschlossen) im Hinblick auf das Langzeitüberleben mithilfe von Abrechnungsdaten der AOK, welche ca. 30 % der Bevölkerung versichern. Erfasst wurden die Ergebnisse in Volumenquintilen (1–11, 12–21, 22–34, 35–76, 77–265 Eingriffe pro Jahr und Krankenhaus). Es konnte eine positive Volumen-Ergebnis-Beziehung für das Langzeitüberleben (geringere 1-Jahresletalität) und inverse Beziehung zur Klinikletalität demonstriert werden. Lediglich zwischen den beiden obersten Quintilen (35–76 und 77–265 Eingriffe pro Jahr) wurde kein signifikanter Unterschied in der 1-Jahressterblichkeit festgestellt.

▪▪ Situation in den USA

Im Jahr 2002 berechneten Birkmeyer et al. für die USA für NVHs (1–2 Eingriffe pro Jahr) nach Pankreasresektion eine adjustierte Klinikletalität (Medicare-Patienten) von 14,6 %, für Häuser mittleren Volumens (3–5 Eingriffe jährlich) eine Klinikletalität von 11,0 % und für Krankenhäuser mit „sehr" hohem Volumen (>16 Eingriffe pro Jahr und Krankenhaus) eine solche von 3,8 %. Ob die Volumen-Outcome-Beziehung über eine längere Zeitperiode hinweg nachweisbar ist, untersuchten Reames et al. (2014). In einer 10-Jahresperiode von 2000–2009 wurden in der Medicare-Datenbank alle Pankreasresektionen identifiziert. HVHs (>41 Eingriffe pro Jahr) hatten eine signifikant geringere Krankenhaussterblichkeit nach Pankreasresektionen als NVHs (<5). In den Jahren 2000–2001 war diese Beziehung zwar ausgeprägter als in den Jahren 2008–2009 (AOR 5,83 KI 3,64-9,36 vs. AOR 3,08 KI 2,07-4,57), jedoch war sie weiterhin signifikant.

Hollenbeck et al. (2007) analysierten 9153 Pankreasresektionen in der NIS der Jahre 1993 bis 2003. Sie fanden die besten Ergebnisse (Klinikletalität) in der Hochvolumengruppe, die mit durchschnittlich 62,8 Pankreasresektionen pro Jahr und Krankenhaus definiert war. Sie schätzten, dass pro 100 Eingriffe, die von einem NV-Krankenhaus zu einem HV-Krankenhaus aufgrund einer Regionalisierung verschoben würden, 9,2 Patienten nach Pankreasresektion nicht verstorben wären.

Colavita et al. (2014) überprüften die Beziehung zwischen Fallaufkommen des Krankenhauses und Klinikletalität für hepto-pankreatische-biliäre Eingriffe wegen Karzinom anhand der administrativen NIS-Datenbank für zwei verschiedene Zeiträume, 1995–1999 und 2005–2009. Sie stellten im Lauf der Zeit eine erhebliche Regionalisierung der Eingriffe fest: wurden im ersten Zeitraum nur 32,5 % aller Resektionen in HVHs (29 + jährliche Resektionen) durchgeführt, waren es 10 Jahre später bereits 60,8 %. Dies führte zu einer signifikanten Verbesserung der Ergebnisse in allen Kliniken, nicht nur in HVHs, mit einer Klinikletalität in HVHs von 3,3 % im ersten und 2,7 % im zweiten Untersuchungszeitraum und bei den NVHs (1–8 Resektionen/Jahr) zu einer Reduktion der Klinikletalität von 8,67 % auf 6,5 %. Nach wie vor waren aber die Ergebnisse in Zentren besser als in NVHs. Eine zunehmende Konzentration von Pankreatikoduodenektomien beschrieben auch O'Mahoney et al. (2016). Sie untersuchten die Volumen-Ergebnisbeziehung in drei US-Bundesstaaten (Kalifornien, Florida und New York) und unterschieden zwischen niederem (0–10 Resektionen/Jahr), mittlerem (11–25), hohem (25–60) und sehr hohem (>61 Resektionen/Jahr) Fallaufkommen der Krankenhäuser. Klinikletalität und postoperative Morbidität waren in den höhervolumigen Krankenhäusern geringer als in den NVHs (≤10 Resektionen Jahr), die höheren Volumenklassen unterschieden sich aber nicht signifikant untereinander. Zudem konnten die Autoren über einen 10- Jahreszeitraum zeigen, dass zunehmend mehr Fälle in HVHs verlegt wurden. Korrelierend damit sank die Letalität nach Pankreaseingriffen in allen Bundesstaaten über die Studienperiode (2002–2011).

Eine Untersuchung von Teh et al. (2009) (NIS-Datenbasis der Jahre 1988 bis 2003, 103.222 Patienten) differenzierte zwischen verschiedenen Pankreasresektionen: distale Pankreasresektion (27 % der Eingriffe), totale Pankreatektomien (6 % der Eingriffe) und Pankreatikoduodenektomien (66 % der Eingriffe), sowie nach maligner (70,5 %) und benigner Pathogenese. Für alle Eingriffe konnte eine inverse Beziehung zwischen Fallvolumen und Krankenhausletalität gezeigt werden, die in ihrer Stärke von Komorbiditäten und Alter der Patienten abhängig war und höher für Erkrankungen maligner Genese ausfiel. Nach Adjustierung der Daten war die Klinikletalität für Patienten 65 Jahre und älter 4,78-fach (Pankreatikoduodenektomie), 3,84-fach (distale Pankreasresektion) und 2,60-fach (totale Pankreatektomie) niedriger, wenn der Patient in HVHs im Vergleich zu NVHs versorgt wurde. Um die Benchmark hinsichtlich der Klinikletalität zu erreichen, mussten die Krankenhäuser wenigstens 12, besser 24–35 Fälle pro Jahr aufweisen.

Ob jeder Patient davon profitiert, in einem HVH behandelt zu werden, oder ob nur Patienten mit hohem Risiko (Komorbidität) in spezialisierte Zentren überwiesen werden müssen, untersuchten Bilimoria et al. (2010) für verschiedene Tumorresektionen. Für 13 von 15 Tumorresektionen ergaben sich keine Unterschiede in der perioperativen Letalität (bis 60 Tage nach dem Eingriff) in Abhängigkeit davon, ob der Patient in einem spezialisierten Zentrum oder in einem kommunalen Krankenhaus versorgt wurde, wenn es sich um Patienten mit niedriger Komorbidität handelte. Bei den Hochrisikopatienten sah es anders aus: bei 9 von 15 (Blase, Niere, Kolon, Magen, Lunge, Leber, Rektum, Ösophagus, Pankreas) Tumorresektionen profitierten die Patienten davon, in spezialisierten Zentren versorgt zu werden. Eingriffe wegen Ösophagus- und Pankreaskarzinom wurden unabhängig von der Komorbidität des Patienten mit niedrigerer Klinikletalität in spezialisierten Zentren im Vergleich zu kommunalen Krankenhäusern versorgt. Nach dieser Studie muss nicht für alle Tumorresektionen eine Regionalisierung gefordert werden, wohl aber für alle Patienten mit Ösophagus- und Pankreaskarzinom.

Für die Langzeitergebnisse entscheidend ist der Status der Tumorresektionsränder. Bilimoria et al. (2008) gingen der Beziehung zwischen Krankenhausvolumen und Status der Tumorresektionsränder bei Pankreatikoduodenektomie wegen Karzinom nach. Insgesamt wurde bei 24 % der Eingriffe ein Tumor-positiver Resektionsrand festgestellt (14 % mikroskopisch, 10 % makroskopisch). Nach Adjustierung der Patienten- und Tumorcharakteristika hatten Patienten in NVHs (<2 Eingriffe pro Jahr und Krankenhaus) eine um 21 % höhere Wahrscheinlichkeit, nach dem Eingriff einen positiven Tumorresektionsrand aufzuweisen als Patienten, deren Eingriffe in HVHs (>16 Eingriffe pro Jahr und Krankenhaus) vorgenommen wurden. Eine Tumorinfiltration des Resektionsrandes wiederum war mit einer höheren Langzeitsterblichkeit assoziiert.

Nathan et al. (2009) untersuchten mithilfe der SID (State Inpatient Datenbank) die Volumen-Ergebnisbeziehung von Chirurgen und Krankenhaus in der HPB-Chirurgie getrennt nach Leber- und Pankreasresektionen. Während die Ergebnisse nach Leberresektion vom Fallvolumen des Krankenhauses abhängig waren, nicht vom Chirurgenvolumen, war die Klinikletalität nach Pankreasresektionen sowohl vom Fallaufkommen des Krankenhauses als auch von dem des Chirurgen beeinflusst, hing aber letztlich vom Chirurgenvolumen ab. Die Folgerung war, dass man Leber- und Pankreasresektionen getrennt analysieren muss, hohe Volumenerfahrung auf dem einen Gebiet der HPB-Chirurgie bedeutet noch nicht verbesserte Ergebnisse auch in dem anderen Teilgebiet. Zu der gleichen Erkenntnis waren Allareddy et al. (2007) gekommen. Sie fanden für 5 Eingriffe (Ösophagektomie, elektive Versorgung des abdominellen Aortenaneurysmas, Koronarchirurgie, perkutane Koronarintervention und Pankreasresektion) eine höhere Klinikletalität in Krankenhäusern, die die jeweiligen Volumenvorgaben der Leapfrog-Gruppe nicht erfüllten. Jedoch bedeutete ein hohes Fallaufkommen in Pankreas- und Ösophaguschirurgie noch keine guten Ergebnisse bei den anderen Eingriffen und vice versa. Die Volumen-Ergebnisbeziehung war also prozedurspezifisch und konnte nicht auf ein Krankenhaus als Ganzes übertragen werden.

Inwieweit minimalinvasive Pankreatikoduodenektomien (MIPD) in HV- Krankenhäusern erfolgen sollten, überprüften Adam et al. (2017) anhand einer Kohorte der National Inpatient Sample der Jahre 2000 bis 2012 (865 Patienten). Die überwiegende Zahl der Eingriffe wurde bei Karzinom durchgeführt (86 %). Im Mittel wurden pro Krankenhaus nur 6 Eingriffe jährlich vorgenommen, mit zunehmender Fallzahl kam es zu einer signifikanten Reduzierung der postoperativen Komplikationsrate. Die Autoren gaben einen Grenzwert von 22 MIPD pro Jahr an, bei dem es zu keiner weiteren wesentlichen Verbesserung der Ergebnisse kam. Diese Fallzahlen sollten demnach für Krankenhäuser angestrebt werden, die die MIPD einführen und hierzu ausbilden wollen.

Die bis dato größte Kohorte zum Vergleich von offener und minimalinvasiver Pankreatikoduodenektomie wurde von Torphy et al. (2019) auf Grundlage der National Cancer Data Base der Jahre 2010 bis 2015 vorgestellt. 18.259 Patienten unterzogen sich einer offenen und 3754 Patienten einer minimalinvasiven Pankreatikoduodenektomie unter kurativer Intention bei Pankreaskarzinom. Studienendpunkt war die Sterblichkeit 30 und 90 Tage nach dem Eingriff. Beide Kollektive unterschieden sich hierin nicht (offenes Vorgehen: 3,36 % bzw. 6,69 %, minimalinvasiv 3,29 % bzw. 5,02 %). Unabhängig davon, ob die Patienten offen oder minimalinvasiv versorgt wurden, war ihre 90-Tageletalität signifikant geringer, wenn sie in einem HV-Zentrum operiert wurden, mit signifikant besseren Ergebnissen mit ansteigendem Fallvolumen. Dabei wurde bei den offenen Eingriffen zwar zwischen einem jährlichen Krankenhausfallaufkommen <10/10–23/und >23 unterschieden, bei den minimalinvasiven Pankreatikoduodenektomien zwischen 1–6 und größer 6 Eingriffen jährlich. Aber unabhängig von dem operativen Zugang war die 90-Tageletalität stets geringer, wenn die Patienten in einem HV-Zentrum versorgt wurden.

▪▪ Situation in anderen Ländern

In den Niederlanden gilt für Eingriffe am Pankreas eine Mindestmenge von 20 Pankreasresektionen pro Jahr und Krankenhaus. Van der Geest et al. (2016) demonstrierten anhand der niederländischen Cancer Datenbank eine signifikant niedrigere Krankenhaussterblichkeit in Krankenhäusern, die mehr als 40 Pankreatikoduodenektomien pro Jahr durchführten. Dabei zeigten sich auch im Langzeitüberleben bessere Ergebnisse in HVHs (≥40 Eingriffe). Zudem erhielten die Patienten in HVHs häufiger eine neoadjuvante Therapie und die Operateure erreichten häufiger einen R0- Status in der Resektion.

Eine kanadische Studie (Simunovic et al. 2010) untersuchte die Volumen- Klinikletalitätsbeziehung in zwei unterschiedlichen Provinzen in Kanada. Zum einen in Ontario, wo ein Regionalisierung zu HVHs (≥10 Pankreaseingriffe pro Jahr und Krankenhaus) stattgefunden hatte und zum anderen in Quebec, wo eine solche Regionalisierung nicht erfolgte. Das Odd der Letalität verbesserte sich nach der Regionalisierung in der Region Ontario signifikant im Vergleich zu Quebec. Allerdings wurden auch in Quebec 76 % der Eingriffe in HVHs (≥10 Pankreaseingriffe pro Jahr und Krankenhaus) durchgeführt. Die Autoren interpretierten ihre Ergebnisse so, dass die Mindestmenge zwar ein wichtiger Bestandteil der Versorgungsqualität ist, jedoch offensichtlich nicht den allein ausschlaggebenden Faktor für eine Verbesserung der Versorgungsqualität darstellt. Daten zur Pankreatikoduodenektomie bei 2660 Patienten in der Provinz Ontario präsentierten Kagedan et al. (2017). In dieser Untersuchung wurde mit steigender Fallzahl eine geringere Letalität 30 und 90 Tage nach dem Eingriff festgestellt, bei gleichzeitig geringerer Reeingriffsrate. Hochvolumenzentren waren in dieser Untersuchung mit ≥ 40 Pankreatikoduodenektomien/Jahr definiert.

Farges et al. (2017) analysierten mithilfe der French Healthcare Datenbank die Volumen- Ergebnisbeziehung und mögliche Mindestmengen bei Pankreasresektionen in Frankreich. Dazu wurden 22.366 Pankreasresektionen, darunter 12.670 Pankreatikoduodenektomien und 7085 distale Pankreatektomien, der Jahre 2007–2012 untersucht und zwei Schnittpunkte für beste und ungünstigste Ergebnisse in Abhängigkeit vom jährlichen Fallaufkommen des Krankenhauses definiert. Zielparameter war die 90-Tageletalität nach dem Eingriff. Im Gesamtkrankengut aller Pankreasresektionen hatten Krankenhäuser mit >65 Resektionen pro Jahr die besten Ergebnisse (HVHs), Krankenhäuser mit ≤ 25 Resektionen pro Jahr (NVHs) die signifikant ungünstigsten. Für die Pankreatikoduodenektomie lagen die beiden Schnittpunkte bei 16 (ungünstigste Ergebnisse) und 40 jährlichen Eingriffen (beste Ergebnisse). NVHs hatten sowohl bei allen Pankreasresektionen als auch bei der Pankreatikoduodenektomie eine beinahe doppelt so hohe Sterblichkeit verglichen mit den HVHs. Für die distalen Pankreatektomien fanden sich die ungünstigsten Ergebnisse bei einem Schnittpunkt von 13, die besten Ergebnisse bei einem Schnittpunkt von 25 Eingriffen pro Jahr, aber diese Unterschiede waren nicht signifikant. Die Autoren kamen zu der Schlussfolgerung, dass theoretisch eine Zentralisierung der Pankreasresektionen in Zentren mit >65 Eingriffen/Jahr zu den besten Ergebnisse führen würde, dass dies aber unrealistisch sei, was die Machbarkeit angeht. Andererseits würde aber auch schon eine Mindestmenge >25 Pankreasresektionen jährlich zu einer deutlichen Ergebnisverbesserung führen, da immerhin ca. die Hälfte der Patienten in NVHs mit ≤ 25 Pankreasresektionen jährlich versorgt wurden.

Eine weitere Analyse der französischen administrativen Datenbank für die Jahre 2012 bis 2015 liegt von El Amrani et al. (2018a) vor. Sie überprüften anhand von 12.333 Pankreasresektionen, inwieweit das „Failure-to-rescue" (FTR), das heißt das erfolglose Management einer Komplikation, von dem Hospitalvolumen abhängig ist. Unterschieden wurden die Zentren nach geringem (<10 Resektionen/Jahr), mittlerem ($11–19$ Resektionen/Jahr) und hohem (≥ 20 Resektionen/Jahr) Fallaufkommen. In dieser Analyse war die postoperative 90-Tagesterblichkeit der Patienten nach Pankreasresektion in NV-Hospitälern um den Faktor 1,7 höher verglichen mit HV-Krankenhäusern, was vor allem auf das weniger erfolgreiche Management von Komplikationen zurückzuführen war. Das FTR war in Krankenhäusern mit niederem Volumen 18,3 %, bei mittlerem Volumen 15,1 % und bei hohem Fallvolumen 11,9 % ($p < 0{,}001$). Die Daten belegen eindrucksvoll, dass die Krankenhausvolumen-Outcome-Beziehung vor allem darauf beruht, dass Häuser mit größerem Fallvolumen eher in der Lage sind, mit auftretenden Komplikationen fertig zu werden als solche mit geringem Fallvolumen. Die Krankenhausstruktur nimmt demnach wesentlich auf die Ergebnisse Einfluss. Die Autoren forderten, das FTR als Qualitätsparameter in Registern routinemäßig zu erfassen.

In England wurde mithilfe der Datenbank Hospital Episode Statistic (HES) die Volumen- Ergebnisbeziehung nach Pankreatikoduodenektomien analysiert (Pal et al. 2008). Dort gilt seit 2001 eine Regionalisierungsrichtlinie. Der Studienzeitraum von 2002–2005 entsprach dem Zeitraum nach Start der Regionalisierung. Insgesamt führten 28 % weniger Krankenhäuser Pankreatikoduodenektomien durch, verglichen mit den Jahren 1999 bis 2002 Dies führte zu einem Rückgang der Kliniksterblichkeit von 6,2 % auf 5,7 %. Die Sterblichkeit nach Pankreatikoduodenektomie betrug in der niedrigsten Krankenhaus-Volumenkategorie (1–43 Eingriffe jährlich, 80 Krankenhäuser) 6,5 % im Vergleich zu 3,8 % in den 4 Krankenhäusern mit 173–317 jährlichen Eingriffen.

Eine Auswahl an Krankenhausfallzahlen, die in der Literatur bei Pankreasresektionen zu vergleichsweise guten Ergebnissen führen, ist in ◘ Tab. 2.10 aufgeführt.

> **Fazit**
>
> Für komplexe chirurgische Eingriffe am Pankreas ist die inverse Beziehung zwischen Krankenhausfallvolumen und perioperativer Sterblichkeit gesichert. Die Forderungen an Hospital-Mindestmengen reichen in der Literatur von 10 bis >65 Eingriffe pro Jahr.

◘ **Tab. 2.10**   Grenzwerte (Krankenhausfallvolumen) für ein günstiges Ergebnis nach Pankreasresektion

Autor	Land	Anzustrebendes Hospitalvolumen/Jahr
Krautz et al. (2018)	Deutschland	21 Resektionen
Nimptsch und Mansky (2017)	Deutschland	29 Resektionen
Alsfasser et al. (2016)	Deutschland	≥35 Pankreaseingriffe[a]
Birkmeyer et al. (2002)	USA	>16 Resektionen
Bilimoria et al. (2008)	USA	≥16 Resektionen
Teh et al. (2009)	USA	≥24 Resektionen
Reames et al. (2014)	USA	>41 Resektionen
Colavita et al. (2014)	USA	≥29 Resektionen
O'Mahoney et al. (2016)	USA	>10 Resektionen
Adam et al. (2017)	USA	>22 MIPD[b]
Torphy et al. 2019	USA	>23 Pankreatikoduodenektomien (offene und MIPD); Zielparameter 90-Tageletalität
van der Geest et al. (2016)	Niederlande	≥40 Resektionen[c]
Simunovic et al. (2010)	Canada	≥10 Resektionen
Kagedan et al. (2017)	Canada	≥40 Pankreatikoduodenektomien
Farges et al. (2017)	Frankreich	≥65 Resektionen aller Art; Zielparameter 90-Tageletalität
El Amrani et al. (2018a)	Frankreich	≥20 Resektionen; Zielparameter FTR[d]

Anmerkungen:
[a] Alle Indikationen und Eingriffe
[b] MIPD = minimalinvasive Pankreatikoduodenektomien
[c] Ausschließlich bei Karzinom
[d] Failure-to-rescue

2.5.3 Einfluss des Chirurgenvolumens auf die Ergebnisse

- **Übersichten**

Gooiker et al. (2011) fanden für ihre Metaanalyse und systematische Übersicht 3 Studien, die der Beziehung zwischen Fallaufkommen des Chirurgen und der Klinikletalität in der Pankreaschirurgie nachgingen. Bei der großen Inhomogenität der Daten ließ sich kein Schnittpunkt berechnen. In der Folge wurde eine weitere Metaanalyse von Macedo et al. (2017) zu der Frage der Beziehung zwischen Fallaufkommen des Chirurgen und Ergebnis nach Pankreatikoduodenektomie erstellt. Sie identifizierten 11 Studien mit 36.449 Patienten. 12.512 (34,3 %) Eingriffe wurden von Hochvolumenchirurgen (HVSs) vorgenommen, 23.937 (65,7 %) von Niedervolumenchirurgen (NVSs). Die Definitionen von HVSs und NVSs variierten, in dieser Analyse wiesen HVSs 6–20 Pankreatikoduodenektomien/Jahr auf, NVSs zumindest weniger als 6 Resektionen/Jahr. HVSs hatten eine signifikant niedrigere Klinikletalität im Vergleich zu NVSs (2,4 % vs. 6,7 %; OR 2,88) sowie eine signifikant geringere Komplikationsrate (36,3 % vs. 50,3 %; OR 1,71). Die Krankenhauskosten waren bei HVSs geringer, die Krankenhausaufenthaltsdauer signifikant kürzer als bei den NVSs. Die Ergebnisse waren demnach bei HVSs signifikant besser, gleichwohl betonten die Autoren die Schwierigkeit, einen bestimmten Schwellenwert festzumachen, wenn in den Studien HVSs mit >6 bis >20 Pankreatikoduodenektomien/Jahr definiert wurden.

Registererhebungen

Birkmeyer et al. (2003) untersuchten mithilfe der MEDPAR-Datenbank die Beziehung zwischen Fallaufkommen des Chirurgen und der Letalität nach Pankreasresektionen. Patienten, die in einem NVH den Eingriff durchführen ließen, wurden zu 70 % von NVSs (<2 Eingriffe pro Jahr und Chirurg) operiert. Ein höheres Fallaufkommen des Chirurgen war signifikant mit einer niedrigeren Letalitätsrate nach Pankreasresektionen assoziiert, wobei in dieser Erhebung ein Chirurg mit mehr als 4 Pankreasresektionen jährlich bereits als ein HV-Chirurg galt. Passte man das Chirurgenvolumen dem Krankenhausvolumen an, konnte gezeigt werden, dass 55 % des Krankenhausvolumens durch das Chirurgenvolumen determiniert wurden. Eine ähnlich niedrige Schwelle setzten Boudourakis et al. (2009) an, bei denen ein Chirurg mit 5 Pankreasresektionen/Jahr als HV-Chirurg galt, mit geringerer Klinikletalität als NV- Chirurgen.

Nathan et al. (2009) überprüften die Beziehung zwischen Fallaufkommen des Chirurgen und Ergebnis nach Pankreasresektionen und hepatobiliären Eingriffen. Ein höheres Fallaufkommen an Pankreasresektionen (Gesamtkollektiv n − 8251) war mit einer niedrigeren Letalität nach diesen Eingriffen assoziiert. Das Fallaufkommen an anderen hepato-pankreato-biliären (HPB) Eingriffen beeinflusste die Letalität nach Pankreasresektionen hingegen nicht. Zudem beeinflusste auch die Anwesenheit eines Pankreastransplantationsprogramms die Letalität nach Pankreasresektionen nicht. Das Fallaufkommen des Chirurgen muss nach dieser Untersuchung der Indexprozedur (Pankreasresektionen) spezifisch angepasst sein. In dieser Erhebung wurden bei der Pankreaskopfresektion Chirurgen mit mehr als 25 Eingriffen jährlich (26–128) der HV-Gruppe zugeordnet, mit signifikant besseren Ergebnissen als Chirurgen mit geringerem jährlichen Fallaufkommen (Odds Ratio 0,31).

Pecorelli et al. (2012) verglichen die Komplikationsraten von zwei HVSs mit denen von sechs NVSs (Trennung 12 Pankreatikoduodenektomien/Jahr) nach Pankreatikoduodenektomie. Insgesamt wurden 610 Pankreatikoduodenektomien inkludiert, von denen 2 HVSs 58,6 % und 6 NVSs die restlichen 41,4 % der Eingriffe durchführten. Die Patientencharakteristika unterschieden sich nicht signifikant zwischen den Gruppen. Die Gesamtmorbidität betrug 61,3 %. Die Rate an schwerwiegenden Komplikationen unterschied sich nicht signifikant zwischen den beiden Gruppen (NVSs 16,2 % vs. HVSs 14,5 %). Allerdings hatte die Gruppe der HVSs eine signifikant niedrigere Rate an Pankreasfisteln (NVSs 32,4 % vs. HVSs 24,1 %). Die Rate an neoadjuvanter Therapie war in der Gruppe der HVSs höher, beeinflusste die postoperative Morbidität aber nicht. Die durchschnittliche Verweildauer der Patienten in der HVSs-Gruppe betrug 13 Tage im Vergleich zu 14 Tagen in der Gruppe der NVSs (keine Signifikanz).

Eine neuere Untersuchung stellt die von Mamidanna et al. (2016) dar. Sie erfassten in der NHS Hospital Episodes Statistics (HES)-Datenbasis der Jahre 2000 bis 2010 für England 9116 Pankreasresektionen wegen Karzinom, durchgeführt von 187 Operateuren (Chirurgenvolumen 2–31 Pankreasresektionen/Jahr). Die Klinikletalität nahm in dieser Untersuchung kontinuierlich mit ansteigendem Fallaufkommen des Chirurgen ab, jeder zusätzliche Fall einer Pankreasresektion reduzierte die Sterblichkeitswahrscheinlichkeit (Odds) um 4,1 %. Patienten, die von einem Chirurgen in der Niedervolumenkategorie operiert wurden (2–7 Pankreasresektionen jährlich) hatten eine signifikant höhere Sterblichkeit als Patienten von Chirurgen in der Mittelvolumenkategorie (7–11 Pankreasresektionen jährlich), Odds Ratio 1,45, oder Patienten in der Chirurgen-Hochvolumenkategorie (12–31 Pankreasresektionen jährlich), Odds Ratio 1,73. Auf Mindestfallzahlen wollten sich die Autoren gleichwohl nicht festlegen, da in ihrer Untersuchung die Ergebnisse mit ansteigendem Fallvolumen kontinuierlich besser wurden und nicht auszuschließen war, dass dies sich auch noch über 31 Fälle jährlich hinaus fortsetzte.

2.5.4 Spezialisierung des Chirurgen

Csikesz et al. (2008) überprüften mithilfe der NIS-Datenbank den Einfluss der Subspezialisierung des Chirurgen als Transplantationschirurg auf das Ergebnis in der HPB-Chirurgie. 95 % der über 7000 erfassten Eingriffe am Pankreas wurden durch Nicht-Transplantationschirurgen durchgeführt. Das Ergebnis unterschied sich nicht zwischen Transplantationschirurgen und den anderen.

Sahni et al. (2016) untersuchten die Assoziation zwischen Fallaufkommen und Spezialisierung des Chirurgen und Ergebnis (30-Tageletalität) bei verschiedenen Eingriffen, darunter auch Pankreasresektionen, anhand der Medicare Datenbank. 1612 Chirurgen und 10.191 Patienten mit Pankreasresektion der Jahre 2008 bis 2013 gingen in die Analyse ein. Die Spezialisierung des Chirurgen wurde definiert als die Zahl der spezifischen Eingriffe des Chirurgen geteilt durch sein gesamtes operatives Volumen über alle Eingriffe. Die Spezialisierung für Pankreaseingriffe allein hatte noch keine signifikante Reduzierung des relativen Letalitätsrisikos zur Folge. Vielmehr führte das Volumen des Chirurgen an Pankreaseingriffen insgesamt zu einer Reduktion des relativen Letalitätsrisikos.

Die Beziehung zwischen Fallaufkommen des Chirurgen und Ergebnis nach Pankreatikoduodenektomie wurde von Hachey et al. (2018) anhand der Nationwide Inpatient Sample (2004–2009) analysiert. Unter 1747 Chirurgen hatten 88,3 % ein niedriges Fallaufkommen ($\leq$5 Fälle/Jahr), 8,9 % ein mittleres Fallaufkommen (6–16 Fälle/Jahr) und 2,8 % ein hohes Fallaufkommen ($\geq$17 Fälle/Jahr) an Pankreatikoduodenektomien. HVSs zeigten die niedrigste Klinikletalität. In dieser Untersuchung wurde der Frage nachgegangen, inwieweit der operative Mix (OM) die Ergebnisse nach

◘ Tab. 2.11 Grenzwerte (Chirurgenvolumen) für ein günstiges Ergebnis nach Pankreasresektion

Autor	Land	Anzustrebendes Chirurgenvolumen/Jahr
Birkmeyer et al. (2003)	USA	>4 Resektionen
Boudourakis et al. (2009)	USA	5 Resektionen
Nathan et al. al. (2009)	USA	>25 Pankreaskopfresektionen
Hachey et al. (2018)	USA	≥17 Pankreatikoduodenektomien
Mamidanna et al. (2016)	England	Wenigstens 12–31 Resektionen

Pankreatikoduodenektomien (PD) beeinflusste. Mit OM waren die Zahl verwandter Eingriffe (wie andere Pankreasresektionen, Eingriffe an Leber, Gallenwegen und Magen) gemeint. Chirurgen mit niedrigem PD-Aufkommen und hohem OM ($\geq$21 Fälle/Jahr) (Klinikletalität 4,4 %), mittlere PD-Volumen-Chirurgen mit hohem OM (Klinikletalität 3,4 %) und hohe PD-Volumen-Chirurgen mit hohem OM (Klinikletalität 2,7 %) hatten alle eine niedrigere operative Letalität als niedrige PD-Volumen-Chirurgen mit niedrigem OM (9,3 %; alle p < 0,02). Nach dieser Analyse beeinflusst das Fallaufkommen an PD die Ergebnisse signifikant: Chirurgen mit niedrigem PD-Fallaufkommen haben ungünstigere Ergebnisse als Hochvolumen-PD-Chirurgen. Jedoch kann geringere Erfahrung mit der Pankreatikoduodenektomie durch ein hohes Fallaufkommen an verwandten Eingriffen großenteils kompensiert werden.

Fallzahlen des Chirurgen, die in der Literatur bei Pankreasresektionen zu vergleichsweise guten Ergebnissen führen, sind in ◘ Tab. 2.11 aufgeführt.

Fazit

Das Fallaufkommen des Chirurgen beeinflusst die Letalität nach Pankreatikoduodenektomie signifikant günstig: Je größer das Fallaufkommen, desto niedriger ist die Letalität. Jedoch kann größere Erfahrung mit verwandten Eingriffen geringere Erfahrung mit der Pankreatikoduodenektomie wohl teilweise kompensieren.

2.6 Lebertransplantation und Leberresektion

Jessica Thomsen und Reinhart T. Grundmann

2.6.1 Lebertransplantation

Mindestmengenregelungen

Für Lebertransplantationen gilt in Deutschland die Mindestmenge von 20 pro Jahr (◘ Tab. 2.12), wobei Leberteilresektion und Hepatektomie (zur Transplantation) [OPS Code Version 2019: 5-503.0 bis 5-503.y) und Lebertransplantation [OPS Code Version 2019: 5-504.0 bis 5-504.y] inkludiert sind. International gibt es keine eindeutigen Mindestmengenempfehlungen für Lebertransplantationen.

2

◻ Tab. 2.12 Mindestmengenregelungen für Lebertransplantationen pro Jahr und Krankenhaus		
Autor	**Land**	**Mindestmenge (n)**
GBA (2018)	Deutschland	20

Einfluss des Hospitalvolumens auf die Ergebnisse

Registererhebungen

▪▪ Situation in Deutschland

Zwei Studien untersuchten die Krankenhausvolumen-Klinikletalität-Beziehung in Deutschland. Nimptsch et al. (2017) überprüften mithilfe der DRG-Abrechnungsdaten der Jahre 2006–2013 die Krankenhaussterblichkeit nach 7984 Lebertransplantationen. Als Grenzwert verwendeten die Autoren die in Deutschland gültige Mindestmenge von 20 Lebertransplantationen pro Jahr und Krankenhaus. Im Mittel behandelten 7 Kliniken unterhalb und 17 Kliniken oberhalb der Mindestmenge. Die durchschnittliche Fallzahl in Krankenhäusern, die unterhalb der Mindestmenge blieben, betrug 9 Lebertransplantationen pro Jahr und Krankenhaus, in Krankenhäusern oberhalb der Mindestmenge machte sie 56 Transplantationen aus. Die Patienten in Krankenhäusern unterhalb der Mindestmenge waren im Durchschnitt älter und litten häufiger an akutem Leberversagen. Die rohe Sterblichkeit in Kliniken mit Fallzahl $<$ Mindestmenge lag bei 19,6 % gegenüber 15,3 % in Krankenhäusern mit Fallzahl $\geq$ Mindestmenge. Nach Adjustierung war kein Unterschied in der Sterblichkeit der beiden Untersuchungsgruppen mehr erkennbar (15,9 % vs. 15,5 %), Hinweise auf ein vermindertes Sterberisiko in Krankenhäusern, die die Mindestmenge erreichten, fanden sich folglich nicht.

Nijboer et al. (2014) überprüften anhand der Daten der DSO (Deutsche Stiftung Organspende) der Jahre 2007–2010 bei 3317 Lebertransplantationen, ob eine Fallvolumen-Letalitätsbeziehung nach Lebertransplantationen in Deutschland besteht. Anhand von ROC-Kurven konnten keine Grenzwerte definiert werden, um eine Volumen-Ergebnis-Beziehung für die Klinikletalität nachzuweisen. Das Patientenüberleben nach 3 Jahren war allerdings im Trend besser in Zentren, die mehr als 30 Lebertransplantationen im Jahr durchführten. Wegen der Unvollständigkeit der Daten war diese Aussage aber nicht schlüssig.

Daten deutscher Transplantationszentren gingen auch in eine Analyse von Blok et al. (2018) ein, die den Zentrumseffekt bei Lebertransplantation in der Eurotransplant-Region überprüften, zu der auch Deutschland gehört. Es handelte sich insgesamt um 10.265 Lebertransplantationen der Jahre 2007 bis 2013, die in 39 Zentren durchgeführt wurden. Auch hier gab es zwischen den Zentren signifikante Ergebnisunterschiede. Primärer Studienendpunkt war das Transplantatüberleben, definiert als die Zeit zwischen Transplantation und Retransplantation oder Tod des Patienten. Auf jährliche Mindestmengen an Lebertransplantationen legten sich die Autoren nicht fest, nannten aber 50 Lebertransplantationen als ein „historisches" Minimum (kumuliert durchgeführt in den letzten 5 Jahren), das ein Zentrum erreicht haben sollte, um zu durchschnittlichen Ergebnissen zu kommen.

▪▪ Situation in den USA und anderen Ländern

Scarborough et al (2008a) untersuchten 8054 Lebertransplantationen der Datenbank NIS. Die Kliniksterblichkeit über alle war 10,06 %. Unterschieden wurde zwischen <11, 11–30 und >30 Transplantationen/Jahr und Krankenhaus, wobei sich nach Risikoadjustierung keine signifikanten Unterschiede zwischen den Gruppen ergaben.

Macomber et al. (2012) stratifizierten die Ergebnisse nach Fallaufkommen des Zentrums und Schwere der Grunderkrankung. Analysiert wurden 5130 Lebertransplantationen, durchgeführt in 63 akademischen Zentren der USA. Die Krankenhaussterblichkeit zwischen den Volumen-Tertilen zeigte eine signifikante Verbesserung von 3,4 % auf 2,9 % mit ansteigendem Fallvolumen. Wurde nach der Schwere der Grundkrankheit stratifiziert, so hatten Patienten mit schwerer Komorbidität ein signifikant geringere Klinikletalität in HVHs (6,5 %) verglichen mit Patienten in NVHs (8,5 %). In dieser Analyse wurden NVHs mit 11–47 Transplantationen/Jahr definiert, HVHs mit >76 Transplantationen.

Mit der Beziehung zwischen Zentrumvariabilität und 1-Jahrestransplantatüberleben befasste sich eine weitere Registererhebung in den USA der Jahre 2005 bis 2008, die 14.654 primäre Lebertransplantationen in 115 Zentren einschloss (Asrani et al. 2013). Hier wurde nicht das Fallvolumen, sondern die Anzahl Zentren anhand des Transplantatverlustes in Quartile unterteilt. Der Transplantatverlust machte 5,9 % in dem ersten Quartil und 20,2 % in dem 4. Quartil aus. Die Untersuchung zeigte erhebliche regionale Unterschiede, konnte jedoch das Transplantatüberleben nicht zum jährlichen Fallaufkommen korrelieren.

Ozhathil et al. (2011a) überprüften die Scientific Registry of Transplant Recipients (SRTR) Datenbasis der Jahre 2002 bis 2008 mit 31.587 Lebertransplantationen. Unterschieden wurde zwischen NVHs (Median 31 Transplantationen/Jahr), mittlerem Volumen (Median 64 Transplantationen) und HVHs (Median 102 Transplantationen/Jahr). Sie fanden ein signifikant besseres Transplantat- und Patientenüberleben mit steigendem Krankenhausfallaufkommen, speziell bei Transplantation von Spenderlebern mit erhöhtem Risiko. Zu dem gleichen Ergebnis kamen Ozhathil et al. (2011b), wenn sie nach niederem Fallvolumen (5–48 Fälle/Jahr), mittlerem Fallvolumen (49–77 Fälle/Jahr) und hohem Fallvolumen (78–215 Fälle/Jahr) in einer weiteren Analyse differenzierten.

Eine Studie zu pädiatrischen Lebertransplantationen (Tracy et al. 2010) definierte NVHs mit <7 Lebertransplantationen/Jahr und HVHs mit >16 Transplantationen. Die 1-Jahres-Patientenüberlebensrate war in HVHs signifikant besser (88,9 % vs. 84,7 %).

Yoo et al. (2019) berichteten über 7073 Lebendspender-Lebertransplantationen, die in den Jahre 2007 bis 2016 in 50 Kliniken Südkoreas ausgeführt wurden. In dieser Erhebung wurde für Patienten, die in Zentren mit >50 Lebendspender-Lebertransplantationen jährlich transplantiert wurden, eine signifikant niedrigere Klinikletalität und ein besseres Langzeitüberleben beobachtet im Vergleich zu MV-Zentren (10–50 Fälle jährlich) und NV-Zentren (<10 Transplantationen jährlich). Dieselbe Arbeitsgruppe (Yoo et al. 2018) hatte zuvor über 2648 Leichenspender-Lebertransplantationen berichtet, wobei ebenfalls eine geringere Klinikletalität und besseres Langzeitüberleben bei Patienten in HV-Zentren gesehen wurden, die bei Leichenspender-Lebertransplantation mit >30 Transplantationen jährlich definiert wurden.

Grenzwerte für ein günstiges Ergebnis nach Lebertransplantation finden sich in ◨ Tab. 2.13.

◘ Tab. 2.13   Grenzwerte für ein günstiges Ergebnis nach Lebertransplantation

Autor	Land	Anzustrebendes Fallvolumen/Jahr
Macomber et al. (2012)	USA	>76; Hospitalvolumen bei Patienten mit schwerer Komorbidität
Ozhathil et al. (2011a)	USA	102; Hospitalvolumen bei Transplantation von Spenderlebern mit erhöhtem Risiko
Scarborough et al. (2008a)	USA	≥9; Chirurgenvolumen, Messparameter Klinikletalität.
Yoo et al. (2018)	Südkorea	Hospitalvolumen >30 (Leichenspende); Messparameter: Klinikletalität und Langzeitüberleben
Yoo et al. (2019)	Südkorea	Hospitalvolumen >50 (Lebendspende); Messparameter: Klinikletalität und Langzeitüberleben

Fazit

Eine Korrelation zwischen Krankenhausfallzahl und Klinikletalität/Transplantatüberleben nach Lebertransplantation ließ sich bisher für Deutschland nicht belegen. In den USA gibt es Hinweise auf eine solche Beziehung, allerdings ist die Studienlage nicht aussagekräftig genug, um eine Mindestmenge zu definieren.

Einfluss des Chirurgen-Volumens auf die Ergebnisse

Scarborough et al. (Scarborough et al. 2008a) überprüften diese Beziehung anhand der administrativen NIS-Datenbank. Chirurgen mit geringem Fallaufkommen (NVS) wurden bei <3, mit mittlerem Fallaufkommen bei 3–9 und mit hohem Fallaufkommen (HVS) bei >9 Lebertransplantationen im Jahr definiert. Hochvolumenchirurgen wiesen die geringste Klinikletalität und Komplikationsrate auf. Risikoadjustiert ließ sich diese Beziehung allerdings nur noch für die Klinikletalität, aber nicht mehr für die postoperative Komplikationsrate in gleichem Umfang nachweisen.

2.6.2 Leberresektion

Mindestmengenregelungen

Mindestmengenregelungen existieren nicht.

Einfluss des Hospitalvolumens auf die Ergebnisse

- **Übersichten**

Eine systematische Übersicht von Garcea et al. (2009) zur Beziehung zwischen Krankenhausfallvolumen und Krankenhaussterblichkeit nach Leberresektion inkludierte 17 Studien. Von diesen fanden 10 eine signifikante inverse Beziehung zwischen

Krankenhausfallaufkommen und Krankenhaussterblichkeit nach Leberresektion. Die Grenzwerte variierten erheblich, für Hochvolumenzentren von mehr als 10 bis über 200 Leberresektionen jährlich. Die 10 Studien, in denen eine Beziehung zwischen Fallvolumen und Klinikletalität aufgezeigt werden konnte, berichteten von einer Letalität zwischen 5,8 % und 22,7 % in NVHs und von 1,5 % bis 9,4 % in HVHs nach Leberresektion.

Richardson et al. (2013) erstellten ebenfalls eines systematische Übersicht mit Metaanalyse zum Volumeneffekt in der Leberchirurgie auf Basis von 17 Studien. Die Definitionen eines HV-Zentrums reichten von 2 bis mehr als 33 Prozeduren/Jahr. Es ergab sich eine signifikante inverse Beziehung zwischen Krankenhausfallaufkommen und Klinkletalität (gepoolte Odds Ratio 2,0). Für die Analyse der postoperativen Morbidität reichte die Datenbasis nicht aus, gleiches galt für die Analyse des Langzeitüberlebens. Einen definitiven Grenzwert, der zwischen HV- und NV-Zentren unterscheidet, konnten die Autoren nicht nennen, bezeichneten aber nach ihrer Untersuchung ein Krankenhausvolumen von 15-25 Fällen/Jahr als vernünftige Grenze im Sinne einer Mindestmenge.

Des Weiteren liegt eine systematische Übersicht mit Metaanalyse von Franken et al. (2019) vor, in der die postoperative Morbidität und Letalität nach Leberresektion speziell bei Patienten mit perihilärem Cholangiokarzinom (PHC) auf Basis von 51 Studien (4634 Patienten) überprüft wurde. Die Autoren fanden in westlichen Ländern eine signifikant höhere postoperative Sterblichkeits- und Komplikationsrate als in asiatischen Zentren, zusätzlich untersuchten sie den Einfluss des Krankenhausfallaufkommens auf die Ergebnisse. Im Mittel führten die Klinken lediglich 4 Leberresektionen im Jahr bei PHC durch, nur 11 der 79 analysierten Zentren kamen auf 8 oder mehr Resektionen jährlich. In dieser Erhebung ließ sich für das Gesamtkrankengut keine Beziehung zwischen Hospitalvolumen und postoperativer Mortalität oder Morbidität 30 und 90 Tage nach dem Eingriff erstellen. Wenn nach geografischen Unterschieden differenziert wurde, zeigten Zentren mit größerem Fallaufkommen sogar die höhere Morbidität, was die Autoren auf einen Einweisungsbias zurückführten. Letztlich war die Zahl der Zentren mit größerem Fallaufkommen zu gering, um die Beziehung zwischen Fallvolumen und Ergebnis untersuchen zu können.

Registererhebungen

▪▪ Situation in Deutschland

Filmann et al. (2019) berichteten anhand von DRG-Daten des Statistischen Bundesamtes über die Kliniksterblichkeit in Deutschland nach Leberresektion in den Jahren 2010 bis 2015. 110.332 Resektionen, durchgeührt in 1136 Kliniken, gingen in die Erhebung ein. Die Kliniksterblichkeit war über alle Resektionen 5,8 %, nach größeren Resektionen allerdings 10,4 %. Die geringste Klinikletalität wurde nach Resektion kolorektaler Metastasen gesehen (5,5 %), die höchste nach Resektion extrahepatischer Cholangiokarzinome (14,6 %). In dieser Analyse war eine eindeutige Volumen-Ergebnisbeziehung nachweisbar. Das Fallvolumen in Quintile unterteilt, war die Klinikletalität in HV-Zentren (45–71 größere Resktionen/Jahr) mit einer Odds Ratio von 0,81 und in sehr großen Volumenzentren (72–171 größere Resektionen/Jahr) mit einer

Odds Ratio von 0,83 signifikant geringer als in NV-Zentren. Für die Resektion von kolorektalen Lebermetastasen galt darüber hinaus, dass die Ergebnisse in HV-Zentren (26–60 größere Leberresektionen/Jahr wegen kolorektalen Metastasen) signifikant besser waren als in Krankenhäusern mit sehr niedrigem Volumen (Odds Ratio 0,60), Klinikletalität 4,6 % vs. 7,5 %. Die im internationalen Vergleich hohe Klinikletalität nach Leberresektion in Deutschland veranlasste die Autoren, eine Zentralisierung dieser Eingriffe zu fordern.

▪▪ Situation in den USA

Dimick et al. (2003) berichteten über die postoperative Komplikationsrate nach Leberresektion in Maryland für die Jahre 1994–1998. Sie sahen eine signifikant niedrigere postoperative Komplikationsrate und Kliniksterblichkeit in HVHs, die hier mit >12 Leberresektionen/Jahr definiert wurden (Schwellenwert).

Hollenbeck et al. (2007) berechneten, dass 6,3 Patientenleben pro 100 Leberresektionen statistisch gesehen gerettet werden könnten, wenn die Resektionen in einem HVH (33 Leberresektionen pro Jahr und Krankenhaus) erfolgten. Colavita et al. (2014) untersuchten die Beziehung zwischen Fallaufkommen des Krankenhauses und der Krankenhaussterblichkeit für die hepatopankreatobiliäre (HPB) Chirurgie in toto und zusätzlich separat für die Chirurgie einzelner Organe. Die Krankenhaussterblichkeit nach Leberresektion war in HVHs (>20 Leberresektionen pro Jahr und Krankenhaus) signifikant geringer als in NVHs (1–4 Leberresektionen pro Jahr und Krankenhaus). Erfahrung in der Leberchirurgie beeinflusste aber nicht die Ergebnisse in der Pankreaschirurgie (wohl aber die in der biliären Chirurgie).

Eppsteiner et al. (2008) fanden in ihrer Analyse der NIS-Datenbank keinen Zusammenhang zwischen höherem Fallaufkommen eines Krankenhauses und Krankenhaussterblichkeit nach Leberresektion. Allerdings ergab sich eine um 50 % geringere Sterblichkeit (Hazard Ratio), wenn die Leberresektion in einem HVH (>20 Leberresektionen) von einem HVS (>10 Leberresektionen) durchgeführt wurde.

Dixon et al. (2007) überprüften, ob die Anwesenheit eines Lebertransplantationsprogramms die Krankenhaussterblichkeit nach Leberresektion verbessert. Es bestand ein Zusammenhang zwischen dem Fallaufkommen von wenigstens 10 Leberresektionen pro Jahr und Krankenhaus und einer verringerten Sterblichkeit. Größere Fallzahlen wirkten sich nicht zunehmend positiv auf die Ergebnisse aus. In dieser Untersuchung hatte die Etablierung eines Lebertransplantationsprogramms keinen Einfluss auf die Volumen-Ergebnisbeziehung bei Leberresektion. Auch Nathan et al. (2009) untersuchten den Einfluss eines Lebertransplantationsprogramms auf die Klinikletalität nach Leberresektion. Sie kamen zu dem Schluss, dass weder ein Transplantationsprogramm noch die Fallzahl an Pankreasresektionen oder HPB-Eingriffen das Ergebnis nach Leberresektion beeinflusste. Die Volumen-Ergebnisbeziehung bei Leberresektion ließ sich aber spezifisch anhand der Zahl der Leberresektionen nachweisen, mit den besten Ergebnissen in HVHs, die in dieser Auswertung mit >110 Resektionen/Jahr definiert wurden.

Über eine zunehmende Konzentration von Leberresektionen in den Jahren 1988 bis 2003 berichteten Scarborough et al. (2008b) anhand der NIS-Datenbasis. In dieser Erhebung wurden HVHs mit ≥45 Resektionen/Jahr definiert, mit besseren Ergebnissen als in den niedrigeren Volumenkategorien. Gleichzeitig kam es auch zu einer

Zunahme des Chirurgenvolumens, immerhin ein Viertel der Patienten (25,8 %) wurde von HVSs operiert, die hier mit 17 und mehr jährlichen Resektionen definiert wurden.

Ob die Überweisung in ein spezialisiertes Krankenhaus für alle Patienten nötig ist oder ob nur Hochrisikopatienten von einer Behandlung in einem Hochvolumen-krankenhaus profitieren, untersuchten Bilimoria et al. (2010) anhand von 5644 Leberresektionen der National Cancer Datenbank (NCDB). Sie stratifizierten nach individuellem präoperativem Patientenrisiko (Komorbiditäten) und kamen zu dem Ergebnis, dass Hochrisikopatienten besser in spezialisierten HVHs behandelt wer-den, für Patienten mit niedrigem präoperativem Risiko ergab sich aber kein Vorteil bei Behandlung in HVHs.

Buettner et al. (2016) belegten, dass HVHs signifikant besser Komplikationen managen als NVHs (besseres „Failure-to-Rescue", FTR). Es handelte sich um die Nati-onwide Inpatient Sample der Jahre 2001 bis 2009 mit 5075 Patienten mit Leberresektion wegen Karzinom. Die Krankenhäuser wurden nach Fallaufkommen in niedrig (<11 Fälle/Jahr), mittel (>11 bis <46) und hoch (>46 Fälle/Jahr) eingeteilt, das Chirurgen-volumen ebenfalls in niedrig (<4 Fälle/Jahr), mittel (>4 bis <16) und hoch (>16 Fälle/Jahr). Die postoperative Sterblichkeit nahm mit ansteigendem Krankenhausfallvolumen ab, gleiches galt für die Rate an FTR. Ebenso gab es eine inverse Beziehung zwischen Klinikletalität und FTR einerseits und Chirurgenvolumen andererseits. In dieser Unter-suchung war die Klinikletalität von Patienten, die von NVSs in NVHs versorgt wurden, doppelt so hoch wie die von Patienten, die in höhervolumigen Zentren von höhervolu-migen Chirurgen behandelt wurden. Entscheidend war aber eine weitere Erkenntnis: 80 % der inversen Beziehung zwischen Fallvolumen und FTR/operativer Sterblichkeit gingen auf das Konto von Unterschieden im Chirurgenvolumen, dem demnach die wesentlich größerer Bedeutung für das Überleben einer Komplikation zukam als dem Krankenhausvolumen.

Inwieweit verschiedene Organisationsformen der Krebszentren sowie das Krankenhausfallvolumen die Langzeitergebnisse nach Leberresektion eines hepato-zellulären Karzinoms beeinflussen, untersuchten Chapman et al. (2017) anhand von 12.757 Patienten der National Cancer Data Base der Jahre 1998 bis 2011. In dieser Erhebung war das 10-Jahres-Patientenüberleben signifikant besser, wenn die Patien-ten in einem HV-Zentrum (definiert mit >10 Leberresektionen/Jahr) versorgt wurden im Vergleich zu NV-Zentren. Ebenso zeigten Patienten, die in Transplantationszentren operiert wurden, ein signifikant besseres Überleben. Der Krankenhaustyp spielte hingegen keine Rolle. Die Autoren forderten eine Konzentration dieser Eingriffe in HV-Zentren.

■■ Situation in anderen Ländern

Aufgrund der epidemiologische Häufung von Lebertumoren in Japan liegen dort besonders große Erfahrungen mit der Leberresektion vor. Okinaga et al. (2018) über-blickten insgesamt 27.094 Patienten mit Leberresektion. In dieser Registererhebung war ein Krankenhaus-Fallvolumen von weniger als 23 Resektionen jährlich mit einer signi-fikant erhöhten 90-Tage-Letalität nach dem Eingriff assoziiert, verglichen mit Kranken-häusern, die höhere Fallzahlen aufwiesen. Die Studie der Taiwanesischen Datenbank BNHI (Bureau of National Health Insurance) von Chiu et al. (2015) mit insgesamt

23.107 Leberresektionen wegen HCC zeigte eine signifikant geringere Krankenhaussterblichkeit in HVHs (>100 Leberresektionen) und ein besseres 5-Jahresüberleben. Das gleiche galt auch für Patienten von HVSs, die hier mit >30 Leberresektionen/Jahr definiert wurden, im Vergleich zu Patienten von NVSs (Lu et al. 2014).

Pal et al. (2008) fanden bei Analyse der HES-Registerdatenbank in England keinen Krankenhausvolumen-Ergebnis-Effekt. Das Quartil des geringsten Volumens wurde in dieser Arbeit mit 1–198 Leberresektionen pro 6 Jahre und Krankenhaus definiert. Dies waren im internationalen Vergleich eher Hochvolumenkrankenhäuser. Darin sahen die Autoren dann auch den fehlenden Nachweis einer Volumen-Ergebnis-Beziehung begründet.

Grenzwerte (Krankenhausvolumen und Chirurgenvolumen) für ein günstiges Ergebnis nach Leberresektion finden sich in ◘ Tab. 2.14.

Fazit

Eine inverse Beziehung zwischen Fallaufkommen des Krankenhauses und Klinikletalität nach Leberresektion ist gesichert, die erheblichen Schwankungen in der Definition von HVHs und NVHs machen es aber schwer, definitive Mindestmengen zu nennen.

◘ **Tab. 2.14** Grenzwerte (Krankenhausvolumen und Chirurgenvolumen) für ein günstiges Ergebnis nach Leberresektion

Autor	Land	Anzustrebendes Hospitalvolumen/Jahr
Filmann et al. (2019)	Deutschland	≥26 größere Leberresektionen bei kolorektalen Metastasen
Dimick et al. (2003)	USA	>12 Resektionen
Hollenbeck et al. (2007)	USA	>33 Resektionen
Dixon et al. (2007)	USA	>10 Resektionen
Scarborouh et al. (2008b)	USA	≥45 Resektionen
Nathan et al. (2009)	USA	>110 Resektionen
Colavita et al. (2014)	USA	>20 Resektionen
Chapman et al. (2017)	USA	>10 Resektionen eines hepatozellulären Karzinoms; Messparameter: Langzeitüberleben
Buettner et al. (2016)	USA	≥46 Resektionen; zusätzlich Angabe zum **Chirurgenvolumen:** >16 Resektionen
Okinaga et al. (2018)	Japan	>23 Resektionen
Chiu et al. (2015)	Taiwan	>100 Resektionen (Hospitalvolumen)
Lu et al. (2014)	Taiwan	**Chirurgenvolumen:** >30 Resektionen

Einfluss des Chirurgenvolumens auf die Ergebnisse

Registererhebungen

▪▪ Situation in den USA und Canada

McColl et al. (2013) untersuchten den Einfluss des Chirurgenvolumens und eines Fellowship-Programms auf die Krankenhaussterblichkeit nach Leberresektion. Es wurden 1033 Leberresektionen zwischen 1995–2004 in der Region Calgary (Canada) identifiziert. In dieser Studie war die Sterblichkeit nach Leberresektionen (zwischen 5,6 % und 6,1 %) nicht vom Chirurgenvolumen beeinflusst, gleiches galt für unterschiedliche Fellowship-Programme. Auch McKay et al. (2008) hatten für die Calgary und Capital Health Region nach Anpassung an die Komorbiditäten, notfallmäßige Einweisung und maligne Diagnosen keine Beziehung zwischen Chirurgenvolumen und Krankenhaussterblichkeit nach Leberresektion nachweisen können. Sie konnten aber eine eindeutige inverse Beziehung zwischen dem Training des Chirurgen (definiert durch seinen Spezialisierungsgrad) und der postoperativen Komplikationsrate demonstrieren.

Nathan et al. (2009) konnten auf Basis der SID (State Inpatient Databases) der USA keinen Zusammenhang zwischen dem Fallaufkommen des Chirurgen und der Krankenhausletalität nach Leberresektionen aufzeigen. Jedoch vermuteten die Autoren, dass ihr Ergebnis durch eine relativ unspezifische Fallkodierung verzerrt sein könnte. In der gleichen Studie fand sich nämlich für Pankreasresektionen eine Beziehung zwischen höherem Fallaufkommen des Chirurgen und niedrigerer Krankenhaussterblichkeit, was die Autoren auf eine spezifischere Fallkodierung bei den Pankreasresektionen zurückführten.

Neben dem jährlichen Fallaufkommen des Chirurgen kommt es auch auf seine Erfahrung während seines Berufslebens an, das heißt auf das über die Jahre kumulierte Fallaufkommen. Auf diesen Aspekt haben Hashimoto et al. (2017) anhand einer Datenbasis des Staates New York aufmerksam gemacht. In dieser Untersuchung von insgesamt 13.467 Leberresektionen ließ sich eine Beziehung zwischen jährlichem Fallaufkommen des Chirurgen und niedriger Klinikletalität nur für Chirurgen in ihrer „frühen" Karriere nachweisen. Für Chirurgen mit 20 Jahren und mehr klinischer Erfahrung (seit Abschluss der universitären medizinischen Ausbildung, entsprechend etwa 10–12 Jahren an unabhängiger chirurgischer Praxis) galt diese Beziehung nicht. Ebenfalls galt diese Beziehung nicht für Spezialisten wie onkologische Chirurgen und Transplantationschirurgen. Der Zuwachs an Erfahrung wird bei Forderung von definitiven jährlichen Fallvorgaben demnach nicht berücksichtigt. In Konsequenz müssen für Chirurgen zu Beginn ihrer Karriere höhere Fallzahlen gefordert werden als für langfristig tätige Spezialisten.

Fazit

Das Fallaufkommen des Chirurgen beeinflusst die Ergebnisse nach Leberresektion. Definitive Fallzahlen/Jahr können nicht genannt oder gefordert werden, ohne die kumulierte Erfahrung im Berufsleben zu berücksichtigen, was bisher nur ansatzweise analysiert wurde.

2.7 Nierentransplantation

Jessica Thomsen und Reinhart T. Grundmann

2.7.1 Mindestmengenregelungen

Für Nierentransplantationen (inklusive Lebendspende) (OPS Version 2019: 5-555.0 bis 5-555.y) besteht derzeit in Deutschland die GBA-Forderung nach einer Mindestmenge von 25 Transplantationen pro Jahr. In England wird lediglich gefordert, bei Transplantation ABO-inkompatibler Organe eine Erfahrung mit wenigstens 5 Transplantationen ABO-inkompatibler Organe pro Jahr vorzuweisen (NHS 2013) (◘ Tab. 2.15).

2.7.2 Einfluss des Hospitalvolumens auf die Ergebnisse

- **Übersichten**

Tsampalieros et al. (2017) fanden zum Zentrum-spezifischen Outcome nach Nierentransplantation für eine systematische Übersicht insgesamt 24 Studien. Die Endpunkte der inkludierten Studien waren das Transplantat- und Patientenüberleben. 23 Studien waren retrospektive Beobachtungstudien, eine Studie eine prospektive Erhebung. Untersucht wurden Krankenhaus- und Chirurgenvolumen, Spezialisierung, Lokalisation des Follow-Up und der Typ des Krankenhauses (Profit- oder Lehrkrankenhaus). 17 Studien überprüften die Beziehung zwischen Krankenhausvolumen und Transplantatüberleben/Transplantatverlust. Weniger als die Hälfte (n = 8) dieser Studien fanden eine signifikante, inverse Beziehung zwischen Krankenhausvolumen und Transplantatüberleben nach Nierentransplantation, davon befassten sich zwei Untersuchungen ausschließlich mit Nierentransplantation bei Kindern. Insgesamt waren Studienansätze und Ergebnisse äußerst heterogen, sodass sich keine Aussagen zu definitiven Fallzahlgrenzen ableiten ließen.

Registererhebungen

- ■ **Situation in Deutschland**

De Cruppé et al. (2014) untersuchten für die Jahre 2004, 2006, 2008 und 2010, inwieweit transplantierende Krankenhäuser in Deutschland die ab dem Jahr 2004 geltenden Mindestmengen für Nierentransplantationen einhielten. Für Nierentransplantationen bestand ab dem Jahr 2004 eine Mindestmenge von 20 Eingriffen pro Jahr und Krankenhaus, ab 2006 eine solche von 25 Eingriffen. Im Jahr 2004 blieben 4 Kliniken (9 %)

◘ **Tab. 2.15** Mindestmengen Nierentransplantation

Autor	Land	Mindestmenge/Jahr
GBA (2018)	Deutschland	25
(NHS)	England	5 ABO-inkompatible Transplantationen, falls man solche transplantiert

unterhalb der Mindestmengenanforderung, im Jahr 2010 waren es 2 Kliniken (5 %). Prozentual wurden aber im Jahr 2004 nur 2 % und 2010 nur 1 % aller Nierentransplantationen in Krankenhäusern unterhalb der Mindestmenge durchgeführt.

Den Einfluss der Einhaltung von Mindestmengen auf die 30-Tagesterblichkeit nach Nierentransplantation überprüften Nimptsch et al. (2017) mithilfe der DRG-Statistik der Jahre 2006 bis 2013. In die Analyse gingen 21.773 Patienten ein. Die Abrechnungsdaten des DRG Systems gaben keine Information über Lebend-/oder Leichenspende. Im Mittel behandelten 11 Kliniken unterhalb und 36 oberhalb der Mindestmenge. Krankenhäuser, die unterhalb der Mindestmenge operierten, führten im Median 6, Krankenhäuser oberhalb der Mindestmenge im Median 74 Nierentransplantationen pro Jahr durch. Damit wurden 97,6 % aller Nierentransplantationen in Deutschland in Krankenhäusern vorgenommen, die die Mindestmenge erreichten. Die rohe Sterblichkeit in Kliniken mit Fallzahl unterhalb der Mindestmenge war höher (4,5 %) als in Kliniken mit Fallzahl oberhalb der Mindestmenge (1,6 %). Nach Adjustierung war dieser Unterschied zwar verringert (3,3 % vs. 1,7 %), aber immer noch statistisch signifikant. (Gemessen an der Odds Ratio war das Sterberisiko in den Kliniken, die die Mindestmenge erreichten, um 57 % geringer). Zusätzlich wurde in dieser Untersuchung die Verweildauer nach Nierentransplantationen untersucht. Krankenhäuser mit einer Fallzahl oberhalb der Mindestmenge hatten eine signifikant geringere Verweildauer als Krankenhäuser unterhalb der Mindestmenge (25 Tage vs. 31 Tage).

■■ Situation in den USA

In den Jahren 1996 bis 2000 wurden 60.778 Nierentransplantationen in 258 Transplantationszentren der USA durchgeführt. Axelrod et al. (2004) teilten die Krankenhäuser nach Quartilen des mittleren jährlichen Fallaufkommens ein, in sehr niedrig (Median 20 Fälle), niedrig (Median 58 Fälle), mittel (Median 93 Fälle) und groß (Median 167 Fälle). Das nichtadjustierte 1-Jahresnierentransplatversagen machte über alle 9,4 % aus und war signifikant geringer in dem Hochvolumenquartil (8,6 %), verglichen mit sehr niedrig (9,6 %), niedrig (9,9 %) und mittel (9,7 %). Die Autoren sahen demnach bessere Ergebnisse in HVHs, betonten aber, dass die Ergebnisse in den einzelnen Quartilen erheblich schwankten, sodass nicht a priori von einem NVH angenommen werden kann, dass es schlechtere Ergebnisse als ein HVH zeitigt und vice versa. Axelrod et al. betonten, dass ihre Analyse keinen Beleg für einen Grenzwert lieferte, der als Mindestfallzahl für ein Transplantationszentrum gefordert werden könnte. Dies lag auch daran, dass im Vergleich zu anderen Studien die Unterschiede zwischen den einzelnen Quartilen zwar statistisch signifikant, aber klinisch nur mäßig relevant waren.

Barbas et al. (2018) untersuchten Patienten- und Transplantatüberleben nach Leichennierentransplantation (n = 206.179) mithilfe der Daten der Scientific Registry of Transplant Recipients (SRTR). Die Daten wurden für eine 15-jährige (1999–2013) Studienperiode ausgewertet, unterschieden wurde zwischen 396 HVHs (≥75 Nierentransplantationen pro Jahr und Krankenhaus), 484 Krankenhäusern mittleren Volumens (32–74 Transplantationen/Jahr) und 537 NVHs (1–31 Nierentransplantationen pro Jahr und Krankenhaus). Sowohl das 1-Monatstransplantatversagen als auch das 1-Jahrestransplantatversagen waren signifikant geringer in HVHs. In gleicher Weise zeigten die korrespondierenden Patientenüberlebensraten eine strenge Assoziation mit dem Fallaufkommen des Transplantationszentrums. Die Autoren forderten aufgrund dieser Ergebnisse eine strengere Regionalisierung der Nierentransplantation, auch unter dem Gesichtspunkt des Organmangels.

2

Daten des Organ Procurement and Transplantation Network (OPTN) der USA (79.581 Nierentransplantationen in 219 Zentren) der Jahre 2009–2013 präsentierten Sonnenberg et al. (2019). Die jährliche mittlere Anzahl an Nierentransplantationen betrug in den einzelnen Volumen-Quartilen(Q): Q1: 2 bis 65; Q2: 66 bis 110; Q3: 111 bis 195; Q4: 198 bis 315. Es ergaben sich nur geringe Unterschiede im 3-Jahrestransplantatversagen bei Leichennierentransplantationen (14,9 % bei Q1 vs. 16,7 % bei Q4). Nach Adjustierung für Spender, Empfänger, Transplantatcharakteristika war das Fallvolumen nicht mit Sterblichkeit oder Transplantatversagen nach 3 Jahren zu assoziieren, außer bei Diabetikern, die in Q3 verglichen mit Q1 eine gering erniedrigte Sterblichkeit aufwiesen. Größere Fallzahlen waren im Gegensatz zu der Untersuchung von Barbas et al. (2018) nicht mit einem besseren Outcome assoziiert.

■■ **Situation in anderen Ländern**

Eine Untersuchung zum Einfluss des Fallaufkommens auf die Ergebnisse nach Nierentransplantation (Patienten- und Transplantatüberleben) liegt für Kanada vor (Kim et al. 2004). Analysiert wurde ein 10-Jahreszeitraum (1988–1997). Die Krankenhäuser wurden in 3 Kategorien eingeteilt: 0–199 Nierentransplantationen (NVH, 26 % aller Krankenhäuser) 200–399 Nierentransplantationen (MVH, 35 % aller Krankenhäuser) und >400 Nierentransplantationen im Untersuchungszeitraum (HVH, 39 % aller Krankenhäuser). Ein Hochvolumenkrankenhaus erbrachte demnach hier durchschnittlich lediglich >40 Transplantationen pro Jahr. Insgesamt lag der Anteil an Leichenspendern bei 79 %, die Spenderressource (lebend/Leiche) wurde in der Risikoadjustierung berücksichtigt. Dabei ergab sich eine signifikant besseres 1-Jahres-, 2-Jahres- und 5-Jahres – Patienten- und Transplantatüberleben, wenn das Krankenhaus in dem genannten Zeitraum wenigstens 200 Nierentransplantationen durchgeführt hatte.

> **Fazit**
>
> Es besteht zwar eine Beziehung zwischen Fallaufkommen eines Krankenhauses und Ergebnis nach Nierentransplantation, jedoch ist mangels ausreichender Daten die Festlegung einer Mindestmenge evidenzbasiert nicht möglich, sondern eine gesellschaftliche Übereinkunft. Die in Deutschland geforderte Mindestfallzahl von 25 Nierentransplantationen/Jahr ist aber auch im internationalen Vergleich nicht zu hochgegriffen.

2.7.3 Einfluss des Chirurgenvolumens auf die Ergebnisse

Lernkurve

Fechner et al. (2012) stellten die Lernkurve eines Chirurgen bei Nierentransplantationen von Leichenspendern in einem NVH (40–50 Nierentransplantationen im Jahr) dar. Die Chirurgen wurden in 5 Gruppen eingeteilt, je nachdem wie viele Nierentransplantationen sie bereits durchgeführt hatten (1–10/11–20/21–30/31–40/41–50 Nierentransplantationen). Die Operationszeit und die warme Ischämiezeit verkürzten sich signifikant, wenn ein Chirurg mindestens 40 Nierentransplantationen vorgenommen hatte. Das Transplantatüberleben nach 12 Monaten unterschied sich aber nicht signifikant zwischen den Gruppen. Die Autoren folgerten, dass die chirurgische Ausbildung in der Nierentransplantation sicher ist: zwar gibt es eine Lernkurve des Chirurgen, sie wirkt sich aber nur auf die Operationszeit, nicht auf das mittelfristige Ergebnis aus. Zu einer ähnlichen Folgerung kamen Cash et al. (2012): In dieser Untersuchung wurden lediglich Ureterkomplikationen bei unerfahrenen Transplantationschirurgen (Erfahrung mit <30 Nierentransplantationen) signifikant häufiger beobachtet (6,6 % vs. 2,7 %).

Spendernephrektomie (Lebendspende)

Friedman et al. (2010) untersuchten den Einfluss des Hospital- und Chirurgenvolumens auf das Ergebnis der Nephrektomie bei Lebendspendern anhand eines Kollektivs von 6320 Nephrektomien der Jahre 1999 bis 2005. Zwar wurde kein Todesfall berichtet, gleichwohl ist das Risiko der Spende für den Spender nicht zu vernachlässigen, die postoperative Komplikationsrate über alle macht 18,4 % aus. Die Grenzwerte für NVHs und HVHs wurden durch Volumenperzentile festgelegt. Das obere 50%- Perzentil wurde mit ≥20 Eingriffen pro Jahr und Krankenhaus als HVH definiert. Bei dem Chirurgenvolumen definierte das obere 25%- Perzentil mit ≥5 Eingriffen pro Jahr den HVS. 86 % der Eingriffe wurden in HVHs durchgeführt, 99 % der Eingriffe an einem urbanen Standort, 95 % der Krankenhäuser hatten einen Lehrstatus. Die Komplikationsrate betrug 22,9 % in NVHs vs. 17,4 % in HVHs (p < 0,001). Während sich das Hospitalvolumen demnach auf die Komplikationsrate auswirkte, war dies für das Chirurgenvolumen nicht nachweisbar. 39 % der Chirurgen wurden als HVSs definiert. Diese operierten insgesamt 2462 Patienten. Es wurde kein signifikanter Unterschied in der Komplikationsrate zwischen HVSs und NVSs festgestellt, wobei allerdings mit lediglich ≥5 Eingriffen pro Jahr auch bei HVSs alles andere als große Erfahrungen vorlagen.

Zu ganz anderen Zahlen kam eine Analyse eines einzelnen Zentrums (Minneapolis), in der die Lernkurve von chirurgischen Weiterbildungsassistenten in der laparoskopischen Spendernephrektomie überprüft wurde (Serrano et al. 2017). Danach benötigt es 24 bis 28 Eingriffe, bevor die Komplikationsrate kippt und 35–38 Fälle, bevor von einer Fertigkeit bei dem Eingriff gesprochen werden kann.

Grenzwerte für ein günstiges Ergebnis nach Nierentransplantation finden sich in ◘ Tab. 2.16.

> **Fazit**
>
> Über den Einfluss des Fallaufkommens des Chirurgen auf die Ergebnisse der Nierentransplantation kann keine verbindliche Aussage getroffen werden.

◘ **Tab. 2.16** Grenzwerte (Krankenhausvolumen und Chirurgenvolumen) für ein günstiges Ergebnis bei Nierentransplantation

Autor	Land	Fallvolumen/Jahr
Barbas et al. (2018)	USA	≥75 Nierentransplantationen (Hospitalvolumen)
Kim et al. (2004)	Canada	≥20 Nierentransplantationen (Hospitalvolumen)
Cash et al. (2012)	Deutschland	30 Nierentransplantationen für Lernkurve „erfahrener" Chirurg
Serrano et al. (2017)	USA	35–38 laparoskopische Spendernephrektomien (Lernkurve „erfahrener" Chirurg)

2.8 Chirurgie von Rektum und Kolon

Jessica Thomsen und Reinhart T. Grundmann

2.8.1 Mindestmengenregelungen

Für kolorektale Eingriffe besteht in Deutschland derzeit keine Mindestmengenregelung seitens des GBA. Die Deutsche Krebsgesellschaft fordert für ein Darmkrebszentrum die operative Expertise von 30 Kolonkarzinomen und 20 Rektumkarzinomen jährlich. In den USA hat die Leapfrog-Gruppe für die Rektumresektion 16 Eingriffe/Jahr als Mindestmenge für ein Krankenhaus definiert (◘ Tab. 2.17). Dies entspricht weitgehend den Niederlanden, dort wird ein Standard von 20 Rektumresektionen wegen Karzinom pro Jahr gefordert (Gietelink et al. 2016).

Ruffo et al. (2016) haben für Tertiärzentren in Italien folgende Fallmengen für die Akkreditierung als kolorektales chirurgisches Zentrum angegeben:

- Hospitalvolumen intraperitoneale kolorektale Chirurgie: ein kolorektales Zentrum sollte wenigstens 50 elektive Karzinomresektionen/Jahr durchführen, mit einer Sterblichkeit <5 %.
- Hospitalvolumen extraperitoneale Rektumchirurgie: ein kolorektales Zentrum sollte wenigstens 15 elektive Rektumkarzinomresektionen/Jahr durchführen, mit einer Sterblichkeit <3 %.
- Chirurgisches Fallvolumen: um in kolorektaler Chirurgie akkreditiert zu werden, müssen in dem Zentrum wenigstens 2 Chirurgen arbeiten mit wenigstens 20 Fällen/ Jahr an kolorektaler Krebschirurgie.
- Um laparoskopische Chirurgie für das Kolonkarzinom durchzuführen, muss der Chirurg eine Serie von wenigstens 20 laparoskopischen Krebsresektionen mit Tutoren nachweisen.
- Um laparoskopische Chirurgie für das Kolonkarzinom durchzuführen, muss der Chirurg eine Serie von wenigstens 20 laparoskopischen Resektionen für benigne Erkrankung nachweisen.
- Um laparoskopische Chirurgie für das Rektumkarzinom durchzuführen, muss der Chirurg eine Serie von wenigstens 5 offenen Eingriffen für das extraperitoneale Rektumkarzinom nachweisen und die zwei vorhergehenden Bedingungen für die laparoskopische Kolonchirurgie erfüllen.

◘ **Tab. 2.17** Mindestmengenregelungen pro Jahr und Krankenhaus für die Rektumkarzinomchirurgie

Autor	Land	Mindestmenge
Gietelink et al. (2016)	Niederlande	20 Rektumresektionen
Leapfrog (2019)	USA	16 Rektumresektionen

2.8.2 Rektumkarzinomchirurgie

- **Übersichten**

Nugent und Neary (2010) analysierten die Beziehung zwischen der Fallzahl des Chirurgen und des Krankenhauses und dem postoperativen Ergebnis in der Rektumkarzinomchirurgie. Eingeschlossen in ihre Übersicht wurden 18 Studien, die zwischen 1997 und 2009 veröffentlicht wurden. NVHs wurden in den Studien mit unter 5 bis unter 20 Eingriffen pro Jahr und Krankenhaus definiert, für HVHs reichte die Spanne von größer 5 bis 17–92 Eingriffe pro Jahr. Nur eine von 18 Studien belegte eine positive Assoziation zwischen Krankenhausvolumen und 30-Tage-Letalität nach Rektumresektion. 7 von 9 Studien, die das Langzeitüberleben überprüften, zeigten keine Assoziation zwischen Krankenhausvolumen und dem langfristigen Patientenüberleben. Es gab demnach keine Evidenz, dass sich das Fallaufkommen des Krankenhauses positiv auf die Klinikletalität oder das Patientenüberleben auswirkt. Für das Chirurgenvolumen nannten die Autoren >10 Fälle/Jahr als Mittelwert für die Definition eines HVS. HVSs und HVHs führten häufiger eine sphinktererhaltende Resektion durch, ein HVS hatte eine niedrigere Klinikletalität und ein besseres Patientenüberleben. Die Botschaft dieser Analyse war, dass unabhängig von der Fallzahl der Institution die besten Ergebnisse in der Rektumchirurgie von kolorektalen Spezialisten mit hohem Fallaufkommen erzielt werden. Das Fallaufkommen des Chirurgen, nicht so sehr das des Krankenhauses, prägte die Ergebnisse.

Eine neuere systematische Übersicht zur Beziehung zwischen Krankenhaus- und Chirurgenvolumen einerseits und Outcome in der Rektumkarzinomchirurgie andererseits, die vor allem auch die zunehmende Verbreitung der totalen mesorektalen Exzision (TME) berücksichtigt, wurde von Chioreso et al. (2018) erstellt. Sie inkludierten in ihre Metaanalyse 21 Publikationen, die nach dem Jahr 2000 bis Ende 2017 veröffentlicht wurden. Danach gibt es eine signifikante protektive Assoziation zwischen höherem Krankenhausfallaufkommen und postoperativer Morbidität (OR 0,80), permanentem Kolostoma (OR 0,51), postoperativer Letalität (OR 0,62) und Gesamtübeleben (OR 0,99) in der Rektumkarzinomchirurgie. Die Autoren stellten fest, dass diese Assoziation zwischen Höhe des Krankenhausfallaufkommens und besseren Ergebnissen in den USA ausgeprägter als in anderen Ländern zu beobachten ist. Sie erklärten dies damit, dass in den USA die Rektumkarzinomchirurgie weniger zentralisiert ist als z.B. in Europa. Das Fallaufkommen des Chirurgen konnte im Gegensatz zu anderen Metaanalysen (s. o.) zum Patientenüberleben nicht korreliert werden.

Einfluss des Hospitalvolumens und Chirurgenvolumens auf die Ergebnisse

Registererhebungen

- ■ **Situation in Deutschland**

Marusch et al. (2001) berichteten über eine prospektive multizentrische Beobachtungsstudie, in der sie 1463 Patienten mit Rektumkarzinom im Jahr 1999 in Deutschland erfassten. Unterschieden wurde zwischen Krankenhäusern mit weniger als 20 Eingriffen/Jahr, solchen mit 20–40 und solchen mit mehr als 40 Eingriffen jährlich. Sie fanden signifikante Unterschiede in Abhängigkeit vom Fallvolumen für Morbidität und Häufigkeit der tiefen anterioren Resektion, nicht aber für die postoperative Sterblichkeit. Krankenhäuser mit mehr als 20 Patienten pro Jahr hatten eine signifikant geringere Morbidität als Krankenhäuser mit geringerem Fallaufkommen, für die Rate an abdominoperinealen Resektionen lag der Schnittpunkt bei 32 Patienten/Jahr, mit einer geringeren Rate an Rektumexstirpationen mit ansteigendem Fallaufkommen.

▪▪ Situation in den USA

Daten der National Cancer Data Base (NCDB) analysierten Bilimoria et al. (2010). Sie unterschieden bei insgesamt 27.075 Patienten mit Rektumkarzinom danach, ob die Patienten in spezialisierten Zentren (=Hospitäler mit den höchsten Fallzahlen/23,0 %), anderen akademischen Krankenhäusern (17,1 %) oder kommunalen Krankenhäusern (59,9 %) versorgt wurden und differenzierten sodann anhand der Komorbiditäten und des Charlson-Scores, ob es sich bei den Patienten um solche mit hohem oder niedrigem perioperativen Risiko handelte. Für Patienten mit niedrigem perioperativem Risiko fanden sich keine signifikanten Unterschiede in der Klinikletalität (60-Tageletalität) zwischen den drei Krankenhausgruppen, während die 60-Tageletalität bei Hochrisikopatienten signifikant davon beeinflusst wurde, ob die Patienten in spezialisierten Zentren versorgt wurden oder nicht, mit signifikant geringerer Letalität in den spezialisierten Zentren. Die Folgerung war, dass eine Regionalisierung der Behandlung darauf abzielen sollte, vorrangig Hochrisikopatienten wegen eines Rektumkarzinoms in spezialisierte Zentren zu überweisen.

Aquina et al. (2016) untersuchten den Einfluss von Hospital- und Chirurgenvolumen auf die Klinikletalität bei nichtrestaurativer Rektumresektion (Exstirpation und Resektion mit nicht zurückverlegtem Stoma) anhand der Datenbasis des Staates New York. 6496 Patienten wurden von Nicht-HVSs und/oder in Nicht-HVHs versorgt, 1302 Patienten von HVSs in HVHs. HVSs (>10 Rektumkarzinomresektionen/Jahr) in HVHs (>25 Rektumkarzinomresektionen/Jahr) waren mit einer um relativ 35 % niedrigeren permanenten Kolostomierate und einer um relativ 60 % niedrigeren 30-Tageletalität assoziiert, verglichen mit Nicht-Hochvolumen-Chirurgen und Nicht-HV-Krankenhäusern. Die Daten begründen die Forderung nach einer Zentralisierung dieser Eingriffe, wobei dem Fallvolumen des Chirurgen wesentliche Bedeutung zukommt.

Yeo et al. (2017) identifizierten für die Jahre 2000 bis 2013 in der Datenbank des Staates New York 14.833 Patienten, operiert von 1860 Chirurgen, bei denen ein benigner oder maligner Rektumtumor (einschließlich Tumoren des rektosigmoidalen Übergangs) mittels tiefer anteriorer Resektion oder abdominoperinealer Exstirpation entfernt wurde. Für das Krankenhausfallaufkommen wählten sie die Schnittpunkte niedrig (0–10 Eingriffe/Jahr), mittel (11–30 Eingriffe/Jahr) und hoch (>31 Eingriffe/Jahr). Zusätzlich wurde das kumulative und jährliche Fallaufkommen des Chirurgen analysiert. Chirurgen mit hohem kumulativem Fallaufkommen innerhalb der letzten 5 Jahre wurden mit ≥24 Eingriffen definiert, solche mit 23 und weniger Eingriffen als Chirurgen mit niedrigem kumulativem Fallaufkommen. Hinsichtlich des jährlichen chirurgischen Fallaufkommens wurde zwischen HVSs (≥5 Eingriffe) und NVSs (<5 Eingriffe jährlich) unterschieden. Die Autoren konnten zeigen, dass Chirurgen mit hohem kumulativem und hohem jährlichem Fallaufkommen weniger Komplikationen hatten und ihre Patienten einen kürzeren Krankenhausaufenthalt aufwiesen als Chirurgen mit niedrigem kumulativem und niedrigem jährlichem Fallaufkommen. Chirurgen mit hohem kumulativem und hohem jährlichem Fallaufkommen hatten auch weniger Komplikationen als Chirurgen mit hohem kumulativem, aber niedrigem jährlichem Fallaufkommen und umgekehrt auch weniger Komplikationen als Chirurgen mit niedrigem kumulativem, aber hohem jährlichem Fallaufkommen. Die wesentliche Botschaft dieser Untersuchung war, dass die kumulative Erfahrung mindestens ebenso bedeutsam ist wie das jährliche Fallaufkommen. Anforderungen an das jährliche Fallaufkommen eines Chirurgen müssen demnach die kumulative Erfahrung des Chirurgen berücksichtigen, was bisher in keiner Mindestmengenregelung zu finden ist.

▪▪ Situation in den Niederlanden

Jonker et al. (2017a) berichteten über ein Audit der Rektumkarzinomchirurgie in den Niederlanden im Jahr 2011 (71 Krankenhäuser, 2095 Patienten). Das Krankenhausfallvolumen wurde definiert mit <20 (gering), 20–50 (mittel) und >50 (hoch). In der 30-Tageletalität unterschieden sich die drei Gruppen nicht, auch nicht im krankheitsfreien Überleben nach 3 Jahren. Die Autoren konnten keine Beziehung zwischen Fallvolumen und Ergebnis aufzeigen, was sie auf die bereits erfolgte Konzentration der Rektumchirurgie in den Niederlanden zurückführten. So wurden hier nur noch 12,3 % der Patienten in NV-Krankenhäusern versorgt, die große Mehrzahl der Eingriffe (63,4 %) wurde in Häusern mittleren Volumens durchgeführt. Die Daten sprechen für die Mindestmengenregelung in den Niederlanden mit der Forderung von wenigstens 20 Rektumeingriffen/Jahr in einem akkreditierten Krankenhaus.

Eine weitere Untersuchung dieser Arbeitsgruppe (Jonker et al. 2017b) umfasste 16.162 Patienten mit Rektumkarzinomchirurgie der Jahre 2009 bis 2015, darunter 1511 Patienten mit cT4-Tumor. Das perioperative Outcome war bei cT1-3-Rektumkarzinomen nicht besser, wenn die Patienten in Krankenhäusern mit hohem Fallvolumen im Vergleich zu solchen mit mittlerem und geringem Fallvolumen operiert wurden. Bei cT4 -Tumoren war hingegen ein niedrigeres Fallvolumen mit einem höheren Prozentsatz an nicht radikal resezierten Tumoren assoziiert – bei vergleichbarer perioperativer Komplikationsrate in den 3 Volumengruppen. Die Folgerung war, dass Patienten mit cT4-Tumoren in HV-Krankenhäusern versorgt werden sollten, mit der Chance einer radikaleren Tumorresektion und einer besseren multimodalen Therapie.

Hagemans et al. (2019) berichteten zur Rektumchirurgie bei Karzinom für die Jahre 2005 bis 2013. Es handelte sich um 14.050 Patienten mit cT1-3 -Tumoren und 2104 Patienten mit cT4 -Tumoren. Für Patienten mit cT1-3 -Tumoren konnte in dieser Erhebung keine Abhängigkeit des 5-Jahresüberlebens vom Krankenhausfallvolumen aufgezeigt werden, die Gruppen unterschieden sich nicht. Bei den cT4-Rektumkarzinomen gab es ebenfalls keine Unterschiede zwischen den Gruppen, was postoperative 30- und 90-Tageletalität anging. Hingegen war in der multivariablen Analyse die Resektion in einem Hochvolumenkrankenhaus (>50 Fälle/Jahr) mit einem besseren Langzeitergebnis korreliert im Vergleich zu NV-Krankenhäusern. Diese Beziehung beruhte auf der neoadjuvanten Chemoradiotherapie, die in HV-Krankenhäusern signifikant häufiger vorgenommen wurde als in NV-Häusern. Die Autoren forderten folglich nur für cT4-Rektumkarzinome eine weitere Zentralisierung der Behandlung.

2

Gietelink et al. (2016) schließlich haben die Qualität der Rektumresektion bei Karzinom anhand des Tumorbefalls des zirkumferentiellen Resektionsrands (CRM) bei 5161 Patienten in 91 Krankenhäusern der Niederlande erfasst. Das Krankenhausfallvolumen wurde in niedrig (<20/Jahr), mittel (20–40/Jahr und hoch (>40/Jahr) kategorisiert. Ein positiver CRM wurde häufiger in den NV-Krankenhäusern als bei mittlerem und hohem Volumen gesehen, zwischen mittlerem und hohem Volumen gab es aber keine signifikanten Unterschiede. Wenn der Cut-off bei 20 Eingriffen jährlich gesetzt wurde, hatten HV-Krankenhäuser einen signifikant selteneren Befall des CRM als NV-Häuser. Die Autoren sahen durch diese Analyse die Standards der Niederlande bestätigt, nach denen Rektumresektionen bei Karzinom nur in Krankenhäusern mit wenigstens 20 Fällen jährlich vorgenommen werden sollten.

▪▪ Situation in anderen Ländern

Ortiz et al. (2016) stellten Langzeitergebnisse des Rektumkarzinom-Projekts der Spanischen Gesellschaft für Chirurgie der Jahre 2006 bis 2010 vor (2910 konsekutiv kurativ resezierte Patienten). Nach einem mittleren Nachbeobachtungszeitraum von 5 Jahren war das Überleben über alle von Patienten, die in HV-Krankenhäusern reseziert wurden (jährliches Fallvolumen >36) signifikant besser (Hazard Ratio 0,727) als das von Patienten, die in Krankenhäusern mit geringerem Fallaufkommen versorgt wurden. Allerdings ließ sich zwischen Fallaufkommen und Lokalrezidivrate oder Metastasierung keine Assoziation finden.

Den Charlson-Score nutzten El Amrani et al. (2018b), um abhängig von den Komorbiditäten des Patienten den Einfluss des Krankenhaus-Fallaufkommens auf die 90-Tageletalität nach Rektumresektion bestimmen zu können. In die Erhebung gingen 45.569 Patienten der nationalen französischen Datenbasis ein. Unterschieden wurden 3 Gruppen: NVHs (<10 Rektumresektionen/Jahr), mittlere Volumina (MVHs, 11–40 Resektionen/Jahr) und HVHs (>40 Resektionen/Jahr). Die 90-Tageletalität stieg mit abnehmendem Fallvolumen signifikant an und betrug in HVHs lediglich 1,9 %, in MVHs 3,5 % und in NVHs 5,6 %. Nach Adjustierung der Daten (Charlson-Score) war die Letalität zweimal so hoch in NVHs verglichen mit HVHs. In dieser Studie profitierten auch Patienten mit geringer Komorbidität von der Versorgung in einem HVH, sodass die Zentralisierung dieser Eingriffe unabhängig von der Komorbidität des Patienten gefordert wurde. Allerdings wurde auch gezeigt, dass nur 5 % der Einrichtungen in Frankreich eine Hochvolumenaktivität >40 Rektumresektionen erreichten. Dies bewies, dass noch keine Zentralisierung dieser Eingriffe stattgefunden hatte, dass aber in Anbetracht eines solch niedrigen Prozentsatzes an HV-Häusern eine solche in absehbarer Zeit auch nicht zu erwarten sei.

Güller et al. (2017) überprüften in einer populationsbezogenen Erhebung die Volumen-Ergebnisbeziehung nach Resektion eines Rektumkarzinoms mithilfe der Datenbank des schweizerischen Federal Statistical Office (FOS) für die Jahre 1999 bis 2012. 6552 Patienten wurden in NVHs (1–20 Fälle/Jahr) versorgt, 3191 Patienten in HVHs (21 und mehr Fälle/Jahr). Die Klinikletalität war mit 1,6 % in HVHs signifikant geringer als in den NVHs (dort 2,4 %) und der Prozentsatz an Rektumresektionen war signifikant höher (75,5 % vs. 73,6 %).

Eine Auswahl an Krankenhausfallzahlen, die in der Literatur bei Eingriffen wegen Rektumkarzinom zu den vergleichsweise besten Ergebnissen führen, ist in ◨ Tab. 2.18 aufgeführt.

◨ Tab. 2.18 Grenzwerte (Krankenhausvolumen und Chirurgenvolumen) für ein günstiges Ergebnis bei Rektumkarzinomresektion

Autor	Land	Fallzahl/Jahr
Marusch et al. (2001)	Deutschland	Hospitalvolumen: >20 für postoperative Morbidität; >40 für geringere Rektumamputationsrate
Aquina et al. (2016)	USA	Hospitalvolumen ≥25 (Klinikletalität); Chirurgenvolumen ≥ 10
Yeo et al. (2017)	USA	Chirurgenvolumen ≥5 (jährlich); kumuliert in 5 Jahren ≥24
Jonker et al. (2017b)	Niederlande	Hospitalvolumen ≥50 (bei cT4-Tumoren); Messparameter: Radikalität des Eingriffs
Hagemans et al. (2019)	Niederlande	Hospitalvolumen >50 (Langzeitüberleben bei cT4-Tumoren)
Gietelink et al. (2016)	Niederlande	Hospitalvolumen ≥20 (Zielparameter CRM)
El Amrani et al. (2018b)	Frankreich	Hospitalvolumen >40 (90-Tageletalität)
Ortiz et al. (2016)	Spanien	Hospitalvolumen >36 (Langzeitüberleben)
Güller et al. (2017)	Schweiz	Hospitalvolumen >20 (Klinikletalität)

CRM = zirkumferentieller Resektionsrand

Fazit

Ein Einfluss des Hospitalvolumens auf die Ergebnisse der Chirurgie des Rektumkarzinoms kann als gesichert gelten. Mindestmengen sind nur unter Vorbehalt zu definieren, jedoch könnten die der Niederlande beispielhaft sein. Das Chirurgenvolumen ist vergleichsweise weniger untersucht, wobei es für ein günstiges Ergebnis nicht nur auf die Höhe des jährlichen Fallaufkommens sondern auch auf die kumulative Erfahrung des Chirurgen ankommt.

2.8.3 Kolorektale Chirurgie

- **Übersichten**

- ■ **Cochrane Review**

Zur Beziehung zwischen Fallaufkommen von Krankenhaus und Chirurg sowie dem Einfluss der Spezialisierung des Chirurgen auf das (langfristige) Ergebnis in der kolorektalen Karzinomchirurgie liegt ein Cochrane Review vor (Archampong et al. 2012). Die Aussagen sind folgende:

Gesamteffekt auf kolorektale Karzinomchirurgie

— Die operative Sterblichkeit war in allen Studien in der Metaanalyse von Case-Mix- adjustierten Daten signifikant besser bei HVSs und Spezialisten (OR = 0,74, 95 % CI 0,60 bis 0,91); die Ergebnisse der nicht-adjustierten Studien waren ähnlich. Im Gegensatz hierzu gab es keine signifikante Assoziation zwischen höherem

Krankenhausfallaufkommen und operativer Sterblichkeit in der Analyse von Case-Mix-adjustierten Daten, obwohl unadjustierte Daten bei einer beträchtlich größeren Anzahl an Patienten eine signifikante Assoziation nahelegen (OR = 0,74, 95 % CI 0,68 bis 0,84).

- Das 5-Jahresüberleben war in den Case-Mix-adjustierten Daten über alle signifikant besser bei Patienten mit Kolon-, Rektum- und kolorektalem Karzinom, wenn sie in HVHs (HR = 0,90, 95 % CI 0,85 bis 0,96) von HVSs (HR = 0,88, 95 % CI 0,83 bis 0,93) und kolorektalen Spezialisten (HR = 0,81, 95 % CI 0,71 bis 0,94) behandelt wurden. Diese Aussage wurde durch eine Metaanalyse nicht-adjustierter Daten weiter unterstützt.

Kolonkarzinom

- Weder das 5-Jahresüberleben noch die operative Sterblichkeit waren in der Metaanalyse von Case-Mix-adjustierten Daten mit einem höheren Krankenhausfallaufkommen assoziiert. Die Analyse der unadjustierten Studien legte jedoch einen signifikanten Effekt auf die operative Sterblichkeit nahe (OR = 0,75, 95 % CI 0,67 bis 0,83), aber nicht auf das 5-Jahresüberleben.
- Ein höheres Fallaufkommen des Chirurgen war in einer Einzelstudie mit einem besseren 5-Jahresüberleben assoziiert (HR = 0,84, 95 % CI 0,76 bis 0,93); nicht-adjustierte Daten von zwei Studien ließen einen beträchtlichen, aber nicht signifikanten Chirurgeneffekt vermuten. Die operative Sterblichkeit war nach Adjustierung des Case-Mix signifikant niedriger bei Chirurgen mit höherem Fallaufkommen (OR = 0,75, 95 % CI 0,62 bis 0,92); dies wurde durch die Evidenz nicht-adjustierter Daten unterstützt.

Rektumkarzinom

- Im Gegensatz zu dem Review in der Kolonkarzinomchirurgie fand sich beim Rektumkarzinom eine signifikante Assoziation zwischen HVHs und verbessertem 5-Jahresüberleben (HR = 0,85, 95 %CI 0,77 bis 0,93), während eine solche Assoziation für die operative Sterblichkeit nicht demonstriert wurde (OR = 0,95, 95 % CI 0,85 bis 1,05). In der Metaanalyse der unadjustierten Daten war weder der eine noch der andere Outcome-Parameter signifikant mit dem Krankenhausfallaufkommen assoziiert.
- In den Case-Mix-adjustierten Studien zeigten weder 5-Jahresüberleben noch operative Sterblichkeit eine signifikante Assoziation zum Fallaufkommen des Chirurgen. Allerdings verwendeten nur wenige Studien eine Case-Mix-Adjustierung. Die Metaanalyse der größeren Anzahl an Studien mit nicht-adjustierten Daten demonstrierte umgekehrt ein signifikant besseres 5-Jahresüberleben (HR = 0,85, 95 % CI 0,78 bis 0,94) und operative Sterblichkeit (OR = 0,73, 95 % CI 0,57 bis 0,75) bei HVSs.

Fazit des Cochrane Review

Trotz Heterogenität der Studien demonstrieren die vorhandenen Daten eindeutig eine Volumen-Outcome-Beziehung in der modernen kolorektalen Karzinomchirurgie, sowohl für das Krankenhaus als auch den individuellen Chirurgen. Spezialisten erzielen bessere Ergebnisse als Nicht-Spezialisten. Die Volumen-Outcome-Beziehung scheint für den einzelnen Chirurgen ausgeprägter zu sein als für das Krankenhaus.

▪▪ Weitere Übersichtsarbeiten

Huo et al. (2017) erstellten zu der Beziehung zwischen Fallaufkommen des Krankenhauses und/oder des Chirurgen und dem postoperativen Ergebnis nach kolorektaler Karzinomchirurgie eine systematische Übersicht mit Metaanalyse. Insgesamt wurden 47 Studien eingeschlossen, von denen sich 18 auf die Rektumchirurgie, 15 auf die Kolonchirurgie und 13 auf kolorektale Eingriffe bezogen. Eine Studie untersuchte außerdem Kolon- und Rektumeingriffe separat. Die Definitionen für NVHs und HVHs sowie NVSs und HVSs variierten sehr stark, die Grenzwerte zur Definition von NVHs reichten von 5 oder weniger Eingriffen in 5 Jahren bis zu 530 Eingriffen jährlich. Für NVSs wurden Grenzwerte von 1 Operation in 5 Jahren bis zu 108 jährlich genannt. Die 30-Tageletalität nach kolorektalen Eingriffen war in Krankenhäusern mit höherem Fallaufkommen verglichen mit NVHs signifikant geringer (HR 0,83), dies galt auch separat für die Subgruppen Rektumchirurgie und Kolonchirurgie. In gleicher Weise hatten HVSs eine niedrigere 30-Tageletalität als NVSs, wiederum bei kolorektalen Eingriffen allgemein und Koloneingriffen, nicht aber bei Eingriffen am Rektum. Das 5-Jahresüberleben hingegen war nur mit dem Fallaufkommen des Chirurgen, nicht aber mit dem Hospitalvolumen assoziiert. Postoperative Komplikationen traten signifikant seltener in HVHs auf. Das Chirurgenvolumen korrelierte signifikant mit der Anastomoseninsuffizienzrate bei rektalen Eingriffen. Die Lokalrezidivrate bei Rektumeingriffen war signifikant mit dem Chirurgenvolumen assoziiert, nicht aber mit dem Krankenhausvolumen. Zudem erzielten HVSs ausgedehntere Lymphknotendissektionen, kürzere Operationszeiten, eine kürzere postoperative Verweildauer der Patienten und geringere Kosten. Die besten Ergebnisse wurden demnach in HVHs von HVSs erzielt, gefolgt von HVSs in NVHs.

Auch eine weitere Übersicht (Anwar et al. 2012) kam zu der Erkenntnis, dass spezialisierte Chirurgen mit hohem Fallaufkommen in der kolorektalen Karzinomchirurgie bessere 5-Jahresüberlebensraten der Patienten bei weniger Lokalrezidiven erzielen. Am meisten evident ist dies in der Chirurgie des Rektumkarzinoms, in der bei Spezialisten eine erhöhte Rate an Sphinkter-erhaltenden Eingriffen gesehen wurde.

Einfluss des Hospitalvolumens auf die Ergebnisse

Registererhebungen

▪▪ Situation in Deutschland

In Deutschland gingen Nimptsch and Mansky (2017) mithilfe von DRG-Abrechnungsdaten der Jahre 2009 bis 2014 der Volumen-Ergebnisbeziehung bei kolorektalen Eingriffen nach. In der Beobachtungsperiode wurden 331.000 elektive kolorektale Resektionen bei Karzinom vorgenommen, mit einer Krankenhaussterblichkeit von 5,2 % in dem Quintil mit dem höchsten Krankenhausfallaufkommen (medianes jährliches Fallvolumen $n = 141$), verglichen mit 6,6 % in dem Quintil mit dem niedrigsten Fallaufkommen (medianes jährliches Fallvolumen $n = 23$). Das Volumen hatte – als kontinuierliche Variable dargestellt- einen unabhängigen Einfluss auf das Überleben. Das Minimum an jährlichen Eingriffen, um unter das durchschnittliche Sterblichkeitsrisiko von 6,0 % zu kommen, wurde mit 82 jährlichen Resektionen berechnet. Die Autoren überprüften auch die Krankenhaussterblichkeit von 179.363 kolorektalen Resektionen bei Divertikulose. Sie nannten eine adjustierte

Rate von 3,1 % in dem Quintil mit dem höchsten Fallvolumen (medianes jährliches Fallvolumen n = 74), verglichen mit 3,9 % in dem Quintil mit dem niedrigsten Volumen (medianes jährliches Fallvolumen n = 13). Auch hier hatte das Krankenhausfallaufkommen – als kontinuierliche Variable dargestellt – einen unabhängigen Einfluss auf das Überleben, mit 44 jährlichen Resektionen, um unter das durchschnittliche Krankenhaussterblichkeitsrisiko von 3,5 % zu kommen. Auffällig an der Analyse von Nimptsch und Mansky (2017) ist die deutlich höhere Klinikletalität im Vergleich zu einer englischen Erhebung (Burns et al. 2013, siehe unten). Inwieweit bei den doch geringen Differenzen zwischen niedrigstem und oberstem Quintil aus dieser Analyse konkrete Mindestmengenanforderungen abgeleitet werden können, ist fraglich, wie analog die detaillierte Diskussion der englischen Erhebung belegt. In der Diskussion ihrer Arbeit haben Nimptsch und Mansky (2017) dies selbst zugestanden. Sie betonten, dass diese Beobachtungsstudie keinen kausalen Zusammenhang zwischen Volumen und Ergebnis aufweisen und damit auch nicht schlussfolgern konnte, dass die hier angegeben Minimum-Volumengrenzen tatsächlich zu einer besseren Qualität führen würden.

▪▪ Situation in den USA

Bereits 2002 nahmen Birkmeyer et al. anhand der NIS-Datenbank zur Beziehung zwischen Fallvolumen und Ergebnis nach Kolonresektion Stellung. In der Studie wurde zwischen benignen und malignen Erkrankungen des Kolon nicht differenziert. Insgesamt wurden zwischen 1994 und 1999 63.386 Patienten operiert. Das Krankenhausfallaufkommen wurde in Quintile eingeteilt. Das unterste Quintil (<33 Resektionen jährlich) hatte eine um 2 % höhere rohe Krankenhaussterblichkeit als das oberste Quintil (>124 Resektionen/Jahr) (adjustierte Odds Ratio 0,80 (0,76–0,85) zugunsten der HVHs).

Reames et al. (2014) untersuchten mithilfe der Medicare -Datenbank die Beziehung zwischen Hospitalvolumen und Klinikletalität bei 8 verschiedenen Eingriffen, darunter auch Kolonresektionen (maligne und benigne Erkrankungen) über die Jahre 2000 bis 2009. Die Krankenhäuser wurden entsprechend dem Fallvolumen in Quintile unterteilt und für Patientencharakteristika adjustiert. Während der Studienperiode sank die Zahl der Kliniken, welche Kolonresektionen durchführten, bei gleichzeitigem Anstieg der Fallzahlen pro Krankenhaus. Die 30-Tage-Letalität nach Kolonresektion stieg während der Studienperiode leicht an, von durchschnittlich 9 % auf 9,4 %. Dabei hatten HVHs in den Jahren 2008/2009 (definiert mit >109 Eingriffen pro Jahr und Krankenhaus) mit 8,9 % eine deutlich geringere Letalität als NVHs (definiert mit <29 jährlichen Eingriffen) mit 10,29 % (Adjustierte Odds Ratio 1,2).

In der beim Rektumkarzinom beschriebenen Untersuchung (s. o.) von Bilimoria et al. (2010) wurde die Volumen-Ergebnisbeziehung auch anhand von 132.092 Patienten mit Kolonkarzinom analysiert. In spezialisierten Zentren war die perioperative Letalität niedriger als in den anderen Krankenhäusern, dies galt aber nur für Hochrisikopatienten. Die Autoren plädierten dementsprechend für eine selektive risikoadjustierte Krankenhauseinweisungspolitik bei Patienten mit Kolonkarzinom.

▪▪ Situation in anderen Ländern

Eine große Registererhebung zur Volumen-Outcome-Beziehung bei kolorektalen Eingriffen wurde in England durchgeführt. Burns et al. (2013) nutzten hierzu die Hospital Episode Statistics-Datenbasis der Jahre 2000 bis 2008 (109.261 elektive kolorektale

Karzinomresektionen). Die 30-Tagesterblichkeit betrug in diesem Kollektiv 3,3 %. Geklärt werden sollte der Einfluss von Chirurgen- und Hospitalvolumen auf das postoperative Ergebnis in nationalem Umfang. Nach Adjustierung der Daten konnte kein Vorteil für Patienten mit kolorektalem Karzinom bezüglich postoperativer Sterblichkeit, Reoperation oder Wiederaufnahmerate gezeigt werden, wenn sie elektiv von höhervolumigen Chirurgen oder in höhervolumigen Krankenhäusern versorgt wurden. Allerdings waren Hochvolumen-Chirurgen (hier definiert mit >20,7 Resektionen jährlich) und Hochvolumen-Krankenhäuser (definiert mit >103,5 Resektionen jährlich) mit einer verkürzten stationären Liegezeit assoziiert. Die Autoren gaben mehrere Gründe dafür an, warum sie keine Beziehung zwischen Volumen und Ergebnis nachweisen konnten. Hierzu gehörte zum einen die Tatsache, dass Chirurgen in England höhergradig für kolorektale Eingriffe spezialisiert sind. Des Weiteren ist es bisher nicht gelungen, evidenzbasiert definitive Fallgrenzen festzulegen, die Association of Coloproctology of Great Britain and Ireland (ACPGBI) empfiehlt allerdings, dass Chirurgen, die kolorektale Tumorresektionen vornehmen, wenigstens 20 elektive oder Notfallresektionen jährlich durchführen sollten. Ein bedeutender Grund für den fehlenden Nachweis eines Volumen-Outcome-Effekts war in dieser Erhebung die hohe Varianz der Ergebnisse, selbst zwischen Hochvolumen-Krankenhäusern und -Chirurgen per se. Schließlich war nicht auszuschließen, dass in Hochvolumen-Zentren die komplexeren Resektionen erfolgten. Die Erhebung ließ offen, ob die Klinikletalität überhaupt den geeigneten Messparameter für eine Volumen-Ergebnis-Beziehung in der kolorektalen Chirurgie darstellt. Gerade bei komplexeren Eingriffen könnten das krankheitsfreie Überleben und die Rezidivrate weit bedeutendere Ergebnisparameter sein, die aber bisher auf eine Volumenbeziehung hin nicht genügend überprüft wurden.

Eine Untersuchung aus Italien (Pucciarelli et al. 2017) mit insgesamt 353.941 kolorektalen Karzinomresektionen konnte bei der Betrachtung der rohen Krankenhaussterblichkeit eine verringerte Krankenhausletalität in HVHs ($\geq$151 Eingriffe pro Jahr und Krankenhaus) im Vergleich zum untersten Quartil (NVHs, 1–43 Eingriffe jährlich) feststellen, risikoadjustiert ergaben sich jedoch keine signifikanten Unterschiede in Abhängigkeit vom Fallvolumen. Allerdings war die Untersuchung dadurch stark limitiert, dass Tumorstadien, Komplexität des chirurgischen Eingriffs und postoperative Komplikationen nicht erfasst wurden.

Perez-Lopez et al. (2016) untersuchten die Volumen-Ergebnisbeziehung mithilfe der spanischen Datenbank Minimum Basic Set of Data (MBSD). Sie identifizierten zwischen 2006 und 2009 97.762 Eingriffe wegen kolorektalem Karzinom. Die Krankenhäuser wurden in Volumenterzile kategorisiert entsprechend der Anzahl der im gesamten Erhebungszeitraum durchgeführten Eingriffe (Niedervolumen 1–412 Eingriffe: 179 Krankenhäuser/Mittelvolumen 416–766 Eingriffe: 56 Krankenhäuser/ Hochvolumen 788–1448 Eingriffe: 31 Krankenhäuser). Zudem wurde die Anzahl an spezialisierten Chirurgen, Pflegekräften und Intensivfachkräften erfasst. Diese hatten keinen Einfluss auf das Ergebnis nach kolorektaler Krebschirurgie. Das Krankenhausvolumen hingegen war invers mit der Krankenhaussterblichkeit nach kolorektalen Eingriffen assoziiert (Niedervolumen Odds Ratio 1,44; Mittelvolumen Odds Ratio 1,24; Hochvolumen Odds Ratio 1,00). Die Angabe, dass die Zahl der spezialisierten Ärzte und Pflegekräfte keinen Einfluss auf die Ergebnisse nahm, steht in deutlichem Widerspruch zu einer japanischen Studie. Yasunaga et al. (2012) zeigten, dass gerade die Personalausstattung (Arzt-Patienten-Schlüssel und Pflegeschlüssel) sich ganz wesentlich auf den Behandlungserfolg bei Auftreten von Komplikationen auswirkt, mit besseren Ergebnissen bei höherer Personalausstattung – unabhängig vom Fallaufkommen des Krankenhauses. Allerdings hatten in der Regel HVHs eine bessere Personalausstattung als NVHs, sodass im Endeffekt doch die Rate an Patienten, die nach Auftreten einer Komplikation erfolgreich behandelt wurden, in HVHs höher als in NVHs war.

In Frankreich überprüften Parc et al. (2016) die Volumen-Ergebnis-Beziehung bei kolorektalen Resektionen mithilfe des „Programme de Médicalisation des Systemes d'Information" (PMSI). Insgesamt handelte es sich um 176.444 Patienten der Jahre 2009 bis 2012, 5408 Patienten (3,06 %) starben und 41.240 (23,37 %) hatten eine Komplikation. Bei 56,3 % der Patienten lag ein Malignom vor. Die Krankenhäuser wurden lediglich in zwei Kategorien (NVH <100 Eingriffe, HVH >100 Eingriffe) eingeteilt. Es wurde nach spezifischen Eingriffen differenziert (linke Hemikolektomie, rechte Hemikolektomie, anteriore Resektion, Wiederherstellung der Kontinuität, transverse Kolektomie, totale Kolektomie und multiple kolorektale Resektion). Dazu wurde noch unterschieden, ob es sich um einen anspruchsvollen (anteriore Resektion, totale Kolektomie, wiederherstellende Proktokolektomie und Eingriffe mit Präparation des Beckens) oder weniger anspruchsvollen Eingriff handelte. Die Studie zeigte, dass in HVHs signifikant mehr anspruchsvolle Eingriffe (54,66 % vs. 47,17 %) mit einer höheren Morbidität (26,59 % vs. 22,07 %), aber einer signifikant niedrigeren Krankenhaussterblichkeit (2,7 % vs. 3,4 %) durchgeführt werden.

Für Kanada liegt eine Untersuchung der Ontario Cancer Registry für die Jahre 1990–2000 (8398 Kolonresektionen) vor (Simunovic et al. 2006). Die Krankenhäuser wurden entsprechend dem Fallaufkommen in Quintile eingeteilt, 90 Krankenhäuser waren NVHs (<62 Eingriffe in 3 Jahren pro Krankenhaus) und 14 waren HVHs (≥138 Eingriffe in drei Jahren pro Krankenhaus). Eine Volumen-Ergebnisbeziehung ließ sich für die Krankenhaussterblichkeit nicht nachweisen (4,2 % in NVHs und 4,5 % in HVHs). Auch das Langzeitüberleben unterschied sich zwischen den Gruppen nicht signifikant. Außerdem hatte der Status als Lehrkrankenhaus keinen signifikanten Einfluss auf die Ergebnisse. Die Folgerung war, dass für Kolonresektionen keine weitere Regionalisierung in dieser Provinz notwendig sei.

Einfluss des Chirurgenvolumens auf die Ergebnisse

Registererhebungen

Für die USA liegt eine Untersuchung zu dieser Fragestellung von Boudourakis et al. (2009) vor, die anhand der Daten der Health Care Utilization Project National Inpatient Sample (HCUP-NIS) den Einfluss des Fallaufkommens des Chirurgen auf die Ergebnisse nach Kolonresektion (bei Karzinom, n = 20.867) in den Jahren 1999 und 2005 verglichen haben. Niedervolumenchirurgen wurden in dieser Untersuchung mit <11 Fällen, Hochvolumenchirurgen mit >21 Kolonresektionen jährlich definiert. Während im Jahr 1999 noch signifikante Unterschiede in der Klinikletalität gefunden wurden (HVSs 1,3 % vs. NVSs 3,5 %), war im Jahr 2005 eine Beziehung zwischen Fallaufkommen des Chirurgen und Ergebnis nicht mehr nachweisbar. Ob dies auf einem Qualitätsanstieg bei Niedervolumenchirurgen oder einer veränderten Einweisungspraxis beruhte, ließ sich in dieser Untersuchung nicht eruieren.

Die Beziehung zwischen Krankenhaus- und Chirurgenvolumen auf die Ergebnisse der kolorektalen Karzinomchirurgie prüften Liu et al. (2015) anhand der nationalen Datenbank von Taiwan (61.728 Patienten der Jahre 2005 bis 2011). In ihrer Analyse wurden Hospital- und Chirurgenvolumen in Quartile unterteilt, die 5-Jahresüberlebensraten nahmen mit abnehmenden Krankenhausfallvolumen-Quartilen ab, von 38,7 %, auf 32,8, 32,0 und 29,1 %. Gleiches galt für das Chirurgenvolumen (5-Jahresüberlebensraten in absteigender Reihung des Fallvolumens: 41,4 %/34,1 %/29,8 %/27,4 %). Nach Adjustierung der Daten hatte das Fallaufkommen des Chirurgen einen größeren Einfluss auf die Ergebnisse als das Hospitalvolumen. Chirurgen mit höherem Fallvolumen zeigten in dieser Erhebung signifikant bessere Ergebnisse als solche mit geringerem Fallaufkommen. Definitive Fallgrenzen konnten aber aufgrund der Methodik nicht bestimmt werden.

Grenzwerte für ein günstiges Ergebnis nach kolorektaler Resektion finden sich in ◨ Tab. 2.19.

Fazit

Untersuchungen, die Kolon- und Rektumresektionen zusammenfassen, sind für eine Definition von Mindestmengen nur bedingt geeignet, da die Ergebnisse der Karzinomchirurgie von der Komplexität des Eingriffs abhängen. Glleiches gilt für die Erhebungen, die bei kolorektaler Resektion nicht zwischen benignen und malignen Erkrankungen unterscheiden. Mindestmengen sind nach gegenwärtigem Stand nur für die Rektumkarzinomchirurgie eindeutig zu definieren.
Die Forderung der Deutschen Krebsgesellschaft an ein Darmkrebszentrum nach operativer Expertise von 30 Kolonkarzinomen jährlich ist aber sicher nicht zu hoch gegriffen.

◨ **Tab. 2.19** Grenzwerte (Krankenhausvolumen und Chirurgenvolumen) für ein günstiges Ergebnis nach kolorektaler Resektion

Autor	Land	Fallzahl/Jahr
Nimptsch und Mansky (2017)	Deutschland	Hospitalvolumen: kolorektale Resektion bei Karzinom 82; bei Divertikulose 44
Parc et al. (2016)	Frankreich	Hospitalvolumen ≥100
Birkmeyer et al. (2002)	USA	Hospitalvolumen >124
Reames et al. (2014)	USA	Hospitalvolumen >109
ACPGBI	GB	Chirurgenvolumen 20 (Empfehlung)

ACPGBI = Association of Coloproctology of Great Britain and Ireland

2.9 Bariatrische Chirurgie

Reinhart T. Grundmann

2.9.1 Mindestmengenregelungen

Eine Mindestmengenregelung für die bariatrische Chirurgie (Adipositaschirurgie) gibt es seitens des GBA für Deutschland nicht.

2.9.2 Einfluss des Hospital- und Chirurgenvolumens auf die Ergebnisse

- **Übersichten**

Zur Beziehung zwischen Volumen und Ergebnis in der bariatrischen Chirurgie liegt eine systematische Übersicht von Zevin et al. (2012) auf Basis von 24 Studien mit 458.032 Patienten vor. Eine positive Assoziation zwischen jährlichem Fallaufkommen des Chirurgen und dem Outcome des Patienten ergab sich in 11 von 13 Studien, eine positive Assoziation zwischen jährlichem Krankenhausfallaufkommen und Ergebnis in 14 von 17 Studien. Die Autoren kamen zu dem Schluss, dass das jährliche Fallaufkommen des Chirurgen das Patienten-Outcome stärker beeinflusst als das Krankenhausfallaufkommen. Jedoch waren die Daten zu heterogen hinsichtlich Methode, Follow-up, Risikoadjustierung und unterschiedlichen Trennwerten, um eine spezifische Empfehlung für eine jährliche Mindestmenge für das Chirurgenvolumen definieren zu können. Immerhin könne aber die Aussage in Leitlinien bestätigt werden, wonach ein Fallaufkommen des Chirurgen von 25 Eingriffen jährlich wohl ausreichend ist, wenn die Ergebnisse akzeptabel sind. Auch das Krankenhausfallaufkommen war positiv mit dem Outcome assoziiert, Mindestmengen waren nicht zu benennen. Die Autoren betonten, dass die Akkreditierungsanforderungen an bariatrische Exzellenzzentren, die von dem American College of Surgeons und der American Society for Metabolic and Bariatric Surgery entwickelt wurden, durch diese Übersicht unterstützt würden. Danach müssen bei einer Level-1-Akkreditierung die Krankenhäuser jährlich wenigstens 125 bariatrische Eingriffe nachweisen, mit wenigstens 2 erfahrenen und akkreditierten Chirurgen, von denen jeder in den vorangegangenen 2 Jahren wenigstens 100 bariatrische Eingriffe durchgeführt hat.

Eine weitere Übersicht wurde von Markar et al. (2012b) anhand von 15 Publikationen (289.732 bariatrische Eingriffe) erstellt. Diese Autoren benutzten einen Schwellenwert von 100 Fällen jährlich, um zwischen HV- und NV-Krankenhäusern zu unterscheiden. Bei den Operateuren galten Chirurgen mit einem Aufkommen von bis zu 25 Fällen jährlich als NV-Chirurgen und solche mit wenigstens 50 Eingriffen jährlich als HV-Chirurgen. Die Autoren beschrieben eine signifikant reduzierte postoperative Sterblichkeit in Hochvolumenzentren und bei HV-Chirurgen, gleiches galt für die Morbidität. Die Forderung nach Zentralisierung dieser Eingriffe war die Konsequenz.

Registererhebungen

▪▪ Situation in den USA

Varban et al. (2015) gingen der Beziehung zwischen Fallaufkommen des Krankenhauses und Ergebnis anhand von 446.127 Patienten der State Inpatient Databases (SID) der Jahre 2006 bis 2011 nach. Ergebnisparameter waren schwere Komplikationen (definiert als solche mit einem Krankenhausaufenthalt von mehr als 5 Tagen), Reoperationen und Krankenhaussterblichkeit. Reoperationen und Sterblichkeit waren gering, es ergaben sich keine Unterschiede zwischen Krankenhäusern mit dem geringsten (<50 Fälle/Jahr) und solchen mit dem höchsten Fallaufkommen (>125 Fälle/Jahr), das galt sowohl für das laparoskopische Magenband als auch für den laparoskopischen Roux-Y-Magenbypass (LRYGB). Hingegen unterschieden sich die Krankenhäuser mit dem geringsten vs. höchsten Fallvolumen hinsichtlich der schweren Komplikationen signifikant, woraus die Autoren folgerten, dass schwere Komplikationen, aber nicht die Kliniksterblichkeit den wesentlichen Qualitätsparameter darstellen sollten. Damit bestätigt diese Untersuchung eine frühere Analyse von Dimick et al. (2009), die der Beziehung zwischen Volumen und Ergebnis bei 32.381 Patienten mit Magenbypass nachgegangen waren (Datenbasis des Staates New York). In dieser Erhebung war die Klinikletalität mit 0,13 % zu gering, um eine Korrelation zum Krankenhausfallaufkommen sinnvoll durchführen zu können. Die Autoren wählten stattdessen die risikoadjustierte Komplikationsrate, die sehr viel besser als das Krankenhausfallaufkommen zwischen Krankenhäusern mit guter und schlechter Qualität unterschied. Im Gegensatz hierzu korrelierten Hollenbeak et al. (2008) bei insgesamt 14.716 Patienten aus Pennsylvania mit Magenbypass die Klinikletalität sowie die 30-Tageletalität zum Fallaufkommen von Krankenhaus und Chirurg. Das jährliche Krankenhausfallaufkommen wurde in niedrig (<50), mittel (50–100) und hoch (>100) kategorisiert, das Chirurgenvolumen folgte derselben Einteilung. Patienten, die in niedrig- und mittelvolumigen Krankenhäusern versorgt wurden, hatte eine ungefähr doppelt so hohe Odds bei der Kliniksterblichkeit im Vergleich zu HV-Krankenhäusern, gleiches galt für die 30-Tagesterblichkeit. Zusätzlich hatten HV-Chirurgen eine geringere Sterblichkeit als NV-Chirurgen. Die Autoren folgerten, dass Hochvolumenzentren mit >100 Eingriffen jährlich signifikant bessere Ergebnisse als Zentren mit geringerer Fallzahlen erzielen (einschließlich einen kürzeren Hospitalisierungszeit) und dass es demnach berechtigt ist, im Akkreditierungsprozess von bariatrischen Zentren die Fallzahlen als Anforderungskriterium zu verwenden. Das identische Krankengut wurde später nochmals in anderer Form publiziert (Torrente et al. 2013), wobei bei dem Krankenhausfallaufkommen zwischen niedrig (<125 Fälle/Jahr), mittel (125–299 Fälle/Jahr) und hoch (≥300 Fälle/Jahr) unterschieden wurde. Das Chirurgenvolumen wurde nur nach niedrig (<50 Fälle/Jahr) und hoch (≥50 Fälle/Jahr) stratifiziert. In dieser Analyse hatten HV-Chirurgen in HV-Krankenhäusern die niedrigste Klinikletalität und 30-Tageletalität, umgekehrt NV-Chirurgen in NV-Krankenhäusern die ungünstigsten Ergebnisse. Da darüber hinaus HV-Chirurgen in HV-Krankenhäusern signifikant bessere Ergebnisse aufwiesen als HV-Chirurgen in NV-Krankenhäusern folgerten die Autoren des Weiteren, dass es bei den Ergebnissen nicht nur auf die Erfahrung des Chirurgen ankommt, sondern dass zusätzlich die Infrastruktur eines großen Zentrums per se zu besseren Ergebnissen beiträgt.

Die Komplikationsraten nach drei gängigen bariatrischen Operationen (laparoskopisches Magenband (n = 5380/Sleeve-Gastrektomie (n = 854)/Magenbypass (n = 9041) untersuchten Birkmeyer et al. (2010) im Krankengut der Michigan Bariatric Surgery Collaborative (MBSC) der Jahre 2006 bis 2009. Insgesamt entwickelten 7,3 % der Patienten perioperative Komplikationen. Schwere Komplikationen wurden nach Magenbypass am häufigsten gesehen (3,6 %), gefolgt von der Sleeve-Gastrektomie (2,2 %) und dem laparoskopischen Magenband (0,9 %). Die perioperative Sterblichkeit machte 0,04 % (Magenband), 0 (Sleeve-Gastrektomie) und 0,14 % (Magenbypass) aus. In dieser Erhebung ließ sich insgesamt eine inverse Beziehung zwischen jährlichem Fallaufkommen von Krankenhaus und Chirurg einerseits und schwerer postoperativer Komplikationsrate andererseits aufzeigen, für das Krankenhaus mit einer schweren Komplikationsrate von 4,1 % (<150 Fälle) vs. 2,7 % (150–299 Fälle) vs. 2,3 % ($\geq$300 Fälle) und auf Chirurgenebene mit 3,8 % (<100 Fälle) vs. 2,4 % (100–249 Fälle) vs. 1,9 % ($\geq$250 Fälle). Die adjustierten Raten an schweren Komplikationen unterschieden sich aber nicht danach, ob die Krankenhäuser akkreditierte Centers of Excellence waren oder nicht.

Die 30-Tagekomplikationsraten nach laparoskopischer Sleeve-Gastrektomie untersuchten Pradarelli et al. (2016) später ebenfalls in der MBSC, diesmal der Jahre 2013 bis 2014. Die Datenbank umfasste 8693 Patienten, behandelt in 40 Krankenhäusern. Die Krankenhäuser wurden drei Kategorien zugeteilt (<50, 50–124 und $\geq$125 Stapling-Eingriffe/Jahr). Insgesamt kam es bei 5,4 % der Patienten zu perioperativen Komplikationen, mit großen Schwankungen in einer adjustierten Rate von 3,6 % bis 11,0 %. Schwere Komplikationen waren hingegen selten mit nur 1,2 % und geringer Variation. Neben der insgesamt niedrigen Komplikationsrate war die entscheidende Feststellung, dass die Variation der adjustierten Komplikationsraten in keiner Beziehung zu dem Krankenhausfallaufkommen stand und nicht zu den Volumenstandards korrelierbar war, die von den Akkreditierungseinrichtungen für chirurgische bariatrische Schwerpunktzentren festgelegt wurden. Gleichwohl gab es im Einzelfall durchaus Verbesserungsbedarf, wie die Streubreite der Komplikationen zeigte.

Während sich mittlerweile die laparoskopische Technik bei der bariatrischen Chirurgie durchgesetzt hat, berichteten Gould et al. (2011) in einer Analyse der Nationwide Inpatient Sample (NIS) der Jahre 2005 bis 2007 unter 32.509 bariatrischen Eingriffen noch in 21 % die Durchführung eines offenen Magenbypass. In dieser Untersuchung machte die Kliniksterblichkeit nach offenem Magenbypass 0,3 %, nach laparoskopischem Magenbypass 0,09 % und nach laparoskopischem Magenband 0,02 % aus. Bei der niedrigen Klinikletalität ließ sich keine Beziehung zwischen Klinikletalität und Krankenhausfallaufkommen erstellen. Die Autoren versuchten deshalb, einen kombinierten Endpunkt (Auftreten von 1 oder mehreren schweren Komplikationen + perioperative Sterblichkeit) zum Volumen zu assoziieren. Es ließ sich so eindeutig eine Volumen-Ergebnisbeziehung aufzeigen, jedoch ergaben sich keine definitiven Schwellenwerte, da die Beziehung linear anstieg, mit besseren Ergebnissen bei >50 jährlichen Fällen vs. <50 Fällen, aber auch noch besseren Ergebnissen bei >200 bariatrischen Eingriffen jährlich vs. <200 bariatrische Eingriffe jährlich. Da NV-Zentren mit sehr niedrigen Komplikationsraten und umgekehrt HV-Zentren mit erhöhten Komplikationsraten gefunden wurden, wandten sich die Autoren gegen eine Zertifizierung von bariatrischen Zentren aufgrund von Volumen-Schwellenwerten. Zu einem ähnlichen Ergebnis waren Kohn et al. (2010) gekommen, die anhand der NIS-Datenbasis der Jahre 1998 bis 2006 (102.069 bariatrische Eingriffe) mit kontinuierlich ansteigendem Fallvolumen eine fortlaufende Verbesserung der Ergebnisse beobachteten, das galt für Klinikletalität und postoperative Komplikationen gleichermaßen. Bei der nach oben offenen linearen Beziehung zwischen Volumen und Outcome wollten diese Autoren ebenfalls keine zu fordernden Mindestmengen (Schwellenwerte) für das Krankenhausfallaufkommen nennen. Sie sahen aber die von den Akkreditierungseinrichtungen definierten Mindestmengen (125 bzw. 100 Eingriffe pro Krankenhaus und Jahr (Spitzenlevel) bzw. auch nur 50 Eingriffe/Jahr (geringeres Akkreditierungslevel) als sinnvoll an. Aber auch hier ließ sich eine Ergebnisbeziehung zum Akkreditierungsstatus als solchem nicht absichern.

■ ■ Situation in anderen Ländern

Brunaud et al. (2018) identifizierten 184.332 Patienten, die in den Jahren 2011 bis 2014 in 606 Krankenhäusern Frankreichs einem bariatrischen Eingriff unterzogen wurden. Nach Sleeve-Gastrektomie waren der Krankenhausaufenthalt signifikant kürzer und die Notwendigkeit der Behandlung auf einer Intensivstation signifikant seltener, wenn die Patienten in HV-Zentren (>200 Eingriffe jährlich) behandelt wurden, verglichen mit Krankenhäusern mit geringerer Fallzahl (<100 Eingriffe jährlich). Ähnliches ergab sich für den Magenbypass und die Reeingriffsrate in den ersten 3 und 6 Monaten. Die Folgerung war, dass Krankenhauseinrichtungen mit mehr als 200 bariatrischen Eingriffen jährlich ein signifikant besseres postoperatives Ergebnis und eine geringere Rate an Reoperationen zeigten, sodass dieser Schwellenwert weiter evaluiert werden sollte.

Eine andere Studie aus Frankreich unterschied zwischen verschiedenen bariatrischen Operationsverfahren (Lazzati et al. 2016). Ausgewertet wurden die Daten von 133.804 Patienten, die in den Jahren 2007 bis 2012 mit einem adjustierbaren Magenband (AGB, $n = 46.119$), einer Sleeve-Gastrektomie (SG, $n = 47.092$) oder mit einem Magenbypass (GBP, $n = 40.593$) versorgt wurden. Die postoperative 90-Tagesterblichkeit wurde für das Gesamtkrankengut mit 0,12 % angegeben. Die postoperative Sterblichkeit war nach GBP mit 0,23 % signifikant höher als nach SG (0,13 %) und AGB (0,01 %). Ein offener Zugang war bei einer Odds Ratio von 2,23 mit einer signifikant höheren postoperativen Sterblichkeit assoziiert als ein laparoskopischer Zugang. In dieser Untersuchung wurden die besten Ergebnisse in Krankenhäusern mit einem jährlichen Fallaufkommen >100 bariatrischen Eingriffen beobachtet (Referenzwert). Im Vergleich hierzu war die 90-Tageletalität in Krankenhäusern mit <25 Eingriffen jährlich signifikant erhöht (OR 2,95) und sie war auch noch im Trend höher in Krankenhäusern mit 25-50 Eingriffen jährlich (OR 1,45) sowie in Krankenhäusern mit > 50–100 Eingriffen jährlich (OR 1,13).

Grenzwerte (Krankenhausvolumen) für ein günstiges postoperatives Ergebnis bei bariatrischen Eingriffen sind in ◘ Tab. 2.20 wiedergegeben.

◻ Tab. 2.20 Grenzwerte (Krankenhausvolumen) für ein günstiges postoperatives Ergebnis bei bariatrischen Eingriffen

Autor	Land	Fallzahl/Jahr
Hollenbeak et al. (2008)	USA	>100 (Magenbypass); Messparameter: 30-Tageletalität
Birkmeyer et al. (2010)	USA	>150 (bariatrische Eingriffe); Messparameter: schwere Komplikationen
Kohn et al. (2010)	USA	100–125 (bariatrische Eingriffe); Messparameter: Klinikletalität und postoperative Komplikationen
Varban et al. (2015)	USA	>50 (lap. Magenband und LRYGB); Messparameter: schwere Komplikationen
Brunaud et al. (2018)	Frankreich	>200 (bariatrische Eingriffe); Messparameter: postoperative Komplikationen und Reeingriffe
Lazzati et al. (2016)	Frankreich	>100 (bariatrische Eingriffe); Messparameter 90-Tageletalität

LRYGB = laparoskopischer Roux-en-Y-Magenbypass

2.9.3 Einfluss des Chirurgenvolumens auf die Ergebnisse

Registererhebungen

▪▪ Situation in den USA

Für eine Analyse der Beziehung zwischen chirurgischem Fallaufkommen und Ergebnis (30-Tage-Komplikationsrate) bei der Sleeve-Gastrektomie verwendeten Celio et al. (2016) die Bariatric Outcomes Longitudinal Database (BOLD) für das Jahr 2011 mit 16.547 Patienten. Unterschieden wurde zwischen NV-Chirurgen (<50 Sleeve- Gastrektomien jährlich) und HV-Chirurgen (≥50 Sleeve-Gastrektomien jährlich). Patienten, die von HV-Chirurgen operiert wurden, hatten signifikant geringere Komplikationsraten (5,6 % vs. 7,0 %; p < 0,001), Reeingriffsraten (1,1 % vs. 1,6 %; p = 0,004) und Wiederaufnahmeraten (2,7 % v. 3,7 %; p = 0,001) verglichen mit den Patienten der NV-Chirurgen. In dieser Untersuchung hatte die Erfahrung des Chirurgen mit dem Roux-en-Y-Magenbypass einen positiven Einfluss auf die Komplikationsraten, nicht aber auf die Raten an Wiederaufnahmen oder Reeingriffen. Die Autoren folgerten daraus, dass für optimale Ergebnisse bei der Sleeve-Gastrektomie eine eingriffsspezifische Erfahrung des Chirurgen erforderlich ist, die Erfahrung in der laparoskopischen bariatrischen Chirurgie allein demnach nicht genügt.

Eine zweite Untersuchung dieser Arbeitsgruppe nutzte ebenfalls die BOLD-Datenbasis des Jahres 2011, um die Beziehung zwischen chirurgischem Fallaufkommen und Ergebnis bei laparoskopischem Roux-en-Y-Magenbypass (LRYGB) bei 32.521 bariatrischen Patienten zu überprüfen (Celio et al. 2017). Unterschieden wurde wiederum nach NV- und HV-Chirurgen, mit <50 vs. ≥50 LRYGB jährlich. Primärer Studienendpunkt war die Wiederaufnahmerate nach 30 Tagen, sekundäre Endpunkte waren 30-Tagesterblichkeit, Reeingriffe und Komplikationen. Nach Adjustierung der Daten für Basischarakteristika waren NV-Chirurgen im Vergleich zu HV-Chirurgen unabhängig mit höheren Wiederaufnahmeraten nach 30 Tagen (Odds Ratio 0,85), Reeingriffen (OR 0,82), Sterblichkeit (OR 0,50), Komplikationen (OR 0,81) und Anastomosenleckagen (OR 0,64) assoziiert.

Smith et al. (2013) berichteten über eine Auswertung der Longitudinal Assessment of Bariatric Surgery (LABS)-Studie mit 3412 RYGBs, ausgeführt von 33 Chirurgen in den Jahren 2005 bis 2007. In dieser Untersuchung wurde nach operationstechnischen Unterschieden zwischen HV-Chirurgen und NV-Chirurgen gefragt. HV-Chirurgen führten mehr als 100 RYGB/Jahr durch, verglichen mit <25 RYGB jährlich bei NV-Chirurgen. HV-Chirurgen verwendeten für die Gastrojejunostomie häufiger die Stapler-Technik, platzierten an der Anastomose häufiger einen Fibrinkleber und einen Drain. Sie überprüften umgekehrt seltener als NV-Chirurgen die Dichtigkeit der Anastomose intraoperativ mechanisch und ein Weiterbildungsassistent war bei der Operation seltener zugegen. Nach Adjustierung der Daten für diese technischen Unterschiede blieb die Differenz in den Komplikationsraten (=Kompositendpunkt, bestehend aus Tod, tiefer Venenthrombose, Lungenembolie, Reintervention oder Nichtentlassung nach 30 Tagen, Smith et al. 2010) zwischen HV- und NV-Chirurgen trotzdem erhalten, weiterhin zeigten HV-Chirurgen die besseren Ergebnisse. Die Autoren schlossen daraus, dass der Unterschied in den Ergebnissen zwischen HV-Chirurgen und NV-Chirurgen, wie er von der gleichen Arbeitsgruppe bereits früher beschrieben wurde (Smith et al. 2010), nicht allein mit unterschiedlichen Operationstechniken erklärt werden kann. Selbst wenn technische Unterschiede berücksichtigt wurden, ergab sich in diesem Modell, dass jede Zunahme des Chirurgenvolumens um 10 Fälle/Jahr das Risiko des Komplikationsendpunktes um 7 % reduzierte.

▪▪ Situation in anderen Ländern

Dem Einfluss von Chirurgenvolumen und Lehrstatus des Krankenhauses auf die Ergebnisse der bariatrischen Chirurgie gingen Doumouras et al. (2017) nach. Es handelte sich um insgesamt 18.398 Patienten mit Roux-en-Y-Magenbypass (76,9 %) und Sleeve-Gastrektomie (23,1 %) in Canada. Studienendpunkte waren postoperative Morbidität, sie machte im Gesamtkrankengut 10,1 % aus, und Kosten. Das durchschnittliche jährliche Fallaufkommen der Chirurgen belief sich auf 96 Eingriffe. Mit jedem Anstieg um 25 bariatrische Eingriffe pro Jahr war die Odds für die Morbidität 0,94-mal niedriger. Ein Status als Lehrkrankenhaus führte ebenfalls zu signifikant niedrigerer postoperativer Morbidität. Hingegen spielte die formale Akkreditierung als bariatrisches Zentrum für die Ergebnisse keine Rolle, gleiches galt für das Krankenhausfallaufkommen. Die Kosten ließen sich nicht zu den analysierten Faktoren korrelieren. Spezielle Mindestfallzahlen für den Chirurgen wurden allerdings nicht gefordert. Grenzwerte (Chirurgenvolumen) für ein günstiges postoperatives Ergebnis bei bariatrischen Eingriffen sind in ◘ Tab. 2.21 aufgeführt.

Fazit

Ein Einfluss des Hospital- und Chirurgenvolumens auf die Ergebnisse der bariatrischen Chirurgie kann als gesichert gelten. Allerdings ist die Klinikletalität über alle mittlerweile sehr niedrig, sodass sie nicht mehr den entscheidenden Messparameter für ein Benchmarking darstellen kann. Stattdessen kommen kombinierte Endpunkte in Betracht, die schwere Komplikationen, Reeingriffe und postoperative Verweildauer miterfassen.

◘ Tab. 2.21   Grenzwerte (Chirurgenvolumen) für ein günstiges postoperatives Ergebnis bei bariatrischen Eingriffen

Autor	Land	Fallzahl/Jahr
Birkmeyer et al. (2010)	USA	>100 (bariatrische Eingriffe); Messparameter: schwere Komplikationen
Torrente et al. (2013)	USA	>50 (Magenbypass); Messparameter: 30-Tageletalität
Celio et al. (2016)	USA	>50 (Sleeve-Gastrektomie); Messparameter: Komplikationen, Reeingriffe, Wiederaufnahmen
Celio et al. (2017)	USA	>50 (LRYGB); Messparameter: schwere Komplikationen, Reeingriffe, Wiederaufnahmen, 30-Tageletalität
Smith et al. (2013)	USA	>100 (Magenbypass); Messparameter: Kompositendpunkt inklusive perioperative Letalität

LRYGB = laparoskopischer Roux-en-Y-Magenbypass

2.10   Kniegelenktotalendoprothese

Jessica Thomsen und Reinhart T. Grundmann

2.10.1   Mindestmengenregelungen

Für Kniegelenk-Totalendoprothesen (Implantation einer Endoprothese am Kniegelenk; OPS-Version 2019: 5–822.9**/5–822.g**/5–822.h**/5–822.j**/5–822.k**) gilt in Deutschland eine Mindestmengenregelung von 50 Eingriffen pro Jahr und Krankenhaus (◘ Tab. 2.22). In England gibt es ebenfalls die Forderung nach Einführung von Mindestmengen bei Kniegelenksersatz sowohl für Chirurgen als auch für Krankenhäuser, umgesetzt ist diese Forderung aber noch nicht (Briggs, GIRFT- Report 2015).

2.10.2   Einfluss des Hospitalvolumens auf die Ergebnisse

▪ Übersicht

In einer Übersicht der Literatur zu den Mindestmengen in der Kniegelenkendoprothetik kamen Schräder und Rath (2005) zu dem Ergebnis, dass es zwar in der Literatur (in Kenntnis aller methodischer Schwächen und Vorbehalte zu den Studien) den Nachweis einer Assoziation zwischen erbrachter Leistungsmenge und Ergebnisqualität gibt und dass dies in der Konsequenz für die Einführung einer Mindestmenge bei Kniegelenksersatz spricht. Ein Schwellenwert (cut-off point), der in der Lage wäre,

◘ Tab. 2.22   Kniegelenk-Totalendoprothese: Mindestmengen pro Jahr und Krankenhaus

Autor	Land	Mindestmenge
GBA (2018)	Deutschland	50

„gute" von „schlechten" Ärzten oder Krankenhäusern zu diskriminieren, ließe sich evidenzbasiert aber nicht festlegen. Sie forderten deshalb für Deutschland eine Analyse des Status quo der Versorgung und der potenziellen Auswirkungen unterschiedlicher Mindestmengenszenarien. Ohne eine fortgesetzte begleitende Evaluation sollten fortgeschriebene Mindestmengenvereinbarungen keinen dauerhaften Bestand haben. Eine solche Qualitätssicherung ist bisher nicht umgesetzt.

Postoperative Komplikationen

Registererhebungen

▪▪ Situation in Deutschland

Nimptsch et al. (2017) identifizierten für die Jahre 2006 bis 2013 in der deutschen Fallpauschalen-bezogenen Krankenhausstatistik (DRG-Statistik) 1.093.296 Kniegelenk-Totalendprothesenimplantationen. 34.933 dieser Eingriffe (3,2 %) wurden in Kliniken durchgeführt, deren Fallzahl unter der Mindestmengenvorgabe von 50 Eingriffen/Jahr lag. Die rohe Sterblichkeit betrug in Kliniken mit Fallzahl unterhalb der Mindestmenge 0,22 %, in Kliniken mit Fallzahl oberhalb der Mindestmenge 0,13 %. Nach Adjustierung blieb dieser Unterschied bestehen (0,18 vs. 0,13 %) und war statistisch signifikant. Mit einer adjustierten Odds Ratio von 0,79 (95 % KI 0,55–0,90) war das Sterberisiko in einem Krankenhaus, das die Mindestmenge erreichte, signifikant geringer als in einem Krankenhaus, dessen Fallzahlen unter der Mindestmengenvorgabe rangierten. Die Autoren sahen die Mindestmengenregelung in Deutschland trotz der geringen Unterschiede in der Klinikletalität durch ihre Untersuchung im Sinne der Patientensicherheit bestätigt.

In einer weiteren Erhebung (Daten der Jahre 2009 bis 2014, 843.00 Patienten mit primärem Kniegelenksersatz) teilten Nimptsch und Mansky (2017) die Krankenhäuser entsprechend dem medianen jährlichen Fallvolumen in Quintile ein, sehr niedrig n = 56/niedrig n = 125/mittel n = 195/hoch n = 292/sehr hoch n = 477. Die risikoadjustierte Sterblichkeit betrug 0,06 % (95 % CI 0,05 bis 0,07) in dem sehr hohen Quintil versus 0,13 % (0,11 bis 0,14) in dem sehr niedrigen Quintil. Eine kontinuierliche Zunahme des Krankenhausfallvolumens war unabhängig mit einer geringeren Klinikletalität assoziiert. 228 Fälle/Jahr wurden als die Mindestmenge berechnet, bei der das Sterblichkeitsrisiko unter den Durchschnittswert von 0,10 % fallen würde, wenn alle Krankenhäuser wenigstens 228 solcher Operationen pro Jahr durchführen würden. Dies ergab 1 vermeidbaren Todesfall auf 4729 (3513 bis 7269) primäre Kniegelenkersatzoperationen.

Während Nimptsch et al. (2017) die Beziehung zwischen Mindestmengen und Klinikletalität überprüften, untersuchten Geraedts et al. (2008) die Auswirkungen der Mindestmengenregelung für Knie-TEPs auf die Wundinfektionsrate und postoperative Wundhämatome/Nachblutung anhand der Daten der BQS (Bundesgeschäftsstelle Qualitätssicherung) des Jahres 2006. Für beide Ergebnisindikatoren waren die Odds-Ratios unterhalb der Mindestmenge nicht signifikant schlechter als in der nächst höheren Fallzahlklasse mit 50 bis 99 Eingriffen. Bei Wundinfektionen unterschieden sich die Kliniken mit < 50 Eingriffen/Jahr auch nicht signifikant vom Referenzwert. Beim Ergebnisparameter „Wundhämatom/Nachblutung" unterschied sich nur die Gruppe der Kliniken ab 200 Eingriffen pro Jahr von den nächstniedrigeren Fallzahlklassen. Darüber hinaus machten Analysen der Veränderung des

Wundinfektionsrisikos in den Jahren 2004 bis 2006 deutlich, dass die Odds Ratios im Spiegel der BQS-Daten stark abnahmen. Letztlich stieg für alle Ergebnisindikatoren im Zeitverlauf die dokumentierte Qualität in sämtlichen Fallzahlklassen an, sodass 2006 nur noch geringe Unterschiede in der Ergebnisqualität zwischen Krankenhäusern mit niedrigen und solchen mit hohen Fallzahlen verblieben. Die Autoren folgerten, dass die für Knie-TEPs vorgegebene Mindestmenge insofern akzeptabel ist, als hierdurch die wohnortnahe Versorgung bislang kaum beeinträchtigt wird und gleichzeitig eine Tendenz zur Ergebnisverbesserung in allen Fallzahlklassen zu beobachten war. Andererseits wiesen die vorliegenden Daten aber darauf hin, dass mit einer höheren Mindestmenge keine wesentlichen Fortschritte für die Patienten erzielbar seien.

Dieselbe Arbeitsgruppe veröffentlichte auch ein Vergleich von BQS-Daten zur Knie-TEP vor (Jahre 2004/2005) und nach (Jahr 2006) Einführung der Mindestmengenregelung (Ohmann et al. 2010). 81 Kliniken (21,0 %) bewegten sich von der Klasse mit 1-49 Fällen im Jahr 2004 zur nächst höheren Klasse (50 bis 99) im Jahr 2005, verglichen mit 120 Krankenhäusern (34,8 %) von 2005 auf 2006. 24 Krankenhäuser (6,2 %) mit 1 bis 49 Fällen im Jahr 2004 fielen 2005 weg, verglichen mit 73 Krankenhäusern (21,2 %) von 2005 auf 2006. Im Jahr 2006 führten immer noch 149 von 345 Krankenhäusern (43,2 %) Knie-TEPs durch, obwohl sie unterhalb der Mindestanforderung blieben. In der multiplen logistischen Regressionsanalyse ließ sich eine 22,5 %ige Risikoreduktion für postoperative Wundinfektionen und eine 44 %ige Reduktion für Wundhämatome und Nachblutungen im Vergleich von 2005 mit 2006 nachweisen. Bei den Wundinfektionen war ungefähr die Hälfte der Verbesserungen auf den Effekt der Mindestmengenregulierung zurückzuführen, während die Verbesserungen bei Wundhämatom und Nachblutung mit der Mindestmengenregulierung nicht zu erklären waren. Letztlich führte demnach die Regulierung zu einer Zunahme der Eingriffe in Kliniken mit höherem Volumen, bei abnehmender Wundinfektionsrate.

Eine Schwellenwertanalyse für Mindestmengen für Knie-TEPs legten Schräder et al. (2007) anhand des BQS-Datenpool 2004 vor (91.714 Patienten mit Knietotalendoprothesen-Erstimplantation in 1016 Krankenhäusern mit vorhandenen Angaben). Endpunkte der Studie waren zum einen unzureichende postoperative Beweglichkeit (keine Extension/Flexion von mindestens 0/0/90) bei Entlassung und zum anderen die postoperative Wundinfektion. Für beide Indikatoren konnte ein statistisch signifikanter Zusammenhang mit der Fallzahl nachgewiesen werden. Eine Schwellenwertberechnung ließ der Indikator "unzureichende postoperative Beweglichkeit" aber aufgrund des hohen Anteils (17 %) fehlender oder nicht- plausibler Werte (18.635 von 110.349) nicht zu. Für den Indikator „Wundinfektion" wurde ein akzeptables Risiko von 1 % angenommen. Es ergab sich so ein Schwellenwert von 116 Knieendoprothesen/Jahr, um HVHs und NVHs zu trennen. Über alle Krankenhäuser berechnet, lag das Risiko, postoperativ eine Infektion zu bekommen, bei 0,79 %. In einem Hochvolumen-Haus war das Risiko geringer, nämlich 0,64 %. Aus der Risikoreduktion von 0,15 % ließ sich berechnen, dass unter 664 Knie-TEP-Patienten 1 Fall von Wundinfektion aufgrund einer Behandlung in einem Niedervolumen-Krankenhaus zu erwarten ist. Dieser 1 Patient unter 664 Knie-TEP-Patienten würde also von einer Mindestmenge von 116 Knie-TEPs/Jahr profitieren. Verwendet man zur Definition von Nieder- und Hoch-Volumen-Krankenhäusern die eingeführte Mindestmenge von 50 Knieprothesen pro Jahr, so errechnet sich theoretisch, dass unter 1460 Knie-TEP-Patienten 1 Fall von

Wundinfektion aufgrund der Behandlung in einem NV-Krankenhaus (mit weniger als 50 Knie-TEPs/Jahr) zu erwarten wäre, entsprechend also 1 Patient bei 1460 Knie-TEPs von der Mindestmengenregelung von 50 Knie-TEPs pro Jahr profitieren würde. Die Autoren kamen zu dem Schluss, dass die im Rahmen dieser Arbeit erstmals durchgeführten Analysen zu den Qualitätsindikatoren „postoperative Beweglichkeit" und „postoperative Infektionsrate" die prinzipielle Assoziation zwischen Behandlungsmenge und Ergebnisqualität zeigen. Aufgrund der einerseits nur sehr schwachen Assoziation (Infektionsrate) und andererseits des U-förmigen Verlaufs (Beweglichkeit) ließ sich hieraus jedoch kein einheitlicher Schwellenwert berechnen, der zu einer allgemeinen Qualitätsverbesserung führen würde.

Den Auswirkungen der Mindestmengenregelung für Knie-TEP-Erstimplantationen gingen Kostuj et al. (2011) anhand des BQS-Datensatzes für das Land Nordrhein-Westfalen der Jahre 2002 bis 2008 nach. Insgesamt 125.324 QS (Qualitätssicherung)-NRW-Datensätze wurden hinsichtlich allgemeiner und chirurgischer Komplikationen in einem logistischen Regressionsmodell ausgewertet. Die Risikoadjustierung erfolgte nach Patientenalter, Geschlecht, ASA-Gruppe, Komorbiditäten und Operationsdauer. Im Vergleich zu 2004 ließ sich ab dem Jahr 2006 nur für die Items Pneumonie, Thrombose, Lungenembolie und Gefäßläsion eine signifikante Reduktion beobachten. Dagegen war in den Jahren 2006/2007 die Implantatfehllage signifikant erhöht. 2005 bis 2008 traten mehr intra- und postoperative Frakturen als 2004 auf. Wundinfektionen und Reinterventionen unterlagen während des gesamten Beobachtungszeitraums Schwankungen. Die erhoffte Reduktion chirurgischer Komplikationen mit Einführung der Mindestmengen ließ sich in diesem Datensatz demnach nicht nachweisen. Mindestmengen sind somit als zentrales Steuerkriterium der Qualitätsverbesserung kritisch zu hinterfragen. Die Autoren forderten als Konsequenz die Errichtung eines standardisierten Endoprothesenregisters zur Analyse und Steigerung der Qualität.

Inwieweit die postoperative Wundinfektionsrate von dem Krankenhausfallaufkommen beeinflusst wird, überprüften Meyer et al. (2011) auf Basis von Daten des Krankenhaus-Infektions-Surveillance-Systems der Jahre 2003 bis 2008. Eingeschlossen in die Untersuchung wurden 43.180 Patienten mit Kniegelenksersatz, behandelt in 71 Kliniken. Die Untersucher wählten als Schnittpunkt für die Differenzierung der Fallvolumina eine Zahl von 50 jährlichen Knieendoprothesen, da dies der offiziellen Mindestmengenregelung des GBA entspricht. Es zeigte sich, dass NV-Krankenhäuser unterhalb der Mindestmenge eine doppelt so hohe Wundinfektionsrate aufwiesen im Vergleich zu den HV-Krankenhäusern. Die Daten unterstützen die Regelung des GBA.

▪▪ Situation in den USA und anderen Ländern

Norton et al. (1998) berechneten in einem Modell auf Basis von Medicare-Daten der Jahre 1985 bis 1990 die Wahrscheinlichkeit, mit der ein Patient mit Knie-TEP eine postoperative Komplikation in Abhängigkeit von dem Fallvolumen des Krankenhauses entwickeln würde. Die Komplikationswahrscheinlichkeit nahm bei ansteigendem Fallvolumen von 53 bis 107 Operationen pro Jahr und Krankenhaus rasch ab, um dann ein Plateau zu erreichen. In diese Kalkulation gingen auch jüngere, nicht Medicare-versicherte Patienten ein. Die Autoren plädierten für eine Regionalisierung der Kniegelenksersatzoperationen mit Konzentration auf Zentren, die wenigstens ca. 50, besser 100 Operationen pro Jahr vornehmen.

Hervey et al. (2003) berichteten auf Basis der NIS- Datenbank der USA (50.874 Patienten mit totalem Kniegelenksersatz/4636 Revisionseingriffe) über die Beziehung des Fallaufkommens des Krankenhauses und des Chirurgen zur postoperativen Komplikationsrate nach Kniegelenksersatz im Jahr 1997. Das Hospitalvolumen war in 4 Gruppen unterteilt: <85 Eingriffe, 85–149 Eingriffe, 150–249 Eingriffe und 250 und mehr Eingriffe jährlich. Die postoperative Komplikationsrate war gering: die Krankenhaussterblichkeit 0,2 %, die postoperative Komplikationsrate über alles bei den primären Eingriffen 1,1 % und 0,95 % bei den Revisionseingriffen, wobei bei den Primäreingriffen die tiefe Venenthrombose und bei den Sekundäreingriffen die Wundinfektion die häufigste Komplikation darstellte. Die Länge des stationären Aufenthaltes belief sich auf 4,6 (Primäreingriffe) bzw. 4,9 (Sekundäreingriffe) Tage. In dieser Analyse ergab sich lediglich für die Klinikletalität eine inverse Beziehung zwischen Fallvolumen und Ergebnis, die Autoren forderten in dieser Hinsicht wenigstens 85 Eingriffe jährlich. Alle anderen Outcome-Parameter zeigten kein erhöhtes Risiko mit abnehmendem Krankenhaus-Fallvolumen. Bei der kurzen postoperativen Liegezeit (und nur für diese Zeit wurden die Komplikationen registriert) konnte aber nicht ausgeschlossen werden, dass ein nicht unbeträchtlicher Teil der postoperativen Komplikationen überhaupt nicht erfasst wurde.

Eine weitere Untersuchung zur Beziehung zwischen postoperativer Komplikationsrate und Krankenhausfallvolumen wurde anhand von Medicare-Daten des Jahres 2000 (9073 Patienten/276 Krankenhäuser) von Solomon et al. (2006) erstellt. Unterschieden wurde zwischen Krankenhäusern mit mehr oder weniger als 23 totalen Kniegelenksersatzoperationen. Auch hier hatten Patienten in den NVHs eine höhere Rate an postoperativen Komplikationen, das Fallvolumen war aber nur einer von mehreren gleichwertigen Risikofaktoren wie Patientenalter, Komorbidität, männliches Geschlecht und fehlendes akademisches Lehrprogramm.

Mittlerweile hat in den USA eine erhebliche Konzentration von Knie- und Hüftgelenksersatzoperationen in größeren Zentren stattgefunden. Im Jahr 2012 wurden 65,5 % der elektiven Hüft- und Kniegelenksersatzoperationen (zusammengefasst) in Krankenhäusern mit hohem (definiert mit 400 bis 999 Knie- und Hüft-TEPs) und sehr hohem Volumen ($\geq$1000 Eingriffe jährlich) durchgeführt (Laucis et al. 2016). Umgekehrt sank der Anteil an Patienten, die noch in NVHs (<100 Hüft- und Knie-TEPs jährlich) versorgt wurden, auf 5,4 %. 26,6 % aller elektiven Gelenkersatzoperationen wurden in Krankenhäusern mit sehr hohem Volumen ausgeführt. Mit jeder Zunahme der Volumenkategorie kam es zu einer signifikanten Reduktion der Komplikationsrate, die perioperative Komplikationsrate war in den Krankenhäusern mit sehr hohem Volumen am niedrigsten (2,74 %) und am höchsten in den NVHs (3,61 %).

Wilson et al. (2016) nutzten eine Datenbank des Staates New York (289.976 Patienten mit primärem totalem Kniegelenksersatz der Jahre 1997 bis 2011), um die Frage beantworten zu können, welche Hospitalvolumengrenzen die höchste Vorhersagewahrscheinlichkeit hinsichtlich 90-Tage-Komplikationsrate und 90-Tagesterblichkeit haben. In einer Wahrscheinlichkeitsanalyse kamen sie mithilfe von ROC (receiver operating characteristic)-Kurven hinsichtlich dem 90-Tagekomplikationsrisiko des Krankenhauses zu 2 signifikanten Grenzwerten (89 und 235 Eingriffe jährlich), was Volumen-Strata von 0–89 (niedriges Hospitalvolumen), 90–235 (mittleres Hospitalvolumen) und $\geq$236 Eingriffe/Jahr (hohes Hospitalvolumen) ergab. Die 90-Tage-Komplikationsraten machten in NVHs 9,2 % aus, bei MVHs 7,6 % und bei HVHs 6,8 %. In der Wahrscheinlichkeitsanalyse hatten Krankenhäuser mit niedrigem und mittlerem Fallaufkommen eine signifikant höhere Komplikations-rate als HVHs. Für die 90-Tagesterblichkeit gab es nur einen signifikanten Grenz-wert: 644 Eingriffe. Dies resultierte in Volumenstrata von 0–644 (NVHs) und ≥645 (HVHs). Die Sterblichkeitsraten waren 0,31 % für NVHs und 0,11 % für HVHs. NVHs hatten demnach eine signifikant höhere 90-Tagesterblichkeit (Odds Ratio 2,21) im Vergleich zu HVHs.

Für die Provinz Ontario/Canada gingen Paterson et al. (2010) anhand von 27.217 Patienten mit totalem Kniegelenksersatz der Beziehung zwischen Krankenhaus-fallvolumen und Ergebnis nach. In dieser Erhebung waren weder die postoperative Komplikationsrate noch die 90-Tageletalität mit dem Krankenhausfallvolumen asso-ziiert. Gleiches galt im Übrigen auch für das Fallaufkommen des Chirurgen. Den Widerspruch zu Untersuchungen aus den USA erklärten die Autoren mit der ins-gesamt geringen Komplikationsrate (Sterblichkeit im Gesamtkollektiv nach 90 Tagen 0,53 %) und mit der Tatsache, dass in dieser Provinz bereits eine Konzentration der Eingriffe stattgefunden hatte, nur ca. 20 % aller totalen Gelenksersatzoperationen wur-den in Klinken mit weniger als 100 Fällen/Jahr vorgenommen

Eine finnische Studie (Pamilo et al. 2015) untersuchte anhand von 59.696 Knie-TEPs den Einfluss des Hospitalvolumens auf das postoperative Ergebnis. Die End-punkte der Studie waren Krankenhausaufenthaltsdauer, Revisionsraten und Wiederaufnahme nach Entlassung binnen 6 Wochen nach der Operation. In die-ser Erhebung war die Krankenhausverweildauer in HVHs signifikant kürzer. Die Beziehung zwischen Fallvolumen und Wiederaufnahme- oder Revisionsrate war jedoch nicht eindeutig, sodass die Autoren lediglich folgerten, dass eine Verkürzung des Krankenhausaufenthalts nicht mit einer erhöhten Rate an Wiederaufnahmen und Revisionen verbunden ist.

Prothesenkomplikationen im Spätverlauf

Die erste prospektive Erhebung zur Volumen-Ergebnis-Beziehung nach Knie-TEP über einen längeren Nachbeobachtungszeitraum wurde von Heck et al. (1998) publi-ziert. Erfasst wurden 291 Patienten – operiert von insgesamt 48 Chirurgen in 25 Ein-richtungen des Staates Indiana. 268 Patienten konnten über 2 Jahre nachuntersucht werden. Beim Follow-up waren 88 % der Patienten mit dem Ergebnis der Operation zufrieden. Die größte Verbesserung im SF36-Physical-Composite-Score wurde bei Patienten beobachtet, die in Institutionen operiert wurden, die mehr als 50 Kniegelenks-ersatzoperationen jährlich bei Medicare-versicherten Patienten durchführten. In dieser Erhebung entwickelten des Weiteren Patienten, die von jüngeren Chirurgen mit einem Fallvolumen von mehr als 20 Kniegelenksersatzoperationen jährlich versorgt wur-den, weniger Komplikationen. Die Daten unterstützen demnach die Forderung nach einer Mindestmenge des Krankenhauses von 50 Fällen/Jahr und der des Chirurgen von wenigstens 20 jährlichen Eingriffen.

Eine weit niedrigere Schwelle setzten Katz et al. (2007) an, um das Verhältnis von Fallvolumen und Langzeitergebnis nach Knie-TEP bewerten zu können. In einer retro-spektiven Erhebung, die allerdings in ihrer Aussage erheblich dadurch eingeschränkt war, dass nur 932 von 1597 (58 %) Patienten des vorgesehenen Kollektivs längerfristig befragt werden konnten, sahen sie im Vergleich zu den übrigen Patienten nach zwei Jahren ein signifikant schlechteres funktionelles Ergebnis, wenn die Patienten in NVHs (≤25 Knie-TEPs pro Jahr) von NVSs versorgt wurden, diese definiert mit ≤6 Knie-gelenksendoprothesen jährlich.

Dass das Hospitalvolumen zu der Rate an Spätkomplikationen invers in Beziehung steht, demonstrierten Badawy et al. (2017) anhand der Daten von 14.496 Patienten, bei denen in 126 Kliniken eine Teilprothese (Oxford-Kniesystem) eingesetzt wurde. Nach jährlichem Krankenhausfallaufkommen wurde zwischen $\leq 11/12–23/24–43/$und ≥ 44 Fällen unterschieden. In dieser Untersuchung war die Revisionsrate über 10 Jahre in den höheren Volumenkategorien signifikant geringer als in der untersten Kategorie, das Prothesenüberleben umgekehrt signifikant besser. Des Weiteren mussten Patienten in der untersten Kategorie signifikant häufiger wegen unerklärlichen Schmerzen revidiert werden.

Für Deutschland liegt eine Erhebung vor, in der anhand von Krankenkassendaten (AOK) bei 44.465 Patienten (45.165 Knie-TEPs) der Beziehung zwischen Hospitalvolumen und Spätrevisionen nach Kniegelenkstotalersatz nachgegangen wurde (Jeschke et al. 2017). Die Autoren konnten zeigen, dass Patienten, die in einem HVH operiert wurden, innerhalb der nächsten 2 Jahre einem signifikant geringerem Risiko ausgesetzt waren, sich einer Revision ihrer Knie-TEP zu unterziehen. Insgesamt mussten 3,7 % der primären Knie-TEPs innerhalb eines Jahres revidiert werden, 5,5 % innerhalb von 2 Jahren. Die Odds Ratios für eine 2-Jahresrevision waren 1,6 bei einem jährlichen Fallaufkommen des Krankenhauses von 56 oder weniger, 1,5 für 57–93 Fälle, 1,2 für 94 bis 144 Fälle und 1,1 für 145 bis 251 Fälle verglichen mit Krankenhäusern mit 252 oder mehr Fällen. Das Risiko eines Revisionseingriffs nach Implantation einer Knie-TEP war demnach in Krankenhäusern höher, die weniger als 145 Knie-TEPs jährlich vornahmen. Die Folgerung war, dass die in Deutschland angesetzt Mindestmenge von 50 Knie-TEPs pro Krankenhaus deutlich zu niedrig angesetzt sei, wenn man das Langzeitergebnis mit ins Kalkül zieht.

2.10.3 Einfluss der Krankenhausspezialisierung

In einer Analyse der Medicare-Datenbank der Jahre 1999 bis 2003 gingen Cram et al. (2007) der Frage nach, inwieweit sich spezialisierte Krankenhäuser in den Patientencharakteristika und im unmittelbaren Ergebnis von Allgemeinkrankenhäusern in der Hüftgelenksersatzchirurgie (n = 51.788 Patienten) und Kniegelenksersatzchirurgie (n = 99.765) unterschieden. Für den Kniegelenksersatz stellten sie 38 spezialisierte Krankenhäuser mit 10.234 Eingriffen 517 Allgemeinkrankenhäusern mit 89.531 Eingriffen gegenüber. Bei 6,3 % der Eingriffe in den spezialisierten Kliniken handelte es sich um Revisionseingriffe, verglichen mit 5,4 % in den Allgemeinkrankenhäusern. Dieser Unterschied war nicht signifikant. Patienten der Allgemeinkliniken zeigten die höhere Komorbidität. Im Jahr 2003 führten die einzelnen spezialisierten Kliniken im Mittel 75 Eingriffe durch, verglichen mit einem Fallaufkommen der Allgemeinkrankenhäuser von durchschnittlich nur 40 Kniegelenksersatzoperationen. Im Komposit-Outcome (Wundinfektion, Nachblutung, Tod) unterschieden sich die Kliniken signifikant (bei primärem Kniegelenkersatz betrug die Rate an unerwünschten Ereignissen 2,1 % in den spezialisierten Kliniken vs. 3,9 % in den Allgemeinkrankenhäusern). Diese Unterschiede blieben auch signifikant bestehen, wenn das Krankengut hinsichtlich Patientenkomorbidität und Krankenhausfallaufkommen adjustiert wurde, dies galt sowohl für den primären Kniegelenksersatz als auch für die Revisionseingriffe. Die wesentliche Botschaft dieser Untersuchung war, dass spezialisierte Kliniken unabhängig vom Fallaufkommen bessere perioperative Ergebnisse bei Patienten mit Kniegelenksersatz erzielen als Allgemeinkrankenhäuser.

◘ Tab. 2.23 Grenzwerte (Krankenhausvolumen) für ein günstiges postoperatives Ergebnis bei Kniegelenk-Ersatzoperationen

Autor	Land	Fallzahl/Jahr
Nimptsch und Mansky (2017)	Deutschland	228; Messparameter: Klinikletalität
Schräder et al. (2007)	Deutschland	116; Messparameter: Wundinfektion pOp
Meyer et al. (2011)	Deutschland	>50; Messparameter: Wundinfektion
Jeschke et al. (2017)	Deutschland	145; Messparameter: Spätergebnis
Norton et al. (1998)	USA	100; Messparameter: Komplikationen pOp
Hervey et al. (2003)	USA	85; Messparameter: Klinikletalität
Wilson et al. (2016)	USA	236; Messparameter: 90-Tage-Komplikationsrate; 645; Messparameter: 90-Tage-Sterblichkeitsrate
Heck et al. (1998)	USA	50: Messparameter: Spätergebnis

Grenzwerte (Krankenhausfallaufkommen) für ein günstiges postoperatives Ergebnis bei Kniegelenk-Ersatzoperationen finden sich in ◘ Tab. 2.23.

Fazit

Die Assoziation zwischen erbrachter Leistungsmenge und Ergebnisqualität darf für Knie-TEPs als gesichert gelten. Eine definitive Mindestmenge für das Fallaufkommen des Krankenhauses mit Bezug auf die unmittelbare postoperative Komplikationsrate lässt sich aber aus den Daten der Literatur nicht ableiten. Es ist allerdings fraglich, ob die perioperative 30- oder 90-Tage-Komplikationsrate überhaupt den entscheidenden Qualitätsparameter darstellt. Wichtiger ist das Langzeitergebnis, über das nur in wenigen Studien berichtet wird. Sie zeigen, dass das Hospitalvolumen einen Einfluss auf das Langzeitergebnis nach Knie-TEP nimmt, mit besseren funktionellen Ergebnissen und niedrigeren Revisionsraten in HVHs. Die Einrichtung eines verpflichtenden Endoprothesenregisters ist die Voraussetzung, um definitive Schwellenwerte nennen zu können.

2.10.4 Einfluss des Chirurgenvolumens auf die Ergebnisse

■ **Übersicht**

Zu dem Einfluss des Chirurgenvolumens auf die Ergebnissen des totalen Kniegelenkersatzes liegt eine systematische Literaturübersicht auf Basis von 11 nicht-randomisierten Studien vor (Lau et al. 2012). Es bestand eine erhebliche Varianz in der Definition eines Hochvolumenchirurgen (HVS), die Autoren entschlossen sich dazu, von einem HVS bei >50 Knie-TEP/Jahr zu sprechen. Keine Studie berichtete über eine signifikante Beziehung zwischen perioperativer Sterblichkeit und Chirurgenvolumen. Von 5 Studien berichteten 3 über eine statistisch signifikante Beziehung zwischen niedrigem Chirurgenvolumen und erhöhter Infektionsrate. Die Differenzen waren gering, spielten aber bei der Häufigkeit des Eingriffs in der Patientenversorgung eine relevante Rolle. Studien, die die Krankenhausverweildauer analysierten, fanden mehrheitlich eine signifikante Zunahme bei Niedervolumenchirurgen (NVSs). Was mittelfristige Ergebnisse bis 8 Jahre nach dem Eingriff anging, so konnte nicht belegt werden, dass das Chirurgenvolumen Einfluss auf die Standzeit der Prothese nahm. Insgesamt gab es zwar einen Trend zu besseren Ergebnissen bei HVSs, jedoch war die Qualität aller Erhebungen schwach, sodass evidenzbasierte Aussagen hinsichtlich einer möglichen Regionalisierung von Eingriffen nicht möglich waren, dies betraf auch definitive Fallzahlgrenzen.

Registererhebungen

In der oben aufgeführten Analyse von Hervey et al. (2003) wurde auch der Einfluss des Chirurgenvolumens auf die unmittelbare postoperative Komplikationsrate überprüft. Chirurgen mit einem Fallvolumen von weniger als 30 jährlichen Eingriffen führten 47,9 % der primären Knie-TEPs und 41,6 % der Revisionseingriffe durch. In dieser Untersuchung zeigten Chirurgen mit weniger als 15 Eingriffen eine höhere Patientensterblichkeit, venöse Thromboserate und vermehrt Infektionen. Als Grenzwerte für eine mögliche Mindestmengenregelung kämen nach dieser Untersuchung ein Hospitalvolumen von wenigstens 85 und ein Chirurgenvolumen von wenigstens 15 Fällen pro Jahr in Betracht.

Wilson et al. (2016) untersuchten in der Datenbank des Staates New York (siehe oben Hospitalvolumen) auch das Chirurgenvolumen hinsichtlich der 90-Tage-Komplikationsrate sowie der 2-Jahres-Revisionsrate. In einer Wahrscheinlichkeitsanalyse kamen sie mit Hilfe von ROC (receiver operating characteristic)-Kurven für das 90-Tagekomplikationsrisiko des Chirurgen zu 3 Grenzwerten (11, 64 und 145 Eingriffe jährlich), was Volumen-Strata von 0–11 (sehr niedrig), 12-64 (mittel), 65–145 (hoch) und ≥ 146 Eingriffe/ Jahr (sehr hoch) ergab. Die nicht-adjustierten 90-Tage-Komplikationsraten waren 9,8 % (niedrig-Volumen- Chirurgen), 7,9 % (mittel), 6,9 % (hoch) und 5,7 % (sehr hoch-Volumen-Chirurgen). In der Wahrscheinlichkeitsanalyse sanken die Komplikationsraten signifikant und progressiv mit höherem Chirurgenfallaufkommen ab. Die Revisionsraten zeigten ein ähnliches Muster, fielen aber nicht weiter ab zwischen Chirurgen mit hohem und sehr hohem Fallvolumen. Die Autoren kamen zu dem Schluss, dass die Revisionsrate nach 2 Jahren der wichtigste und schwerwiegendste Ergebnisparameter war und am meisten vom einzelnen Chirurgen abhing. Empfehlungen zu Mindestmengen wichen sie aufgrund der administrativen Aktivitäten in diesem Feld bewusst aus, betonten aber, dass in ihrer Analyse die Patienten einen fortlaufenden Nutzen mit Anstieg des Chirurgenvolumens hatten. In einer Sensitivitätsanalyse fand sich ein Grenzwert von 65 Knie-TEPs pro Jahr (Chirurg) und ein Grenzwert von 200 Knie-TEPS pro Jahr (Krankenhaus), der zwischen Hochvolumen und Niedrigvolumen unterschied, mit einer signifikant höheren 90-Tagekomplikationsrate bei niedrigem Volumen.

Zum Zentrums- und Chirurgeneffekt auf die Revisionsrate von unikondylären zementierten Knieteilprothesen (Oxford-Kniesystem) berichteten Baker et al. (2013) anhand von 23.400 Eingriffen, durchgeführt von 919 Chirurgen in 366 Zentren in der Zeit von April 2003 bis Dezember 2010. Ausgewertet wurde das nationale Register von England und Wales. Die Revisionsrate von Zentren mit dem geringsten Volumen ($\leq$50 Prozeduren in der Studienperiode von 8 Jahren) betrug 1,62 Revisionen pro 100 Prothesenjahre und war damit signifikant höher als in Zentren mit dem höchsten Volumen (>400 Prozeduren) mit 1,16 Revisionen pro 100 Prothesenjahre. Die 5-Jahres-Prothesenlebensdauer machte 92,3 % in den Zentren mit dem geringsten Volumen aus, verglichen mit 94,1 % in Zentren mit dem höchsten Volumen. Eine ähnliche Beziehung zwischen Volumen und Ergebnis gab es auch für die Chirurgen. Die Revisionsrate in der Gruppe mit dem geringsten Volumen ($\leq$25 Prozeduren) war mit 2,16 Revisionen pro 100 Prothesenjahre signifikant höher als in der Gruppe mit dem höchsten Volumen (>200 Prozeduren), dort 0,80 Revisionen. Die 5-Jahres-Prothesenlebensdauer war mit 90,1 % in der Gruppe der Chirurgen mit dem geringsten Volumen ebenfalls signifikant geringer als in der Gruppe mit dem höchsten Volumen (dort 96 %). Wenn Zentren und Chirurgen simultan betrachtet wurden, war das Revisionsrisiko bei Niedrigvolumen-Chirurgen in NVHs höher als bei Hochvolumen-Chirurgen in HVHs. Die Autoren kalkulierten, dass Zentren, die diese Prothesen einsetzen, wenigstens 13 Eingriffe pro Jahr durchführen sollten, mit dem Zusatz, dass das Chirurgenvolumen für die Ergebnisse bedeutsamer als das Hospitalvolumen ist, sodass diese Zahl nicht durch Kombination von mehreren NVSs erreicht werden sollte.

Liddle et al. (2016) verglichen den Volumeneffekt auf die Ergebnisse bei totalem Kniegelenksersatz (TKR) mit dem bei Kniegelenksersatz nur eines Kompartments (UKR). Ausgewertet wurde die nationale Joint Registry von England und Wales mit 422.149 TKRs and 37.131 UKRs. In dieser Erhebung waren vor allem die Ergebnisse bei unilateralem Kniegelenksersatz vom Fallaufkommen des Chirurgen abhängig, weniger die Ergebnisse des totalen Gelenkersatzes. Für Chirurgen, die weniger als 10 UKRs pro Jahr durchführten, errechnete sich eine Prothesenlebensdauer nach 8 Jahren von 87,9 %, verglichen mit 92,4 % bei Chirurgen, die 30 und mehr UKRs pro Jahr durchführten (erst dann erreichte der Volumeneffekt ein Plateau). Für TKRs war der Volumeneffekt eher linear, die Hazard Ratio für eine Revision nach TKR machte 0,99 für jede Zunahme um 5 Fälle jährlich aus. Letztlich unterschieden sich die Revisionsraten zwischen den Chirurgen mit dem geringsten und denen mit dem höchsten Fallaufkommen bei UKR um das Vierfache, wobei Chirurgen mit hohem Fallaufkommen bei UKR ähnliche Ergebnisse erreichten wie Hochvolumen-Chirurgen bei TKR. Zu diskutieren wäre demnach nach dieser Erhebung eine wünschenswerte Mindestmenge von jährlich 30 UKR eines einzelnen Chirurgen. Grenzwerte (Chirurgenvolumen) für ein günstiges postoperatives Ergebnis bei Kniegelenk-Ersatzoperationen finden sich in ◨ Tab. 2.24.

◨ **Tab. 2.24** Grenzwerte (Chirurgenvolumen) für ein günstiges postoperatives Ergebnis bei Kniegelenk-Ersatzoperationen

Autor	Land	Fallzahl/Jahr
Heck et al. (1998)	USA	20; Messparameter postoperative Komplikationen
Hervey et al. (2003)	USA	15; Messparameter Klinikletalität, venöse Thromboserate, Infektionen
Wilson et al. (2016)	USA	65; Messparameter Revisionsrate nach 2 Jahren
Baker et al. (2013)	England	13; Oxford Kniesystem, Messparameter Revisionsrate
Liddle et al. (2016)	England	30; Messparameter Prothesenstandzeit (unilateraler Kniegelenksersatz)

> **Fazit**
>
> Nach Kniegelenksersatz ist die längerfristige Revisionsrate der wichtigste Qualitäts-
> parameter. Die Revisionsrate wird vor allem durch das Fallaufkommen des Chirurgen
> geprägt, weniger durch das Fallaufkommen des Krankenhauses. Mindestmengen-
> regelungen, die allein auf das Fallaufkommen des Krankenhauses ausgelegt sind,
> greifen zu kurz.

2.11 Hüftgelenksersatz

Jessica Thomsen und Reinhart T. Grundmann

2.11.1 Mindestmengenregelungen

In Deutschland gibt es aktuell keine durch den GBA vorgeschriebene Mindestmenge für Hüftgelenksersatz.

2.11.2 Einfluss des Hospitalvolumens auf die Ergebnisse

Registererhebungen

▪▪ Situation in Deutschland

In Deutschland untersuchten Nimptsch and Mansky (2017) den Einfluss des Krankenhausfallaufkommens auf die Krankenhaussterblichkeit nach Hüftgelenksersatz wegen Arthrose oder Arthritis mithilfe von DRG Abrechnungsdaten der Jahre 2009 bis 2014. In die Analyse gingen 881.149 Eingriffe ein, das jährliche Krankenhausfallaufkommen wurde in Quintile eingeteilt, mit im Median sehr niedrig n = 49/niedrig n = 128/mittel n = 213/hoch n = 351/sehr hoch n = 619). Die risikoadjustierte Sterblichkeit betrug 0,10 % (95 % CI 0,08 bis 0,11) in dem sehr hohen Quintil versus 0,23 % (0,21 bis 0,25) in dem sehr niedrigen Quintil. Im Vergleich zu dem sehr niedrigen Quintil war in allen anderen Quintilen die Klinikletalität signifikant reduziert. Eine kontinuierliche Zunahme des Krankenhausvolumens war unabhängig mit einer geringeren Klinikletalität assoziiert. 252 Fälle/Jahr wurden als die Mindestmenge berechnet, bei der das Sterblichkeitsrisiko unter den Durchschnittswert von 0,17 % fallen würde, wenn alle Krankenhäuser wenigstens 252 solcher Operationen pro Jahr durchführen würden. Dies ergab 1 vermeidbaren Todesfall auf 2747 (2186 bis 3701) primäre Hüftgelenkersatzoperationen.

Zuvor hatten Schräder und Rath (2007) anhand der Versorgungssituation zu Hüftendoprothesen in Deutschland im Jahr 2004 mehrere Modellrechnungen durchgeführt, um Mindestmengenregelungen von 20 und 50 Endoprothesen pro Jahr und deren Einfluss auf Anzahl und Ort der betroffenen Häuser sowie die absolute und relative Zahl umzuverteilender Patienten darzustellen. Sie gingen von 153.723 Hüft-TEP-Fälle für das Jahr 2004 aus, davon 31.638 bei der Indikation „Schenkelhalsfraktur".

In 281 Krankenhäusern wurden weniger als 20 Hüftendoprothesen pro Jahr bei Koxarthrose eingesetzt, das entsprach 24,5 % aller Krankenhäuser, in denen im Jahr 2004 eine Hüftendoprothese bei Koxarthrose implantiert wurde. Eine Mindestmengenregelung von 20 Hüftendoprothesen pro Jahr würde lediglich zu einer Umverteilung von 2,1 % aller Patienten führen. Eine Mindestmengenregelung mit einem Schwellenwert von 50 Hüft-TEP/Jahr würde 553 Krankenhäuser (48,2 %) betreffen. In der Konsequenz müssten 11.856 Patienten (9,7 %) pro Jahr umverteilt werden. Die Autoren kamen nach einer Literaturanalyse zu dem Schluss, dass sich evidenzbasierte Schwellenwerte für eine Mindestmengenregelung bei der Hüft-TEP zwar nicht ableiten lassen, dass aber doch mit steigendem Fallvolumen die Ergebnisse besser werden. Die hier berechneten Mindestmengen sollten demnach zur politischen Diskussion anregen.

Inwieweit die postoperative Wundinfektionsrate bei Hüftgelenksersatz von dem Krankenhausfallaufkommen beeinflusst wird, überprüften Meyer et al. (2011) auf Basis von Daten des Krankenhaus-Infektions-Surveillance-Systems der Jahre 2003 bis 2008. Eingeschlossen in die Untersuchung wurden 63.045 Patienten mit Hüftendoprothese, behandelt in 110 Kliniken. Die Wundinfektionsrate zeigte einen konkaven Verlauf: sie war am höchsten in Krankenhäusern mit einem jährlichen Fallaufkommen von 51–100 Hüftendoprothesen und niedriger (aber statistisch nicht signifikant) in Krankenhäusern mit einem Fallaufkommen unter 50/Jahr. Signifikant am niedrigsten war sie in Krankenhäusern mit mehr als 100 Eingriffen/Jahr.

Jeschke et al. (2019) überprüften anhand von Daten einer Krankenkasse (AOK), welchen Einfluss das Krankenhausfallaufkommen auf die Ergebnisse von Revisionseingriffen am Hüftgelenk nimmt. 17.773 Operationen (OPS-Code 5-821 [Revision, Wechsel und Entfernung einer Endoprothese am Hüftgelenk]), durchgeführt in den Jahren 2014 bis 2016 in 990 deutschen Krankenhäusern, gingen in die Auswertung ein. Das jährliche Krankenhausfallvolumen wurde unterteilt in 4 Gruppen (<12/13–24/25–52/$\geq$53). In der multivariaten Analyse hatte das Krankenhausfallaufkommen einen signifikanten Einfluss auf die risikoadjustierte 1-Jahresrevisionsrate und die 90-Tagesterblichkeit der Patienten. Die 90-Tagesterblichkeit war signifikant erhöht in den 3 unteren Volumenkategorien verglichen mit der höchsten Kategorie (>53 Fälle/Jahr), mit abnehmenden Odds über alle Volumenkategorien, was einen linearen Abfall der Sterblichkeit mit zunehmendem Fallaufkommen bedeutete. Die 1-Jahresrevisionsrate war in den beiden unteren Volumenkategorien (< 12/13–24 Fälle/Jahr) signifikant erhöht. Die Botschaft dieser Untersuchung war, dass Revisionseingriffe am Hüftgelenk komplexe Eingriffe sind, die nur in spezialisierten Kliniken durchgeführt werden sollten.

▪▪ Situation in anderen Ländern

Doro et al. (2006) fanden in der Nationwide Inpatient Sample der USA 275.813 primäre Hüftgelenksersatzoperationen und 60.747 Revisionseingriffe. Das jährliche Krankenhausfallaufkommen wurde für die Primäreingriffe in Quartile unterteilt, niedrig 1–40, mittel 41–79, hoch 80–139, sehr hoch $\geq$140. Für die Revisionseingriffe ergaben sich niedrig 1–10, mittel 11–22, hoch 23–45, sehr hoch $\geq$46. Es fand sich eine signifikante Volumen-Ergebnis-Beziehung, mit einer perioperativen Sterblichkeit von 0,16 % in dem höchsten Volumenquartil verglichen mit 0,29 % in dem niedrigsten Volumenquartil bei den Primäreingriffen bzw. 0,48 % vs. 1,20 % bei den Revisionseingriffen. In dieser Untersuchung waren die Unterschiede zwischen mittlerem und sehr hohem Volumen bei den Primäreingriffen statistisch nicht signifikant, bei den Revisionseingriffen schnitten hingegen auch noch die Krankenhäuser mit mittlerem Volumen statistisch signifikant schlechter als die mit sehr hohem Volumen ab.

In der Datenbasis der Nordic Arthroplasty Register Association identifizierten Glassou et al. (2016) 417.687 primäre totale Hüftgelenkersatzeingriffe (total hip arthroplasty, THA) und überprüften, ob die Revisionsrate mit dem Krankenhausfallaufkommen assoziiert war. Entsprechend dem jährlichen Fallaufkommen wurden die Krankenhäuser in fünf Volumengruppen unterschieden (1–50, 51–100, 101–200, 201–300, >300). Die mittlere Nachbeobachtungszeit betrug 5,7 (0–17) Jahre. Insgesamt wurden im Beobachtungszeitraum in 4,7 % der Fälle erstmalige Revisionseingriffe gesehen. Bei den 263.176 zementierten Hüftprothesen wurden 1 Jahr nach dem Primäreingriff keine Unterschiede hinsichtlich der Revisionsraten zwischen den Volumengruppen beobachtet. Nach 2, 5, 10 und 15 Jahren hatten die fünf größten Krankenhausvolumengruppen jedoch ein signifikant reduziertes Revisionsrisiko verglichen mit der Gruppe mit 1–50 Fällen/Jahr. Bei den 97.534 unzementierten THAs wurden in den ersten zwei Jahren zwischen den Gruppen keine Unterschiede gefunden. Nach 5 und mehr Jahren zeigte allein die Gruppe mit 201–300 THAs/ Jahr eine signifikant geringere Revisionsrate als die Referenzgruppe (1–50). Im Endeffekt ließ sich demnach für zementierte THAs eine eindeutige Beziehung zwischen Krankenhausfallaufkommen und Revisionsrate zeigen, mit einem signifikant erhöhten Risiko in Krankenhäusern mit weniger als 50 jährlichen THAs. Die Beziehung scheint nach dieser Untersuchung bei unzementierten Prothesen nicht so eindeutig zu sein.

Über eine Registererhebung in den Niederlanden zur Beziehung zwischen Krankenhausfallaufkommen und Komplikationsrate nach Hüftgelenksersatz berichteten de Vries et al. (2011). Das Kollektiv umfasste 50.080 Ersteingriffe der Jahre 2002 bis 2004 und damit fast alle in den Niederlanden im betreffenden Zeitraum durchgeführten THAs. Unterschieden wurden die Gruppen >400/300–400/200– 300/100–200/und <100 Eingriffe jährlich. In dieser Erhebung betrug die postoperative Komplikationsrate über alle 6 %, Indexoperation und Wiederaufnahmen innerhalb 3 Monaten nach Implantation eingeschlossen. Die Sterblichkeit machte perioperativ 0,2 % aus. Die postoperative Sterblichkeit war in der Hochvolumengruppe höher als in drei der Gruppen mit geringerem Fallaufkommen, was die Autoren damit erklärten, dass komplizierte Fälle in der Regel in HV-Zentren eingewiesen wurden. Die Komplikationsraten zeigten einen Trend zu niedrigeren Raten in HV-Krankenhäusern, aber die Beziehung war nicht linear. Die Autoren folgerten, dass sie keine eindeutige lineare Beziehung zwischen Krankenhausvolumen und Ergebnis nachweisen konnten, weil in den Niederlanden bereits eine Konzentration dieser Eingriffe in Krankenhäusern mit größeren Fallzahlen stattgefunden habe. Eine Korrelation des Outcome zum Chirurgenvolumen und den Operationstechniken sei möglicherweise sinnvoller.

30.226 Patienten mit totalem Hüftgelenksersatz gingen in eine finnische Analyse (Mäkelä et al. 2011) zur Krankenhausvolumen-Ergebnisbeziehung ein. Unterschieden wurden vier Gruppen, Gruppe 1: 1–50/2: 51–150/3: 151–300/4: >300 THAs jährlich. Nach Adjustierung der Daten fand sich lediglich ein Trend für weniger Patientenwiederaufnahmen nach 14 Tagen in Gruppe 1 verglichen mit 4. Umgekehrt war in Gruppe 4 der Hospitalaufenthalt am kürzesten, sodass insgesamt die HV-Zentren trotz höherer Wiederaufnahmerate am kostengünstigsten abschnitten. Darüber hinaus wurden signifikant mehr Dislokalisationen in Gruppe 1 verglichen mit 3 gefunden, Infektionsraten und Reeingriffsraten ließen sich allerdings nicht zum Krankenhausfallaufkommen korrelieren. Die Autoren favorisierten die Konzentration von THAs in Zentren vor allem unter Kostengesichtspunkten.

2.11.3 Einfluss von Hospital- und Chirurgenvolumen auf die Ergebnisse

Registererhebungen

▪▪ Situation in den USA

Manley et al. (2008) berichteten über eine Analyse von 26.036 primären THAs (Medicare-Daten), die in den Jahren 1997 bis 2004 durchgeführt wurden. Untersucht wurden die Revisionsraten nach dem Eingriff. In dieser Auswertung ließ sich zwischen Krankenhausfallvolumen und Revisionsrate zu keinem Zeitpunkt eine Assoziation finden. Hingegen war die Revisionsrate nach 6 Monaten mit dem Chirurgenvolumen assoziiert, mit der niedrigsten Rate (Referenzwert) bei Chirurgen mit einem jährlichen Fallvolumen >50. Speziell Chirurgen mit einem Fallaufkommen von 6–10 und solche mit 11–25 THAs jährlich hatten ein signifikant erhöhtes Revisionsrisiko. Das galt aber nur für die erste Zeit nach dem Eingriff, nach 2, 5 und 8 Jahren wurden keine signifikanten Unterschiede zwischen den Chirurgenvolumenkategorien hinsichtlich der Revisionsraten beobachtet.

Dem Einfluss des Fallaufkommens von Krankenhaus und Operateur auf die Länge des postoperativen Krankenhausaufenthaltes nach primärem Hüftgelenksersatz gingen Styron et al. (2011) anhand einer administrativen Datenbank und 192.553 Eingriffen nach. Patienten, die in Zentren des niedrigsten Krankenhaus-Volumenquartils (<64 Hüft-TEP jährlich) behandelt wurden, hatten einen signifikant längeren Krankenhausaufenthalt als solche des höchsten Volumenquartils (≥225 Fälle/Jahr). Gleiches galt für die Beziehung der Aufenthaltsdauer zum Chirurgenvolumen, wobei hier das niedrigste Quartil mit <10 Eingriffen jährlich definiert wurde, das höchste mit >53 Eingriffe jährlich.

Die Länge des Krankenhausaufenthaltes nach THA korrelierten auch Ramkumar et al. (2018) zum Fallaufkommen von Krankenhaus und Chirurg (136.501 Patienten, Datenbasis des Staates New York der Jahre 2009 bis 2015). Das jährliche Chirurgenvolumen wurde in niedrig (0–69), mittel (70–121) und hoch (>121) stratifiziert, das Krankenhausvolumen in niedrig (0–120), mittel (121–357) und hoch (>357). Mit höheren Volumenkategorien sank die stationäre Aufenthaltsdauer signifikant ab. Die Autoren stellten fest, dass die Mehrzahl der Fälle in HV-Krankenhäusern von NV-Chirurgen durchgeführt wurden, aus ökonomischen Gründen wäre demnach vor allem die Umsetzung von höheren Chirurgenvolumina wünschenswert. Eine weitere Untersuchung dieser Patientenkohorte durch dieselbe Arbeitsgruppe betonte ebenfalls den ökonomischen Aspekt der Volumen-Ergebnisbeziehung (Haeberle et al. 2018). Auf Basis einer Wahrscheinlichkeitsberechnung der Kosten mithilfe von ROC-Kurven ergab sich eine Einteilung des jährlichen Chirurgenvolumens in 0–73 (niedrig), 74–123 (mittel) und hoch (>123) und eine solche des Krankenhausvolumens von 0–121 (niedrig), 122–309 (mittel) und >309 (hoch). Die Krankenhauskosten sanken mit ansteigenden Volumenstrata signifikant. Auch hier ergab sich, dass Hochvolumenzentren den größten Teil der Fälle versorgten (48,6 %), NV-Chirurgen aber den größten Anteil am chirurgischen Fallaufkommen hatten (44,6 %).

Risiko-basierte Volumenkategorien betreffs Komplikationen, Sterblichkeit und Revisionseingriffen für Krankenhaus und Chirurg bei totalem Hüftgelenksersatz (THA) erstellten Koltsov et al. (2018) anhand von 187.557 Patienten der Datenbank des Staates New York der Jahre 1997–2014. Die Volumenkategorien für das Fallaufkommen der Chirurgen waren 0 bis 12, 13 bis 25, 26 bis 72, 73 bis 165, 166 bis 279 und ≥280 THAs/Jahr. Für das Krankenhaus ergaben sich die Kategorien 0–11, 12–54, 55–157, 158–526, and ≥527 THAs/Jahr. Mehr als 35 % der THAs im Staat New York wurden von Chirurgen vorgenommen, die ≤1 THA/Monat (0–12/Jahr) ausführten, mit einem 2 bis 2,5-fachen Anstieg im 90-Tagerisiko an Komplikationen, Sterblichkeit und Revisionen im Vergleich zu den höhervolumigen Chirurgen. In gleicher Weise wurden 15 % der THAs im Staat New York in Krankenhäusern ausgeführt, die ≤1 THA/Woche (0 bis 11 oder 12 bis 54 THAs/Jahr) ausführten, mit einem assoziierten Anstieg an Komplikationen um das 1,5-fache und Anstieg an Sterblichkeit um das 4-bis 6-fache. Die Autoren betonten, dass ihre risikoadjustierte Diskriminierung sehr viel deutlicher als eine Einteilung des Krankenguts in lediglich Quartile die Volumen-Ergebnisbeziehung demonstrierte. In dieser Untersuchung ergaben sich unterschiedliche Schwellenwerte, je nachdem, ob nach 90-Tage-Komplikationsrate, 90-Tagesterblichkeit oder Revision nach 2 Jahren gefragt wurde. Die Schwellenwerte für die 90-Tagesterblichkeit sind in ◘ Tab. 2.25 und 2.26 aufgeführt.

▪▪ Situation in anderen Ländern

Eine kanadische Studie ging der Volumen-Ergebnisbeziehung anhand von 7905 Patienten nach, die in der Provinz New Brunswick in den Jahren 2007 bis 2013 eine THA erhielten (Crouse et al. 2018). Durchschnittlich wurden in der Niedervolumenkategorie (Krankenhaus) 57 Eingriffe jährlich vorgenommen, in der Hochvolumenkategorie 213, ohne Unterschiede in der 30-Tageletalität. In dieser Untersuchung betrug das durchschnittliche Fallaufkommen des Chirurgen in zwei Jahren in HV-Krankenhäusern 53,8 verglichen mit 22,2 in den NV-Krankenhäusern. Die Folgerung der Autoren war, dass zumindest bei der Elektivversorgung die postoperative Letalität von Patienten mit totalem Hüftgelenkersatz sich in dieser Provinz nicht danach unterschied, ob die Patienten in größeren oder kleineren Krankenhäusern versorgt wurden (Klinikletalität 0,56 % vs. 0,54 %). Die Untersuchung bestätigte (ungewollt) die Aussage, dass die Klinikletalität, die in allen Registern mittlerweile sehr gering ist, nicht unbedingt den entscheidenden Qualitätsparameter für die elektive Hüftgelenkersatzchirurgie darstellt.

Ein besserer Qualitätsparameter sind die Prothesenstandzeiten. Cossec et al. (2017) überprüften in einer französischen Registererhebung der Jahre 2010 bis 2011 anhand von 62.906 Patienten die Revisionsraten im Median 45,3 Monaten nach Hüftgelenksersatz in Abhängigkeit von Krankenhaus- und Chirurgenvolumen. Das Krankenhausfallaufkommen wurde in gering (< 7/Monat), mittel (7–15) und hoch (>15 Fälle/ Monat) eingeteilt, das Chirurgenvolumen entsprechend in <1,5 Eingriffe/Monat (gering), 1,5–4/Monat (mittel) und >4/Monat (hoch). In einer multivariaten Analyse war das Krankenhausfallaufkommen nicht mit der Revisionsrate assoziiert, hingegen bestand eine eindeutige Beziehung zwischen Chirurgenvolumen und Ergebnis, mit signifikant höheren Revisionsraten bei mittel und gering aktiven Chirurgen verglichen mit den hochaktiven Chirurgen (adjustierte Hazard Ratio 1,19 bei mittel bzw. 1,70 bei geringem Volumen).

Chou et al. (2019) untersuchten die Assoziation von ungeplanter 30-Tagewiederaufnahmerate, Krankenhausverweildauer und Kosten einerseits und Chirurgenvolumen und Krankenhausfallaufkommen andererseits auf Basis von 6367 Patienten mit Hüftgelenksersatz des Jahres 2012 in Taiwan. Sie nannten für eine reduzierte Rate dieser Parameter einen Grenzwert von wenigstens 65 Fällen/Jahr (Hospitalvolumen) bzw. für das Chirurgenvolumen 15 Fälle/Jahr.

2.11.4 Einfluss des Chirurgenvolumens auf die Ergebnisse

- **Übersicht**

Zu der Frage, ob das chirurgische Fallaufkommen die Ergebnisse bei primärem Hüftgelenksersatz beeinflusst, erstellten Malik et al. (2018) eine systematische Übersicht auf Basis von 28 Beobachtungsstudien und insgesamt 1.121.175 Patienten. Die meisten Erhebungen (n = 21) stammten aus Nordamerika. Mit ansteigendem Chirurgenvolumen nahm die Länge des postoperativen Aufenthaltes ab, es ergaben sich geringere Kosten und weniger Prothesenfehllagen. Auch fand sich eine signifikante Assoziation zwischen Zunahme des Chirurgenvolumens und abnehmenden kurz- und mittelfristigen Prothesenrevisionsraten. Das galt aber nicht für das Langzeitüberleben der Prothesen. Die postoperative Morbidität der Patienten war bei HV-Chirurgen geringer. Bei der Heterogenität der Studien und den unterschiedlichen Definitionen von HV- und NV-Chirurgen war allerdings eine Metaanalyse der Daten nicht möglich und Schwellenwerte für Mindestanforderungen an die Fallzahlen waren nicht zu definieren.

Registererhebungen

- ▪▪ **Situation in den USA**

Die Datenbank der Centers for Medicare & Medicaid Services (CMS) der Jahre 2013 bis 2016 mit 409.844 THAs wurde von Murphy et al. (2019) genutzt, um der Beziehung zwischen Chirurgenvolumen einerseits und Kosten, Wiederaufnahmeraten und Sterblichkeit andererseits nach THAs nachzugehen. Die Gruppe der Chirurgen mit geringem bzw. geringstem jährlichem Fallaufkommen (≤10 Fälle/Jahr) stellte 74 % aller Chirurgen dar, diese implantierten aber nur 22 % aller Hüftgelenksendoprothesen. In dieser Erhebung verursachten zwar die Chirurgen mit dem geringsten Volumen im Vergleich zum höchsten Volumen höhere Kosten und zeigten eine erhöhte Krankenhaus-Wiederaufnahmerate und Klinikletalität, jedoch gab es auch NV-Chirurgen die bessere Ergebnisse als HV-Chirurgen aufwiesen. Da die Kosten mit den anderen Outcomeparametern korrelierten, sahen die Autoren die Möglichkeit, anhand der Medicare-Abrechnungsdaten ein Chirurgenbenchmarking zu betreiben.

- ▪▪ **Situation in anderen Ländern**

Über den Einfluss des Chirurgenvolumens auf die Ergebnisse des totalen Hüftgelenkersatzes berichteten Jolbäck et al. (2019) anhand eines schwedischen Registers mit

12.100 Eingriffen, durchgeführt von 268 unterschiedlichen Chirurgen. Das mediane jährliche Chirurgenvolumen waren 23 (0–82) primäre THAs. Die Daten wurden risikoadjustiert ausgewertet. Das Chirurgenvolumen beeinflusste nicht die 90-Tage-sterblichkeit. Dass kein Nachweis gelang, könnte daran gelegen haben, dass die Sterblichkeit in diesem Kollektiv insgesamt sehr niedrig war, mit lediglich 0,2 %. Hingegen war die Komplikationsrate nach 90 Tagen mit dem chirurgischen Fallaufkommen assoziiert, mit einem Abfall um 35 %, wenn der Chirurg mehr als 50 Eingriffe jährlich durchführte.

Ravi et al. (2014) identifizierten in einer administrativen Datenbank der Provinz Ontario (Canada) 37.881 Patienten, die in den Jahren 2001 bis 2009 einen primären Hüftgelenksersatz erhielten und für wenigstens 2 Jahre nachuntersucht wurden. In einer multivariaten Analyse fanden sie einen Schwellenwert von 35 Eingriffen pro Jahr und Chirurg, unterhalb dem die Komplikationsrate anstieg. Anschließend wurden Propensity-Score-gematcht 5748 Patienten, deren THAs von Chirurgen vorgenommen wurden, die ≤35 Eingriffe/Jahr durchgeführt hatten mit 5748 Patienten verglichen, deren Chirurgen >35 THAs/Jahr ausführten. Im Ergebnis waren die Risiken an Dislokation und früher Revision innerhalb zwei Jahren nach dem Eingriff bei Patienten von Chirurgen mit dem niedrigeren Fallvolumen um ungefähr 48 % bzw. 44 % höher. Eine Assoziation des Chirurgenvolumens zu dem Auftreten von Thromboembolien, Tod, Infektion oder periprothetischen Frakturen wurde aber nicht gefunden. Nach diesen Daten sollte ein chirurgisches Fallaufkommen von >35 Fällen/Jahr angestrebt werden, um die genannten Komplikationen im Follow-up zu reduzieren.

Grenzwerte (Krankenhausfallaufkommen und Chirurgenvolumen) für ein günstiges Ergebnis bei Hüftgelenksersatz finden sich in ◘ Tab. 2.25 und 2.26.

◘ **Tab. 2.25** Grenzwerte (Krankenhausvolumen) für ein günstiges postoperatives Ergebnis bei primärem Hüftgelenksersatz und Revisionseingriffen

Autor	Land	Fallzahl/Jahr
Nimptsch und Mansky (2017)	Deutschland	252; Messparameter: Klinikletalität
Meyer et al. (2011)	Deutschland	>100; Messparameter: Wundinfektionsrate
Jeschke et al. (2019)	Deutschland	Revisionseingriffe am Hüftgelenk: ≥25 (Messparameter: Revisionen n. 1 Jahr); ≥53 (Messparameter : 90-Tagesterblichkeit)
Doro et al. (2006)	USA	>40 Primäreingriffe; Messparameter: Klinikletalität. >22 Revisionseingriffe; Messparameter: Klinikletalität
Koltsov et al. (2018)	USA	>54 (Minimum); Messparameter: 90-Tageletalität und Komplikationen. ≥527 (beste Ergebnisse); Messparameter: 90-Tageletalität
Glassou et al. (2016)	Skandinavien	>50 zementierte Prothesen; Messparameter: Revisionsrisiko im Langzeitverlauf.
Chou et al. (2019)	Taiwan	≥65; Messparameter: ungeplante Wiederaufnahmen

◧ Tab. 2.26 Grenzwerte (Chirurgenvolumen) für ein günstiges postoperatives Ergebnis bei primärem Hüftgelenkersatz

Autor	Land	Fallzahl/Jahr
Manley et al. (2008)	USA	>25 (Minimum); Messparameter: Revisionsrate n. 6 Monaten
Koltsov et al. (2018)	USA	>12 (Minimum); Messparameter: 90-Tageletalität und Komplikationen. ≥130 (beste Ergebnisse); Messparameter: 90-Tageletalität
Ravi et al. (2014)	Canada	>35; Messparameter: Dislokationen und Revisionen nach 2 Jahren
Cossec et al. (2017)	Frankreich	>48; Messparameter: Revisionsrisiko im Langzeitverlauf.
Jolbäck et al. (2019)	Schweden	>50; Messparameter: Komplikationsrate n. 90 Tagen (keine Korrelation zur 90-Tagesterblichkeit)
Chou et al. (2019)	Taiwan	≥15; Messparameter: ungeplante Wiederaufnahmen

Fazit

Die Ergebnisse des primären Hüftgelenkersatzes verbessern sich mit ansteigendem Fallvolumen von Krankenhaus und Operateur, wobei dem Fallvolumen des Chirurgen die größere Bedeutung zukommt. Bei der hohen Sicherheit des Eingriffs ist die Klinikletalität nicht der aussagekräftigste Messparameter, Prothesenstandzeiten, Dislokationen und Revisionen im Follow-up sind bedeutsamere Qualitätsparameter.

2.12 Wirbelsäulenchirurgie

Reinhart T. Grundmann

2.12.1 Mindestmengenregelungen

Vom GBA vorgeschriebene Mindestmengenregelungen für die Wirbelsäulenchirurgie gibt es in Deutschland nicht. Die EUROSPINE Task Force (TF) Surgical Spine Centre of Excellence (SSCoE) fordert für die Zertifizierung eines Centre of Excellence der Wirbelsäulenchirurgie ein Minimum von 300 chirurgisch behandelten Fällen pro Jahr. Dabei wird zusätzlich die Komplexität der registrierten Fälle mit einem Punktesystem bewertet, das von 1 Punkt (beispielsweise Diskektomie, Dekompression) bis 6 Punkte (beispielsweise en-bloc-Spondylektomie) reicht. Insgesamt muss ein Minimum von 500 Punkten erzielt werden.

2.12.2 Einfluss des Hospital- und Chirurgenvolumens auf die Ergebnisse

▪ Übersichten

Zu dem Einfluss des Hospitalvolumens auf die Ergebnisse der Wirbelsäulenchirurgie erstellten Adkins et al. (2019) eine systematische Übersicht. Eingeschlossen waren Untersuchungen zur Chirurgie von Wirbelsäulendeformitäten, zur anterioren/posterioren lumbalen Dekompression mit und ohne Fusion, zur anterioren/posterioren zervikalen Fusion und zu Eingriffen bei spinalen Tumoren/Malignomen. Gefunden wurden 12 retrospektive Studien mit insgesamt 754.372 Patienten. Bis auf eine Erhebung stammten alle aus den USA. Es ergab sich eine erhebliche Variabilität bei den Volumengrenzen, NV-Hospitäler wurden mit $\leq$5 bis <167 Prozeduren/Jahr definiert, HV-Krankenhäuser mit >10 bis 394 Prozeduren/Jahr. In 5 Studien wurde die Krankenhaussterblichkeit analysiert, zwei von ihnen fanden eine signifikante Assoziation zwischen höherem Krankenhausfallaufkommen und niedrigerer Sterblichkeit. Hingegen war ein höheres Krankenhausfallaufkommen statistisch signifikant mit einem geringeren Risiko an postoperativen Komplikationen, einem kürzeren Krankenhausaufenthalt mit geringeren Kosten und einem niedrigeren Risiko von Krankenhauswiederaufnahmen und Reeingriffen assoziiert. Als Ursache für die besseren Ergebnisse in HV-Krankenhäusern gaben die Autoren die chirurgische Expertise und die Krankenhausressourcen an. Grenzen für Mindestmengen konnten allerdings nicht erarbeitet werden.

Eine weitere systematische Übersicht befasste sich mit der Beziehung zwischen Chirurgenvolumen und Ergebnis in der Wirbelsäulenchirurgie (Malik et al. 2018). Diese Autoren identifizierten 9 Beobachtungsstudien (8 aus den USA) mit 954.007 Patienten. Auch hier schwankten die Kategorien erheblich: NV-Chirurgen wurden mit 1 bis <40 Prozeduren/Jahr definiert, HV-Chirurgen mit >8 bis >67 Prozeduren jährlich, ein sehr hohes Fallaufkommen mit 9 bis 441 Eingriffen/Jahr. 3 Studien untersuchten die Klinikletalität, zwei fanden eine geringere Klinikletalität bei höherem Fallaufkommen. Von den 8 Studien, die die Beziehung zwischen postoperativer Komplikationsrate und Fallaufkommen des Chirurgen überprüften, berichtete die Mehrzahl eine höhere Inzidenz an Komplikationen bei NV-Chirurgen. Alle 5 Studien, die die Länge des Krankenhausaufenthaltes und die Kosten analysierten, gaben bei HV-Chirurgen einen kürzeren Krankenhausaufenthalt an. Es wurde demnach im Trend bei HV-Chirurgen ein besseres Patienten-Outcome beobachtet, jedoch war bei dem retrospektiven Charakter der Studien der Empfehlungsgrad schwach und Mindestmengen konnten nicht benannt werden.

Zur Beziehung zwischen Chirurgenvolumen und Ergebnis in der Wirbelsäulenchirurgie erarbeiteten auch Li et al. (2018) eine systematische Literaturübersicht mit Metaanalyse auf Basis von 11 Studien aus den USA mit insgesamt 1.986.545 Patienten. Da die Definitionen von Nieder- und Hochvolumenchirurgen in den zugrunde liegenden Beobachtungsstudien sehr heterogen waren, setzten sie das Fallvolumen in ihrer multivariablen Analyse als kontinuierliche Variable ein, Mindestmengen konnten damit nicht definiert werden. Es konnte aber gezeigt werden, dass ein höheres chirurgisches Fallaufkommen mit geringerer postoperativer Morbidität (OR 0,62), niedrigerer Letalität (OR 0,76), kürzerem stationärem Krankenhausaufenthalt, weniger

Wiederaufnahmen und Krankenhauskosten signifikant assoziiert war. Die Beziehung zwischen chirurgischem Fallaufkommen und postoperativer Morbidität war nicht linear und schwächte sich nach 60 bis 70 Fällen/Jahr deutlich ab.

Registererhebungen

▪▪ Situation in den USA

Farjoodi et al. (2011) berichteten über die Beziehung zwischen Chirurgen- und Hospitalvolumen einerseits und Komplikationsrate und Sterblichkeit andererseits bei lumbaler Wirbelsäulenchirurgie (lumbale posteriore Dekompression mit Fusion und/oder Exploration/Dekompression des Spinalkanals) anhand von 232.668 Patienten der Jahre 1992–2005, die in der National Inpatient Sample erfasst wurden. Entsprechend den Quartilen des jährlichen Fallaufkommens wurden im Jahr 1992 Krankenhäuser mit ≤ 5 Prozeduren als Niedervolumen, solche mit ≥ 56 Eingriffen als Hochvolumen bezeichnet. Im Jahr 2005 änderten sich die Zahlen, NV-Krankenhäuser führten ≤ 11 Prozeduren durch, HV-Krankenhäuser ≥ 119. Analog wurden im Jahr 1992 Chirurgen mit 1 Eingriff als Niedervolumen und solche mit ≥ 9 Eingriffen als Hochvolumen benannt, im Jahr 2005 führten NV-Chirurgen 1 Prozedur durch, HV-Chirurgen ≥ 22. Nach Adjustierung der Daten für Alter, Geschlecht und Komorbidität wiesen Patienten der HV-Krankenhäuser signifikant weniger Komplikationen auf als solche in NV-Krankenhäusern, die Sterblichkeitsraten sanken signifikant, wenn die NV-Krankenhäuser des 1. Quartils mit den HV-Krankenhäusern des 4. Quartils verglichen wurden (OR 0,78). Ein hohes Chirurgenvolumen war signifikant mit einer Abnahme der Komplikations- und Sterblichkeitsraten assoziiert. In dieser Erhebung hatte ein hohes chirurgisches Fallaufkommen einen größeren Einfluss auf ein besseres Ergebnis als das Krankenhausfallaufkommen. Die Daten sprechen dafür, die elektive lumbale Wirbelsäulenchirurgie in Wirbelsäulenzentren mit hohem Fallaufkommen zu betreiben.

Eine Zunahme an zervikalen Wirbelsäulenfusionen um 55 % in den Jahren 2005 bis 2014 beobachteten Feng et al. (2018) im Staat New York. Hauptdiagnose war in 34 % der Fälle die Verlagerung einer intervertebralen Bandscheibe ohne Myelopathie. Es handelte sich insgesamt um 80.645 Patienten. Im Jahr 2014 wurden NV-Krankenhäuser mit 1-130 Fällen definiert, MV-Krankenhäuser mit 136–243 Fällen und HV-Krankenhäuser mit 247–539 Fällen. In NV-Krankenhäusern war der stationäre Aufenthalt signifikant länger als in Mittel (MV)- oder HV-Krankenhäusern. Verglichen mit den NV- und MV-Krankenhäusern hatten die HV-Krankenhäuser eine signifikant geringere Klinikletalität von 0,414 % vs. 0,541 % (MV) und 0,603 % (NV). Hinsichtlich der Raten an postoperativen Wundinfektionen und Blutungen unterschieden sich die Gruppen aber nicht signifikant. In dieser Erhebung waren die NV-Krankenhäuser häufiger ländlich gelegen, waren keine Lehrkrankenhäuser und behandelten häufiger Afro-Amerikaner, Medicaid-Patienten und Selbstzahler, sodass die Ergebnisse auch stark durch Amerika-typische sozioökonomische Verhältnisse geprägt (oder verzerrt) wurden.

Die Revisionschirurgie bei spinaler Deformität gilt als ein risikoreicher Wirbelsäuleneingriff beim Erwachsenen. In der Nationwide Inpatient Sample (NIS) Database der Jahre 2001–2010 und zusätzlich in der Datenbasis des Staates New York identifizierten Paul et al. (2015a) über alle 139.150 Patienten mit chirurgischen Eingriffen bei spinaler Deformität des Erwachsenen, davon handelte es sich bei 4888 Operationen um Revisionseingriffe. Das jährliche Fallaufkommen (Eingriffe über alle) wurde in Krankenhausquartile (Maximum des jeweiligen Quartils: 8/23/58/441) und Chirurgenquartile eingeteilt (Mittlere Fälle eines jeden Quartils: 1/3/10/112). HV-Krankenhäuser und HV-Chirurgen führten den größeren Prozentsatz an Revisionseingriffen und Eingriffen mit Osteotomie durch. Mit ansteigendem Krankenhausfallaufkommen sank die Komplikationsrate der Revisionseingriffe von 12,9 % auf 9,7 % ab, gleiches galt für das Chirurgenvolumen (Abfall von 10,7 % auf 8,8 %). Zusätzlich sahen die Autoren bei Eingriffen wegen spinaler Deformität (keine Revisionseingriffe), die eine Osteotomie erforderlich machten, ebenfalls eine eindeutige inverse Beziehung zwischen Krankenhaus- und Chirurgenvolumen und postoperativer Morbidität. Die Folgerung war, dass komplexe Wirbelsäuleneingriffe beim Erwachsenen in HV-Zentren behandelt werden sollten, sofern dies aus logistischen Gründen möglich ist.

Den Einfluss des Fallaufkommens des Chirurgen auf die Ergebnisse komplexer Wirbelsäuleneingriffe (spinale Fusionen bei Skoliose) überprüften Paul et al. (2015b) auf Basis der NIS der Jahre 2001 bis 2010 auch bei Adoleszenten. Das jährliche chirurgische Fallaufkommen wurde nach Quartilen stratifiziert (Q1:1 Fall; Q2: 2–7; Q3: 8–19; Q4: 20–97). Mit zunehmendem Fallaufkommen kam es zu einer Abnahme der chirurgischen Komplikationsraten über alles (20,7 % in Q1 vs. 16,6 % in Q4, p < 0,001). In der multiplen logistischen Regressionsanalyse hatten die Chirurgen des höchsten Volumenquartils eine reduzierte Wahrscheinlichkeit an jeglicher chirurgischer Komplikation (OR 0,74), mechanischer Komplikation (OR 0,60), neurologischer Komplikation (OR 0,36) oder größerer medizinischer Komplikation (OR 0,75). Die Ergebnisse sprachen dafür, speziell komplexe Eingriffe mit Osteotomie und kombinierten Zugängen bei Adoleszenten aufgrund der ausgeprägten Lernkurve bevorzugt in HV-Zentren durchzuführen.

2.12.3 Einfluss des Chirurgenvolumens auf die Ergebnisse

Registererhebungen

▪▪ Situation in den USA

Ein Benchmarking der Volumen-Ergebnisbeziehung für vier verschiedene lumbale Wirbelsäuleneingriffe publizierten Schoenfeld et al. (2018) aus der Harvard Medical School auf Basis des Florida Statewide Inpatient Dataset der Jahre 2011–2014 in einer überdurchschnittlichen Veröffentlichung. Es handelte sich insgesamt um 187.185 Eingriffe (37 % Diskektomien, 23 % Wirbelkörperfusionen, 21 % Dekompressionen, 19 % posterolaterale Fusionen), durchgeführt von 5.514 verschiedenen Chirurgen in 178 Krankenhäusern. Innerhalb 90 Tagen nach dem Eingriff kam es zu 3829 (2 %) Todesfällen und 30.046 (16 %) stationären Wiederaufnahmen; 17.588 (9,4 %) Patienten erlitten eine postoperative Komplikation. Die Autoren überprüften für alle 4 Eingriffe mithilfe einer Spline-Analyse die Beziehung zwischen chirurgischem Fallaufkommen und Ergebnis und nannten als Grenzwerte für ein befriedigendes Ergebnis 25 Eingriffe/Jahr bei den Dekompressionen, 40 bei den Diskektomien, 43 bei den Wirbelkörperfusionen und 35 bei den posterolateralen Fusionen. Für Chirurgen, die diese Volumengrenzwerte nicht erreichten, bestand eine signifikante Zunahme des Komplikationsrisiko um 63 % bei den Dekompressionen, 56 % bei den Diskektomien, 15 % bei den Wirbelkörperfusionen und 47 % bei den posterolateralen Fusionen. Die Wertigkeit dieser großen Analyse liegt unter anderem darin, dass hier nicht nur das Ergebnis bis zur Entlassung, sondern über 90 Tage nach dem Eingriff erfasst wurde. Die Grenzwerte sollten in weiteren Registern auf Plausibilität überprüft werden.

Die Florida Statewide Inpatient Datenbasis der Jahre 2011–2014 wurde auch benutzt, um ein Benchmarking hinsichtlich des chirurgischen Fallaufkommens (4622 Chirurgen in 290 Institutionen) bei 8960 posterioren und 57.108 anterioren zervikalen Fusionen zu erstellen (Blais et al. 2017). Auch in dieser Berechnung wurde das chirurgische Fallaufkommen zur postoperativen Komplikationsrate und stationären Wiederaufnahmerate bis zu 90 Tage nach dem Eingriff in Beziehung gesetzt. Es fand sich ein Grenzwert von 40 Eingriffen jährlich bei den anterioren und 30 bei den posterioren zervikalen Fusionen, um zwischen NV- und HV-Chirurgen zu unterscheiden. Bei den anterioren zervikalen Fusionen hatten NV-Chirurgen verglichen mit HV-Chirurgen signifikant höhere Odds für Komplikationen (OR 1,83) und Wiederaufnahmen (OR 1,37). Ähnliches galt für die posterioren zervikalen Fusionen mit Odds von 1,45 bei den Komplikationen und 1,31 bei den Wiederaufnahmen bei den NV-Chirurgen. Zusätzlich untersuchten die Autoren die Beziehung zwischen Krankenhausfallaufkommen und Ergebnis, wobei sich ein Grenzwert von 120 Eingriffen/Jahr ergab, um zwischen HV- und NV-Krankenhäusern zu unterscheiden. Klinisch bedeutsame Unterschiede hinsichtlich perioperativen Komplikationen und Wiederaufnahmeraten zwischen NV- und HV-Krankenhäusern fanden sich nicht.

Den Einfluss des chirurgischen Fallaufkommens auf die Ergebnisse der anterioren zervikalen Diskektomie und Fusion überprüften Cole et al. (2017) mittels einer Analyse von 24.461 Patienten, die in einer Datenbank (MarketScan) der Jahre 2006 bis 2010 erfasst wurden. Unter 4384 Chirurgen berichteten mehr als 50 % weniger als 10 Eingriffe im Jahr, das höchste Dezil kam auf 44–101 Eingriffe/Jahr. HV-Chirurgen wurden von den Autoren als solche definiert, wenn sie wenigstens 30 Eingriffe/Jahr absolvierten. HV-Chirurgen zeigten im Vergleich zu den übrigen eine geringere Komplikationsrate (6,51 % vs. 8,87 %, Odds Ratio 0,72), speziell Dysphagie, neurologische und pulmonale Komplikationen wurden bei den Patienten der HV-Chirurgen seltener gesehen. Die Autoren berechneten, dass 44 Patienten von einem HV-Chirurgen versorgt werden müssten, um 1 Komplikation zu vermeiden. Allerdings gab es keine signifikanten Unterschiede zwischen HV- und NV-Chirurgen hinsichtlich der Notwendigkeit einer Revision (2,79 % vs. 2,95 %) oder der Wiederaufnahmerate nach 30 Tagen über alles (2,15 % vs. 2,30 %). Inwieweit demnach ein chirurgisches Fallvolumen von 30 Eingriffen/Jahr gefordert werden kann, war nicht eindeutig.

Die NIS-Datenbasis des Jahres 2009 enthält 11.249 Patienten, versorgt von 990 Chirurgen, bei denen eine 1- oder 2-Etagen anteriore zervikale Diskektomie und Fusion ausgeführt wurde. Inwieweit bei diesen Patienten die Ergebnisse durch das chirurgische Fallaufkommen beeinflusst wurden, untersuchten De la Garza Ramos et al. (2017) retrospektiv. Das Fallaufkommen wurde zum einen als kontinuierliche Variable analysiert und zusätzlich kategorisiert in sehr niedrig (<12 Eingriffe/Jahr), niedrig (12–23 Eingriffe Jahr), mittel (24–35 Eingriffe/Jahr), hoch (36–47 Eingriffe/Jahr) und sehr hoch (≥48 Eingriffe/Jahr). Die Komplikationsrate über alle betrug 4,7 %, chirurgische Komplikationen traten in 1,2 % auf. Die häufigste allgemeine Komplikation war die Dysphagie (2,4 %), die häufigste chirurgische Komplikation waren Blutung und Hämatom (0,4 %). Patienten die von Chirurgen mit sehr hohem Volumen operiert wurden, hatten die niedrigste Komplikationsrate insgesamt (3,4 %) und die niedrigste chirurgische Komplikationsrate (0,8 %). Als kontinuierliche Variable aufgetragen, war ein Anstieg des chirurgischen Fallvolumens mit niedrigerer Komplikationsrate über alles und niedrigerer chirurgischer Komplikationsrate postoperativ assoziiert. Chirurgen mit sehr hohem Volumen zeigten eine signifikante Abnahme in der Komplikationsrate über alles (OR 0,58) und in der chirurgischen Komplikationsrate (OR 0,52) verglichen mit Chirurgen mit sehr geringem Fallaufkommen. Die besten Ergebnisse wurden von Chirurgen erzielt, die 4 oder mehr Prozeduren im Monat ausführten.

2.12.4 Einfluss der chirurgischen Disziplin auf die Ergebnisse

Registererhebungen

▪▪ Situation in den USA

Seicean et al. (2014) verwendeten die National Surgical Quality Improvement Program (NSQIP) – Datenbasis der Jahre 2006 bis 2012, um die Effektivität (perioperative Komplikationsrate innerhalb 30 Tagen) bei der elektiven Wirbelsäulenchirurgie (Fusion und/oder Laminektomie) von Neurochirurgen mit der von Orthopäden zu vergleichen. Von 50.361 Patienten wurden 33.235 (66 %) von Neurochirurgen versorgt. Mittels Propensity-Score-Matching wurden zusätzlich zwei vergleichbare Gruppen von je 17.126 Patienten gebildet. Patienten, die von Orthopäden versorgt wurden, hatten im Vergleich zu den neurochirurgisch behandelten Patienten das doppelte Risiko (Odds), eine perioperative Bluttransfusion zu erhalten. Darüber hinaus war bei den orthopädischen Patienten der Krankenhausaufenthalt etwas länger. Sowohl im Gesamtkrankengut als auch in den gematchten Gruppen betrug der mediane Krankenhausaufenthalt bei den Orthopäden 3, bei den Neurochirurgen 2 Tage. Während in dem ungematchten Kollektiv eine höhere postoperative Komplikationsrate bei den Orthopäden im Vergleich zu den Neurochirurgen gefunden wurde, ließ sich dies bei Vergleich der gematchten Gruppen nicht bestätigen. Die Autoren kamen zu dem Schluss, dass letztlich der Einfluss des Fachgebiets des Chirurgen auf die Ergebnisse gering ist.

Die NSQIP-Datenbasis der Jahre 2006 bis 2011 benutzten Kim et al. (2014), um ebenfalls einen Vergleich zwischen Neurochirurgen und Orthopäden bei lumbaler 1-Etagenfusion anzustellen. In dieser Erhebung wurden zwei Propensity-Score-gematchte Kohorten von je 1264 Patienten mit einander verglichen. In der multivariaten Analyse erwies sich die chirurgische Spezialität nicht als ein Risikofaktor für die Komplikationsrate über alles, dies galt auch für medizinische Komplikationen, chirurgische Komplikationen und Reoperationen.

Ein Vergleich der Ergebnisse von Orthopäden vs. Neurochirurgen in der Wirbelsäulenchirurgie (197.682 Patienten der Jahre 2006 bis 2010 mit 1 von 3 Eingriffen [lumbale Laminektomie, lumbale Fusion, anteriore zervikale Diskektomie und Fusion]) liegt des Weiteren von Mabud et al. (2017) vor. Neurochirurgen führten 44,7 % der lumbalen Laminektomien, 57,6 % der lumbalen Fusionen und 41,3 % der zervikalen Eingriffe durch. In dieser Untersuchung waren die chirurgischen Komplikationsraten, Wiederaufnahmeraten und Revisionseingriffe von Neurochirurgen und Orthopäden weitgehend

❏ Tab. 2.27 Grenzwerte (Krankenhausvolumen und Operateurvolumen) für ein günstiges Ergebnis in der Wirbelsäulenchirurgie

Autor	Land	Fallzahl/Jahr
Farjoodi et al. (2011)	USA	Lumbale Eingriffe; Hospitalvolumen: ≥119; Chirurgenvolumen ≥22. Messparameter: perioperative Letalität und Morbidität
Schoenfeld et al. (2018)	USA	Chirurgenvolumen lumbale Eingriffe: Dekompressionen n = 25; Diskektomien n = 40; Wirbelkörperfusionen n = 43; posterolaterale Fusionen n = 35. Messparameter: Komplikationsrisiko bis 90 Tage pOP
Blais et al. (2017)	USA	Chirurgenvolumen zervikale Eingriffe: anteriore Fusionen n = 40; posteriore zervikale Fusionen n = 30. Messparameter: Komplikationsrisiko bis 90 Tage pOP
Cole et al. (2017)	USA	Chirurgenvolumen zervikale Eingriffe: 30; Messparameter: Komplikationsrate postoperativ
De la Garza Ramos et al. (2017)	USA	Chirurgenvolumen zervikale Eingriffe: ≥48; Messparameter: Komplikationsrate postoperativ

vergleichbar, wobei Neurochirurgen geringgradig höhere Odds für jegliche Komplikation bei lumbalen Fusionen (OR 1,14) und für Revisionseingriffe bei gleichzeitiger lumbaler Laminektomie mit Fusion (OR 1,14) aufwiesen. Die Botschaft war, dass Neurochirurgen und Orthopäden im Wesentlichen identische Ergebnisse produzieren, wenn Unterschiede gefunden werden, so sind sie marginal und klinisch nicht bedeutsam.

Grenzwerte (Krankenhausvolumen und Operateurvolumen) für ein günstiges Ergebnis in der Wirbelsäulenchirurgie finden sich in ❏ Tab. 2.27.

> **Fazit**
>
> Große Studien zur Ergebnis-Volumenbeziehung bei zervikalen und lumbalen elektiven Wirbelsäuleneingriffen liegen nur aus den USA vor. Sie belegen, dass das postoperative Ergebnis vor allem von der Höhe des chirurgischen Fallaufkommens positiv beeinflusst wird. Das Krankenhausvolumen spielt eine untergeordnete Rolle, gleiches gilt für die Fachdisziplin des Operateurs (Neurochirurg oder Orthopäde).

2.13 Karotisrevaskularisation (Carotisendarteriektomie und Carotisstenting)

Reinhart T. Grundmann

2.13.1 Mindestmengenregelungen

In Deutschland gibt es für die Versorgung der extrakraniellen Karotisstenose keine Mindestmengenregelung seitens des GBA. In Großbritannien hat der National Health

Tab. 2.28 Mindestmengenregelungen pro Jahr und Krankenhaus/Chirurg bei Versorgung der extrakraniellen Karotisstenose

Autor	Land	Mindestmenge (n)
GBA	Deutschland	Keine Mindestmengenregelung
Sidloff et al. (2014)	England/NHSSCSVS	50 CEA pro Hospital
Leapfrog (2019)	USA	20 CEA pro Hospital/10 CEA pro Chirurg
SCAI/SVM (Aronow et al. 2016)	USA	10–15 CAS pro Interventionalist

Service Standard Contract for Specialized Vascular Services in Adults (NHSSCSVS) als Zielsetzung für ein Zentrum die Zahl von mehr als 50 Carotisendarteriektomien (CEA) pro Jahr vorgegeben (Sidloff et al. 2014). Dabei wurde zusätzlich gefordert, dass in diesen Zentren die Krankenhaussterblichkeit des Eingriffs unter 1 % und die Schlaganfallrate unter 2 % liegen sollten. Die Zentren sollten in der Lage sein, die Intervention innerhalb der ersten Woche nach Auftreten der ersten Symptome anzubieten, innerhalb weniger als 14 Tagen gilt auch noch als akzeptabel. Die Society for Cardiovascular Angiography and Interventions (SCAI)/Society for Vascular Medicine (SVM) haben für das Carotisstenting (CAS) Empfehlungen für das jährliche Fallaufkommen des Interventionalisten in einem Konsensuspapier ausgesprochen, ohne eindeutige Evidenz (Tab. 2.28).

2.13.2 Einfluss des Hospitalvolumens auf die Ergebnisse bei CEA

▪ Übersichten

Holt et al. (2007a) fanden für eine systematische Übersicht mit Metaanalyse zur Frage der Beziehung zwischen jährlichem Krankenhausfallaufkommen und postoperativem Ergebnis nach CEA 25 Studien (935.146 Fälle). Die mittlere perioperative Sterblichkeitsrate machte 1,6 % (0,3–5,2 %) aus, die mittlere Schlaganfallrate 2,7 % (0,23–6,1 %). Insgesamt traten Schlaganfall und Tod mit höherem Fallvolumen seltener auf, die Autoren nannten einen kritischen Grenzwert von 79 CEA jährlich, der NVHs von HVHs trennte. Die Autoren betonten, dass diese Analyse hauptsächlich auf Studien aus den USA beruhte. Im Gegensatz hierzu gingen Phillips et al. (2017) der Volumen-Ergebnis-Beziehung bei Karotisrevaskularisation in einer systematischen Übersicht anhand europäischer Daten nach (11 Studien/233.411 Patienten). Für die kombinierte Rate an Schlaganfall/Tod fanden sie einen Grenzwert von 50 CEAs pro Jahr, der HVHs von NVHs unterschied, mit einer Differenz in Sterblichkeit/Morbidität von 1,9 % vs. 3,0 %. Einige Studien ließen auch eine Beziehung zwischen Chirurgenvolumen und Ergebnis vermuten, eindeutige Grenzwerte konnten aber nicht eruiert werden. Im Gegensatz zur CEA konnte für das CAS keine Krankenhaus-Volumen-Ergebnis-Beziehung (kombinierte Tod/Schlaganfallrate) demonstriert werden, gleiches galt für die Beziehung von Chirurgenvolumen und postoperativem Ergebnis nach CAS. Die Autoren sprachen sich aufgrund dieser Daten für eine Zentralisierung von Eingriffen an der Karotis aus.

Im Vergleich zu den beiden vorgenannten Übersichten erstellten Poorthuis et al. (2019) eine sehr viel breitere Analyse zur Volumen-Ergebnis-Beziehung bei

Karotisrevaskularisation auf Basis von 87 Studien, die in Englisch, Deutsch, Französisch, Spanisch und Holländisch publiziert wurden. In dieser Analyse konnte eine signifikante inverse Beziehung zwischen Hospitalvolumen (und Chirurgenvolumen) und perioperativer Tod/Schlaganfallrate bei CEA nachgewiesen werden, gleiches galt für CAS. Die Metaanalyse belegte eindeutig, dass es sinnvoll ist, die Karotisrevaskularisation in HVHs zu zentralisieren, gleichwohl war sie in ihren Aussagen limitiert: da in den zugrundliegenden Studien die Volumengrenzen sehr heterogen definiert waren, konnten letztlich keine Mindestmengen oder Grenzwerte für CEA oder CAS eruiert werden, gefragt werden konnte lediglich nach niederem und hohem Volumen. Die Autoren wandten sich folglich auch gegen die von der Leapfrog-Initiative vorgeschlagenen Mindestmengen, die nach dieser Arbeit statistisch nicht zu halten sind. Sie forderten stattdessen weitere Studien mit dem Ziel, die bestmöglichen Volumengrenzen zu definieren, bei akzeptabler praktischer Umsetzung, was die Regionalisierung der Karotisrevaskularisation betrifft.

Registererhebungen

▪▪ Situation in Deutschland

Nimptsch und Mansky (2017) stellten auf Basis von DRG-Abrechnungsdaten der Jahre 2009 bis 2014 unter anderen auch für die CEA (ca. 162.000 Patienten) die Beziehung zwischen Fallvolumen des Krankenhauses und der Klinikletalität dar. Sie fanden eine Risiko-adjustierte Kliniksterblichkeit von 0,75 % in dem sehr hohen Volumenquintil verglichen mit 0,97 % in dem sehr niedrigen Volumenquintil. Unter der Annahme, dass sich die Ergebnisse mit zunehmendem Fallvolumen kontinuierlich verbessern, kamen die Autoren zu der Feststellung, dass ein Krankenhaus wenigstens 93 CEAs jährlich durchführen muss, um unter den Durchschnittswert der Klinikletalität zu kommen. Die Forderung nach einer solchen (wenig praktikablen) Mindestmenge stellten die Autoren aber nicht auf, unter anderem mit dem Hinweis, dass eine retrospektive Beobachtungsstudie keinen kausalen Zusammenhang zwischen Volumen und Ergebnis belegen kann, und damit auch nicht beweisen kann, dass so definierte Mindestmengen tatsächlich eine Qualitätssteigerung bewirken würden. Zum anderen ist diese Untersuchung nicht dem zweiten, für die Karotischirurgie wesentlichen Qualitätsparameter, der perioperativen Schlaganfallrate, nachgegangen.

Dies haben Kuehnl et al. (2016) getan. Sie benutzten die Daten der deutschen Qualitätssicherung (161.448 CEAs), um der Krankenhausvolumen-Ergebnisbeziehung nachzugehen. Dazu wurden die Krankenhäuser in Volumenquintile eingeteilt. Das Risiko an Schlaganfall oder Tod sank kontinuierlich, von 4,2 % bei den NVHs (1. Quintil; 1–10 CEAs/Jahr) bis auf 2,1 % in den HVHs (5.Quintil; ≥80 CEAs pro Jahr). Da das Risiko an Schlaganfall/Tod in Krankenhäusern, die mehr als 80 CEAs jährlich durchführten, nicht weiter abnahm, würde nach dieser Analyse eine Krankenhausfallzahl von 80 CEAs jährlich ausreichend sein, um das bestmögliche Ergebnis zu erreichen.

▪▪ Situation in den USA

In ihrer Analyse der MEDPAR-Datenbank der Jahre 1994 bis 1999 zur Beziehung zwischen Krankenhaus-Fallaufkommen und Klinikletalität in den USA fanden Birkmeyer et al. (2002) unter allen 14 überprüften Eingriffen für die CEA die geringste inverse Korrelation, die absolute Differenz zwischen NVHs und HVHs machte lediglich 0,2 %

aus (Kliniksterblichkeit in sehr niedrigen NVHs 1,7 %, in sehr hohen HVHs 1,5 %). Inwieweit diese Unterschiede klinisch relevant sind, wurde nicht erörtert, zumal als primärer Endpunkt nach CEA die hier allein untersuchte Sterblichkeitsrate nicht genügt, es sollten vielmehr als Endpunkte perioperativer Tod/Schlaganfall gewählt werden. In der Folge gingen Reames et al. (2014) anhand von Medicare-Daten des nächsten Jahrzehnts (2000 bis 2009) ebenfalls der Assoziation zwischen Krankenhausfallaufkommen und perioperativer Sterblichkeit bei CEA nach. Der Zeitraum wurde in Zweijahresperioden gegliedert, die Krankenhäuser entsprechend dem Fallaufkommen in Quintile unterteilt. Über den gesamten Beobachtungszeitraum variierte die Klinikletalität über alle nur sehr gering, im Mittel zwischen 1,0 bis 1,2 %, trotzdem gab es (außer in den Jahren 2006/2007) eine inverse Beziehung zwischen Klinikletalität und Fallaufkommen des Krankenhauses. Auch hier fragt es sich, inwieweit die gefundenen Differenzen in der Klinikletalität zwischen den Kliniken mit dem höchsten und niedrigsten Fallaufkommen (in den einzelnen Zeitabschnitten absolut maximal 0,36 % bis minimal 0,18 %) von praktischer Relevanz sind. Die Autoren haben denn auch dieses Ergebnis nicht diskutiert.

■■ Situation in anderen Ländern

Sidloff et al. (2014) untersuchten anhand von 15.751 Patienten mit CEA der Jahre 2009 bis 2012, inwieweit in Großbritannien den Empfehlungen des NHSSCSVS zur Versorgung der Karotisstenose nachgekommen wurde. Es zeigte sich eine eindeutige Beziehung zwischen Ergebnisqualität und Fallvolumen, Krankenhäuser, die die Zielsetzung von 50 CEAs/Jahr erreichten, hatten eine signifikant niedrigere perioperative Tod/Schlaganfallrate von 1,9 % vs. 3,0 % in den Häusern mit geringerem Fallaufkommen. Ob es allerdings berechtigt ist, wenigstens 50 CEAs/Zentrum jährlich zu fordern, ging aus dieser Analyse nicht eindeutig hervor, zumal die Mehrzahl der Krankenhäuser dieses Fallaufkommen nicht erreichte. So waren Holt et al. (2007b) in einer früheren Untersuchung der englischen hospital episode statistics (HES) der Jahre 2000 bis 2005 mit 18.248 CEAs (16.759 elektiv/1.489 notfallmäßig) zu der Forderung eines Minimumvolumens von 35 CEAs/Krankenhaus gelangt. In dieser Erhebung war die Klinikletalität bei Elektiveingriffen zum Fallaufkommen assoziiert, mit einer Rate von 1,5 % in dem untersten Quintil (<10 Eingriffe/Jahr) vs. 0,95 % in dem höchsten Volumenquintil (>52 CEAs jährlich). Grenzwerte (Krankenhausvolumen) für ein günstiges postoperatives Ergebnis nach CEA finden sich in ◘ Tab. 2.29.

◘ Tab. 2.29 Grenzwerte (Krankenhausvolumen) für ein günstiges postoperatives Ergebnis nach CEA

Autor	Land	Fallzahl/Jahr
Nimptsch und Mansky (2017)	Deutschland	93
Kuehnl et al. (2016)	Deutschland	80
Holt et al. (2007a)	Metaanalyse der Literatur	79
Holt et al. (2007b)	England	>35
Phillips et al. (2017)	Metaanalyse der Literatur	50

2.13.3 Einfluss des Chirurgenvolumens und der Spezialisierung auf die Ergebnisse bei CEA

Registererhebungen

▪▪ Situation in den USA

Birkmeyer et al. (2003) konnten in einer Auswertung der MEDPAR-Datenbank der Jahre 1998 und 1999 für die CEA eine signifikante inverse Beziehung zwischen Fallaufkommen des Chirurgen und Klinikletalität aufzeigen, mit einer Klinikletalität von 1,8 % bei Chirurgen mit einem jährlichen Fallaufkommen von <18 verglichen mit einer Klinikletalität von 1,1 % bei einem Fallvolumen >40 jährlich. In dieser Erhebung machte das Chirurgenvolumen den wesentlichen Teil einer Volumen-Ergebnis-Beziehung aus, das Hospitalvolumen war zu vernachlässigen. Die Klinikletalität der Karotischirurgie wird nach dieser Erhebung fast ausschließlich durch das Fallaufkommen des Chirurgen dominiert.

Ähnlich können auch die Ergebnisse von Nazarian et al. (2008) interpretiert werden. Sie sahen eine inverse Volumen-Ergebnis-Beziehung (Klinikletalität) für das Krankenhaus nur bei sehr hohen Fallzahlen (>130 CEAs/Jahr), jedoch konnten in dieser Erhebung (Daten der Jahre 1994–2003 in Maryland/22.772 Patienten) nur wenige Krankenhäuser diese Fallzahlen nachweisen. Im Gegensatz hierzu war die Klinikletalität im Wesentlichen davon abhängig, ob der Chirurg wenigstens ein Fallvolumen von 16 CEAs/Jahr erreichte.

Fast zu einer identischen Fallzahl als Mindestanforderung kamen Perri et al. (2017) bei Aufarbeitung von Daten der Vascular Quality Initiative (VQI) der Jahre 2012–2015 (26.327 CEAs/1188 Chirurgen/249 Zentren). In dieser Erhebung war eine längere Operationszeit unabhängig mit einem Anstieg an größeren unerwünschten Ereignissen (MAEs) und Tod assoziiert, gleichzeitig gab es eine starke Korrelation zwischen Operationszeit und jährlichem Fallaufkommen des Chirurgen. Die Operationszeit korrelierte eher mit der kardialen Komplikationsrate, das chirurgische Fallaufkommen mit der Rate an technischen Komplikationen. MAEs stiegen signifikant an, wenn Chirurgen 12 oder weniger CEAs/Jahr durchführten, technische Komplikationen bei Fallzahlen von 14 oder weniger. Die Autoren schlugen vor, auf dieser Basis eine jährliche Fallzahl von mindestens 15 CEAs von einem Chirurgen zu fordern, der in der VQI mitmachen will.

Boudourakis et al. (2009) verglichen anhand der Daten der Health Care Utilization Project National Inpatient Sample (HCUP NIS) den Einfluss des Fallaufkommens des Chirurgen auf die Ergebnisse nach CEA in den Jahren 1999 mit den Ergebnissen im Jahr 2005. Niedervolumen-Chirurgen führten in dieser Untersuchung 5 und weniger CEAs pro Jahr durch, Hochvolumenchirurgen 50 und mehr. Während im Jahr 1999 in den nicht-adjustierten Daten noch signifikante Unterschiede in der Klinikletalität gefunden wurden (HVSs 0,5 % vs. NVSs 1,0 %), war im Jahr 2005 eine Beziehung zwischen Fallaufkommen des Chirurgen und Ergebnis nicht mehr nachweisbar (Klinikletalität 0,2 % vs. 0,4 %). Das galt für die adjustierten und nicht-adjustierten Daten. Nur der Krankenhausaufenthalt war bei den HVSs im Jahr 2005 weiterhin signifikant kürzer (2,3 Tage vs. 3,9 Tage).

Die Datenbank des Staates New York der Jahre 2000 bis 2014 (68.986 CEAs) werteten Mao et al. (2017) bezüglich der Volumen-Ergebnis-Beziehung aus. In diesem Zeitraum führten insgesamt 1071 Chirurgen eine CEA durch, 512 von ihnen (47,8 %) bei sehr geringem Fallaufkommen (2 Modelle der Berechnung, einmal ≤ 1/Jahr und ein Modell mit ≤ 3 pro Jahr). Chirurgen mit sehr niedrigem Fallaufkommen waren seltener Gefäßchirurgen, sondern vielmehr Allgemeinchirurgen oder Herzchirurgen. Die Ergebnisse bei den Chirurgen mit sehr niedrigem Fallaufkommen waren signifikant schlechter als bei den übrigen, dies galt für postoperativen Herzinfarkt, Schlaganfall und 30-Tage-wiederaufnahmerate. Darüber hinaus waren die Behandlungskosten, auch wegen des längeren Krankenhausaufenthaltes, bei Chirurgen mit sehr geringem Fallaufkommen signifikant erhöht. In Anbetracht der Tatsache, dass genügend gefäßchirurgische Zentren in der Region erreichbar waren, sprachen sich die Autoren dafür aus, Anstrengungen zu unternehmen, die Praxis des sehr niedrigen Fallvolumens zu unterbinden.

Kumamaru et al. (2015) berichteten über die Karotisrevaskularisation, darunter 454.717 CEAs, bei Medicare-Patienten der Jahre 2001 bis 2008. In dem genannten Zeitraum nahm die Zahl der CEAs kontinuierlich ab und damit auch das Fallaufkommen und die Erfahrung des einzelnen Chirurgen. In dieser Erhebung war die 30-Tageletalität nach CEA über den gesamten Zeitraum signifikant erhöht, wenn der Eingriff von Chirurgen vorgenommen wurde, die im vorangegangenen Jahr weniger als 10 CEAs durchgeführt hatten.

▪▪ Spezialisierung

AbuRahma et al. (2013) analysierten in einer retrospektiven Studie über 2 Jahre die Beziehung zwischen Fallaufkommen und Ergebnis bei 953 CEAs. In dieser Untersuchung hatten Hochvolumen-Chirurgen (jährliches Fallaufkommen >30 CEAs) eine signifikant geringere perioperative Sterblichkeits-/Schlaganfallrate als Chirurgen mit geringerem Fallaufkommen. Darüber hinaus war die perioperative Schlaganfallrate bei Nicht-Gefäßchirurgen (Allgemeinchirurgen und Herz-/Thoraxchirurgen) signifikant höher als bei Gefäßchirurgen bei Versorgung asymptomatischer Patienten (3,2 % vs. 0,72 %; p = 0,033).

Meltzer et al. (2017) gingen anhand einer Datenerhebung im Staat New York dem Einfluss des Operateurs (Fallzahl und Spezialisierung) auf die Ergebnisse nach CEA bei asymptomatischen Patienten nach. Unter insgesamt 36.495 Patienten wurden 75,7 % von Gefäßchirurgen, 16,1 % von Allgemeinchirurgen, 6 % von Herzchirurgen und 2,1 % von Neurochirurgen versorgt. Im Komposit-Endpunkt (Tod/Schlaganfall/ größere unerwünschte kardiovaskuläre Ereignisse) schnitten in den nicht-adjustierten Daten Niedervolumenchirurgen (1. Quintil, <12 CEAs/Jahr) mit einem Komposit-Endpunkt von 2,41 % sowie Neurochirurgen (2,7 %) und Allgemeinchirurgen (2,43 %) schlechter ab als Gefäßchirurgen (1,91 %) und Herzchirurgen (1,86 %). Nach Adjustierung der Daten verblieb aber nur noch ein geringes Fallaufkommen als signifikanter negativer Einflussfaktor auf die Ergebnisse, dies galt für das erste untere Quintil, aber auch noch für das zweite untere Quintil (12–22 CEAs/Jahr). Im Endeffekt kam in dieser Erhebung dem Training des Chirurgen und seinem Fallaufkommen eine größere Bedeutung als seiner Spezialisierung zu und es wären folglich wenigstens 12, besser noch 23 CEAs/Jahr und Operateur anzustreben.

Im Gegensatz zu Meltzer et al. (2017) war in einer anderen Erhebung (Sahni et al. 2016) der Grad der Spezialisierung bedeutsamer als das prozedurspezifische

Fallaufkommen des Chirurgen, wenn auch beide Faktoren einen signifikanten Einfluss auf die Ergebnisse nahmen. In die Untersuchung von Sahni et al. (2016) gingen 183.792 Patienten mit CEA der Medicare-Datenbank der Jahre 2008 bis 2013 ein. In dieser Analyse war das Sterblichkeitsrisiko bei CEA signifikant mit der Spezialisierung des Chirurgen assoziiert (relative Risikoreduktion 28 % zwischen oberstem und unterstem Quartil der Spezialisierung), und zusätzlich in geringerem Grad mit dem prozedurspezifischem Volumen (relative Risikoreduktion 18 % zwischen oberstem und unterstem Quartil des prozedurspezifischen Volumens).

Die Bedeutung des Operateurs und seines Spezialgebiets für die Ergebnisse der Karotisrevaskularisation überprüften auch Hussain et al. (2018) anhand einer Datenbasis in Ontario, Canada (16.544 Eingriffe, 14.301 CEA, 2243 CAS). Gefäßchirurgen führten die Mehrzahl der CEAs (55,7 %) durch, gefolgt von Neurochirurgen (21,0 %), Allgemeinchirurgen (15,3 %) und Herzchirurgen (7,9 %). CASs wurden von Radiologen (82,5 %) und Neurochirurgen (17,5 %) ausgeführt. In der CEA-Gruppe war der Kompositendpunkt 30-Tage-Schlaganfall oder Tod bei den Nichtgefäßchirurgen mit 4,0 % signifikant höher als bei den Gefäßchirurgen (2,9 %), was auf einer höheren Rate an Schlaganfällen beruhte. Patienten, die sich einem CAS unterzogen, erlitten ähnliche Raten an 30-Tage-Schlaganfall oder Tod bei Eingriffen von Radiologen (8,0 %) oder Neurochirurgen (7,9 %). Bei einer Subgruppenanalyse waren CEAs, die von Neurochirurgen und Herzchirurgen ausgeführt wurden, im Vergleich zu den Eingriffen von Gefäßchirurgen dem größten Risiko für unerwünschte Ereignisse ausgesetzt, während die Unterschiede zwischen Gefäßchirurgen und Allgemeinchirurgen keine statistische Signifikanz erreichten. Grenzwerte (Chirurgenvolumen) für ein günstiges postoperatives Ergebnis nach CEA finden sich in ◘ Tab. 2.30.

Fazit

Für die Ergebnisse der CEA spielt das Fallaufkommen des Chirurgen eine größere Rolle als das Fallaufkommen des Krankenhauses. Unklar ist, ob die Ergebnisse mehr von der Spezialisierung des Chirurgen oder mehr von seinem Fallaufkommen profitieren, wobei allerdings in der Regel der Grad der Spezialisierung mit der Höhe des Fallaufkommens konform geht.

◘ Tab. 2.30 Grenzwerte (Chirurgenvolumen) für ein günstiges postoperatives Ergebnis nach CEA

Autor	Land	Fallzahl/Jahr
Birkmeyer et al. (2003)	USA	>40
Nazarian et al. (2008)	USA	≥16
AbuRahma et al. (2013)	USA	≥30
Perri et al. (2017)	USA	15
Meltzer et al. (2017)	USA	>22
Kumamaru et al. (2015)	USA	≥10 (Fallzahl des Vorjahres)

2.13.4 Einfluss des Hospitalvolumens auf die Ergebnisse bei CAS

Registererhebungen

▪▪ Situation in Deutschland

In ihre Analyse der Daten der deutschen Qualitätssicherung der Jahre 2009 bis 2014 schlossen Kuehnl et al. (2016) 17.575 Patienten mit CAS ein, um der Krankenhausvolumen-Ergebnisbeziehung nachzugehen. Das Risiko an Schlaganfall oder Tod betrug in diesem Kollektiv über alle 3,7 %. Eine signifikante Assoziation zwischen jährlichem CAS-Fallaufkommen des Krankenhauses und Schlaganfall/Tod konnte nicht demonstriert werden, lediglich das Sterblichkeitsrisiko war in Krankenhäusern, die >27 CAS jährlich durchführten im Vergleich zu Krankenhäusern mit einem Fallvolumen von 13–26 CAS/Jahr signifikant reduziert. Ob der fehlende Nachweis einer Volumen-Ergebnisbeziehung für Schlaganfall/Tod bei CAS auf einem möglicherweise zu kleinen Studienkollektiv oder aber darauf beruhte, dass z. B. dem Volumen des Operateurs größere Bedeutung zukommt, ließen die Autoren offen.

▪▪ Situation in anderen Ländern

Hawkins et al. (2015) gelang es nicht, in den USA anhand von 19.381 CAS-Prozeduren von 188 Krankenhäusern (Daten der National Cardiovascular Data Registry) eine Beziehung zwischen Fallaufkommen von Krankenhaus oder Interventionalisten und Ergebnis (periinterventioneller Schlaganfall/Tod) bei CAS aufzuzeigen. In diesem Register variierten die Raten an Schlaganfall/Tod ganz erheblich, auch nach Adjustierung für Unterschiede im Case Mix, sodass zumindest ein erhebliches Verbesserungspotenzial bei den Ergebnissen aufgezeigt werden konnte. Auch war die Analyse auf die Krankenhausletalität beschränkt, wie die Ergebnisse bei Erfassung der 30-Tageletalität ausgesehen hätten, ist nicht untersucht worden.

Hung et al. (2017) überprüften die Beziehung zwischen Krankenhausvolumen und neurologischem Ergebnis nach CAS bei 3248 Patienten (3576 Prozeduren) anhand der Taiwan National Health Insurance Research Datenbank für den Zeitraum 2008–2012. Definiert wurden HVHs mit 20 oder mehr CAS pro Jahr. Primärer Studienendpunkt war das erneute Auftreten eines ischämischen Schlaganfalls nach Entlassung des Patienten, der zu einer Krankenhausaufnahme führte. In der periprozeduralen Schlaganfallrate unterschieden sich HVHs und NVHs nicht (nicht-adjustierte Rate an ischämischem Schlaganfall in HVHs 6,4 %, in NVHs 5,7 %; Propensity Score-gematcht 5,5 % vs. 7,0 %). Im Follow-up von im Median 2,06 Jahren kam es jedoch signifikant häufiger zu einem neuen Schlaganfall bei Patienten, die in NVHs versorgt wurden (5,2 %) im Vergleich zu HVHs (dort 3,5 %). Hinsichtlich der Sterblichkeit unterschieden sich die Gruppen aber nicht. In Anbetracht der kleinen Fallzahlen und der fehlenden Differenzierung nach ipsilateralem und kontralateralem Schlaganfall sind die Ergebnisse mit Vorsicht zu interpretieren.

Fazit

Inwieweit die Ergebnisse des CAS vom Fallaufkommen des Krankenhauses abhängen, ist bisher ungenügend überprüft worden.

2.13.5 Einfluss des Chirurgenvolumens auf die Ergebnisse bei CAS

Die Beziehung zwischen Erfahrung des Therapeuten und Ergebnis konnte in einer gepoolten Analyse von 3 randomisierten Studien (EVA-3S, SPACE, ICSS) für CAS aufgezeigt werden (Calvet et al. 2014). Insgesamt entwickelten 120 von 1546 symptomatischen Patienten nach CAS (7,8 %) einen Schlaganfall oder Tod nach 30 Tagen. Das Risiko für dieses unerwünschte Ereignis war am höchsten bei Operateuren mit niedrigem jährlichem Studienvolumen (10,1 %), bei mittlerem Studienvolumen war es geringer (8,4 %) und am niedrigsten (5,1 %) war das Risiko bei Operateuren, die sich im oberen Fallaufkommen-Drittel bewegten. Die Autoren folgerten, dass CAS nur von Operateuren durchgeführt werden sollte, die wenigstens ein Fallaufkommen von ≥ 6 Fällen pro Jahr nachweisen.

Registererhebungen

▪▪ Situation in den USA

In der Medicare-Datenbank der Jahre 2005–2007 fanden sich 24.701 CAS-Prozeduren, die von 2339 Operateuren ausgeführt wurden (Nallamothu et al. 2011). Insgesamt verstarben 461 (1,9 %) Patienten innerhalb von 30 Tagen nach dem Eingriff. Das mittlere jährliche Fallaufkommen der Operateure war 3,0 pro Jahr (Interquartilspanne 1,4 bis 6,5). 639 Operateure (27,3 %) führten ≥ 6 Eingriffe jährlich durch und 272 (11,6 %) ≥ 12 Prozeduren/Jahr. Die Sterblichkeit war in diesem Kollektiv zum einen höher bei den Operateuren, die noch wenig Erfahrung mit dem Eingriff hatten (entsprechend einer Lernkurve) und hing zum zweiten von dem jährlichen Fallaufkommen des Operateurs ab, mit signifikant schlechteren Ergebnissen bei NVSs. Das Ergebnis der Operateure, die ≥ 24 CAS jährlich ausführten (HVSs), als Referenz genommen, machte die adjustierte Odds Ratio für die Letalität bei mittlerem Chirurgenvolumen (12–23 CAS/Jahr) 1,2, bei NVSs (6–11 CAS/Jahr) 1,4 und bei sehr niedrigem Volumen (< 6 CAS/Jahr) 1,9 aus. In dieser Erhebung war der Unterschied in der 30-Tageletalität zwischen hohem und mittlerem Volumen nicht signifikant (p = 0,30), sodass als Grenzwert für ein optimales Ergebnis > 11 CAS/Jahr gefordert werden könnten, bedingt aber auch lediglich ≥ 6 CAS/Jahr, da die Werte zwischen HVSs und der Gruppe mit 6–11 CAS/Jahr nur im Trend unterschiedlich waren (p = 0,062).

In der Nationwide Inpatient Sample der Jahre 2006 bis 2010 identifizierten Badheka et al. (2014) 13.564 CAS-Prozeduren. Die Sterblichkeit über alle war gering (0,5 %), die Komplikationsrate über alle betrug 8 %. Ein höheres jährliches Fallaufkommen des Operateurs war mit einer niedrigeren Sterblichkeit und Komplikationsrate assoziiert: Zweites Tertil (5–13 CAS jährlich) vs. erstes Tertil (1–4 CAS): Odds Ratio 0,74/drittes Tertil (14–68 CAS) vs. erstes Tertil Odds Ratio: 0,70. Hingegen unterschieden sich die Ergebnisse zwischen zweitem und drittem Tertil nicht. In einer Subgruppenanalyse war ein höheres jährliches Fallaufkommen des Operateurs ein unabhängiger Prädiktor für eine geringere Sterblichkeit und Komplikationsrate, auch in dem Tertil mit dem höchsten Hospitalvolumen und bei asymptomatischen Patienten. Ein höheres Chirurgenvolumen war auch mit geringeren Kosten und kürzerem Krankenhausaufenthalt assoziiert. Die Autoren gaben zwar keine Grenzwerte für ein zu forderndes Chirurgenvolumen an, jedoch kann aus diesen Daten geschlossen werden, dass Volumina von wenigstens 5 CAS/Jahr und Operateur zu fordern sind.

Modrall et al. (2014) gingen anhand von 6828 CAS, für die sich in der NIS-Datenbasis der Jahre 2005 bis 2009 Angaben zum Operateur fanden, der Beziehung zwischen Fallaufkommen des Operateurs und Ergebnis nach. Im Median wurden pro Operateur jährlich 9 CAS-Prozeduren angegeben. Das Fallaufkommen der Operateure wurde in Tertile unterteilt (1. Tertil 0 bis <5; 2. Tertil 5 bis 15; 3.Tertil >15 CAS/Jahr). Die Komplikationsrate war eindeutig abhängig von der Übung der Operateure, NVSs hatten die höchste, HVSs die niedrigste Tod/Schlaganfallsrate (niedriges vs. mittleres Volumen vs. hohes Volumen: 4,43 % vs. 2,89 % vs. 2,27 %; p = 0,0001). Zusätzlich konnte demonstriert werden, dass die Erfahrung der Operateure mit der endovaskulären Versorgung von abdominellen (EVAR) und thorakalen Aortenaneurysmen (TEVAR) ebenfalls die Ergebnisse beeinflusste: die Ergebnisse mit CAS waren umso besser, je mehr Erfahrungen mit EVAR und TEVAR vorlagen. Im Gegensatz hierzu beeinflusste die Erfahrung mit der perkutanen Koronarintervention nicht die Ergebnisse des CAS. Technische Fähigkeiten auf verwandtem Sektor reichten allein also nicht aus, um zu adäquaten Ergebnissen bei CAS zu kommen, hinzu kommt – wie die Autoren meinten – eine kognitive Komponente. Die Beobachtung, dass im Gegensatz zur perkutanen Koronarintervention die Erfahrung mit EVAR und TEVAR sich positiv auf die Versorgung mit CAS auswirkte, erklärten die Autoren mit der Tatsache, dass EVARs und TEVARs mehrheitlich von Gefäßchirurgen vorgenommen werden, die vom Fach her mit der Karotisstenose und ihrer Behandlung vertraut sind.

In der sog. CHOICE-Studie wurde ebenfalls versucht, das Fallaufkommen und die Erfahrung des Operateurs mit dem Ergebnis nach CAS in Beziehung zu setzen (Shishehbor et al. 2014). Analysiert wurden die Ergebnisse bei 5841 Patienten, die von Kardiologen, Chirurgen und Radiologen/Neurologen versorgt wurden. In der nicht-adjustierten Analyse hatten Chirurgen und Kardiologen eine geringere Rate an Tod/Schlaganfall/Herzinfarkt innerhalb 30 Tage nach Intervention im Vergleich zu Radiologen/Neurologen, jedoch war nach Adjustierung der Daten kein Unterschied mehr nachweisbar. In dieser Erhebung wurde lediglich danach unterschieden, ob die Interventionalisten über eine kumulierte Erfahrung an CAS von <30, 30–100 und >100 verfügten, Ergebnisunterschiede hinsichtlich Tod/Schlaganfall/Herzinfarkt fanden sich zwischen den drei Gruppen nicht.

Jalbert et al. (2015) verwendeten Medicare-Daten der Jahre 2005 bis 2009, um die Beziehung zwischen Fallaufkommen von Krankenhaus und Interventionalist und Outcome bei CAS zu überprüfen. Basis war eine Kohorte von 19.724 CAS-Prozeduren, durchgeführt von 2045 Ärzten in 729 Krankenhäusern. 30 % der Patienten wurden von Ärzten behandelt, die im vorausgegangenen Jahr weniger als 5 CAS-Prozeduren ausgeführt hatten, bei 23,9 % der Patienten hatte der Interventionalist eine Erfahrung von ≥20 CAS im vorausgegangenen Jahr. In dieser Untersuchung fand sich eine inverse Beziehung zwischen dem Fallaufkommen des Interventionalisten und der 30-Tagesterblichkeit, das gleiche galt für das Hospitalvolumen (20,3 % der Patienten waren in Krankenhäusern behandelt worden, in denen im vorausgegangenen Jahr weniger als 10 CAS-Prozeduren erfolgten, 26,1 % der Patienten wurden in Krankenhäusern mit einer Erfahrung von wenigstens 40 CAS im vorausgegangenen Jahr versorgt). Die Studie spricht für die Behandlung dieser Patienten in Zentren mit hohem Fallaufkommen. Grenzwerte (Chirurgenvolumen) für ein günstiges postoperatives Ergebnis nach CAS finden sich in ◘ Tab. 2.31.

◘ Tab. 2.31 Grenzwerte (Chirurgenvolumen) für ein günstiges postoperatives Ergebnis nach CAS

Autor	Land	Fallzahl/Jahr
Calvet et al. (2014)	Gepoolte Daten randomisierter Studien	≥6
Nallamothu et al. (2011)	USA	>11
Badheka et al. (2014)	USA	5
Modrall et al. (2014)	USA	>15
Jalbert et al. (2015)	USA	≥20 (Fallzahl des Vorjahres); zusätzlich Hospitalvolumen ≥40

Fazit

Die Erfahrung des Operateurs, definiert durch das jährliche Fallaufkommen, spielt auch für die Ergebnisse nach CAS eine wichtige Rolle. Die Datenlage ist aber sehr limitiert, es kann lediglich davon ausgegangen werden, dass weniger als 5 bis 6 CAS jährlich nicht sinnvoll sind.

2.14 Bauchaortenaneurysma

Reinhart T. Grundmann und Jessica Thomsen

2.14.1 Mindestmengenregelungen

In Deutschland gibt es für die Versorgung des Bauchaortenaneurysmas (AAA) keine Mindestmengenregelung. Die S3-Leitlinie der Deutschen Gesellschaft für Gefäßchirurgie und Gefäßmedizin (DGG) empfiehlt lediglich, dass die Versorgung des AAA in spezialisierten Zentren erfolgen soll (Debus et al. 2018). In England hat der National Health Service Standard Contract for Specialized Vascular Services in Adults (NHSSCSVS) als Zielsetzung für ein Zentrum die Zahl von mehr als 60 AAA-Versorgungen pro Jahr vorgegeben (Sidloff et al. 2014). Die Leitlinie der Society for Vascular Surgery (SVS) empfiehlt, dass die von dieser Leitlinie als Standardbehandlung bezeichnete endovaskuläre Aneurysmaversorgung (EVAR) nur in Zentren vorgenommen wird, die wenigstens jährlich 10 elektive EVAR durchführen (Chaikof et al. 2018). Höhere Anforderungen stellt die neue Leitlinie der European Society for Vascular Surgery (ESVS) (Wanhainen et al. 2019). Sie empfiehlt: Die Versorgung des AAA sollte nur in Zentren in Betracht gezogen werden mit einem jährlichen Fallvolumen von mindestens 30 Eingriffen (Klasse IIa-Empfehlung/Evidenzlevel C). Zusätzlich gibt sie eine Negativ-Empfehlung: Die AAA-Versorgung sollte **nicht** in Zentren durchgeführt werden mit einem jährlichen Fallvolumen <20 (Klasse III-Empfehlung/Evidenzlevel B) (◘ Tab. 2.32).

◘ Tab. 2.32 Mindestmengenempfehlungen pro Jahr und Krankenhaus/Chirurg bei Versorgung des intakten Bauchaortenaneurysmas im internationalen Vergleich

Autor	Land	Mindestmenge (n)/Jahr
GBA	Deutschland	Keine Mindestmengenregelung
Sidloff et al. (2014)	England/NHSSCSVS	60 pro Hospital/10 pro Chirurg
Leapfrog (2019)	USA	15 offene Versorgungen pro Hospital/10 offene Versorgungen pro Chirurg
Chaikof et al. (2018)	USA, Leitlinienempfehlung	Wenigstens 10 EVAR pro Hospital
Wanhainen et al. (2019)	ESVS, Leitlinienempfehlung	Empfehlung: ≥30 Prozeduren pro Hospital (EVAR und OR nicht differenziert); **nicht** unter 20

2.14.2 Einfluss des Hospitalvolumens auf die Ergebnisse bei Versorgung des intakten AAA

▪ Übersichten

Henebiens et al. (2007) erstellten zu der Beziehung zwischen Volumen und Ergebnis bei elektiver AAA-Versorgung eine systematische Übersicht auf Basis von 24 Studien mit insgesamt 821.810 Patienten. Die Trennwerte zwischen NVHs und HVHs bewegten sich zwischen 8 und 50 Eingriffen pro Jahr und Krankenhaus. Die Krankenhaussterblichkeit in NVHs variierte zwischen 3,0 % und 13,8 % (Median 6,2 %). In HVHs variierte die Krankenhaussterblichkeit nach elektiver AAA-Versorgung zwischen 1,8 % und 7,4 % (Median 4,3 %). 14 von 24 Studien zeigten eine signifikante Beziehung zwischen Krankenhausvolumen und Krankenhaussterblichkeit, 10 konnten eine solche Beziehung nicht nachweisen. Die Autoren zogen das Fazit, dass es wohl eine Volumen- Ergebnisbeziehung für die Versorgung des AAA gäbe, Grenzwerte sich aber nicht bestimmen ließen. Eine Schwäche dieser Analyse ist die fehlende Differenzierung zwischen offenem und endovaskulärem Vorgehen, die Aussagen beziehen sich im Kern auf das offene Vorgehen. Das gleiche Handicap hat die Metaanalyse von Holt et al. (2007c), die im Wesentlichen auch nur Aussagen zur offenen Versorgung des AAA gemacht hat und damals noch 43 elektive Eingriffe/Jahr von einem Zentrum mit guten Ergebnissen forderte.

Während die beiden genannten Übersichten sich vor allem auf Daten aus den USA stützten, haben Phillips et al. (2017b) in ihre systematische Übersicht zur Volumen-Outcome-Beziehung bei Versorgung des AAA ausschließlich 16 europäische Untersuchungen der letzten 10 Jahre einfließen lassen. Die Autoren bestätigten, dass es eine inverse Beziehung zwischen Krankenhausfallvolumen und unmittelbarer postoperativer Letalität gibt, dies galt sowohl für das offene Vorgehen (OR) als auch für EVAR. Jedoch wollten Phillips et al. (2017b) keine Grenzwerte nennen und bezeichneten insgesamt die Qualität der Evidenz als schwach.

Registererhebungen

▪▪ Situation in Deutschland

Eckstein et al. (2007) publizierten Daten einer Registererhebung der Deutschen Gesellschaft für Gefäßchirurgie für die Jahre 1999 bis 2004, in die 10.163 Patienten mit offener elektiver Versorgung eines AAA eingeschlossen wurden, versorgt in 131 Krankenhäusern. In dieser Erhebung hatte das jährliche Fallaufkommen des Krankenhauses nur einen mäßigen Einfluss auf die Klinikletalität, eine statistisch signifikante Beziehung zwischen Fallaufkommen und Klinikletalität ließ sich als kontinuierliche Variable nicht darstellen. Lediglich Kliniken mit 1–9 Fällen jährlich hatten eine signifikant höhere Klinikletalität, wenn sie mit Hochvolumenkrankenhäusern mit 50 oder mehr jährlichen offenen AAA-Versorgungen verglichen wurden.

Nimptsch und Mansky (2017) werteten deutsche DRG-Daten der Jahre 2009 bis 2014 aus. Es handelte sich um 41.678 Patienten mit EVAR und 22.227 Patienten mit offener Versorgung. In dieser Untersuchung ließ sich zwischen Krankenhausfallaufkommen und Kliniksterblichkeit für EVAR keine signifikante Korrelation erstellen. Anders sah es bei OR aus. Hier unterschieden Nimptsch und Mansky zwischen sehr niedrigem (n = 3), niedrigem (n = 9), mittlerem (n = 15), hohem (n = 21) und sehr hohem (n = 39) jährlichem Fallaufkommen. In dem sehr hohen Volumenquintil betrug die risikoadjustierte Kliniksterblichkeit 4,7 % vs. 7,8 % in dem sehr niedrigen Volumenquintil. Wurden die Ergebnisse kontinuierlich aufgetragen, war das höhere Fallaufkommen unabhängig mit einer niedrigeren Klinikletalität assoziiert. Nimptsch und Mansky berechneten auf dieser Basis das minimale jährliche Fallaufkommen, das nötig wäre, um das Sterblichkeitsrisiko unter den Durchschnittswert von 6,0 % zu bringen und kamen für OR auf 18 Krankenhausfälle jährlich.

DRG-Abrechnungsdaten (der Jahre 2005 bis 2013) verwendeten auch Trenner et al. (2018), um zur Beziehung zwischen Krankenhausfallaufkommen und Klinikletalität bei operativer Versorgung des AAA in Deutschland Stellung zu nehmen. Es handelte sich um insgesamt 96.426 Patienten, 12,6 % (11.795) davon waren Patienten mit rupturiertem AAA (rAAA). Die Sterblichkeit machte bei Patienten mit intaktem AAA (iAAA) über alle 5,3 % bei OR und 1,7 % bei EVAR aus. Die Autoren teilten das Krankengut in Quartile ein (Q1 = 1–5; Q2 = 6–14; Q3 = 15–30; Q4 > 30 AAA Fälle/ Jahr) und kamen sowohl bei EVAR als auch bei OR zu einer signifikanten inversen Beziehung zwischen Krankenhausfallaufkommen und Klinikletalität. Wurde die Beziehung als kontinuierliche Variable aufgetragen, so wurden als Grenzwert, um eine möglichst niedrige Klinikletalität zu erreichen, 75 elektive AAA Versorgungen jährlich pro Krankenhaus ermittelt.

■■ Fallzahlen in deutschen Kliniken

Wir haben die Häufigkeit, mit der in Deutschland Eingriffe bei Bauchaortenaneurysma in den einzelnen Kliniken durchgeführt werden, anhand der Selbstauskünfte der Krankenhäuser in den strukturierten Qualitätsberichten gemäß § 136d SGB V (SQBs) für das Jahr 2015 analysiert. Basis waren für die offenen Eingriffe der OPS-Code 5-384.7** Aorta abdominalis, infrarenal (Resektion und Ersatz) und für das endovaskuläre Vorgehen der OPS-Code 5-38a.1 Endovaskuläre Implantation von Stent-Prothesen, Aorta abdominalis. Wie aus ◘ Abb. 2.2 hervorgeht, führten im Jahr 2015 190 von 436 Kliniken (43,6 %) nur 1 bis 3 offene Eingriffe an der Bauchaorta durch, weitere 57 (13 %) nicht mehr als 4 bis 5. Endovaskuläre Stentgrafts wurden wesentlich häufiger eingesetzt, gleichwohl kamen 60 von 421 (14,3 %) Kliniken (◘ Abb. 2.3) auf nicht mehr als 3 Eingriffe pro Jahr und weitere 19 Klinken (4,5 %) auf nicht mehr als 5 Eingriffe. Dies bedeutet, dass mehr als die Hälfte der offenen Eingriffe an der Bauchaorta wegen Aneurysma in Kliniken ausgeführt wurden, die nicht mehr als 5 Aortenprothesen jährlich implantierten und bei den Stentgrafts waren dies immerhin auch noch etwa einFünftel aller Implantationen.

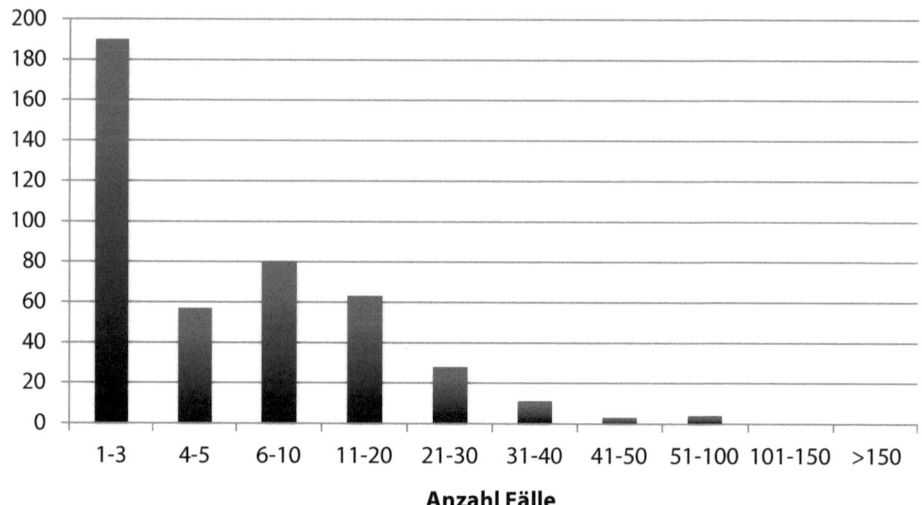

☐ Abb. 2.2 Kliniken und jährliche Fallzahl bei Resektion und Ersatz (Interposition) der Aorta abdominalis (OPS-Code 5-384.7**) in Deutschland im Jahr 2015. Auswertung durch L.Taege

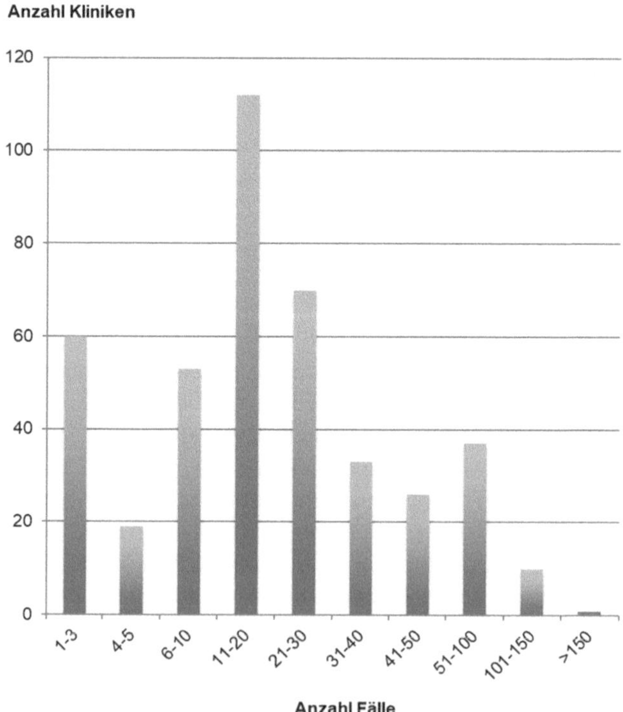

☐ Abb. 2.3 Kliniken und jährliche Fallzahl bei endovaskulärer Implantation von Stent-Prothesen in der Aorta abdominalis (OPS-Code 5-38a.1) in Deutschland im Jahr 2015. Auswertung durch L. Taege

▪▪ Situation in den USA

Bereits 2002 wiesen Birkmeyer et al. anhand von 140.570 elektiven offenen AAA-Versorgungen (Medicare-Datenbasis) eine inverse Beziehung zwischen höherem Krankenhausfallvolumen und 30-Tage-Letalität nach, mit einer adjustierten Odds-Ratio von 0,58 für HVHs (>79 Eingriffe pro Jahr und Krankenhaus) im Vergleich zu Krankenhäusern mit sehr niedrigem Fallaufkommen (<17 Eingriffe pro Jahr und Krankenhaus) und einer adjustierten Klinikletalität von 3,9 % vs. 6,5 %. Später haben Allareddy et al. (2007) anhand der Nationwide Inpatient Sample (NIS) der Jahre 2000 bis 2003 (35.104 elektive AAA-Versorgungen) nachgewiesen, dass Krankenhäuser, die die damaligen Leapfrog-Kriterien für ein AAA-Zentrum (≥50 AAA-Versorgungen jährlich) nicht erfüllten, eine signifikant höhere Klinikletalität bei elektiver AAA-Versorgung aufwiesen als solche, die die Kriterien erfüllten. In dieser Erhebung wurde nicht zwischen OR und EVAR differenziert, da die meisten Patienten wohl offen versorgt wurden. Zu EVAR nahm diese Studie also noch nicht Stellung. Dies haben Dua et al. (2014) dann mittels einer retrospektiven Auswertung der NIS der Jahre 1998 bis 2011 getan (128.232 Patienten, davon 88,5 % Elektiveingriffe), in der ca. 75 % der Patienten mit EVAR versorgt wurden. Sie unterschieden zwischen den 2,5 % Krankenhäusern, die die wenigsten Fälle versorgten, der großen Mehrzahl, die 95 % der Fälle versorgten und den 2,5 % Krankenhäusern, die die meisten Fälle versorgten. Danach sollten von einem Krankenhaus wenigstens 5 offene bzw. 8 endovaskuläre Eingriffe jährlich gefordert werden, der Unterschied zwischen den unteren und oberen 2,5 % war beträchtlich (Klinikletalität bei OR 10-mal, bei EVAR 33,2-mal höher bei den unteren vs. den oberen 2,5 %).

Generell gilt, dass bei der unterschiedlichen Klinikletalität von EVAR und OR auch unterschiedliche Mindestfallzahlen gefordert werden sollten. McPhee et al. (2011) haben den Einfluss des Krankenhauses auf die Ergebnisse von OR und EVAR anhand der Nationwide Inpatient Sample der Jahre 2003–2007 untersucht (5972 OR, 8121 EVAR). Sie unterschieden zwischen niedrigem (NV), mittlerem (MV) und hohem (HV) Volumen. Bei EVAR waren dies <15, 16 bis 70 und >70 Eingriffe/Jahr, mit keinen signifikanten Unterschieden in der Klinikletalität (1,5; 1,0; 0,93%) zwischen den 3 Gruppen. Bei offenem Vorgehen war hingegen eine signifikante Beziehung zwischen Volumen und Ergebnis nachzuweisen, die Klinikletalität machte in NVH (<7 OR/Jahr) 5,9 %, in MVH (7–30 OR/Jahr) 4,9 % und in HV-Zentren (>30 OR/Jahr) 3,3 % aus. In dieser Untersuchung hatte allerdings das Fallvolumen des individuellen Chirurgen einen größeren Einfluss auf die Klinikletalität als das Fallvolumen des Krankenhauses (s. u.), sodass sich die Autoren nicht auf eine definitive Mindestfallzahl für das Hospitalvolumen bei OR festlegen wollten. Bei EVAR umgekehrt sahen sie es als ausreichend an, eine Klinikletalität von ≤2 % bei elektiven Eingriffen zu fordern.

Eine Auswertung von Medicaredaten der Jahre 1995 bis 2011 stellten Ilonzo et al. (2014) vor. Es handelte sich um 491.779 Patienten, von denen 295.851 Patienten mit OR und 195.928 mit EVAR versorgt wurden. Sie überprüften bei elektiver AAA-Versorgung, inwieweit das „Failure to rescue" (FTR), das heißt das erfolglose Management einer Komplikation, von dem Hospitalvolumen abhängig ist. In dieser Untersuchung wurden bei EVAR Krankenhäuser mit ≥18 Fällen/Jahr und bei OR solche mit ≥8 als HVHs bezeichnet. HVHs hatten signifikant geringere Raten an FTR als NVHs, dies galt sowohl für OR (2,73 % vs. 5,66 %) als auch für EVAR (0,7 % vs. 1,69 %).

Die Beziehung zwischen Fallaufkommen des Chirurgen sowie des Krankenhauses zur perioperativen Letalität nach elektiver AAA-Versorgung analysierten Zettervall et al. (2017) anhand der Medicare-Daten der Jahre 2001 bis 2008. Es handelte sich um 122.495 Patienten (OR 45.451; EVAR 77.044). Bei EVAR war die nichtadjustierte perioperative Sterblichkeit nicht mit dem Chirurgenvolumen assoziiert (Quintil 1:1,8 %; Quintil 5: 1,6 %), nahm aber mit höherem Fallaufkommen des Hospitals leicht ab (Letalität 1.Quintil 1,9 %; 5. Quintil 1,4 %). Bei OR war hingegen eine inverse lineare Beziehung zwischen Fallaufkommen sowohl des Chirurgen als auch des Krankenhauses und der Klinikletalität zu beobachten (Chirurgenvolumen: Letalität Quintil 1 [geringstes Fallaufkommen]: 6,4 %; Quintil 2: 5,6 %; Quintil 3: 5,1 %; Quintil 4: 4,6 %; Quintil 5: 3,8 %. Hospitalvolumen: Letalität Quintil 1 [geringstes Fallaufkommen]: 6,3 %; Quintil 2: 5,7 %; Quintil 3: 5,2 %; Quintil 4: 4,8 %; Quintil 5: 3,8 %). Auch nach Adjustierung der Daten war die Klinikletalität bei EVAR nicht mit dem Chirurgenvolumen, wohl aber mit dem Krankenhausvolumen assoziiert, während bei OR unabhängig voneinander sowohl Fallaufkommen des Krankenhauses als auch das des Chirurgen mit der Klinikletalität assoziiert waren. In dieser Analyse erreichten Krankenhäuser mit einem Fallaufkommen <18 OR nicht die Qualitätsbenchmark einer Klinikletalität <5 %. Bei EVAR empfahlen die Autoren lediglich, Krankenhäuser <9 Fällen/Jahr zu meiden.

Eine spezielle Situation stellt die Behandlung des juxtarenalen AAA dar, da hier per definitionem aufgrund der anatomischen Gegebenheiten bei dem offenen Eingriff die proximale Klemme zumindest oberhalb einer Nierenarterie platziert werden muss, was die Gefahr der ischämischen Nierenschädigung beinhaltet. Welchen Einfluss das Fallaufkommens eines Zentrums auf die Ergebnisse der offenen Versorgung dieser komplexen AAA hat, überprüften O`Donnell et al. (2018) anhand von 3470 Eingriffen der Jahre 2003 bis 2016, erfasst in der Vascular Quality Initiative (VQI) der Society for Vascular Surgery. Unterschieden wurde nach geringem (<4), mittlerem (4–14) und hohem (>14) Fallaufkommen an juxtarenalen AAA. Es fand sich eine inverse Beziehung zwischen Volumen und Outcome, unabhängig von dem Gesamtaufkommen an AAA in den jeweiligen Kliniken (Klinikletalität 9,0, 4,9 und 3,9 % bei geringem, mittlerem und hohem Fallaufkommen). Die Folgerung war, dass Zentren, die weniger als 4 offene juxtarenale Fälle pro Jahr aufweisen, keine elektive offene Versorgung eines juxtarenalen AAA vornehmen sollten. Eine Zentralisierung dieser Eingriffe wurde gefordert und mit dem intensiven peri- und postoperativen Management, einschließlich Protektionsmaßnahmen gegen eine Nierenischämie, begründet. Diese Autoren gingen auch für das Gesamtkrankengut an AAA der Beziehung zwischen Volumen und Ergebnis nach. Hierzu wurden 8880 Eingriffe Krankenhausvolumenquintilen zugeteilt, mit Quintil 1:<10 Eingriffe jährlich bis Quintil 5:≥50 Eingriffe/ Jahr. Die Klinikletalität korrelierte invers mit dem Krankenhausfallaufkommen, mit 7,1 % in dem niedrigsten und 3,6 % in dem höchsten Quintil des Fallaufkommens.

▪▪ Situation in anderen Ländern

Sidloff et al. (2014) analysierten die Daten von 21.266 Patienten, die in der Zeit vom 1. Januar 2008 bis 31.Dezember 2012 in Großbritannien einer elektiven AAA-Versorgung (OR oder EVAR) unterzogen wurden. Krankenhäuser, die die Vorgaben des NHSSCSVS einhielten (>60 AAA-Versorgungen pro Jahr), hatten eine signifikant niedrigere Klinikletalität als Krankenhäuser, die diese Fallzahlen nicht erreichten (1,3 % vs. 2,7 %). Allerdings waren die meisten Kliniken (92,2 %) nicht in der Lage, die Vorgabe von 60 AAA-Versorgungen pro Jahr zu erfüllen.

Holt et al. (2007d) hatten zuvor die UK Hospital Episode Statistics (HES)-Daten der Jahre 2000 bis 2005 ausgewertet (26.822 infrarenale AAA): danach besteht unzweifelhaft eine Beziehung zwischen Krankenhausfallvolumen und Klinikletalität bei elektiver Versorgung des AAA, mit geringerer postoperativer Letalität in HVHs, wobei sie einen Grenzwert von 32 elektiven AAA-Versorgungen nannten. Später analysierten Holt et al. (2009) auch speziell das endovaskuläre Vorgehen bei elektiver Versorgung eines AAA und kamen zu dem Schluss, dass Krankenhäuser, die weniger als 8 EVAR jährlich durchführten, eine signifikant höhere Klinikletalität aufwiesen als alle anderen Krankenhäuser, die mit EVAR behandelten.

Holt et al. (2012) haben auch den Effekt des Krankenhausvolumens auf das Langzeitüberleben der Patienten nach elektiven AAA-Eingriffen überprüft. Mit Hilfe der Datenbank Hospital Epsisode Statistics (HES) und dem Office of National Statistics (ONS) wurde das Kurz- und Langzeitergebnis von 14.396 Patienten analysiert. Die Krankenhäuser wurden entsprechend dem Fallaufkommen in Quintile eingeteilt (Eingriffe [n] ansteigend pro Krankenhaus jährlich: 0,2–12,2/12,4–17,8/18,0–27,4/27,6–41,6/44,4–67,2). Bis zu 2 Jahre nach dem Eingriff konnte über alle Quintile eine signifikante positive Beziehung zwischen Krankenhausfallvolumen und Überleben gezeigt werden, was hauptsächlich auf die niedrigere Klinikletalität in HVHs zurückzuführen war. Jedoch hatten HVHs – die Klinikletalität herausgerechnet – auch im Langzeitverlauf über 3 und 4 Jahre einen Überlebensvorteil: nach 3 Jahren war das Überleben signifikant und nach 4 Jahren im Trend besser mit ansteigendem Krankenhausfallaufkommen. Letztere Beobachtung könnte damit erklärt werden, dass HVHs dem Patienten auch im sekundären Management nach dem Eingriff, z. B. bei der Behandlung von postoperativen Komplikationen, Vorteile bieten. Grenzwerte (Krankenhausvolumen) für ein günstiges postoperatives Ergebnis bei Versorgung des iAAA finden sich in ◘ Tab. 2.33.

◘ **Tab. 2.33** Grenzwerte (Krankenhausvolumen) für ein günstiges postoperatives Ergebnis bei Versorgung des iAAA

Autor	Land	Fallzahl/Jahr
Nimptsch und Mansky (2017)	Deutschland	18 (OR)
Trenner et al. (2018)	Deutschland	75 (OR und EVAR zusammengefasst)
Birkmeyer et al. (2002)	USA	>79 (OR)
Allareddy et al. (2007)	USA	≥50 (wohl OR)
McPhee et al. (2011)	USA	>30 (OR)
Dua et al. (2014)	USA	5 OR; 8 EVAR
Ilonzo et al. (2014)	USA	„Failure to rescue ": OR ≥8; EVAR ≥18
Zettervall et al. (2017)	USA	≥18 OR; ≥9 EVAR
O`Donnell et al. (2018)	USA	OR bei juxtarenalem AAA: wenigstens 4. Alle AAA zusammengefasst OR ≥50
Holt et al. (2007d)	England	≥32 (OR)
Holt et al. (2009)	England	Wenigstens 8 EVAR

> **Fazit**
>
> Es besteht eine signifikante inverse Beziehung zwischen Krankenhausfallaufkommen und Klinikletalität bei Versorgung des intakten AAA, die allerdings bei OR sehr viel ausgeprägter als bei EVAR ist.

2.14.3 Einfluss des Chirurgenvolumens auf die Ergebnisse bei Versorgung des intakten AAA

- **Übersichten**

Young et al. (2007) erstellten eine systematische Übersicht zu der Beziehung zwischen Chirurgenvolumen und Krankenhaussterblichkeit bei offener elektiver Versorgung des AAA auf Basis von 14 Studien (115.273 Patienten). 12 von 14 Studien zeigten eine signifikante Beziehung zwischen höherem Chirurgenvolumen und geringerer Krankenhaussterblichkeit. In einer Metaanalyse von 51.453 Fällen machte die gewichtete Odds Ratio der Sterblichkeitsraten von HVSs verglichen mit NVSs 0,56 (0,54–0,57) aus, mit einem Grenzwert von 13 AAAs pro Jahr. Drei der inkludierten Studien untersuchten zudem, ob spezialisierte Gefäßchirurgen bessere Ergebnisse nach OR aufwiesen als nicht spezialisierte Allgemeinchirurgen, was in allen drei Studien bestätigt wurde. Die Autoren folgerten, dass Chirurgen, die die offene AAA-Versorgung vornehmen, spezialisiert sein sollten und ein Fallvolumen von wenigstens 13 elektiven Eingriffen jährlich vorweisen sollten.

Registererhebungen

- - **Situation in den USA**

Birkmeyer et al. (2003) analysierten elektive (offene) AAA-Eingriffe der MED-PAR-Datenbank der Jahre 1998 und 1999. Die Chirurgen wurden nach Fallaufkommen in etwa gleich große Tertile eingeteilt. HVSs (>17,5 AAA- Eingriffe pro Jahr) hatten mit 3,9 % eine signifikant geringere Krankenhausletalität als NVSs (<8 AAA Eingriffe pro Jahr) mit 6,2 %. Außerdem analysierten die Autoren auch den Effekt des Krankenhausvolumens und zeigten, dass das Fallaufkommen des Chirurgen 57 % des Krankenhausvolumeneffekts auf die Klinikletalität ausmachte.

Dass die Erfahrung (Fallvolumen) des Chirurgen für die Ergebnisse der offenen AAA-Versorgung von größerer Bedeutung ist als das Krankenhausfallaufkommen, wiesen auch McPhee et al. (2011) nach. In ihrer Erhebung ließ sich bei EVAR keine Assoziation zwischen Fallaufkommen des Chirurgen und Klinikletalität finden, hingegen beeinflusste das Fallaufkommen des Chirurgen unabhängig vom Krankenhausvolumen die Ergebnisse bei OR signifikant. HVSs hatten generell niedrigere Sterblichkeitsraten als NVSs, sowohl in HVHs (2,8 %), in Krankenhäusern mittleren Volumens (3,3 %) als auch in NVHs (0 %). In dieser Erhebung waren HVSs mit >9 offenen elektiven Eingriffen/Jahr definiert worden.

Meltzer et al. (2017) prüften anhand des New York Statewide Planning and Research Cooperative System die Beziehung zwischen Fallvolumen von Chirurgen und Krankenhaus auf das Ergebnis bei Versorgung von AAA. Von 17.118 iAAA wurden 73,8 % mit EVAR und 26,2 % offen versorgt, bei den 1724 rupturierten AAA (rAAA) waren es 36,1 % Versorgungen mit EVAR und 63,9 % mit OR. Bei der offenen Versorgung des iAAA war das Outcome signifikant vom jährlichen Fallaufkommen des Chirurgen, aber nicht vom Fallaufkommen der Einrichtung beeinflusst. Die niedrigsten Volumenchirurgen (1–4 OR/Jahr) hatten bei OR eine signifikant höhere Kliniksterblichkeit als Chirurgen mit hohem Fallaufkommen (>11 OR/ Jahr), adjustierte Odds Ratio 1,87. Die Niedrigvolumenchirurgen hatten auch höhere Odds (1,23) für die Majorkomplikationen. Das Hospitalvolumen hatte bei OR keinen Einfluss auf die Ergebnisse. Für Patienten, die wegen iAAA mit EVAR versorgt wurden, war umgekehrt die Krankenhaussterblichkeit vom Fallaufkommen des Hospitals beeinflusst, mit höherer Klinikletalität bei <33 EVAR/Jahr verglichen mit 34–81 und >81 EVAR/Jahr. Auch diese Auswertung belegt, dass das Fallaufkommen des Chirurgen bei Versorgung des AAA mit OR eine größere Rolle spielt als das Hospitalvolumen. Umgekehrt ist bei EVAR das Fallaufkommen des Chirurgen von relativ geringerer Bedeutung.

In Anbetracht der Tatsache, dass die elektive AAA-Versorgung mittlerweile weitgehend durch EVAR erfolgt und OR stark rückläufig ist, erhält eine Analyse von Deery et al. (2018) besonderes Gewicht. In dieser Erhebung (Medicare-Daten der Jahre 2003 bis 2008, insgesamt 28.590 OR bei AAA) wurde ein Chirurg als HVS definiert, wenn er in 2 Jahren ≥25 OR ausführte. Es bestand eine signifikante inverse Beziehung zwischen dem Fallaufkommen des 1. Operateurs und der Klinikletalität, die – und dies war das entscheidende – auch dann nicht aufgehoben wurde, wenn nach der Erfahrung des 1. Assistenten stratifiziert wurde. Die Erfahrung des 1. Assistenten konnte ein geringes Fallaufkommen des Operateurs nicht kompensieren: HVSs hatten im Vergleich zu NVSs stets die besseren Ergebnisse, ganz gleich, ob der 1. Assistent ein HVS oder NVS war (und vice versa). Inwieweit diese Ergebnisse die Weiterbildungsmöglichkeiten in der offenen AAA-Chirurgie beeinflussen, ist offen.

Der Frage, welche Fallzahlen heute noch bei elektiver offener AAA-Versorgung von einem Chirurgen zu fordern sind und wie sich dies auf die Volumen-Ergebnisbeziehung auswirkt, gingen Esce et al. (2019) anhand von 11.086 Patienten einer New Yorker-Datenbank der Jahre 2000 bis 2008 nach. Überprüft wurden die 30-Tageletalität und zusätzlich das 5-Jahresüberleben der Patienten. Als Schnittpunkt wurden 6 Fälle/Jahr und Chirurg gewählt. Die adjustierte Cox-Hazard-Ratio für die 30-Tageletalität von Patienten, die von HV-Chirurgen (>6 Fälle/Jahr) versorgt wurden, war 0,541 (p < 0,0001). Dies bedeutete, dass Patienten in der HV-Gruppe eine 45,9 % geringere Wahrscheinlichkeit hatten, nach dem Eingriff zu versterben, verglichen mit der NV-Gruppe. Das geringere Sterblichkeitsrisiko von Patienten der HV-Gruppe setzte sich auch noch signifikant über 5 Jahre fort. Die Folgerung war, dass idealerweise wenigstens 6 Fälle/Jahr von einem Chirurgen zu fordern sind, wobei allerdings bereits von Chirurgen mit lediglich 2 Fällen/Jahr bessere Ergebnisse erzielt wurden als von Chirurgen mit noch geringerem Fallaufkommen.

▪▪ Situation in anderen Ländern

Dubois et al. (2018) berichteten über ein Kollektiv von 7211 Patienten, die in den Jahren 2005 bis 2014 in der Provinz Ontario (Canada) einer elektiven offenen AAA-Versorgung durch 101 Chirurgen unterzogen wurden. Das chirurgische Fallvolumen variierte von im Median 3 (0–6) Eingriffen/Jahr in der Gruppe mit sehr niedrigem Fallvolumen bis zu im Median 54 (43–67) Eingriffen in der Gruppe mit höchstem Fallvolumen. In dieser Kohorte ließ sich keine signifikante Beziehung zwischen jährlichem Fallaufkommen des Chirurgen und postoperativer Sterblichkeit nachweisen (Sterblichkeit in der Gruppe mit geringstem Fallaufkommen 1,89 % vs. 3,01 % in der höchsten Volumenkategorie). Auch das gefäßchirurgische Kompositaufkommen war im Gegensatz zu einer Untersuchung von Modrall et al. (2011) (s. u.) nicht mit der Klinikletalität assoziiert. Des Weiteren unterschieden sich Chirurgen mit < 5 Jahren Erfahrung in der Kliniksterblichkeit nicht von solchen mit > 20 Jahren Erfahrung. Jedoch gab es einen Trend für abnehmende Komplikationsraten und Reoperationen mit ansteigendem chirurgischen Fallvolumen. Die Autoren erklärten die fehlende Assoziation zwischen chirurgischem Fallaufkommen und Kliniksterblichkeit – im Gegensatz zu anderen Untersuchungen – mit den guten durchschnittlichen Ergebnissen (Klinikletalität im Mittel etwa 3 %) und mit der bereits erfolgten Regionalisierung dieser Eingriffe in Ontario. So waren in dieser Erhebung Chirurgen mit einem medianen jährlichen Fallaufkommen von 13 Eingriffen bereits dem zweituntersten Quintil zuzuordnen.

Die Beziehung zwischen Fallaufkommen in der aortalen Aneurysmachirurgie und der perioperativen Sterblichkeit wurde von Sawang et al. (2019) anhand der australischen Datenbank (2181 elektive OR/7547 elektive EVAR, thorakale Eingriffe eingeschlossen) der Jahre 2010–2016 überprüft. Eine Beziehung zwischen Hospitalvolumen oder Chirurgenvolumen und perioperativer Sterblichkeit ließ sich für EVAR nicht nachweisen. Bei den thorakalen endovaskulären Prozeduren (TEVAR) war hingegen das Fallaufkommen des Krankenhauses signifikant invers mit der Sterblichkeit korreliert. Bei den offenen Eingriffen war lediglich das Chirurgenvolumen, nicht aber das Fallaufkommen des Krankenhauses mit einer reduzierten Kliniksterblichkeit assoziiert. Die Autoren schlossen aus ihren Ergebnissen, dass ein einzelner australischer Chirurg wenigstens 5 oder mehr offene Aneurysmaeingriffe jährlich durchführen muss, um eine akzeptable perioperative Klinikletalität zu erreichen – unabhängig vom Krankenhausfallaufkommen. Umgekehrt können nach dieser Erhebung die meisten endovaskulären Prozeduren (EVAR) in Australien in einer Umgebung mit niedrigem Fallaufkommen erfolgen. TEVAR hingegen sollte in HVHs und OR von HVSs vorgenommen werden.

2.14.4 Prozedurspezifisches Fallaufkommen des Chirurgen

Eine weitere Erhebung zur Bedeutung des Fallaufkommens des Chirurgen bei OR des AAA bezieht sich auf die The Nationwide Inpatient Sample (NIS) der Jahre 2000 bis 2008 mit 22.988 OR bei iAAA (Modrall et al. 2011). Die Krankenhaussterblichkeit machte in dieser Kohorte über alle 6,1 % aus und sank mit steigendem Fallaufkommen des Chirurgen (Klinikletalität in dem höchsten Volumendezil 4,5 % vs. 10,2 % in dem niedrigsten Volumendezil). Die Autoren überprüften, inwieweit das Fallaufkommen an anderen gefäßchirurgischen Eingriffen, wie CEA, aortobifemoraler Bypass, femoropoplitealer Bypass und femorotibialer Bypass (sog. gefäßchirurgisches Komposit-Volumen) das Ergebnis nach offener Versorgung des AAA beeinflusste. Sie wiesen nach, dass das Kompositvolumen einen entscheidenden Einfluss auf die Ergebnisse nach offener Versorgung des AAA nahm, nicht das eingriffsspezifische Volumen, mit einer Klinikletalität von 9,8 % in der Gruppe mit dem niedrigsten Kompositvolumen verglichen mit 4,8 % in der Gruppe der Gefäßchirurgen mit dem höchsten Kompositvolumen. Diese Untersuchung hat insofern praktische Bedeutung als sie andeutet, dass die generell abnehmende Erfahrung mit OR (aufgrund der Zunahme von EVAR) durch Erfahrung mit verwandten gefäßchirurgischen Eingriffen kompensiert werden könnte. Jedoch stimmt die Aussage nicht mit einer weiteren Erhebung überein, die zu Fallaufkommen und Spezialisierung des Chirurgen anhand der Medicare-Datenbank der Jahre 2008 bis 2013 bei 8 verschiedenen Eingriffen – unter anderem auch bei Versorgung des AAA – Stellung nahm (Sahni et al. 2016). In dieser Analyse gehörte die Versorgung des AAA (zusammen mit der CEA) zu den einzigen Eingriffen, in denen das Sterblichkeitsrisiko nicht nur signifikant mit der Spezialisierung des Chirurgen assoziiert war (relative Risikoreduktion 42 % zwischen oberstem und unterstem Quartil der Spezialisierung), sondern bei denen zusätzlich eine statistisch signifikante Assoziation zwischen prozedurspezifischem Volumen und Krankenhaussterblichkeit gefunden wurde (relative Risikoreduktion 74 % zwischen oberstem und unterstem Quartil des prozedurspezifischen Volumens).

Grenzwerte (Chirurgenvolumen) für ein günstiges postoperatives Ergebnis bei Versorgung des iAAA finden sich in ◘ Tab. 2.34.

Fazit

Für die Ergebnisse nach endovaskulärer elektiver Versorgung des iAAA spielt im Vergleich zum Hospitalvolumen das Fallaufkommen des Chirurgen nur eine untergeordnete Rolle. Bei OR nimmt das Fallaufkommen des Chirurgen einen entscheidenden Einfluss auf die Klinikletalität.

◘ Tab. 2.34 Grenzwerte (Chirurgenvolumen) für ein günstiges postoperatives Ergebnis bei Versorgung des iAAA

Autor	Land	Fallzahl/Jahr
Young et al. (2007)	Metaanalyse	≥13 OR
Birkmeyer et al. (2003)	USA	>17,5 OR
McPhee et al. (2011)	USA	>9 OR
Meltzer et al. (2017)	USA	>11 OR
Deery et al. (2018)	USA	≥12,5 OR
Esce et al. (2019)	USA	≥6 OR
Sawang et al. (2019)	Australien	≥5 OR

2.14.5 Einfluss des Hospitalvolumens und Chirurgenvolumens auf die Ergebnisse bei Versorgung des rupturierten AAA

▪ Übersicht

Zu dem Einfluss des Fallvolumens auf die Ergebnisse bei Versorgung des rupturierten AAA (rAAA) gibt es nur sehr wenige Daten. In ihre Übersicht zur Beziehung zwischen jährlichem Fallaufkommen und Krankenhaussterblichkeit hatten Holt et al. (2007c) auch 45.796 Patienten mit rAAA eingeschlossen. Die Metaanalyse favorisierte die Behandlung des rAAA in einem HVH, wobei die Autoren einen Grenzwert von 15 rAAA/Jahr für die Definition eines HVH nannten.

Registererhebungen

Trenner et al. (2018) gingen in ihrer Auswertung der deutschen DRG-Statistik der Jahre 2005 bis 2013 unter anderem den Ergebnissen bei Versorgung des rAAA nach. Es fand sich eine signifikante inverse Beziehung zwischen Fallaufkommen und Ergebnis bei OR, nicht jedoch bei EVAR (Klinikletalität bei OR: 1. Quartil 52,4 %, 4. Quartil 38,7 %; bei EVAR Klinikletalität 1. Quartil 40,0 %, 4. Quartil 27,0 %). In dieser Untersuchung wurden die besten Ergebnisse in dem höchsten Volumenquartil mit einem jährlichen AAA-Gesamtfallaufkommen (iAAA und rAAA zusammengefasst) >30 gefunden. Wenn das Volumen als kontinuierliche Variable aufgetragen wurde, wurden aber erst 75 elektive iAAA-Versorgungen jährlich als optimal angesehen, um in einem so definierten Hochvolumenkrankenhaus rAAA und iAAA zu versorgen. Die Forderung war, Patienten mit rAAA, falls stabil, in ein Zentrum (weiter)zuverlegen.

Meltzer et al. (2017) prüften anhand des *New York Statewide Planning and Research Cooperative System* die Beziehung zwischen Fallvolumen von Chirurgen und Krankenhaus auf das Ergebnis bei Versorgung von 1724 rAAA. Bei den mit OR versorgten rAAA hatten NVHs (<9 OR bei rAAA jährlich) eine höhere Klinikletalität als HVHs (>27 OR bei rAAA jährlich). Ebenso war die Klinikletalität bei NVSs (1-4 OR bei rAAA) signifikant höher als bei HVSs (>11 OR). Auch die Komplikationsraten waren bei den NVSs höher. Bei EVAR hingegen ließ sich für die Versorgung des rAAA keine Beziehung zwischen Fallvolumen des Krankenhauses oder Chirurgen und Outcome erstellen.

Budtz-Lilly et al. (2018) werteten die VASCUNET-Datenbasis mit 9273 Patienten aus, die in 11 Ländern in 4 Jahren (2010–2013) wegen rAAA behandelt wurden, davon 23,1 % mit EVAR. Die perioperative Letalität war bei EVAR signifikant niedriger (17,9 %) als bei OR (32,1 %). Das Krankengut wurde in Quintile aufgeteilt, Krankenhäuser des 1. Quintils (höchste Volumenkategorie) behandelten >22 rAAA/Jahr. Bei OR fand sich eine inverse Volumen-Ergebnisbeziehung, die perioperative Letalität war in den HVHs mit 25,3 % signifikant niedriger als in den Krankenhäusern mit geringeren Fallzahlen (dort 34 %). Die Klinikletalität variierte auch zwischen den Quintilen von EVAR, statistisch signifikante Unterschiede konnten jedoch nicht aufgezeigt werden. Die Botschaft dieser Registerauswertung war, dass rupturierte AAA entweder in Hochvolumenkrankenhäusern versorgt werden müssen oder aber mit EVAR behandelt werden sollten, um beim rAAA zu den bestmöglichen Ergebnissen zu kommen.

Karthikesalingam et al. (2016) verglichen Kurz- und Langzeitsterblichkeit nach Versorgung des rAAA in England und Schweden. Für beide Gesundheitssysteme ergaben sich die besten Ergebnisse, wenn die Patienten in Krankenhäusern mit dem höchsten jährlichen Fallaufkommen und der größten Zugangsmöglichkeit zu EVAR versorgt wurden.

◻ Tab. 2.35 Grenzwerte (Krankenhausvolumen und Chirurgenvolumen) für ein günstiges postoperatives Ergebnis bei Versorgung des rupturierten AAA

Autor	Land	Fallzahl/Jahr
		Krankenhausvolumen
Holt et al. (2007c)	Metaanalyse	13 rAAA bei OR
Trenner et al. (2018)	Deutschland	75 iAAA, um rAAA optimal zu versorgen
Meltzer et al. (2017)	USA	rAAA: >27 OR (HVHs); >11 OR (HVSs)
Budtz-Lilly et al. (2018)	VASCUNET	>22 rAAA (EVAR und OR)
Karthikesalingam et al. (2016)	Schweden/England	≥21 rAAA (EVAR und OR; Schweden)/≥16 rAAA (EVAR und OR; England)
		Chirurgenvolumen
Cho et al. (2008)	USA	>20 OR (AAA), um rAAA mit OR optimal zu versorgen

Das Quintil mit dem höchsten Fallaufkommen und den besten Ergebnissen machte in Schweden >21 rAAA/Jahr und Krankenhaus aus, in England >16 rAAA. Aus diesen Daten kann die Forderung abgeleitet werden, Patienten mit rAAA in spezialisierten bzw. zertifizierten Zentren mit hoher Strukturqualität und hohem Fallaufkommen zu versorgen.

Was das Chirurgenvolumen betrifft, so werteten Cho et al. (2008) die Daten einer einzelnen Klinik aus (Pittsburgh). In dieser retrospektiven Erhebung an insgesamt 213 konsekutiven Patienten mit offener Versorgung eines rAAA war das Überleben der Patienten, die von Chirurgen mit einem Fallaufkommen von >20 AAA jährlich behandelt wurden, signifikant besser als das von Patienten, die von Chirurgen mit geringerem Fallaufkommen versorgt wurden.

Grenzwerte (Krankenhausvolumen und Chirurgenvolumen) für ein günstiges postoperatives Ergebnis bei Versorgung des rupturierten AAA finden sich in ◻ Tab. 2.35.

Fazit

Die besten Ergebnisse bei Versorgung des rAAA werden in spezialisierten Zentren mit hohem Fallaufkommen erzielt. Bei der geringen Datenbasis orientiert sich die Definition des Hochvolumenkrankenhauses an der Zahl der insgesamt behandelten Patienten mit AAA.

2.15 Periphere arterielle Verschlusskrankheit

Reinhart T. Grundmann

2.15.1 Mindestmengenregelungen

Mindestmengenregelungen existieren nicht.

2.15.2 Einfluss des Hospitalvolumens auf die Ergebnisse bei chirurgischer Versorgung der peripheren arteriellen Verschlusskrankheit

▪ Übersichten

Awopetu et al. (2010) erstellten eine systematische Übersicht und Metaanalyse zu der Frage, inwieweit das Krankenhausfallaufkommen die Ergebnisse nach chirurgischer Revaskularisation der unteren Extremität beeinflusst. Insgesamt fanden sie 10 Studien zu dieser Thematik, jedoch konnten nur 5 Studien in die Metaanalyse eingeschlossen werden. HVHs zeigten bessere Ergebnisse hinsichtlich postoperativer Sterblichkeit und Amputationsrate, wobei in den aufgeführten Studien die Fallzahlgrenzen von 20 bis 45 Eingriffen/Jahr reichten. Die Autoren mahnten zur Vorsicht bei der Interpretation der Daten, bis auf 1 Studie stammten alle aus den USA. Hinzu kam die Variation in den Indikationen, die von der Claudicatio intermittens bis zur Gangrän alle pAVK-Stadien einschloss, gleiches galt für die Komorbidität der Patienten. Die Autoren betonten, dass die Datenlage den Versuch unmöglich machte, Mindestmengen betreffs der chirurgischen Revaskularisation der unteren Extremität für ein Krankenhaus zu definieren. Gleichwohl forderten sie eine Zentralisierung dieser Eingriffe.

Der Beziehung zwischen Fallaufkommen von Krankenhaus/Chirurg und Ergebnis bei chirurgischer Revaskularisation der unteren Extremität gingen auch Goka et al. (2017) für Europa nach. Analysiert wurden 9 Studien mit insgesamt 67.445 Patienten. Die Autoren fanden mit ansteigendem Fallvolumen von Krankenhaus/Chirurg einen Abfall der Amputationsraten nach 30 Tagen, die Aussagen zur postoperativen Sterblichkeit waren aber widersprüchlich. Für das Hospitalvolumen schien aber sowohl bei Klinikletalität als auch bei Amputationsrate eine inverse Ergebnisbeziehung zu existieren. Außerdem führten HVHs mehr Wiederholungseingriffe durch. Insgesamt bestand eine erhebliche Heterogenität der Studien hinsichtlich Operationsindikation und Verfahrenswahl. Eindeutige Fallgrenzen ließen sich nicht aufzeigen.

Registererhebungen

▪▪ Situation in Deutschland

Nimptsch und Mansky (2017) werteten deutsche DRG-Daten der Jahre 2009 bis 2014 aus, darunter befanden sich 247.000 Patienten mit chirurgischer Revaskularisation der unteren Extremität wegen Arteriosklerose. Die risikoadjustierte Klinikletalität machte 2,8 % (95 % CI 2,7 bis 3,0) in dem sehr hohen Volumenquintil aus (210 Fälle/Jahr), verglichen mit 3,3 % (3,2 bis 3,5) in dem sehr niedrigen Klinikquintil (21 Fälle/Jahr). Die Assoziation zwischen Volumen und Ergebnis persistierte, wenn das Volumen als kontinuierliche Variable aufgetragen wurde, wobei dann eine Klinikletalität unterhalb des Durchschnitts von 3,0 % bei 123 Fällen/Jahr erreicht wurde. Die Autoren schätzten, dass unter 561 (387 bis 1024) Patienten ein zusätzlicher Todesfall darauf zurückzuführen war, dass das Krankenhaus weniger als 123 solcher Eingriffe jährlich ausführte.

▪▪ Peripherer Bypass

Feinglass et al. (2009) berichteten über 28.128 Patienten, bei denen in den Jahren 1996 bis 1999 in 345 kalifornischen Krankenhäusern ein Bypass bei peripherer arterieller Verschlusskrankheit (pAVK) der unteren Extremität angelegt wurde. Mehrheitlich handelte es sich um femoropopliteale-distale Bypässe (81,8 %), eingeschlossen wurden aber auch Patienten mit aortoiliakaler Verschlusskrankheit. Die Patienten wurden über 61,5 Monate im Median nachverfolgt. Entsprechend ihres jährlichen Fallvolumens an peripheren Bypässen wurden die Krankenhäuser in niedrig (<40), mittel (40–60), hoch (61–80) und sehr hoch (>80 Fälle/Jahr) eingeteilt. Es ergab sich eine inverse Beziehung zwischen Fallvolumen und Ergebnis, bei der 30-Tagesterblichkeit von 5,1 % bis 3,0 %, bei der Majoramputationsrate nach 30 Tagen von 3,0 % bis 1,8 %, jeweils niedrig vs. sehr hohes Volumen. Diese Assoziation zwischen Ergebnis und Volumen hielt auch im Follow-up an, das amputationsfreie Überleben war im Median nach 62 Monaten signifikant höher bei den Krankenhäusern mit sehr hohem Volumen verglichen mit den Krankenhäusern mit geringerem Fallaufkommen (Odds Ratio 1,25 bei niedrig, sehr hoch als Referenz genommen). Die Ergebnisse dieser Analyse stimmen mit einer früheren Untersuchung kalifornischer Krankenhäuser aus den Jahren 1982 bis 1994 überein, in der die Klinikletalität bei peripherer Bypasschirurgie in Krankenhäusern mit sehr hohem Volumen ($\geq$100 Eingriffe/Jahr) um relative 66,7 % niedriger lag als in Krankenhäusern mit geringem Volumen (<20 Eingriffe/Jahr) (Manheim et al. 1998).

Daten der Hospital Episode Statistics von England der Jahre 2002 bis 2006 wurden von Moxey et al. (2012) ausgewertet. Es handelte sich um 27.660 femoropopliteale und 4161 femoro-distale Bypässe, durchgeführt in 160 bzw. 140 Krankenhäusern. Das Krankenhausfallaufkommen wurde in Quintile (Q) eingeteilt, mit im Median Fälle/Jahr (femoropopliteale Bypässe) Q1: 11,2; Q2: 40,4; Q3: 50,0; Q 4: 70,4; Q5: 110,7. Bei den femoro-distalen Bypässen war die Einteilung: Q1: 2; Q2: 6,9; Q3: 10,0; Q4: 13,4; Q5: 19 Fälle/Jahr. Mit ansteigendem Fallvolumen nahm die Krankenhausletalität ab, bei den femoropoplitealen Bypässen von 6,5 % auf 4,9 %, mit einer entsprechenden Odds Ratio von 0,980 für jede Zunahme von 50 Patienten/Jahr. Die Majoramputationsrate sank von 4,1 % auf 3,2 % in HV-Krankenhäusern, mit einer signifikanten Risikoabnahme von 0,955 (Odds Ratio) nach 1 Jahr. Bei den distalen Bypässen sank die Klinikletalität von 9,8 % auf 5,5 % (p$\,$=$\,$0,004) und die 1-Jahresmajoramputationsrate von 25,4 % auf 18,2 % (p$\,$<$\,$0,001) mit ansteigendem Fallvolumen (Odds Ratio 0,658). Die Analyse demonstrierte demnach eine eindeutige Volumen-Ergebnisbeziehung für die periphere Bypasschirurgie, sowohl hinsichtlich des perioperativen Ergebnisses als auch des Extremitätenerhalts nach 1 Jahr. Obwohl eine formale Fallgrenzenanalyse nicht durchgeführt wurde, gingen die Autoren doch davon aus, dass ein solcher Schwellenwert für ein gutes Ergebnis bei etwa 100 Bypässen/Jahr liegen dürfte. Die Konsequenz war die Forderung nach einer Zentralisierung dieser Eingriffe.

▪▪ Gemischte Kollektive (offen chirurgisch und endovaskulär)

Henry et al. (2011) überprüften die Nationwide Inpatient Sample der Jahre 2003–2007 hinsichtlich Amputationen und Revaskularisationen der unteren Extremität (chirurgischer Bypass oder endovaskuläres Vorgehen) bei Patienten mit kritischer Extremitätenischämie (CLI). Bei 958.120 Patienten wurde in 24,2 % der Fälle eine Majoramputation vorgenommen. In dieser Untersuchung hatten Patienten der unterprivilegierten Minoritäten der USA nicht nur das geringere Einkommen und die ungünstigere Krankenversicherung, sondern wiesen auch die höhere Komorbidität auf. Bei Patienten mit geringerem Einkommen und schwarzer Hautfarbe wurde seltener eine Angiographie bei der Index-Hospitalaufnahme durchgeführt. Patienten der sozial unterprivilegierten Gesellschaftsschichten hatten in der multivariaten Analyse das höhere Amputationsrisiko, auch wurden diese Patienten eher in NV-Krankenhäusern versorgt. Hierzu teilten die Autoren das Fallaufkommen der Krankenhäuser in Quartile ein, mit Q1: 0–11, Q2: 12–71, Q3: 72–248 und Q4: ≥ 249 Revaskularisationen der unteren Extremität/Jahr. In der multivariaten Analyse bestand eine signifikante inverse Beziehung zwischen Fallaufkommen des Krankenhauses und Amputationsrate. Patienten in Q1 hatten ein 15-mal so hohes Amputationsrisiko (Odds Ratio 15,163) verglichen mit Q4, in Q2 war verglichen mit Q4 das Amputationsrisiko ebenfalls stark erhöht (Odds Ratio 2,752), das gleiche galt für Q3 (Odds Ratio 1,767). Zusammenfassend beeinflussten demnach in diesem Kollektiv sowohl unabhängig als auch in Kombination der soziale Status des Patienten und das Hospitalfallaufkommen in gleicher Weise die Amputationsrate bei CLI-Patienten.

In der Datenbank des Staates New York fanden Medhekar et al. (2017) 49.576 Patienten, die erstmals wegen CLI in den Jahren 2003 bis 2013 stationär behandelt wurden. Bei 11.395 (23 %) Patienten wurde eine Majoramputation vorgenommen und 4249 (8,6 %) starben innerhalb 30 Tagen nach stationärer Aufnahme. Eingeschlossen in die Datenauswertung wurden endovaskuläre und offen chirurgische Revaskularisationen gleichermaßen. In dieser Analyse nahmen die Odds Ratios für Amputation und 30-Tagesterblichkeit signifikant ab mit ansteigender Zahl der Revaskularisationen im Krankenhaus. Verglichen mit dem höchsten Quintil als Referenz (153 bis 1665 Revaskularisationen jährlich) war die Odds Ratio für Majoramputationen 1,89 im Quintil 4 (56–152 Revaskularisationen/Jahr) und 9,94 bei Quintil 2 (1–15 Revaskularisationen jährlich). Die Daten unterstützten die Forderung nach einer Regionalisierung der Behandlung von CLI-Patienten in Centers of Excellence: Niedervolumenkrankenhäuser hatten trotz ihrer räumlichen Nähe zum Patienten die schlechteren Ergebnisse. Die Autoren empfahlen, CLI-Patienten, wenn nicht anderweitig kontraindiziert, in HV-Krankenhäuser zu verlegen, unabhängig von der Entfernung vom Wohnort.

▪▪ Endovaskuläres Vorgehen

Für eine Analyse der Beziehung zwischen Hospitalfallaufkommen und den Ergebnissen der endovaskulären Intervention bei Patienten mit pAVK verwendeten Arora et al. (2015) Daten der NIS der Jahre 2006 bis 2011. Es handelte sich um eine Kohorte von insgesamt 92.174 Patienten, die vom Fallaufkommen des Krankenhauses her in vier gleich große Kollektive unterteilt wurden, mit Quartil (Q) 1: ≤36/Q2: 37–68/Q3: 69–126/und Q4: >126 Eingriffen jährlich. Bei 40,4 % der Patienten bestand eine akute Extremitätenischämie (ALI), bei 56,6 % eine CLI. Die Rate an periprozeduralen Komplikationen machte insgesamt 14,46 % aus, mit 13,36 % in Q4 vs. 15,66 % in Q1. Ebenso war der Komposit-Endpunkt von Krankenhausletalität und Komplikationen in Q4 signifikant niedriger als in Q1 (13,61 % vs. 16,31 %). Die Amputationsrate betrug insgesamt 9,69 % und war in Q4 am niedrigsten (6,08 %) verglichen mit 13,21 % in Q1 (p < 0,001). Auch für die Klinikletalität waren die Unterschiede signifikant (Q1: 1,67 %; Q4: 0,88 %). Im Endergebnis war ein größeres Krankenhausfallaufkommen mit einem besseren Ergebnis bei peripheren endovaskulären Interventionen assoziiert, dies galt für Sterblichkeit, Komplikationen und Krankenhauskosten.

2.15.3 Einfluss des Chirurgenvolumens auf die Ergebnisse bei chirurgischer Versorgung der peripheren arteriellen Verschlusskrankheit

Registererhebungen

Eine ältere Untersuchung mit insgesamt 31.172 peripheren Bypässen der unteren Extremität stammt aus Florida mit Daten der Jahre 1992 bis 1996 (Pearce et al. 1999). Erfasst wurden postoperativer Schlaganfall, Herzinfarkt und Klinikletalität. Zu den Amputationsraten konnte die Untersuchung nicht Stellung nehmen, da die Indikation zum Eingriff nur ungenau erfasst war. In dieser Studie wurde keine Beziehung zwischen postoperativem Ergebnis und Krankenhausvolumen beobachtet, vielmehr beeinflusste allein das Fallaufkommen des Chirurgen die Ergebnisse. Im Mittel wurden von den Chirurgen 21 periphere Bypässe jährlich vorgenommen, eine Verdoppelung des chirurgischen Fallaufkommens war mit einer 8 %igen Reduktion an unerwünschten Nebenwirkungen in der Bypasschirurgie assoziiert.

Eine Analyse der Datenbasis der Vascular Quality Initiative (VQI) der Jahre 2004 bis 2014 kam zu einer identischen Schlussfolgerung (Johnston et al. 2017). In die Untersuchung gingen 14.678 Bypassoperationen an der unteren Extremität ein, durchgeführt von 587 Chirurgen in 114 Institutionen. Das durchschnittliche jährliche Hospitalvolumen reichte von 1,0 bis 137,5 peripheren Bypässen, mit einem Median von 26,9 Eingriffen. Für das Chirurgenvolumen wurde eine Spanne von 1 bis 52 peripheren Bypässen jährlich angegeben, mit einem Median von 5,7 Bypässen. Trennwerte für niedriges, mittleres und hohes Volumen waren bei den Institutionen <14, 14 bis 45 und >45 Fälle jährlich. Die korrespondierenden Trennwerte für das Chirurgenvolumen waren <2, 2 bis 10 und >10 Bypassoperationen jährlich. In dieser Studie war das Fallaufkommen der Institution weder mit MACE (major adverse cardiac events = Tod, Herzinfarkt, Schlaganfall) noch mit MALE (major adverse limb events = Majoramputation und Bypassrevision) oder Bypassverschlussrate assoziiert. Hingegen war das Fallaufkommen des einzelnen Chirurgen mit einer reduzierten MALE und verbesserter primärer Bypassoffenheitsrate positiv assoziiert. Zu MACE ließen sich weder Krankenhaus- noch Chirurgenfallaufkommen korrelieren. Problematisch in dieser Untersuchung sind die sehr geringen durchschnittlichen Fallzahlen der Chirurgen, mit nicht einmal ganz einem Bypass in zwei Monaten, was sicherlich auch dem Vordringen der endovaskulären Eingriffe zuzuschreiben ist. So gesehen könnten die zu fordernden Fallzahlgrenzen in Wirklichkeit deutlich höher liegen.

Grenzwerte (Krankenhausvolumen und Chirurgenvolumen) für ein günstiges Ergebnis bei Revaskularisation der unteren Extremität bei pAVK finden sich in ◘ Tab. 2.36.

Fazit

Die Ergebnisse der chirurgischen Revaskularisation der unteren Extremität sind vom Hospital – und Chirurgenvolumen abhängig. Bei der Heterogenität der Eingriffe und Daten können eindeutige Fallgrenzen nicht aufgezeigt werden.

◨ Tab. 2.36 Grenzwerte (Krankenhausvolumen und Chirurgenvolumen) für ein günstiges Ergebnis bei Revaskularisation der unteren Extremität bei pAVK, im wesentlichen CLI

Autor	Land	Fallzahl/Jahr
Feinglass et al. (2009)	USA	Hospitalvolumen/peripherer Bypass wenigstens >40
Moxey et al. (2012)	England	Hospitalvolumen/periphere Bypässe ca. 100
Nimptsch und Mansky (2017)	Deutschland	Hospitalvolumen/chirurgische Revaskularisation 123
Henry et al. (2011)	USA	Hospitalvolumen/Revaskularisation endovaskulär und offen ≥249
Medhekar et al. (2017)	USA	Hospitalvolumen/Revaskularisation endovaskulär und offen ≥153
Arora et al. (2015)	USA	Hospitalvolumen/Revaskularisation endovaskulär >126
Pearce et al. (1999)	USA	Chirurgenvolumen/periphere Bypässe wenigstens 21
Johnston et al. (2017)	USA	Chirurgenvolumen/peripherer Bypass >10

pAVK = periphere arterielle Verschlusskrankheit
CLI = kritische Extremitätenischämie

2.16 Lungenresektion bei Karzinom

Reinhart T. Grundmann

2.16.1 Mindestmengenregelungen

Eine Mindestmengenregelung für die Lungenresektion bei bösartigen Neubildungen existiert in Deutschland seitens des GBA nicht. International hat die Leapfrog-Gruppe für die Lungenresektion bei Karzinom 40 Eingriffe/Jahr als Mindeststandard für ein Krankenhaus definiert. Für einen Chirurgen werden als Mindeststandard 15 Resektionen/Jahr gefordert. In den Niederlanden gilt eine jährliche Mindestmenge von 20 anatomiegerechten Resektionen (Pneumektomie, (BI)Lobektomie, Segmentektomie) pro Krankenhaus (◨ Tab. 2.37).

2.16.2 Einfluss des Hospitalvolumens auf die Ergebnisse bei Lungenresektion

■ Übersichten

Dem Einfluss von Hospital- und Chirurgenvolumen sowie der Spezialisierung des Chirurgen auf die Ergebnisse der chirurgischen Behandlung des Lungenkarzinoms gingen Meyenfeldt et al. (2012) anhand von insgesamt 19 Studien nach. Es handelte sich mehrheitlich um Erhebungen in den USA. 5 von 11 Studien fanden eine

◘ Tab. 2.37 Mindestmengen bei Lungenresektion wegen Karzinom

Autor	Land	Mindestmenge/Jahr
Ten Berge et al. (2018)	Niederlande	20 anatomiegerechte Lungenresektionen (Hospitalvolumen)
Bernard et al. (2018)	Frankreich	30 Eingriffe bei Lungenkarzinom (Hospitalvolumen)
Leapfrog (2019)	USA	40 Lungenresektionen (Hospitalvolumen); 15 Lungenresektionen (Chirurgenvolumen)

signifikante inverse Beziehung zwischen Krankenhausfallaufkommen und Klinikletalität oder 30-Tageletalität, ein Schwellenwert zur Differenzierung von Hoch- und Niedervolumenkrankenhäusern konnte aber nicht errechnet werden. In dieser Metaanalyse favorisierte ein hohes Fallaufkommen des Krankenhauses auch ein besseres Langzeitüberleben, jedoch erreichten die Unterschiede keine statistische Signifikanz. Eine eindeutige Beziehung zwischen Chirurgenvolumen und Outcome ließ sich aufgrund der kleinen Serien nicht erstellen, Thoraxchirurgen hatten aber bessere Ergebnisse als Allgemeinchirurgen aufzuweisen. Die Autoren favorisierten aufgrund dieser Metaanalyse die Konzentration von Lungenresektionen in Zentren, mussten aber zugestehen, dass es keine Evidenz für eine definitive Mindestmenge gibt.

Registererhebungen

▪▪ Situation in Deutschland

Nimptsch und Mansky (2017) werteten deutsche DRG-Daten der Jahre 2009 bis 2014 aus. Es handelte sich um 74.000 Patienten mit partieller Lungenresektion wegen Karzinom. In dieser Untersuchung ließ sich zwischen Krankenhausfallaufkommen und Kliniksterblichkeit eine signifikante Korrelation erstellen. 260 Krankenhäuser führten nur 5 Resektionen im Median jährlich durch (unterstes Quintil), mit einer adjustierten perioperativen Sterblichkeit von 3,8 %. 9 Krankenhäuser kamen im Median auf 272 Resektionen jährlich, mit einer Sterblichkeit von 2,0 % (oberstes Quintil). Wurden die Ergebnisse als kontinuierliche Variable aufgetragen, errechnete sich ein Schwellenwert von 108 Resektionen jährlich, um die Klinikletalität unter den Durchschnitt zu senken. Dieser Grenzwert, als Mindestmenge gedacht, so schätzten die Autoren, würde einen Todesfall auf 168 (137 bis 217) Patienten verhüten.

Hoffmann et al. (2019) analysierten ebenfalls die deutsche Versorgungssituation anhand von Daten der DRG-Statistik. Ausgewertet wurden alle Behandlungsfälle der Jahre 2005 bis 2015 mit der Hauptdiagnose Lungenkarzinom (ICD C34) und den Prozedurenschlüsseln für anatomische Lungenresektionen. Die Gesamtzahl der anatomischen Lungenresektionen bei der Diagnose Lungenkarzinom stieg um 24 % von 9376 Resektionen im Jahr 2005 auf 11.614 im Jahr 2015 an. In dieser Auswertung wurden Krankenhäuser, die ≤25 anatomische Lungenresektionen pro Jahr durchführten, als NV-Kliniken bezeichnet, Kliniken, die ≥75 Resektionen pro Jahr durchführen, als HV-Kliniken. Im Jahr 2015 wurden 57 % der anatomischen Lungenresektionen bei Patienten mit Lungenkarzinom in 47 HV-Kliniken mit ≥75 Resektionen/Jahr durchgeführt, die restlichen 43 % der Resektionen verteilten sich auf 271 Kliniken, die jeweils weniger als 75 Resektionen pro Jahr vornahmen. In NV-Krankenhäusern war die Krankenhausletalität mit 5,7 % (Mittelwert bezogen auf die Gesamtzahl der

Eingriffe 2005–2015) fast doppelt so hoch wie in großen Zentren mit ≥75 Resektionen pro Jahr (Mittelwert 2005–2015: 3,0 %). Bei der Lobektomie machte der Unterschied in der Krankenhausletalität im Jahr 2015 4,4 % (NV-Krankenhaus) vs. 2,1 % (HV-Krankenhaus) aus. Die Autoren folgerten, dass 14 % der kurativ-chirurgischen Behandlungen bei Lungenkarzinom in Deutschland in Krankenhäusern stattfinden, in denen weniger als 26 dieser Eingriffe pro Jahr durchgeführt werden. In diesen Häusern ist die Krankenhausletalität doppelt so hoch wie in den etablierten großen Zentren. Mindestmengen für kurativ-chirurgische Behandlungen bei Lungenkarzinom erscheinen so gerechtfertigt und angesichts der bereits vorhandenen Konzentration der Eingriffe auf wenige Zentren in der Versorgungslandschaft in Deutschland umsetzbar.

Eine Berechnung zur Auswirkung von Mindestmengen für das Bundesland Nordrhein-Westfalen (NRW) findet sich im Krankenhaus-Report 2018 (Malzahn et al. 2018). Die Deutsche Krebsgesellschaft setzt zur Zertifizierung eines Lungenkrebszentrums voraus, dass pro Abteilung mindestens 75 anatomische Lungenresektionen (Primärfälle) bei Patienten mit einer Krebsdiagnose jährlich durchgeführt werden. Zentren, für die u. a. eine Mindestmenge von 75 gilt, zeigen für Lungenresektionen eine deutlich geringere Krankenhaussterblichkeit als nichtzertifizierte Abteilungen (2,5 % versus 4,1 %). Um herauszufinden, wie viele Leistungserbringer in NRW anatomische Lungenresektionen durchführen, haben Malzahn et al. die Selbstauskünfte der Krankenhäuser in den strukturierten Qualitätsberichten gemäß § 136d SGB V (SQBs) für das Jahr 2015 analysiert. Da hier keine Verknüpfung der Diagnosen mit OPS-Ziffern möglich ist, konnte das Kriterium Krebs-Diagnose nicht berücksichtigt werden. Einbezogen wurden nur die Häufigkeitsangaben zu den OPS-Ziffern 5–323 bis 5–328. Mehr als ein Drittel der insgesamt 4372 Lungenresektionen wurden in Krankenhäusern mit einer Operationshäufigkeit von unter 75 pro Jahr durchgeführt. Die Hälfte der 115 Kliniken führte diesen Eingriff weniger als zwölfmal durch. Nur 15 Kliniken (14 %) erfüllten die für Lungenresektionen bei Krebs von der Deutschen Krebsgesellschaft geforderte Mindestmenge. Mit der Einführung der Vorgabe, dass anatomische Lungenresektionen nur noch in von der Deutschen Krebsgesellschaft zertifizierten Lungenkrebszentren erbracht werden dürften, würden sich die Anfahrtswege für einen Teil der Bevölkerung verlängern. Aber selbst bei diesem Maßstab müssten nur 2,2 % der Bevölkerung in NRW weiter als 80 km zur Behandlung fahren, bei besserer Überlebenswahrscheinlichkeit nach dem Eingriff.

▪▪ Situation in den USA

Eine der ältesten Untersuchungen stammt von Birkmeyer et al. (2002), die anhand von Medicaredaten der Jahre 1994 bis 1999 unter anderem auch zur Volumen- Ergebnisbeziehung bei Pneumektomie und Lungenlappenresektion Stellung nahmen. Sie fanden für beide Resektionsverfahren eine eindeutige Volumen-Ergebnisbeziehung, mit einer adjustierten Klinikletalität von 5,7 % vs. 4,0 % bei den Lobektomien und 16,1 % vs. 10,7 % bei den Pneumektomien (jeweils sehr niedriges vs. sehr hohes Volumen mit einander verglichen). Kliniken mit sehr niedrigem Volumen hatten <9, solche mit sehr hohem Volumen >46 Eingriffe jährlich vorgenommen. Da die Ergebnisse der Lungenchirurgie insgesamt in den letzten Jahrzehnten aber deutlich besser geworden sind, ist diese zugegebenermaßen große Untersuchung heute nur noch bedingt aussagekräftig.

Pezzi et al. (2014) berichteten über eine Auswertung der National Cancer Data Base der Jahre 2007 bis 2011. Erfasst wurden 124.418 größere Lungenresektionen (93 % Lobektomien oder Bilobektomien, 7 % Pneumektomien), ausgeführt in 1233 Einrichtungen. Im Gesamtkrankengut machte die 30-Tageletalität 2,8 %, die 90-Tageletalität 5,4 % aus. Das Krankenhausfallaufkommen war mit der 30-Tageletalität signifikant assoziiert, mit einer Sterblichkeit von 3,7 % in Kliniken mit weniger als 10 Resektionen jährlich, verglichen mit 1,7 % in Kliniken mit einem Aufkommen von 90 oder mehr Resektionen. In der multivariaten Analyse blieb die Signifikanz für das Krankenhausfallaufkommen bestehen, mit einer adjustierten Odds Ratio von 2,1 für die 30-Tageletalität und 1,3 für die 90-Tageletalität für Kliniken mit dem geringsten Volumen (<10) verglichen mit denen mit höchstem Volumen (>90). Kliniken mit einem Fallaufkommen von unter 30 hatten eine adjustierte Odds Ratio für die 30-Tageletalität von 1,3 verglichen mit Kliniken mit einem Fallaufkommen über 30. Nach dieser Erhebung sollte eine Mindestmenge von wenigstens 30 Lungenresektionen/Jahr bei Lungenkarzinom angestrebt werden, was in der vorliegenden Untersuchung bei weitem nicht erreicht wurde (45 % aller Resektionen erfolgten in Kliniken mit einem jährlichen Fallaufkommen unter 30).

In der Nationwide Inpatient Sample der Jahre 2008 bis 2014 identifizierten Sanaiha et al. (2019) insgesamt 201.266 Patienten mit Lungenlappenresektion (124.226 mit offenem, 77.000 mit minimalinvasivem Zugang), in mehr als 90 % wegen Karzinom. Die Krankenhaussterblichkeit über alle betrug 1,6 %. Der Anteil offener Zugänge ging über die Zeit auf 52 % zurück, entsprechend stieg der minimalinvasive Anteil auf 48 % an. In dieser Untersuchung war die perioperative Sterblichkeit vom Fallaufkommen des Krankenhauses und vom operativen Zugang signifikant beeinflusst, Krankenhäuser mit offenem Zugang und niedrigem Fallvolumen hatten die höchste, Krankenhäuser mit hohem Fallaufkommen und minimalinvasivem Zugang die niedrigste Letalität. Grenzwerte für eine zu fordernde Mindestmenge konnten aber nicht exakt definiert werden.

Grenzwerte für HV- und NV-Zentren wurden von Harrison et al. (2018) für die Lungenresektion (Lobektomie/Pneumektomie) ebenfalls nicht benannt. Sie analysierten die HCUP-Daten von 20.138 Patienten der Jahre 2009 bis 2011. 61,7 % der Eingriffe wurden in 456 NV-Krankenhäusern vorgenommen, definiert mit 1–39 Resektionen/Jahr, 38,3 % in 48 HV-Krankenhäusern, definiert mit ≥40 Resektionen/ Jahr. Nicht-adjustiert war die Klinikletalität in NV-Krankenhäusern signifikant höher (2,2 %) verglichen mit den HV-Krankenhäusern (1,7 %). Jedoch war das Krankengut in HV- und NV-Krankenhäusern nicht identisch, Propensity Score gematcht ergaben sich keine signifikanten Unterschiede hinsichtlich Klinikletalität und postoperativen Komplikationen zwischen NV- und HV-Krankenhäusern. Die Autoren sahen die Forderung von Mindestmengen kritisch, zumal die Mehrzahl der Eingriffe in NV-Krankenhäusern vorgenommen wurde.

Ob tatsächlich jeder Patient mit größerer Lungenresektion von einer Einweisung in ein HV-Krankenhaus profitiert, untersuchten Wakeam et al. (2015) anhand der NIS-Datenbasis der Jahre 2007 bis 2011 (37.746 Patienten mit elektiver Resektion in 1273 Krankenhäusern). Das Krankenhausfallaufkommen/Jahr wurde in Quartile unterteilt: <21; 21 bis 40; 40 bis 78; und >78. Die Klinikletalität nahm im Trend mit ansteigendem Fallvolumen ab, signifikant war dies aber vor allem für

Hochrisikopatienten (Klinikletalität 6,3 % im Niedervolumen- vs. 4,4 % im sehr hohen Volumen-Quartil). Die größten Unterschiede gab es, wenn nach dem Patientenalter stratifiziert wurde, mit einer Klinikletalität von 4,2 % vs. 1,3 % bei Patienten über 80 Jahre, niedrigstes vs. höchstes Volumenquartil. Für Patienten 60 Jahre und jünger ließ sich hingegen keine Volumen-Ergebnis-Beziehung erstellen. Die Botschaft dieser Untersuchung war, dass für die Lungenresektion eine selektive Einweisungsstrategie betrieben werden kann, mit bevorzugter Versorgung von Hochrisikopatienten und solchen über 80 Jahre in HV-Krankenhäusern.

Die Beziehung zwischen Hospitalvolumen und Ergebnis bei der Roboter-assistierten Lobektomie wurde von Tchouta et al. (2017) in der Healthcare Cost and Utilization Project (HCUP) – National Inpatient Sample (NIS) Datenbasis der Jahre 2008 bis 2013 (8253 Resektionen) überprüft. In dieser Untersuchung hatten Patienten des 4. Quartils (HV-Krankenhäuser, wenigstens 15 Roboter-assistierte Lobektomien jährlich) eine signifikant niedrigere Klinikletalität als solche des 1. Quartils (1–3 Eingriffe jährlich), auch war die Krankenhausaufenthaltsdauer in HV-Krankenhäusern kürzer. Die Komplikationsraten wurden hingegen nicht vom Krankenhausfallaufkommen beeinflusst. Die Autoren wiesen darauf hin, dass es sich bei der Roboter-assistierten Lobektomie um ein relativ neues Verfahren handelt, mit insgesamt noch kleinen Fallzahlen. Ob demnach mit ≥15 Resektionen/Jahr (hier das 4. Quartil) bereits der Schwellenwert für ein bestes Ergebnis erreicht wird, sei eher unwahrscheinlich.

Der Frage, ob selbst Patienten mit metastasierendem NSCLC (Nicht-kleinzelliges Bronchialkarzinom) noch von einer Behandlung in einem Hochvolumenzentrum profitieren, gingen Goyal et al. (2018) anhand der National Cancer Database (NCDB) der USA der Jahre 2004–2015 nach. Eingeschlossen wurden 338.445 NSCLC-Patienten mit Tumorstadium IV, behandelt in 1326 Einrichtungen. Das Fallvolumen wurde in Quartile unterteilt (Q1: 1–23/Q2: 24–36/Q3: 37–55/Q4: >56 Fälle pro Jahr). Ungefähr 20 % der Patienten in dem höchsten Quartil verglichen mit 25 % in dem untersten erhielten keinerlei Therapie. Chirurgische Resektionen wurden in dem höchsten Quartil etwas häufiger als in dem untersten vorgenommen (5 % vs. 3 %), gleiches galt für die systemische Chemotherapie. In der multivariablen Analyse war das Fallaufkommen unabhängig mit dem Überleben assoziiert, mit einem nicht-adjustierten Überleben von im Median 6 Monaten in dem untersten und 8 Monaten in dem obersten Volumen-Quartil. Die Autoren betonten, dass dies die größte Untersuchung darstellt, die einen Volumen-Outcome-Effekt selbst bei metastasierendem Karzinom nachweisen konnte. In Anbetracht der Entwicklung weiterer multimodaler Therapiekonzepte käme diesen zunächst gering erscheinenden Unterschieden wachsende Bedeutung zu.

▪▪ Situation in anderen Ländern

In den Jahren 2005 bis 2016 wurden in der nationalen administrativen französischen Datenbank 108.571 Patienten erfasst, die wegen eines Lungenkarzinoms operiert wurden. Bernard et al. (2018) teilten das jährliche Fallvolumen der Krankenhäuser in Quintile (Q) ein: Q1: <10 Eingriffe; Q2: 11–15; Q3: 16–35; Q4: 36–70; Q5: >70. Die unbearbeiteten perioperativen Sterblichkeitsraten waren 5,2 %, 4 %, 4 %, 3,5 % und 3,5 % (Q1–Q5). Die Autoren schätzten, dass die Volumen-Ergebnis-Beziehung bei 70 Eingriffen wegen Lungenkarzinom ein Plateau erreichte und dass ein Krankenhausfallaufkommen von 40 Resektionen/Jahr eine akzeptable Mindestmenge darstelle – 10 mehr als die bis dato in Frankreich geforderte Mindestmenge von 30 Resektionen.

Eine Mindestmenge von 40 bis 70 Lungenresektionen jährlich würde dazu führen, dass 34 % der Patienten in ein Krankenhaus mit höherem Fallvolumen weitergeleitet werden müssten – eine Form der Regionalisierung dieser Eingriffe, die nach Meinung der Autoren in Frankreich machbar sei.

Dieselbe Arbeitsgruppe (Pagès et al. 2018) untersuchte auch die Klinikletalität von über 80-jährigen Patienten nach Lungenresektion wegen Karzinom. Es handelte sich um 4.438 Patienten der Datenbasis der Jahre 2005 bis 2015. Die rohe Sterblichkeit war bei den über 80-Jährigen höher (7,77 %) als bei den jüngeren Patienten (dort 3,54 %). Auch in dieser Analyse war die Kliniksterblichkeit der Patienten zum Krankenhausfallaufkommen zu korrelieren, mit einer Odds Ratio von 0,75 und einem linearen Abfall der Letalität bei ansteigendem Krankenhausfallvolumen. Die Autoren kamen zu dem Schluss, dass auch bei über 80-Jährigen eine Lungenresektion (Lobektomie, nicht Bilobektomie oder Pneumektomie) bei Karzinom vertretbar sei, wenn der Eingriff von zertifizierten Chirurgen in Krankenhäusern mit einem Fallvolumen >39 Resektionen jährlich durchgeführt wird.

Einen Bericht über das niederländische lungenchirurgische Register (Dutch Lung Surgery Audit, DLSA) der Jahre 2012 bis 2015 legten Ten Berge et al. (2018) vor. Insgesamt wurden 19.557 Patienten erfasst, 38 % der Eingriffe wurden bei benignen Erkrankungen durchgeführt, 37,9 % bei Lungenkarzinom. Hinzu kamen Eingriffe wegen Metastasen und im Mediastinum. Das Minimum von 20 jährlichen anatomischen parenchymalen Resektionen wurde von fast allen Kliniken erreicht (97,5 % im Jahr 2015). Die Autoren sahen die in den Niederlanden geltende Mindestmenge aufgrund der Ergebnisse bestätigt (Komplikationsrate über alles bei Resektion des nicht-kleinzelligen Lungenkarzinoms 15,2 %, Klinikletalität 2,0 %).

Für England liegen zwei große Registererhebungen zur Volumen-Ergebnisbeziehung in der Lungenkarzinomchirurgie vor. Lüchtenborg et al. (2013) stützten sich auf 134.293 Patienten mit NSCLC der Jahre 2004 bis 2008, von denen 12.862 (9,6 %) einer chirurgischen Tumorresektion zugeführt wurden. Es wurden 5 Krankenhausvolumengruppen gebildet: <70; 70 bis 99; 100 bis 129; 130 bis 149; ≥150 Eingriffe jährlich. Die Resektionsquote war positiv mit dem Hospitalvolumen assoziiert. In dieser Erhebung zeigten alle Krankenhäuser mit einem Fallaufkommen von mehr als 70 Resektionen/Jahr eine niedrigere Letalität verglichen mit dem ersten Quintil. Am stärksten war diese inverse Assoziation zwischen Volumen und Letalität bei einem Vergleich der Krankenhäuser mit <70 Resektionen vs. solchen mit ≥150 Resektionen pro Jahr. Der Unterschied war am deutlichsten bei der 30-Tageletalität (Hazard Ratio 0,58), hielt aber noch über 31–365 Tage (HR 0,80) und >365 Tage (HR 0,84) an. Es ließ sich folgern, dass Krankenhäuser mit hohem Fallaufkommen Resektionen bei vergleichsweise älteren Patienten mit höherer Komorbidität und ungünstigeren sozioökonomischen Verhältnissen ausführten, dass sie aber trotzdem dem Patienten ein besseres Überleben boten, am ausgeprägtesten in der frühen postoperativen Phase.

Møller et al. (2016) berichteten in der Folge über 15.738 Patienten mit Lungenkarzinom der Jahre 2006–2010, die in England einer chirurgischen Resektion unterzogen wurden. Das jährliche Krankenhausfallaufkommen wurde in Quintile unterteilt, mit 1–75 Fällen in dem untersten Quintil, verglichen mit 189–287 Fällen in dem obersten. Die Ergebnisse dieser Untersuchung waren: Krankenhäuser mit hohem Fallaufkommen bieten eine höhere Resektionsrate und kürzere Liegezeit. Die Gesamtsterblichkeit betrug in diesem Kollektiv 1 % nach 30 und 3 % nach 90 Tagen. Krankenhäuser mit dem höchsten Fallaufkommen hatten nach 30 Tagen ungefähr die Hälfte der Odds bei der Sterblichkeit verglichen mit dem untersten Volumenquintil, nach 90 Tagen war die Odds Ratio immer noch 0,7. Die Autoren schätzten für Krankenhausaufenthaltsdauer und Wiederaufnahmerate einen Schwellenwert von 150 Prozeduren/Jahr, bei der Sterblichkeit zeigte sich ein kontinuierlich ansteigender Nutzen bis ungefähr 190 Eingriffe/Jahr. Die Daten bestätigen Bemühungen um die Zentralisierung dieser Eingriffe.

Thai et al. (2019) analysierten in der australischen Provinz Victoria 15.369 Patienten mit NSCLC, von denen 3420 (22 %) einem chirurgischen Eingriff unterzogen wurden (57 % Lobektomien, 38 % sublobäre Resektionen, 5 % Pneumektomien). Das jährliche Fallaufkommen der Krankenhäuser wurde in Quartile (Q) unterteilt (Q1: <18, Q2: 18–34, Q3: 35–58 and Q4: >58). Es ließ sich keine inverse Korrelation zwischen Fallaufkommen des Krankenhauses und 90-Tagesterblichkeit oder Überleben über alles nachweisen, unabhängig von dem Ausmaß des Eingriffs.

Zahlen für die Provinz Ontario (Canada) aus den Jahren 1990 bis 2000 legten Simunovic et al. (2006) vor. Es handelte sich um 2698 Patienten mit Lungenresektion wegen Karzinom. In einem multivariablen Modell konnte keine eindeutige Beziehung zwischen Krankenhausfallaufkommen und Klinikletalität gefunden werden, jedoch war das Langzeitergebnis nach Lungenresektion in den Hochvolumenkrankenhäusern besser, das der NV-Krankenhäuser entsprechend schlechter (Hazard Ratio 1,3). In dieser Analyse hatten die am besten abschneidenden HV-Krankenhäuser ein Fallaufkommen von ≥131 Fällen in 3 Jahren. Grenzwerte (Krankenhausvolumen) für ein günstiges postoperatives Ergebnis bei Resektion des Lungenkarzinoms finden sich in ◘ Tab. 2.38.

◘ Tab. 2.38 Grenzwerte (Krankenhausvolumen) für ein günstiges postoperatives Ergebnis bei Resektion des Lungenkarzinoms

Autor	Land	Fallzahl/Jahr
Nimptsch und Mansky (2017)	Deutschland	108
Malzahn et al. (2018)	Deutschland	75
Hoffmann et al. (2019)	Deutschland	75 (anatomische Lungenresektion)
Pezzi et al. (2014)	USA	30
Wakeam et al. (2015)	USA	≥78 (relevant für Patienten mit hoher Komorbidität und solche >80 Jahre)
Tchouta et al. (2017)	USA	≥15 (Roboter-assistierte Eingriffe)
Harrison et al. (2018)	USA	≥40? (gematcht kein besseres Ergebnis als <40)
Goyal et al. (2018)	USA	>56 (Fallvolumen metastasierender Tumor, mehrheitlich keine Resektionen)
Bernard et al. (2018)	Frankreich	40–70
Pagès et al. (2018)	Frankreich	≥39 (Resektion bei Patienten >80 Jahre)
Lüchtenborg et al. (2013)	England	≥ 150
Møller et al. (2016)	England	150–190
Simunovic et al. (2006)	Canada	≥131 Resektionen in 3 Jahren

> **Fazit**
>
> Die Ergebnisse der Lungenresektion bei Karzinom werden entscheidend von dem Fallaufkommen des Krankenhauses geprägt, das gilt auch für die Häufigkeit der Resektionsquote und die der multimodalen Therapie.

2.16.3 Einfluss des Chirurgenvolumens auf die Ergebnisse bei Lungenresektion

Registererhebungen

Nur wenige Untersucher haben die Beziehung zwischen Fallaufkommen des Chirurgen und Ergebnis nach Lungenresektion überprüft.

In einer Datenbasis des Staates New York identifizierten Harrison et al. (2019) 99.576 größere Lungenresektionen (55,2 % Keil- oder Segmentresektionen, 40,6 % Lobektomien, 4,2 % Pneumektomien), durchgeführt in den Jahren 1995 bis 2014. Den Keil-/Segmentresektionen lag in ca. 40 % ein Lungenkarzinom zugrunde, den Lobektomien in nicht ganz 90 %. Unterschieden wurde nach Chirurgen mit niedrigem, mittlerem und hohem Fallaufkommen, bei den Keil-/Segmentresektionen waren dies Fallgrenzen von <16/16–36/und >36, bei den Lobektomien <12/12–30/und >30 pro Jahr. Für beide Operationsverfahren wurde die niedrigste Klinikletalität bei den HV-Chirurgen beobachtet, dies galt auch für die Gruppe der Pneumektomien, bei denen die jährlichen Fallgrenzen aufgrund des geringen Patientenaufkommens nach <2/2–4/und >4 unterschieden wurden. Die Autoren wollten trotz dieser eindeutigen Beziehung keine Schwellenwerte nennen, die von einem Chirurgen jährlich erreicht werden sollten, da die Ergebnisse auch vom Krankengut abhängig waren: Niedervolumenchirurgen behandelten signifikant häufiger sozio-ökonomisch benachteiligte Patienten schwarzer Hautfarbe, Patienten mit höherer Komorbidität und Medicaid-Patienten. Außerdem waren die große Mehrzahl der Chirurgen (89,5 %) in dieser Untersuchung Niedervolumenchirurgen, 772 Chirurgen führten <12 Lobektomien jährlich durch, verglichen mit 22 Chirurgen mit einem Fallvolumen >30.

Für England liegt eine Erhebung von Treasure et al. (2003) vor, in der 4028 Patienten mit Lobektomie wegen primärem Lungenkarzinom, operiert in 36 Kliniken von insgesamt 102 Chirurgen, erfasst wurden. Das mediane jährliche Fallvolumen lag bei kardiothorakalen Chirurgen bei 13, bei Thoraxchirurgen bei 25 Lobektomien jährlich. In dieser Untersuchung konnte keinerlei Beziehung zwischen Fallaufkommen des Chirurgen und Klinikletalität aufgezeigt werden, sodass die Autoren die Bestimmung der Fallzahl als ein ungeeignetes Instrument bezeichneten, chirurgische Qualität zu messen.

Falcoz et al. (2014) berichteten über 19.556 Patienten, die in den Jahren 2005 bis 2010 einer größeren Lungenresektion (Lobektomie/Bilobektomie/Pneumektomie) wegen Karzinom in Frankreich unterzogen wurden. Über die Zeit kam es im Gesamtkrankengut zu einer Abnahme der 30-Tageletalität auf zuletzt 3,8 %. In einer multivariablen Regressionsanalyse ließ sich zeigen, dass das chirurgische Fallvolumen einen erheblichen Einfluss auf die Klinikletalität nahm, während das Hospitalvolumen mit der Klinikletalität nicht zu assoziieren war. Die Autoren gaben einen Schnittwert von 46 Resektionen/Jahr an, um zu guten Ergebnissen zu kommen, die niedrigste Odds Ratio wurde bei 89 Eingriffen/Jahr gefunden.

Camposilvan et al. (2015) erfassten für die Jahre 2004 bis 2011 in der Provinz Ontario (Canada) 8070 Patienten mit Lungenresektion wegen NSCLC. In dieser Zeit nahm der Anteil an Patienten, bei denen eine Pneumektomie vorgenommen werden musste, von 14,8 % auf 7,6 % ab, in der großen Mehrzahl der Fälle handelte es sich um Lobektomien (n = 6212). Die Autoren gingen von der Annahme aus, dass erfahrene Chirurgen mit entsprechender technischer Expertise häufiger auf eine Pneumektomie verzichten und parenchymsparendere Resektionen vornehmen würden und überprüften deshalb, ob das chirurgische Fallvolumen auf die Auswahl des Operationsverfahrens einen Einfluss hatte. Dies war der Fall: mit jeder Zunahme an chirurgischem Fallvolumen um 10 Fälle kam es zu einer Abnahme des Pneumektomierisikos um 9,1 %. Die Auswahl des Operationsverfahrens wiederum beeinflusste die 90-Tagetalität der Patienten nach dem Eingriff, mit 12,6 % nach Pneumektomie, 3,9 % nach Lobektomie und 5,7 % bei Keilresektionen.

2.16.4 Spezialisierung des Chirurgen

Schipper et al. (2009) identifizierten in der NIS-Datenbasis der Jahre 1996–2005 die Lungeneingriffe, bei denen der Chirurg dokumentiert war. Dies waren 5.370 Pneumektomien, 41.885 Lobektomien, 9333 limitierte Lungenresektionen und 19.273 Dekortikationen. Die meisten Eingriffe wurden von Allgemeinchirurgen ausgeführt, gefolgt von Herzchirurgen und allgemeinen Thoraxchirurgen. Thoraxchirurgen hatte die besten Ergebnisse aufzuweisen, gefolgt von den Herzchirurgen und Allgemeinchirurgen, mit einer Klinikletalität von 6,4 % vs. 10,1 % vs. 11,5 % bei der Pneumektomie, 2,3 % vs. 3,0 % vs. 4,1 % bei den Lobektomien, 2,3 % vs. 3,2 % vs. 4,6 % bei den limitierten Lungenresektionen und 4,5 % vs. 6,4 % vs. 7,0 % bei den Dekortikationen. In dieser Untersuchung war die Kliniksterblichkeit stärker von dem Fallaufkommen des Chirurgen beeinflusst als von seiner Subspezialität, während die Morbidität des Patienten sowohl mit der Spezialität des Chirurgen als auch mit seinem Fallaufkommen assoziiert war.

Sahni et al. (2016) untersuchten auf Basis von 85.966 Patienten mit Lungenresektion der Medicare-Datenbank der Jahre 2008 bis 2013 den Einfluss von Spezialisierung und Fallaufkommen des Chirurgen auf die 30-Tagetalität des Patienten nach dem Eingriff. In dieser Analyse war das Sterblichkeitsrisiko bei Lungenresektion signifikant mit der Spezialisierung des Chirurgen assoziiert (relative Risikoreduktion 28 % zwischen oberstem und unterstem Quartil der Spezialisierung). Der Grad der chirurgischen Spezialisierung hatte unabhängig vom Fallaufkommen des Chirurgen einen positiven Einfluss auf die Ergebnisse, dieser Einfluss war größer als der zusätzlich bestehende Einfluss des Fallaufkommens. In letzterer Aussage widersprechen sich demnach die Untersuchungen von Schipper et al. (2009) und Sahni et al. (2016).

Fazit

Das Fallaufkommen des Chirurgen und seine Spezialisierung wirken sich positiv auf die Ergebnisse der Lungenresektion aus. Die Datenlage ist aber nicht ausreichend, Grenzwerte zu benennen.

2.17 Koronare Bypasschirurgie

Reinhart T. Grundmann

2.17.1 Mindestmengenregelungen

In Deutschland sind koronarchirurgische Eingriffe in den Katalog der Mindestmengen-regelungen aufgenommen, die Aufnahme in den Katalog erfolgt vorerst ohne die Fest-legung einer konkreten Mindestmenge (GBA 2019). Auch die Leapfrog-Gruppe in den USA empfiehlt aktuell keine Mindestmengen an isolierten koronarchirurgischen Ein-griffen für ein Krankenhaus.

2.17.2 Einfluss des Hospitalvolumens auf die Ergebnisse der koronaren Bypasschirurgie

- **Übersichten**

Eine systematische Übersicht mit Metaanalyse zur Volumen-Ergebnis-Beziehung bei Koronarinterventionen liegt von Post et al. (2010) vor. Die Autoren fanden 10 relevante Studien zur perkutanen Intervention (PCI) und 7 Studien zur koronaren Bypasschirurgie (CABG). Studienendpunkt war die Kliniksterblichkeit. Die 10 Studien zur PCI umfassten 1.322.342 Patienten in 1746 Krankenhäusern, außer zwei japanischen Untersuchungen fanden alle Studien in den USA statt, in den Jahren 1995 bis 2003. Die Metaanalyse ergab, dass die Klinikletalität nach PCI in HVHs signifikant geringer war als in NVHs (Odds Ratio 0,87). Die Metaanalyse der 7 Studien zu CABG mit 1.470.990 Patienten, behandelt in 2040 Krankenhäusern, zeigte ebenfalls eine signifikant geringere Klinikletalität in HVHs (Odds Ratio 0,85). Von diesen Studien stammten bis auf eine alle aus den USA, der Erhebungszeitraum umfasste die Jahre 1997 bis 2003. Die Klinikletalität war dem-nach nach beiden Verfahren in HVHs signifikant geringer als in NVHs, jedoch konnten keine Mindestmengen für beide Prozeduren definiert werden, da in den analysierten Stu-dien die Trennwerte zwischen >33 und >600 Eingriffen jährlich differierten.

Registererhebungen

- ■ **Situation in Deutschland**

Nimptsch und Mansky (2017) werteten deutsche DRG-Daten der Jahre 2009 bis 2014 aus, darunter auch die Daten von 183.690 Patienten mit isoliertem CABG. Das Hospitalvolumen in Quintile eingeteilt, fand sich keine konstante Beziehung zwischen Volumen und Ergebnis (Kliniksterblichkeit). Wurde dagegen das Krankenhausfallauf-kommen als kontinuierliche Variable aufgetragen, konnte ein unabhängiger Effekt auf die Kliniksterblichkeit nachgewiesen werden. Danach betrug die Mindestmenge, die nötig wäre, die Klinikletalität unter den Durchschnitt von 2,1 % zu senken, 475 Fälle/ Jahr. Die inverse Beziehung zwischen Fallvolumen und Klinkletalität war in dieser Ana-lyse noch deutlicher (auch in den Quintilen), wenn nicht nur isolierte CABGs, son-dern auch die verwandten Eingriffe miteinbezogen wurden (Koronarbypass bei akutem Herzinfarkt/oder CABG kombiniert mit anderen herzchirurgischen Eingriffen).

■■ Situation in den USA und anderen Ländern

Eine schon ältere Untersuchung aus den USA liegt von Rathore et al. (2004) vor, zu einer Zeit, als die Leapfrog-Gruppe noch >500 CABGs von einem Krankenhaus als jährliche Mindestmenge forderte. Es handelte sich um das Krankengut der NIS-Datenbasis der Jahre 1998 bis 2000 (228.738 Eingriffe). Die Krankenhäuser wurden entsprechend ihrem jährlichen Fallaufkommen in niedrig- (12 bis 249 Fälle/Jahr), mittel- (250 bis 499 Fälle/Jahr) und hochvolumig ($\geq$500 Fälle/Jahr) klassifiziert. Die rohe Kliniksterblichkeit machte in NVHs 4,21 % aus, in MVHs 3,74 % und in HVHs 3,54 %. Auch in der multivariablen Analyse war die Klinikletalität in NVHs signifikant erhöht, während sich MVHs und HVHs nur tendenziell unterschieden. Insgesamt bestand aber eine erhebliche Heterogenität der Ergebnisse in den einzelnen Gruppen, sodass die Autoren bei den geringen Unterschieden zwischen den Volumengruppen zu dem Schluss kamen, dass das Krankenhausfallaufkommen keinen verlässlichen Qualitätsparameter für koronarchirurgische Eingriffe darstellt.

Ähnlich sahen es auch Marcin et al. (2008), die die Volumen-Ergebnisbeziehung bei CABG für zwei verschiedene Zeiträume, 1998–2002 und 2003–2004 in Kalifornien überprüften. Im ersten Zeitraum gab es noch eine Beziehung zwischen Krankenhausfallaufkommen und Klinikletalität, mit signifikant besseren Ergebnissen in Krankenhäusern mit einem Fallaufkommen von mehr als 250 CABGs/Jahr, die im zweiten Zeitraum, nach Einführung eines verpflichtenden Registers, nicht mehr nachweisbar war. In wieweit die Verpflichtung, die Ergebnisse zu melden, zu Anstrengungen um eine Qualitätsverbesserung gerade in Krankenhäusern mit geringerem Fallaufkommen geführt hatte, ließen die Autoren offen.

Die Daten von 948.093 Medicare-Patienten der Jahre 1996–2001, die in 870 Krankenhäusern der USA einem CABG unterzogen wurden, benutzten Welke et al. (2005), um der Beziehung zwischen Krankenhausfallaufkommen und Klinikletalität nachzugehen. Das Volumen wurde als kontinuierliche Variable untersucht und zusätzlich in die Quintile sehr niedrig (<125 Fälle jährlich), niedrig (125–204 Fälle jährlich), mittel (205–299 Fälle jährlich), hoch (300–449 Fälle jährlich) und sehr hoch (>449 Fälle jährlich) eingeteilt. In dieser Untersuchung fand sich eine ganz erhebliche Spanne der Klinikletalität in den einzelnen Volumenquintilen, mit 1–17 % (sehr niedrig), 2–12 % (niedrig), 2 % bis 10 % (mittel), 2 % bis 9 % (hoch) und 3 % bis 11 % (sehr hoch). Das Fallaufkommen konnte in der C-Statistik nicht signifikant die Klinikletalität unterscheiden. Die Autoren folgerten, dass eine Vorhersage der Klinikletalität anhand des Fallvolumens nicht viel besser als ein Münzwurf sei.

Peterson et al. (2004) werteten die Datenbasis der Society of Thoracic Surgeons der Jahre 2000 und 2001 aus, mit 267.089 isolierten CABG-Prozeduren in 439 Krankenhäusern. Das mediane jährliche Krankenhausfallaufkommen waren 253 (165–417) Prozeduren, 82 % der Zentren führten weniger als 500 Eingriffe im Jahr durch. Nach Adjustierung der Daten ließ sich ein signifikanter Abfall der Klinikletalität mit zunehmendem Krankenhausfallaufkommen nachweisen, in einer Spanne von 3,1 % in Kliniken mit weniger als 150 Fällen bis 2,4 % in Klinken mit mehr als 450 Eingriffen im Jahr. Als kontinuierliche Variable betrachtet, sank die Klinikletalität mit jedem Anstieg um 100 zusätzliche Eingriffe um 0,07 % ab. Allerdings bestand eine erhebliche Varianz der Ergebnisse, speziell bei den Kliniken mit geringem Fallaufkommen, was die Angaben zur Signifikanz relativiert. Darüber hinaus war die inverse Beziehung zwischen Fallaufkommen und Klinikletalität bei Patienten unter 65 Jahren oder solchen mit wenigen Risikofaktoren nicht nachweisbar und wurde auch durch das Chirurgenvolumen beeinflusst. Die Autoren kamen zu dem Schluss, dass das Krankenhausfallaufkommen nur sehr begrenzt mit der Klinikletalität der koronaren Bypasschirurgie assoziiert ist und demnach nur als ein Surrogatparameter bei der Qualitätssicherung gelten kann.

In der Society of Thoracic Surgeons Adult Cardiac – Datenbasis des Jahres 2007 identifizierten Shahian et al. (2010) 144.526 Patienten von 733 Krankenhäusern, die sich einem isolierten CABG unterzogen. Analysiert wurde die Beziehung zwischen Krankenhausfallaufkommen und Klinikletalität/Morbidität. Das Fallvolumen wurde zum einen als kontinuierliche Variable analysiert, zum anderen wurden folgende Volumen-Strata gebildet: <100, 100–149, 150–199, 200–299, 300–449 und ≥450 Fälle/ Jahr. In dieser Untersuchung wurde eine umgekehrte signifikante Beziehung zwischen Volumen und Klinikletalität beobachtet, mit einem absoluten Unterschied in der Klinikletalität von 0,9 % zwischen der niedrigsten (2,6 %) und höchsten Volumenkategorie (dort Klinikletalität von 1,7 %). Bei der großen Variabilität in den einzelnen Untergruppen folgerten die Autoren jedoch, dass das Volumen allein einen schlechten Prädiktor für ein gutes oder schlechtes Ergebnis eines Krankenhauses darstelle. In dieser Untersuchung wurde zusätzlich die postoperative Morbidität mit dem Volumen in Beziehung gesetzt, eine Assoziation zwischen Komplikationsrate und Fallvolumen konnte nicht festgestellt werden. Hingegen wurde in HVHs die A. thoracica interna signifikant häufiger als Bypassmaterial verwendet als in NVHs.

Kim et al. (2016) beobachteten anhand der Nationwide Inpatient Sample (NIS) der Jahre 2007 bis 2011 einen dramatischen Abfall um 25,4 % der isolierten CABGs in den USA, von 325,8 Prozeduren pro 1 Mio. Erwachsene im Zeitraum 2007/2008 auf 242,9 Prozeduren pro 1 Mio. Erwachsene im Zeitraum 2010/2011. Dies ging vor allem zu Lasten der HVHs. Das jährliche Krankenhausfallaufkommen wurde in Quartile unterteilt und betrug im Jahr 2007 in den einzelnen Quartilen 47, 117, 185 und 334 CABGs, im Jahr 2011 waren es die Quartile 48, 93, 172 und 296 Eingriffe. Gleichzeitig nahm die Zahl der Krankenhäuser, die CABGs durchführten, um 2,1 % zu. In dieser Erhebung war die Klinikletalität in den Krankenhäusern mit dem geringsten Fallaufkommen (1. Quartil) signifikant höher als in den anderen Volumenquartilen. In Anbetracht der Tatsache, dass auch in Klinken mit niedrigem Fallaufkommen gute Ergebnisse im Einzelfall erzielt wurden, wollten sich die Autoren auf Volumengrenzen nicht festlegen.

Khoury et al. (2019) überprüften anhand der Nationwide Readmissions Database der Jahre 2010 bis 2014, ob die Krankenhauswiederaufnahmerate nach isolierter koronarer Bypasschirurgie in den USA eine Beziehung zum Krankenhausfallaufkommen hat. Von 855.836 Patienten mussten 95.504 (11,2 %) nach Entlassung erneut notfallmäßig aufgenommen werden. Die Krankenhäuser wurden in Tertile eingeteilt, mit niedrigem (im Mittel 119), mittlerem (im Mittel 259) und hohem jährlichem Fallaufkommen (im Mittel 532 CABGs). Verglichen mit den NVHs hatten Krankenhäuser mit mittlerem und hohem Fallaufkommen eine signifikant geringere Wiederaufnahmerate.

Daten des sog. European Collaboration for Healthcare Optimization (ECHO)- Projektes werteten Gutacker et al. (2017) aus. Es handelte sich um 106.149 Patienten mit CABG, behandelt in Dänemark, England, Portugal, Slowenien und Spanien in den Jahren 2007 bis 2009. Die Klinikletalität betrug in diesem Kollektiv über alle 3,0 %, in NVHs 5,2 % vs. 2,1 % in HVHs. Die Autoren definierten einen Schwellenwert von 415 CABGs pro Jahr, ab dem das Hospitalvolumen die Klinikletalität nicht mehr signifikant beeinflusste.

2.17.3 Einfluss des Hospital- und Chirurgenvolumens auf die Ergebnisse der koronaren Bypasschirurgie

Registererhebungen

Eine der ersten populationsbezogenen Erhebungen zur Volumen-Ergebnis-Beziehung bei CABG, die sowohl Chirurgen als auch Krankenhäuser vollständig erfasste, stammt von Hannan et al. (2003). Analysiert wurde das klinische CABG-Register der Jahre 1997 bis 1999 des Staates New York, mit insgesamt 57.150 Eingriffen, Zielparameter war die Klinikletalität. Die Autoren fanden mit fortlaufendem Anstieg des Hospitalvolumens eine signifikant geringere Klinikletalität bei Volumengrenzen zwischen 200 und 800/ Jahr und beim Chirurgenvolumen zwischen 50 und 200 jährlich. Die Zahl der Patienten, die notwendigerweise in HVHs behandelt werden müssten, um einen Todesfall zu vermeiden, wurde verringert bei einer Krankenhausvolumengrenze von 100 Fällen jährlich und einer Grenze des Chirurgenvolumens von 50. Die risikoadjustierte Sterblichkeit betrug 1,89 %, wenn die Patienten von Chirurgen mit einem Fallvolumen $\geq$125 in Krankenhäusern mit einem Fallvolumen $\geq$600 versorgt wurden, verglichen mit 2,67 % bei Chirurgen mit einem Fallvolumen <125 in Klinken mit einem Fallvolumen <600.

Kritisch eingestellt zu der Volumen-Ergebnis-Beziehung bei koronarer Bypasschirurgie war eine Untersuchung von Auerbach et al. (2009), die auf einer freiwilligen Datenbasis der USA (Perspective) mit 81.289 Patienten, behandelt von 1.451 Chirurgen in 164 Krankenhäusern in den Jahren 2003 bis 2005, fußte. In dieser Untersuchung führten die meisten Krankenhäuser nur wenige Eingriffe durch, das jährliche Krankenhausfallvolumen (Interquartilspanne) reichte von 142 (niedrigstes) bis 744 (höchstes) Volumenquartil. Das Chirurgenvolumen wurde mit 40 Patienten/Jahr (unterstes Quartil) bis 158 Patienten/Jahr (höchstes Volumenquartil) aufgeführt. Nach Adjustierung der Daten für Patientencharakteristika konnte keine eindeutige Beziehung zwischen Krankenhausfallvolumen und Klinikletalität aufgezeigt werden, wobei allerdings HVHs die geringere Wiederaufnahmerate aufwiesen. Hingegen hatten Patienten, die von einem Niedervolumen-Chirurgen versorgt wurden, im Vergleich zu Patienten, die von den Chirurgen mit dem höchstem Fallaufkommen behandelt wurden, die höhere Klinikletalität, unabhängig vom Krankenhausfallaufkommen. In dieser Studie wurden zusätzlich allgemeine Qualitätsparameter überprüft, wurden diese vollständig eingehalten, waren die Ergebnisse zwischen NVHs und HVHs ähnlich.

Welchen Einfluss das Chirurgenvolumen auf die Ergebnisse speziell bei koronarchirurgischen Eingriffen hat, die ohne Herzlungenmaschine (off-pump) ausgeführt werden, überprüften LaPar et al. (2012) anhand der NIS der Jahre 2003 bis 2007. Es handelte sich um 270.230 off-pump-Eingriffe. Das mediane Chirurgenvolumen war 105 (56–156) off-pump-Eingriffe jährlich, als Schwellenwert für eine signifikante Abnahme der Klinikletalität nannten die Autoren 50 off-pump-CABGs jährlich. Es bestand eine eindeutige inverse Beziehung zwischen Chirurgenvolumen und Klinikletalität, die nichtsdestoweniger klinisch kaum relevant war, da patienteneigene Risikofaktoren (wie Herzinsuffizienz, Nierenversagen, Bypasstyp und Geschlecht) sehr viel stärker als das Chirurgenvolumen den postoperativen Ausgang bestimmten.

Einen Vergleich von CABG mit (on-pump, ONCAB) und ohne (off-pump, OPCAB) Herzlungenmaschine legten auch Benedetto et al. (2018) vor. Grundlage der Untersuchung war die NIS-Datenbank der Jahre 2003 bis 2011 mit 2.094.094 Patienten,

◘ Tab. 2.39   Grenzwerte (Krankenhausvolumen und Chirurgenvolumen) für ein günstiges Ergebnis bei koronarer Bypasschirurgie

Autor	Land	Fallzahl/Jahr
Nimptsch und Mansky (2017)	Deutschland	Hospitalvolumen 475
Gutacker et al. (2017)	Europa	Hospitalvolumen 415
Peterson et al. (2004)	USA	Hospitalvolumen >450
Hannan et al. (2003)	USA	Mindestens: Hospitalvolumen 100/Chirurgenvolumen 50. Besser: Hospitalvolumen >600/ Chirurgenvolumen > 125
Auerbach et al. (2009)	USA	Chirurgenvolumen 158
LaPar et al. (2012)	USA	Off-pump: Chirurgenvolumen 50
Benedetto et al. (2018)	USA	Off-pump: Hospitalvolumen ≥164/Chirurgenvolumen ≥48

behandelt in 999 Zentren der USA. OPCAB- und ONCAB-Prozeduren machten 546.243 (26 %) bzw. 1.547.851 (74 %) Fälle aus. Bei Patienten, die 2 oder mehr Bypässe benötigten, war OPCAB im Vergleich zu ONCAB mit einer risikoadjustierten signifikant höheren Klinikletalität assoziiert, wenn der Eingriff in NVHs (<29 Fälle/Jahr) oder von NVSs (<19 Fälle/Jahr) vorgenommen wurde. In Hochvolumen-OPCAB-Zentren (≥164 Fälle/Jahr) und bei Hochvolumenchirurgen (≥48 Fälle/Jahr) führte die off-pump-Chirurgie hingegen im Vergleich zu ONCAB zu einer signifikanten Reduktion der Klinikletalität bei Patienten, die einen oder zwei und mehr Bypässe benötigten. Die Autoren folgerten, dass die Ergebnisse der off-pump koronaren Bypasschirurgie sowohl vom Fallvolumen des Krankenhauses als auch dem des Chirurgen beeinflusst werden und OPCAB nicht in NVHs von NVSs ausgeführt werden sollte.

Grenzwerte (Krankenhausvolumen und Chirurgenvolumen) für ein günstiges Ergebnis bei koronarer Bypasschirurgie finden sich in ◘ Tab. 2.39.

Fazit

Die isolierte koronare Bypasschirurgie zeigt mittlerweile eine niedrige Klinikletalität, die sichere Aussagen über zu fordernde Mindestmengen von Krankenhaus und Chirurg nicht zulässt. Gleichwohl werden die Ergebnisse speziell der off-pump-Chirurgie eindeutig von dem Fallaufkommen des Krankenhauses und des Chirurgen beeinflusst.

Die Leitlinie der American College of Cardiology Foundation/American Heart Association fordert deshalb (Hillis et al. 2011):

- Alle kardiochirurgischen Programme sollten an einem klinischen Register teilnehmen und regelmäßige Berichte über ihre risikoadjustierten Ergebnisse erhalten (Klasse I-Empfehlung/Evidenzgrad C).

- Wenn glaubwürdige risikoadjustierte Daten nicht zur Verfügung stehen, kann das Volumen als Strukturmessparameter der CABG-Qualität nützlich sein (Klasse IIa-Empfehlung/Evidenzgrad B).
- Für kardiochirurgische Programme, die weniger als 125 CABGs jährlich durchführen, sollte der Anschluss an ein Tertiärzentrum erwogen werden (Klasse IIb-Empfehlung/Evidenzgrad C).

2.18 Minimalinvasiver Aortenklappenersatz (TAVI)

Reinhart T. Grundmann

2.18.1 Mindestmengenregelungen

Vom GBA vorgeschriebene Mindestmengenregelungen für TAVI („transcatheter aortic valve implantation", Kathetergestützte Aortenklappenimplantation) existieren in Deutschland nicht. Allerdings hat die Deutsche Gesellschaft für Kardiologie auf Basis eines Expertenkonsens in ihrem Positionspapier zu den Qualitätskriterien bei Durchführung der kathetergestützten Aortenklappenimplantation für die Zertifizierung eines Zentrums eine Mindestanzahl von 50 TAVI pro Zentrum und Jahr festgelegt (Kuck et al. 2016). $\geq$50 TAVI/Jahr oder 100 in 2 Jahren werden auch in einem Positionspapier der Centers for Medicare & Medicaid Services (CMS) als Mindestmengen eines Zentrums vorgeschlagen, wenn die Kosten der Eingriffe von Medicare & Medicaid übernommen werden sollen.

2.18.2 Einfluss des Hospitalvolumens auf die Ergebnisse

Registererhebungen

■■ Situation in Deutschland

In ihrer Auswertung der deutschen DRG-Daten der Jahre 2009 bis 2014 fanden Nimptsch und Mansky (2017) 50.765 Patienten mit TAVI. Die postinterventionelle Sterblichkeit belief sich auf 5,2 % in dem sehr hohen Volumenquintil (n = 286 Fälle/ Jahr), verglichen mit 7,6 % in dem sehr niedrigen Volumenquintil (n = 31 Fälle/ Jahr). Das Hospitalvolumen hatte, als kontinuierliche Variable dargestellt, einen unabhängigen Einfluss auf die Klinikletalität. Die Mindestmenge, die erforderlich ist, um unter die durchschnittliche Sterblichkeit von 6,6 % zu kommen, wurde mit 157 Fällen/Jahr berechnet. Dies bedeutet, dass unter 133 Patienten mit TAVI ein Todesfall vermieden werden könnte, wenn alle Krankenhäuser diesen Eingriff wenigstens 157-mal im Jahr ausführen würden. In dieser Untersuchung befanden sich 48 von 92 Krankenhäusern (52,2 %) in dem sehr niedrigen Volumenquintil.

Die Auswertung von DRG-Daten präsentierten auch Kaier et al. (2018). Es handelte sich um Daten der Jahre 2008 bis 2014. In diesem Zeitraum wurden insgesamt 43.996 TAVI-Prozeduren in 113 Zentren in Deutschland durchgeführt, es verstarben 2532 Patienten (5,8 %). Die Zahl der TAVI-Prozeduren stieg im

Beobachtungszeitraum beträchtlich an, von 1122 im Jahr 2008 auf 11.559 im Jahr 2014. Die Autoren unterteilten das Krankenhausvolumen in Tertile (< 50/50–99/ ≥100 Fälle pro Jahr), mit besseren Ergebnissen in den HV-Krankenhäusern. Dieser Volumeneffekt nahm aber im Beobachtungszeitraum fortlaufend ab (Klinikletalität im letzten Beobachtungsjahr 2014: <50 TAVI: 5,34 %/50–99 TAVI: 4,58 %/ ≥100 TAVI 3,70 %), sodass Kaier et al. davon ausgingen, dass eine Forderung nach Mindestmengen auf die Dauer (mit weiterer Etablierung der Methode) nicht unbedingt notwendig sei.

Eine Auswertung deutscher Daten des Jahre 2014 wurde von Bestehorn et al. (2017) vorgelegt. Es handelte sich um 9924 TAVI-Patienten, die in 87 Krankenhäusern elektiv versorgt wurden. In dieser Untersuchung wurde eine durchschnittliche Klinikletalität von 4,3 % gesehen, mit 5,6 ± 5,0 % in der niedrigsten Volumengruppe (<50 transfemorale TAVI/Jahr), verglichen mit 2,4 ± 1,0 % in der höchsten Volumengruppe (≥200 transfemorale TAVI/Jahr). Mit ansteigendem Volumen (von 11–415 Fällen/ Jahr) kam es fortlaufend zu einer niedrigeren Kliniksterblichkeit, ohne eindeutigen Schwellenwert. In dieser Erhebung – es handelte sich um Daten der verpflichtenden Qualitätssicherung – waren aber die Majorkomplikationsraten in NV- und HV-Krankenhäusern nicht signifikant unterschiedlich.

Dieselbe Arbeitsgruppe werteten des Weiteren deutsche Qualitätssicherungsdaten der Jahre 2013 und 2014 aus mit der Fragestellung, ob sich die Ergebnisse von Krankenhäusern, bei denen gleichzeitig eine Kardiologie und Herzchirurgie vorgehalten werden (n = 75), von denen unterscheiden, bei denen lediglich eine kardiologische Klinik vorhanden ist (n = 22), die die transfemorale TAVI vornimmt (Eggebrecht et al. 2016). Die Ergebnisse von 1332 Patienten (keine Herzchirurgie) wurden denen von 16.587 Patienten (Herzchirurgie vorhanden) gegenübergestellt, die Klinikletalität unterschied sich in beiden Gruppen nicht (3,8 % vs. 4,2 %), gleiches galt für die Komplikationsraten. In einer matched-pair-Analyse von je 555 Patienten mit identischem GAV (German Aortic Valve)-Score bestätigten sich diese Ergebnisse, mit einer intraprozeduralen Komplikationsrate (ohne vs. mit Herzchirurgie) von 9,2 % vs. 10,3 %, Schlaganfälle 3,2 % in beiden Gruppen und Kliniksterblichkeit von 1,8 % vs. 2,9 % (alle Unterschiede nicht signifikant). Die Autoren kamen zu der Folgerung, dass TAVI sicher von Herz-Teams durchgeführt werden kann, bei denen im Hospital selbst keine Herzchirurgie vorgehalten wird.

▪▪ Situation in den USA

Bei der Transcatheter Valve Therapy (TVT) Registry handelt es sich um ein nationales Register der USA, organisiert von der Society of Thoracic Surgeons (STS) und dem American College of Cardiology (ACC). Carroll et al. (2017) werteten Daten von 42.988 TAVI-Prozeduren aus, durchgeführt in 395 Institutionen, die in diesem Register in den Jahren 2011 bis 2015 erfasst wurden. Um der Beziehung zwischen Krankenhausfallvolumen und Ergebnis nachzugehen, wurde zum einen das Fallvolumen als kontinuierliche Variable untersucht und zusätzlich in Quartile unterteilt (<30, 31 bis 71, 72 bis 137, und ≥138 Fälle). Bei den Fallzahlen handelte es sich nicht um das jährliche Fallaufkommen, sondern um die Fallsequenz, die erreicht wurde. Mit ansteigendem Fallvolumen wurden eine niedrigere risikoadjustierte Klinikletalität beobachtet (p < 0,02), des Weiteren signifikant weniger vaskuläre Komplikationen und Blutungen, aber keine Unterschiede in der Schlaganfallhäufigkeit. Mit dieser Art der Auswertung stellten die Autoren die Lernkurve dar: die Beziehung zwischen Volumen und Ergebnis war am ausgeprägtesten bei den ersten 100 Fällen, danach nahm das Risiko mit ansteigender Fallzahl immer noch ab, aber weniger deutlich, sodass nicht vorausgesagt werden konnte, wie sich mit zunehmender Erfahrung die Ergebnis-Volumen-Beziehung weiterentwickeln wird. In dem Modell sank das Sterblichkeitsrisiko eines durchschnittlichen Patienten von 3,57 % als erster Fall auf 2,15 % als 400. Fall, das Blutungsrisiko entsprechend von 9,56 % auf 5,08 %, die Rate an vaskulären Komplikationen von 6,11 % auf 4,20 %. Die Folgerung war, die Eingriffe in höhervolumigen Zentren zu konzentrieren.

Die Untersuchung von Carroll et al. (2017) wurde im selben Register fortgeführt, um zu überprüfen, ob nach 6 und 12 Monaten Erfahrung mit TAVI immer noch eine Volumen-Ergebnis-Beziehung darstellbar ist (Vemulapalli et al. 2019). In den Jahren 2015 bis 2017 wurden 113.662 TAVI-Prozeduren erfasst, davon 84,7 % mit transfemoralem Zugang, durchgeführt in 555 Krankenhäusern von 2960 Operateuren. Die adjustierte 30-Tagesterblichkeit machte in dem niedrigsten Krankenhaus-Volumenquartil (im Mittel 27 Prozeduren jährlich) 3,19 % aus, in dem höchsten Volumenquartil (im Mittel 143 Prozeduren jährlich) 2,66 % – entsprechend einer relativen Reduktion der Sterblichkeit um 19,45 %. Auch wenn die ersten 12 Monate mit TAVI in jedem Krankenhaus ausgeschlossen wurden, blieb die 30-Tagesterblichkeit in dem niedrigsten Volumenquartil höher als in dem höchsten Volumenquartil (3,10 % vs. 2,61 %). Die wesentliche Botschaft dieser Untersuchung war demnach, dass auch nach Berücksichtigung der Lernkurve für TAVI noch eine Volumen-Ergebnis-Beziehung nachweisbar ist, wobei sich speziell bei Krankenhäusern mit geringerem Fallaufkommen eine große Variabilität der Ergebnisse zeigte.

Zu einem anderen Folgerung kamen Russo et al. (2019). Sie fokussierten auf das Register eines bestimmten Herstellers für die Implantate Sapien, Sapien XT (SXT), and Sapien 3 (S3), eingesetzt in der Zeit zwischen November 2011 bis Januar 2017. 61.949 Prozeduren in 450 Krankenhäusern wurden ausgewertet. In dieser Erhebung wurde eine Lernkurve kalkuliert (für 30-Tageletalität, Schlaganfall und größere vaskuläre Komplikationen), die sich auf ca. 200 Fälle beschränkte. Nach 200 Fällen war eine Volumen-Ergebnis-Beziehung nicht mehr nachweisbar, sodass die Autoren die Sicherheit des Verfahrens auch in NVHs betonten.

Inwieweit das Hospitalvolumen Sterblichkeit und Versagen bei Therapie einer schweren Komplikation (Failure to Rescue, FTR) bei TAVI-Prozeduren beeinflusst, überprüften Ando et al. (2018). Basis der Untersuchung waren Daten der NIS der Jahre 2011–2015. Es handelte sich um 48.886 TAVI-Patienten, behandelt in Krankenhäusern mit niedrigem (1–30 TAVI/Jahr), mittlerem (31–130 TAVI/Jahr) und hohem Fallaufkommen (>130 TAVI/Jahr). Die Krankenhausletalität betrug über alle 3,27 %, sie sank mit steigendem Fallvolumen (4,28 % vs. 3,21 % vs. 2,37 %). Der Unterschied zwischen den 3 Gruppen war auch nach Adjustierung der Daten signifikant. Die FTR-Rate über alle machte 12,8 % aus, sie war hingegen zwischen den 3 Gruppen nicht signifikant unterschiedlich. Unterschiede in der Klinikletalität konnten demnach nicht mit einem unterschiedlichen Versagen der Therapie bei Auftreten schwerer Komplikationen erklärt werden.

Die Beziehung zwischen Fallvolumen und Krankenhauswiederaufnahmerate wurde von Khera et al. (2017) anhand der Nationwide Readmissions Database (NRD) des Jahres 2014 untersucht. Es handelte sich um 16.252 TAVI, durchgeführt in 129

Krankenhäusern. 20 (15,5 %) Krankenhäuser wurden als Niedervolumen (<50 TAVI/ Jahr), 47 (36,4 %) als Mittelvolumen ($\geq$50 bis <100 TAVI/Jahr) und 62 (48,1 %) als Hochvolumen (>100 TAVI/Jahr) bezeichnet. Die 30-Tagewiederaufnahmeraten waren in HV-Krankenhäusern signifikant geringer als in MV-Krankenhäusern (adjustierte Odds Ratio 0,76) und NV-Krankenhäusern (adjustierte Odds Ratio 0,75). Wiederaufnahmen aufgrund nichtkardialer Ursache (Infektionen, respiratorisch) waren in NV-Krankenhäusern häufiger als in HV-Krankenhäusern, während umgekehrt in HV-Krankenhäusern die Wiederaufnahmeraten aufgrund kardialer Ursache höher als in NV-Krankenhäusern waren. Hinsichtlich der Länge des stationären Krankenhausaufenthaltes unterschieden sich die drei Gruppen nicht, da aber insgesamt die Wiederaufnahmeraten in HV-Krankenhäusern geringer waren, waren auch dort die Behandlungskosten niedriger.

▪▪ Weitere Register

Über die Lernkurve der Operateure und den Einfluss des Hospitalvolumens auf die Ergebnisse von TAVI berichteten Wassef et al. (2018) anhand einer internationalen Erhebung in 16 Zentren mit 3403 Patienten. In dieser Untersuchung gab es eine eindeutige inverse Beziehung zwischen Fallaufkommen und Klinikletalität, es waren wenigstens 225 Prozeduren notwendig, bis der Operateur zu einer sehr niedrigen Klinikletalität kam. Die Komplikationsraten sanken sogar noch jenseits dieses Schwellenwerts weiter ab. Darüber hinaus war ein jährliches Hospitalvolumen von weniger als 50 TAVI mit einem ungünstigen Ergebnis (einschließlich Klinikletalität und Komplikationen) assoziiert.

2.18.3 Einfluss des Operateurvolumens auf die Ergebnisse

In der Erhebung von Vemulapalli et al. (2019) wurde zusätzlich das Fallaufkommen der Operateure analysiert. Die Beziehung zum Ergebnis war hier nicht linear. Der Unterschied in der adjustierten Sterblichkeit zwischen dem untersten Quartil (im Mittel 11 Prozeduren/Jahr) und dem höchsten Quartil (im Mittel 70 Prozeduren/Jahr) betrug relativ 24,25 %. Die adjustierte 30-Tagesterblichkeit war 3,54 % im niedrigsten und 2,84 % in dem höchsten Volumenquartil. Nur 200 Operateure führten wenigstens 75 Prozeduren jährlich aus.

Salemi et al. (2019) verwendeten eine Datenbasis des Staates New York mit 8771 transfemoralen TAVI, durchgeführt von 207 Operateuren in den Jahren 2012 bis 2016, um der Beziehung zwischen Operateurvolumen und Klinikletalität sowie Komplikationsrate nachzugehen. In dieser Untersuchung hatten Patienten, die von HV-Operateuren ($\geq$80 TAVI/Jahr) versorgt wurden, ein signifikant geringeres Risiko für Tod, Schlaganfall oder akuten Herzinfarkt (Odds Ratio 0,59) verglichen mit Patienten, die von NV-Operateuren (<24 TAVI/Jahr) behandelt wurden. Die Beziehung zwischen Operateurvolumen und Ergebnis war am ausgeprägtesten für die ersten 20 Fälle, die demnach als das Minimum einer Lernkurve angesehen werden mussten. Umgekehrt wurden die besten Ergebnisse von Operateuren erzielt, die im vorangegangenen Jahr wenigstens 200 TAVI durchgeführt hatten. Grenzwerte (Krankenhausvolumen und Operateurvolumen) für ein günstiges Ergebnis bei kathetergestützter Aortenklappenimplantation finden sich in ◼ Tab. 2.40.

◻ Tab. 2.40   Grenzwerte (Krankenhausvolumen und Operateurvolumen) für ein günstiges Ergebnis bei kathetergestützter Aortenklappenimplantation

Autor	Land	Fallzahl/Jahr
Nimptsch und Mansky (2017)	Deutschland	Hospitalvolumen 157
Kaier et al. (2018)	Deutschland	Hospitalvolumen ≥100
Bestehorn et al. (2017)	Deutschland	Hospitalvolumen >200
Vemulapalli et al. (2019)	USA	Hospitalvolumen 143; Operateurvolumen 70
Ando et al. (2018)	USA	Hospitalvolumen 130
Russo et al. (2019)	USA	Hospitalvolumen (Lernkurve): 200 Fälle kontinuierlich
Salemi et al. (2019)	USA	Operateurvolumen 80; Lernkurve Operateur: mindestens 20
Wassef et al. (2018)	multinational	Hospitalvolumen >50; Lernkurve Operateur 225

Fazit

Für TAVI besteht eine eindeutige inverse Beziehung zwischen Fallaufkommen des Krankenhauses und des einzelnen Operateurs einerseits und dem postinterventionellen Ergebnis andererseits. Die Lernkurve ist nicht unerheblich, mit zunehmender kumulierter Erfahrung werden die Anforderungen an Mindestmengen geringer.

2.19 Radikale Prostatektomie

Reinhart T. Grundmann

2.19.1 Mindestmengenregelungen

Vom GBA vorgeschriebene Mindestmengenregelungen für die radikale Prostatektomie (RP) gibt es in Deutschland nicht. Die Deutsche Krebsgesellschaft fordert allerdings ein Minimum von 50 radikalen Prostatektomien jährlich für ein zertifiziertes Prostatazentrum. In Großbritannien empfahl das NICE bereits 2002, dass die radikale Chirurgie von Prostata- und Blasenkrebs von Teams durchgeführt werden sollte, die 1 Mio. Einwohner oder mehr abdecken und die wenigstens eine kumulative Anzahl von 50 solcher Operationen jährlich durchführen. Bei der Popularität der Roboter-assistierten radikalen Prostatektomie (RARP) empfiehlt das NICE (2019) zusätzlich, dass Robotersysteme für die chirurgische Behandlung des lokalisierten Prostatakarzinoms aus Gründen der Kosteneffektivität nur in Zentren aufgestellt werden sollten, von denen erwartet werden kann, dass sie wenigstens 150 Roboter-assistierte laparoskopische RP jährlich vornehmen.

In den USA existieren aktuell keine Mindestmengen-Empfehlungen für die radikale Prostatektomie seitens der Leapfrog-Gruppe.

2.19.2 Einfluss des Hospitalvolumens auf die Ergebnisse

▪ Übersichten

Eine australische Arbeitsgruppe erstellte auf Basis von 7 Publikationen eine systematische Übersicht zu dem Einfluss von Krankenhaus- und Chirurgenvolumen auf die Ergebnisse nach RP (Wilson et al. 2010). Die Autoren kamen zu dem Schluss, dass die Durchführung einer RP in HV-Zentren einige Vorteile gegenüber Eingriffen in NV-Krankenhäusern biete; über das Chirurgenvolumen konnten keine definitiven Schlüsse gezogen werden. Weder für Hospitalvolumen noch Chirurgenvolumen wurden Schwellenwerte genannt. Wilson et al. wiesen auf die geringe Sterblichkeit nach RP hin, die es letztlich schwer oder unmöglich mache, anhand der perioperativen Letalität eindeutige Volumengrenzen zu definieren. Zwar sei die postoperative Morbidität ein besserer Parameter, aber auch diese lasse die Bestimmung von Volumengrenzen nur begrenzt zu. Was fehle, seien Studien, die das langfristige onkologische Outcome nach RP zum Fallaufkommen von Krankenhaus und Chirurg assoziieren.

In eine im Jahr 2013 publizierte systematische Übersicht zur Beziehung zwischen Fallaufkommen und Ergebnis nach RP wegen Prostatakarzinom inkludierten Trinh et al. (2013) 45 Publikationen. Sie folgerten, dass unzweifelhaft höhere Fallvolumina von Krankenhaus und Chirurg zu besseren Ergebnissen führen, nannten aber keine Schwellenwerte, zumal die Ergebnisse selbst zwischen Operateuren mit gleichen Fallzahlen erheblich schwankten. Sie empfahlen aber, Patienten mit Prostatakarzinom in Hochvolumenzentren zu überweisen, in denen die Ergebnisse dokumentiert werden und Qualitätssicherungsprogramme eingeführt sind.

Eine weitere systematische Literaturübersicht, die 49 Publikationen erfasste, bestätigte in der Folge diese Aussagen (Leow et al. 2018), wobei auch Studien zur Roboter-assistierten radikalen Prostatektomie (RARP) mit eingeschlossen wurden. Letztlich empfahlen die Autoren eine Regionalisierung der Behandlung in HV-Zentren.

Registererhebungen

▪▪ Situation in Deutschland

Groeben et al. (2017) verwendeten DRG Abrechnungsdaten der Jahre 2006 bis 2013, um über die Volumen-Ergebnis-Beziehung bei RP in Deutschland eine Aussage zu machen. 221.331 RPs der Jahre 2006 bis 2013 gingen in die Analyse ein. Die jährliche Anzahl an RPs sank im Beobachtungszeitraum von 28.374 auf 21.850, der Anteil an RARPs stieg hingegen auf 25,2 % an. Krankenhäuser mit ≥ 100 Fällen/Jahr wiesen eine signifikant geringere Klinikletalität auf (0,08 %) als solche mit einem Fallvolumen von < 50 im Jahr (Klinikletalität dort 0,17 %). Verglichen mit Zentren, die ≥ 200 RPs jährlich aufwiesen, war die Kliniksterblichkeit in Krankenhäusern mit < 50 Fällen/Jahr verdoppelt. Mit höherem Fallvolumen sank auch die Bluttransfusionsrate und die Krankenhausverweildauer wurde kürzer. Die Klinikletalität belief sich im Mittel in Prostatazentren auf 0,05 % verglichen mit 0,12 % in den nicht zertifizierten Kliniken.

2

Die chirurgische Revisionsrate machte in DKG-zertifizierten Zentren 0,86 % aus, verglichen mit 0,97 % in nicht-zertifizierten Krankenhäusern (p = 0,02). Die Autoren untersuchten darüber hinaus das Fallvolumen als kontinuierliche Variable. Danach sank mit Anstieg von jeweils 10 Fällen/Jahr das Sterblichkeitsrisiko mit einer Odds Ratio von 0,97 (p = 0,014). Das Transfusionsrisiko nahm mit einer Odds Ratio von 0,97 ab und die Länge des stationären Aufenthaltes verringerte sich um 0,13 Tage (alle Unterschiede signifikant). Die chirurgische Revisionsrate nahm nur leicht ab, ohne statistische Signifikanz. Nach dieser Untersuchung sollten Patienten mit radikaler Prostatektomie in Zentren versorgt werden, wobei die Autoren den zu hohen Grad der Dezentralisierung in Deutschland monierten, im Jahr 2013 führten 415 Kliniken eine RP durch.

Pohle et al. (2018) analysierten die Ergebnisse bei 6447 Patienten, die in den Jahren 2010 bis 2016 in 21 deutschen Prostatazentren einer RP unterzogen wurden (Onko-net-Datenbasis). Das jährliche Fallaufkommen der Zentren wurde in sehr niedrig (<20 RP), niedrig (21–49 RP), mittel (50–99) und hoch (≥100) eingeteilt. HV-Zentren zeigten die höchste Rate an offenen Eingriffen (92,0 %) und an RARP (5,5 %), aber in der Summe die geringste Rate an minimal-invasiven Zugängen (8,0 %). Die niedrigste Rate (11,7 %) an Tumor-positiven chirurgischen Schnitträndern und der geringste intraoperative Blutverlust wurde in HV-Zentren beobachtet (dies waren die Qualitätskriterien). Nervenschonende Eingriffe wurden am häufigsten bei den MV-Zentren gesehen (82,2 %), am seltensten bei den Kliniken mit sehr niedrigem Volumen (33,4 %). In dieser Untersuchung hatten die Kliniken mit sehr niedrigem Volumen die höchste Rate an Tumoren mit niedrigem Risiko, was möglicherweise darauf zurückzuführen war, dass solche Patienten in anderen Zentren nicht operiert, sondern eher beobachtet wurden. Nachteilig an der Erhebung war die hohe Zahl nicht vollständiger Daten, sodass die postoperativen Komplikationen und Follow-up-Daten nicht zum Volumen assoziiert werden konnten.

▪▪ Situation in den USA

Im Jahr 2013 wurden bereits 85 % aller RPs in den USA Roboter-assistiert durchgeführt. Dies war Anlass für Gershman et al. (2017), der Volumen-Ergebnis-Beziehung bei RARP anhand der NIS der Jahre 2009 bis 2011 nachzugehen. Es handelte sich um 140.671 Patienten, behandelt mit RARP in 2472 Krankenhäusern. Das jährliche Krankenhausfallaufkommen wurde in Quartile unterteilt, sehr niedrig (12 oder weniger) – niedrig (13-30) – mittel (31-66) und hoch (67-820). Die Krankenhausvolumen-Quartile unterschieden sich signifikant: HV-Krankenhäuser waren häufiger Lehrkrankenhäuser und städtische Krankenhäuser, Patienten in HV-Krankenhäusern waren häufiger privatversichert und zeigten weniger Komorbiditäten. Der Prozentsatz an RARP, der in HV-Hospitälern durchgeführt wurde, sank im Beobachtungszeitraum von 78 % (2009) auf 63 % (2011) ab, aufgrund einer Zunahme der Behandlungen in Krankenhäusern mit mittlerem und geringem Fallaufkommen. Während im Jahr 2009 noch 59 % der Krankenhäuser 1 oder weniger RARPs pro Woche durchführten, waren dies im Jahr 2011 70 % der Krankenhäuser. In der multivariaten Analyse waren HV-Krankenhäuser verglichen mit Krankenhäusern mit sehr niedrigem Volumen mit einer signifikant reduzierten Rate an intra- und postoperativen Komplikationen, perioperativen Bluttransfusionen, niedrigeren Rate an verlängertem Krankenhausaufenthalt und niedrigeren Kosten assoziiert. Darüber hinaus bestand ein statistisch signifikanter Trend über alle für ein besseres perioperatives Ergebnis mit ansteigendem Krankenhausvolumen. Diese Beziehung setzte sich bis ungefähr 100 Eingriffe/Jahr fort, der Nutzen darüber hinaus war nur noch marginal. Trotz eindeutiger Beziehung zwischen ansteigendem Krankenhausfallaufkommen und besseren Ergebnissen – mit der eigentlich notwendigen Konsequenz einer Zentralisierung dieser Eingriffe – wurde demnach in realiter das Gegenteil beobachtet, eine Dezentralisierung dieser Eingriffe, wohl aufgrund ökonomischer Interessen. Die gleiche Beobachtung machten auch Sammon et al. (2016), die ebenfalls Daten der NIS der Jahre 2009 bis 2011 auswerteten. Sie wiesen darauf hin, dass mit Verbreitung der RARP weniger Patienten die HV-Krankenhäuser aufsuchten, obwohl in ihrer Erhebung eine eindeutige inverse Beziehung zwischen postoperativer Komplikationsrate und Hospitalvolumen bestand: Patienten, die in Institutionen mit sehr niedrigem Fallaufkommen behandelt wurden (1 bis 45 Fälle/Jahr) wiesen eine postoperative Komplikationsrate von 14,7 % auf, verglichen mit einer Komplikationsrate von 5,7 % in Krankenhäusern mit sehr hohem Fallaufkommen (333–869 Fälle/Jahr).

Um die Qualität der onkologischen Resektion bei Patienten mit Prostatakarzinom zum Krankenhausfallaufkommen assoziieren zu können, bestimmten Wang et al. (2015) in der National Cancer Database der USA den Prozentsatz an primären Lymphknotendissektionen bei 50.671 chirurgisch behandelten Patienten der Jahre 2010/2011. Das Hospitalvolumen dieser 2-Jahresperiode wurde in Quartile unterteilt (1 bis 49, 50 bis 99, 100 bis 199, 200 und mehr). Insgesamt wurde bei 70,8 % (35.876) der Patienten eine primäre Lymphknotendissektion vorgenommen, signifikant häufiger in HV- und akademischen Krankenhäusern. Bei Patienten mit offener RP erfolgte signifikant häufiger eine Lymphknotendissektion (81,8 %) als bei Patienten mit RARP (dort 67,5 %). In dieser Kohorte erhielten letztlich ein Drittel der Patienten nicht die in Leitlinien empfohlene Dissektion der Beckenlymphknoten bei Prostatakarzinom, speziell nicht bei RARP und in Krankenhäusern mit geringem Fallaufkommen.

▪▪ Situation in anderen Ländern

Über ein Audit der British Association of Urological Surgeons (BAUS) zur RP in den Jahren 2014/2015 berichteten Khadhouri et al. (2018). 13.920 RPs wurden von 179 Chirurgen in 86 Zentren durchgeführt, davon 9712 RPs in HV-Zentren, definiert mit >200 Fällen im Beobachtungszeitraum, 2962 RPs in Mittelvolumenzentren (100–200 Fälle) und 1246 RPs in NV-Zentren mit <100 Fällen in der Zweijahresperiode. Bei den Chirurgen wurde nur nach hoch (>100 Fälle in zwei Jahren) und niedrig (<100 Fälle) unterschieden. Insgesamt wurden 51,6 % der Patienten einer RP in HV-Zentren mittels Roboter-assistierter Chirurgie unterzogen. HV-Zentren und HV-Chirurgen berichteten höhere Raten an ausgedehnten Lymphknotendissektionen und eine geringere Rate an Tumor-positiven Schnitträndern bei pT2-Tumoren. Die Hauptunterschiede wurden aber zwischen offener und minimalinvasiver RP gefunden, mit signifikant höherer Bluttransfusionsrate und längerem Krankenhausaufenthalt bei offenem Zugang. Für Patienten operiert in HV-Zentren von HV-Chirurgen, wurde der mittlere Krankenhausaufenthalt bei RARP mit lediglich 1 Tag aufgeführt. Die Daten demonstrieren, dass die Forderung des NICE aus dem Jahr 2002, die RP zu zentralisieren, in Großbritannien mittlerweile weitgehend umgesetzt wird. Dies bestätigt auch eine Analyse von Jallad et al. (2017). Danach ist in den Jahren von 2003 bis 2013 die Zahl der Zentren, die in Großbritannien eine RP durchführen, von 122 auf 66 zurückgegangen, obwohl gleichzeitig die jährliche Zahl an RPs von 1911 auf 5480 zunahm. Die 90-Tagesterblichkeit sank über die Zeit auf 0,1 % im Jahr 2013, ebenfalls nahm der mittlere stationäre Aufenthalt von 4 auf 2 Tage ab. 95 % der Patienten wurden in

2

Zentren versorgt, die die empfohlene Mindestmenge von 50 und mehr radikale Cystektomien/radikale Prostatektomien jährlich (kombiniert) erreichten.

Eine kanadische Studie ging der selten untersuchten Frage nach, ob die RP, durchgeführt in HV-Zentren, auch langfristig zu besseren Ergebnissen als eine Behandlung in NV-Krankenhäusern führt (Webber et al. 2014). Es handelte sich um 646 Patienten, die in Ontario in den Jahren 1990 bis 1998 innerhalb 6 Monaten nach Diagnosestellung einer RP unterzogen wurden. Der mittlere Nachbeobachtungszeitraum betrug 58 Monate (letzter Kontakt), die Überlebenszeiten konnten im Mittel über 132 Monate nach dem Eingriff ermittelt werden. In dieser Kohorte wurde selbst nach 17 Jahren Follow-up nur eine Prostatakarzinom-spezifische Sterblichkeitsrate von 7 % (n = 45) gefunden. Für Patienten, die in NV-Hospitälern versorgt wurden (< 1 RP/Monat) war das langfristige Sterblichkeitsrisiko wegen Prostatakarzinom signifikant höher (adjustierte Hazard Ratio 4,71) verglichen mit Patienten der höchsten Volumenkohorte (>7 RP/Monat).

2.19.3 Einfluss des Chirurgenvolumens auf die Ergebnisse

Registererhebungen

Die Ergebnisse eines Qualitätssicherungsprogramms in London mit Konzentration der RP in Zentren wurden von Cathcart et al. (2015) mitgeteilt. Berichtet wurde über 732 Männer, die sich in einer 3-Jahresperiode einer RARP unterzogen, 396 vor und 336 nach Einführung der Qualitätssicherung. In dieser Erhebung wurde die Lernkurve des Chirurgen bestimmt. Patienten, die von einem Chirurgen operiert wurden, der bereits zuvor >250 Eingriffe durchgeführt hatte, waren durchschnittlich 2,5 mal eher nach 3 Monaten Harn-kontinent als solche, die von Chirurgen versorgt wurden mit einer Erfahrung von <150 solcher Eingriffe (Odds Ratio 2,57).

Dem Einfluss des Chirurgenvolumens auf die Ergebnisse der RP gingen Vesey et al. (2012) anhand des Registers der BAUS der Jahre 2004 bis 2009 nach. 8032 RPs wurden von 212 Chirurgen in 96 Zentren ausgeführt, bei 4206 Patienten bestanden auch Follow-up-Daten. Das jährliche Fallvolumen der Chirurgen zeigte erhebliche Variationen, 54% der Operateure führten im Mittel weniger als 10 Prozeduren/Jahr durch. Diese NV-Chirurgen bewerkstelligten 11 % aller Fälle dieser Serie. Umgekehrt führten 6 % der Chirurgen im Mittel 30 und mehr RPs jährlich durch, sie waren für 31 % der Eingriffe in dieser Serie verantwortlich. Die Autoren trugen Qualitätsparameter wie Tumor-positiver Resektionsrand, biochemisches Rezidiv, Anastomosenstrikturen und intraoperative chirurgische Komplikationen gegen das jährliche Fallvolumen des Chirurgen auf. Es ließ sich eine signifikante Beziehung zwischen Fallaufkommen und Qualität der Resektion demonstrieren. Schwellenwerte für eine gute Qualität schwankten je nach Messparameter zwischen 15 bis 20 Fällen jährlich; als kontinuierliche Variable dargestellt, nahm die Qualität aber über 20 Fälle/Jahr hinaus weiter zu. Die Autoren empfahlen deshalb, für Chirurgen eine Mindestanzahl von 20 Fällen/Jahr (und idealerweise 35 Fälle/Jahr) zu fordern.

Almatar et al. (2016) analysierten alle Patenten, die eine offene RP bei lokalisiertem Prostatakarzinom in der Provinz Ontario, Canada in den Jahren 2002 bis 2009 erhielten. Es handelte sich um 15.870 Patienten, operiert von 196 Chirurgen. Im Median wurden 15 Eingriffe im Jahr von einem Chirurgen vorgenommen (Mittelwert 19, Spanne 1-131). Die Mehrzahl der Eingriffe erfolgten in kommunalen Einrichtungen (51 %), 31 % in universitären Krankenhäusern. Patienten, die von Chirurgen in dem höchsten Quartil des jährlichen Fallaufkommens (>39/Jahr) versorgt wurden, wiesen ein signifikant geringeres Risiko an Komplikationen auf, die eine Krankenhausaufnahme erforderten (HR 0,54) und ein geringeres Risiko an urologischen Prozeduren (nicht offene Eingriffe) (HR 0,69), die notwendig wurden, Komplikationen zu behandeln als Patienten, die von Chirurgen des niedrigsten Volumenquartils (<15/Jahr) behandelt wurden. Die Daten sprechen für eine Zentralisierung dieser Eingriffe.

Eine japanische Multizenterstudie überprüfte die Beziehung zwischen Chirurgenvolumen und Krankenhausfallaufkommen einerseits und postoperativem Ergebnis andererseits bei 3214 Patienten mit RARP (Hirasawa et al. 2017). Beim Hospitalvolumen wurde unter Krankenhäusern mit weniger und solchen mit $\geq$100 RARPs (HV)/Jahr unterschieden. Das Chirurgenvolumen wurde in Quintile unterteilt (<25, 25–49, 50–74, 75–99, and $\geq$100 Fälle/Jahr). In der multivariablen Analyse war das Krankenhausfallaufkommen mit der intraoperativen Komplikationsrate invers assoziiert, mit einer Odds Ratio von 3,6 bei NV- vs. HV- Krankenhäusern. Die Rate an perioperativen Komplikationen sank fortlaufend mit ansteigendem Chirurgenvolumen, von 9,8 % bei <25 Fällen auf 2,2 % bei >100 Fällen/Jahr.

Klein et al. (2008) untersuchten die Lernkurve von insgesamt 72 Chirurgen in vier Zentren der USA hinsichtlich der Radikalität der Tumoroperation (retropubische RP in den Jahren 1987 bis 2003) bei 7683 Patienten mit Prostatakarzinom. Überprüft wurde, ob das Tumorstadium die Lernkurve beeinflusst, Qualitätsparameter war die Rate an biochemischen Rezidiven. Insgesamt wurden 1253 Rezidive gesehen, die mittlere rezidivfreie Zeit waren 4,0 Jahre. Die chirurgische Erfahrung wirkte sich bei allen Stadien der Erkrankung auf die Rezidivrate positiv aus, mit einem absoluten Unterschied der adjustierten Wahrscheinlichkeit der Rezidivfreiheit nach 5 Jahren zwischen 6,6 % und 12,0 %, je nach Risikogruppe. Erfahrene Chirurgen waren hier mit einem Fallvolumen von 250 vorausgegangenen RPs definiert worden, unerfahrene mit 10 vorausgegangenen RPs. Die Lernkurve des Chirurgen beeinflusst nach dieser Publikation das Langzeitergebnis nach RP, erfahrene Chirurgen haben geringere Rezidivraten. Eine spätere Publikation dieser Arbeitsgruppe relativierte allerdings den Zusammenhang zwischen Fallaufkommen des Chirurgen und Ergebnis und wies auf die großen individuellen Unterschiede in den Ergebnissen einzelner Chirurgen hin (Bianco et al. 2010). In dieser Erhebung wurde die biochemische Rezidivrate (Anstieg des PSA-Spiegels) bei 7725 Patienten bestimmt, die ebenfalls in den Jahren 1987 bis 2003 mit einer retropubischen RP versorgt wurden, von insgesamt 54 Chirurgen. In der Untersuchung von Bianco et al. (2010) hatten 7 erfahrene Chirurgen Rezidivraten unter 10 % nach 5 Jahren, weitere 5 erfahrene Chirurgen aber solche von größer 25 %. Die Botschaft dieser Untersuchung war, dass die Erfahrung des Chirurgen, definiert durch die absolvierte Fallzahl, noch kein optimales Ergebnis nach RP garantiert.

Grenzwerte (Krankenhausvolumen und Operateurvolumen) für ein günstiges Ergebnis bei radikaler Prostatektomie finden sich in ◘ Tab. 2.41.

Fazit

Die Ergebnisse der RP sind eindeutig von der Erfahrung und dem Fallaufkommen des Zentrums und des Operateurs abhängig. Die geringe Sterblichkeit nach RP macht es aber schwer oder unmöglich, anhand der perioperativen Letalität eindeutige Mindestmengen für Krankenhaus und Chirurgen zu fordern. Die postoperative Morbidität ist ein besserer Parameter, aber auch sie lässt die Bestimmung von Volumengrenzen nur begrenzt zu. Was fehlt, sind Studien, die das langfristige onkologische Outcome nach RP zum Fallaufkommen von Krankenhaus und Operateur assoziieren.

◻ Tab. 2.41 Grenzwerte (Krankenhausvolumen und Operateurvolumen) für ein günstiges Ergebnis bei radikaler Prostatektomie (RP) und Roboter-assistierter radikaler Prostatektomie (RARP)

Autor	Land	Fallzahl/Jahr
Groeben et al. (2017)	Deutschland	Hospitalvolumen: >100; Messparameter: Klinikletalität
Pohle et al. (2018)	Deutschland	Hospitalvolumen ≥100; Messparameter: Blutverlust und tumorfreier Schnittrand
Gershman et al. (2017)	USA	Hospitalvolumen ≥100; Messparameter: perioperative Komplikationsrate
Wang et al. (2015)	USA	Hospitalvolumen ≥100; Messparameter: Leitliniengerechte Lymphknotendissektion
Khadhouri et al. (2018)	GB	Hospitalvolumen ≥100/Chirurgenvolumen ≥50; Messparameter: Lymphknotendissektion und tumorfreier Schnittrand
Cathcart et al. (2015)	GB	Lernkurve Chirurg: 250 RARPs; Messparameter: Harninkontinenz
Vesey et al. (2012)	GB	Chirurgenvolumen >20; Messparameter: Tumorfreier Schnittrand, intra- und postoperative Komplikationen
Webber et al. (2014)	Canada	Hospitalvolumen >7 monatlich; Messparameter: Langfristiges Überleben
Almatar et al. (2016)	Canada	Operateurvolumen ≥39; Messparameter: postoperative Komplikationsrate
Hirasawa et al. (2017)	Japan	Hospitalvolumen ≥100; Messparameter: Intraoperative Komplikationen bei RARP/Chirurgenvolumen ≥100; Messparameter: Perioperative Komplikationen bei RARP

2.20 Radikale Cystektomie

Reinhart T. Grundmann

2.20.1 Mindestmengenregelungen

Mindestmengenregelungen existieren in Deutschland nicht. Das NICE (2002) fordert für Großbritannien, dass multidisziplinäre Teams, die eine Prostatektomie und Cystektomie bei Karzinom vornehmen, kombiniert wenigstens 50 solcher Eingriffe jährlich ausführen.

2.20.2 Einfluss des Hospitalvolumens auf die Ergebnisse der radikalen Cystektomie

■ **Übersichten**

Goldstandard für die Therapie des muskelinvasiven Blasenkarzinoms ist die radikale Cystektomie. Inwieweit dieser Eingriff zentralisiert werden sollte und wie die

Beziehung zwischen Fallaufkommen von Krankenhaus/Chirurg und Ergebnis ist, untersuchten Goossens-Laan et al. (2011) aus den Niederlanden in einer systematischen Übersicht mit Metaanalyse auf Basis von 10 Studien. Die Definitionen (Schnittwerte) von HV- und NV-Krankenhäusern waren sehr unterschiedlich und variierten für HV-Zentren zwischen mindestens 4 und 24 Eingriffen/Jahr, für NV-Zentren zwischen maximal 1 bis 9 Eingriffen jährlich. In allen Studien ließ sich ein positiver Einfluss des Krankenhausfallaufkommens auf die Klinikletalität nachweisen, der gepoolte Effekt wurde zugunsten der HV-Krankenhäuser mit einer Odds Ratio von 0,55 geschätzt. Zwei Studien fanden zusätzlich eine signifikant geringere Klinikletalität bei HV-Chirurgen (Odds Ratio 0,55), ein Einfluss des Chirurgenvolumens auf das Langzeitüberleben des Patienten wurde aber nicht demonstriert. Wenn demnach auch die Beziehung zwischen höherem Fallvolumen und geringerer Klinikletalität signifikant war, so waren doch keine eindeutigen Grenzwerte für HV- und NV-Krankenhäuser zu nennen. Die Autoren sprachen sich deshalb für eine Erfassung dieser Eingriffe in einem Register zur Qualitätssicherung aus.

Registererhebungen

▪▪ Situation in Deutschland

Nimptsch und Mansky (2017) untersuchten mithilfe von DRG- Abrechnungsdaten der Jahre 2009 bis 2014 die Volumen-Ergebnisbeziehung bei 44.000 Patienten mit Cystektomie wegen Blasenkarzinom. Sie errechneten für das sehr hohe Krankenhausvolumenquintil (median jährlich 57 Fälle) eine Klinikletalität von 4 % vs. 5,5 % des sehr niedrigen Volumenquintils (median jährlich 9 Fälle). Mit ansteigendem Fallvolumen nahm die Klinikletalität fortlaufend ab, die Krankenhausmindestmenge, die notwendig war, um unter den Durchschnitt von 4,7 % zu kommen, betrug 31 Fälle/Jahr.

▪▪ Situation in den USA

Nielsen et al. (2014) identifizierten in der National Cancer Database (NCDB) der Jahre 2004 bis 2011 für eine Analyse der 30-Tagesterblichkeit nach radikaler totaler Cystektomie 35.055 Fälle, operiert in 1118 Krankenhäusern, bzw. für die 90-Tageletalität 34.186 Fälle aus 1115 Krankenhäusern. NV-Krankenhäuser waren durch ein Fallvolumen <10 jährlich definiert, MV-Krankenhäuser mit 10–19, HV-Krankenhäuser mit ≥20 Resektionen/Jahr. Insgesamt machte in diesem Kollektiv die nicht-adjustierte 30-Tageletalität 2,7 %, die 90-Tageletalität 7,2 % aus (30-Tageletalität eingeschlossen). Die Autoren betonten die relativ hohe 90 Tageletalität im Vergleich zur Klinikletalität; die 90-Tageletalität ließ erst das Risiko des Eingriffs wirklich abschätzen, mit signifikant besseren Ergebnissen in HV-Zentren (90-Tageletalität 8,0 %, 7,5 % und 5,7 % bei NV-, MV-, und HV-Krankenhäusern).

Waingankar et al. (2017) fanden in der NCDB 19.346 Patienten mit radikaler Cystektomie, durchgeführt von 2.927 Operateuren in 927 Krankenhäusern in den Jahren 2010–2013. Das mediane jährliche Krankenhausfallaufkommen belief sich auf 12,3, das Chirurgenvolumen auf 4,3 Fälle. Krankenhäuser mit <5 Fällen jährlich zeigten eine 90-Tageletalität von 8,5 %, verglichen mit 5,6 % in Krankenhäusern mit >30 Eingriffen jährlich. Ebenso fand sich für Chirurgen mit <5 Fällen jährlich eine 90-Tageletalität von 8,1 % vs. 4,0 % bei Chirurgen mit >30 Eingriffen jährlich. In einer Propensity-Score-Analyse kamen die Autoren zu dem Schluss, dass das Krankenhausfallaufkommen für die Ergebnisse von größerer Bedeutung als das Chirurgenvolumen war, gleichwohl wurden die besten Ergebnisse in Krankenhäusern mit >30 Eingriffen jährlich gesehen, wenn auch die Chirurgen >30 Eingriffe jährlich ausführten.

In einer weiteren Analyse plädierte dieselbe Arbeitsgruppe für die bereits schon stattfindende schrittweise Zentralisierung dieser Eingriffe in den USA (Waingankar et al. 2019). Sie erfassten in der NCDB 47.028 radikale Cystektomien, die in den Jahren 2004 bis 2013 in 1162 Krankenhäusern vorgenommen wurden. NV-Krankenhäuser wurden als solche bezeichnet, wenn sie ≤5 Cystektomien jährlich ausführten, HV-Krankenhäuser wiesen ≥30 Eingriffe jährlich auf. In diesem Zeitraum nahm der Prozentsatz an Eingriffen in NV-Krankenhäusern kontinuierlich ab (von 28,7 % auf 17 %), der in HV-Zentren zu (von 15,6 % auf 33,3 %). Parallel sank über den gesamten Zeitraum die 30-Tageletalität in NV-Krankenhäusern von 4,8 % auf 2,6 %, während sie in HV-Krankenhäusern stabil blieb (1,9 % vs. 1,4 %). Eine weitere Konzentration dieser Eingriffe in Zentren wurde gefordert, da relativ gesehen die 30-Tageletalität in NV-Krankenhäusern um 66 %, die 90-Tageletalität um 37 % höher lag als in HV-Krankenhäusern.

In einer statistisch aufwändigen Spline-Analyse gingen Arora et al. (2019) auf Basis von 6790 Patienten der NIS-Datenbank der Jahre 2008 bis 2011 der Beziehung zwischen Krankenhausfallaufkommen und postoperativer Komplikationsrate nach radikaler Cystektomie bei Blasenkarzinom nach. Im Gesamtkrankengut machte die Komplikationsrate über alles 70,2 %, die Majorkomplikationsrate 23,2 %, die Klinikletalität 1,6 % aus. In dieser Kohorte führten die Krankenhäuser im Mittel 24 Eingriffe/Jahr aus, mit ansteigendem Fallaufkommen kam es zu einer Abnahme der Komplikationsrate. Die Beziehung zwischen Krankenhausfallaufkommen und Komplikationsrate war nicht linear, die Odds der Komplikationen erreichten ein Plateau bei 50–55 Fällen/Jahr (p = 0,024). Betrachtete man nur die Majorkomplikationsrate, wurde das Plateau bei 45-50 Fällen jährlich erreicht (p = 0,007). Diese Ergebnisse unterstützen indirekt die Anstrengungen in England, die radikale Cystektomie bei Blasenkarzinom in Zentren mit ≥50 Cystektomien/Jahr zu konzentrieren (s. u. Afshar et al. 2018). Die Autoren betonten aber, dass dies für ein Land von der Größe der USA logistisch unrealistisch sei, der Weg könne demnach nur in einer Qualitätsverbesserung auch kleinerer Zentren bestehen.

Eine sehr differenzierte Betrachtung zum Einfluss einer Zentralisierung der radikalen Cystektomie auf die Komplikationsraten dieses Eingriffs legten Ravi et al. (2014) bereits früher vor. Basis ihrer Analyse waren 79.859 Patienten, die in den Jahren 1998 bis 2009 in den USA einer radikalen Cystektomie bei Blasenkarzinom unterzogen wurden, in NV- (1–3), MV- (4–23) und HV- Krankenhäusern (≥24 Cystektomien/Jahr). Die Behandlung in einem NV-Krankenhaus – es waren 21,0 % aller Eingriffe – war im Vergleich zu den HV-Krankenhäusern mit signifikant höheren Odds (relativer Prozentsatz) für intraoperative Komplikationen (26 %), postoperative Komplikationen (39 %), Bluttransfusionen (17 %) und verlängertem Krankenhausaufenthalt (75 %) assoziiert, die Kliniksterblichkeit zeigte eine 2,2-fach höhere Odds. Die Autoren quantifizierten erstmals für die USA, wie sich eine Zentralisierung der radikalen Cystektomie mit Verschiebung der Eingriffe der NV-Krankenhäuser in HV-Krankenhäuser auf die Ergebnisse auswirken würde (=Zahl der benötigten Behandlungen [„number needed to treat"] in einem HV-Krankenhaus, um eine der folgenden Komplikationen zu vermeiden). Dies waren:

für intraoperative Komplikationen n = 166; postoperative Komplikationen n = 14; Bluttransfusionen n = 36; verlängertem Krankenhausaufenthalt n = 11; Kliniksterblichkeit n = 50. Der Nutzen einer Regionalisierung ist augenscheinlich.

Scarberry et al. (2018) zeigten, dass die Versorgung in HV-Zentren sich auch auf die längerfristige Prognose von Patienten mit Blasenkarzinom positiv auswirkt. Sie untersuchten eine Kohorte von 39.274 Patienten, die in den Jahren 2004 bis 2013 in der NCDB bei radikaler Cystektomie erfasst wurden. Der mediane Nachbeobachtungszeitraum wurde mit 28,9 Monaten angegeben. 97 von 1228 (7,9 %) behandelnden Krankenhäusern führten jährlich >10 Eingriffe durch und wurden als HV-Zentren bezeichnet, gleichzeitig wurde unter Eingriffen in akademischen Krebszentren und kommunalen Krebszentren unterschieden. Akademische Krebszentren führten im Mittel 6,4 Cystektomien jährlich durch, kommunale Krebszentren 1,3. In diesem Kollektiv wurden mehr als die Hälfte der radikalen Cystektomien (51,8 %) in akademischen Krebszentren vorgenommen, mit einer signifikant niedrigeren Rate an tumorpositiven Schnitträndern und höheren Anzahl dissezierter Lymphknoten im Vergleich zu den kommunalen Krebszentren. Das Fallvolumen einer Klinik war ein unabhängiger Prädiktor für das Patientenüberleben, mit besserem Langzeitüberleben in HV-Zentren, was bedeutete, dass das Fallvolumen wichtiger war als die Bezeichnung einer Institution als akademisches Krebszentrum. Auch diese Daten sprechen für eine Zentralisierung der radikalen Cystektomie in HV-Zentren.

Die Leitlinien empfehlen bei der radikalen Cystektomie wegen Blasenkarzinom grundsätzlich die Beckenlymphknotendissektion. Inwieweit eine leitliniengerechte Behandlung vom Krankenhaustyp und dem Fallvolumen beeinflusst wird, überprüften Zaffuto et al. (2018) bei 66.208 Patienten mit radikaler Cystektomie der NIS-Datenbank der Jahre 2004 bis 2013. Insgesamt erfolgte eine Beckenlymphknotendissektion in 81,9 % der Fälle. Die Lymphknotendissektion wurde in Lehrkrankenhäusern signifikant häufiger vorgenommen als in Nicht-Lehrkrankenhäusern (84,2 % vs. 74,6 %), des Weiteren signifikant häufiger in HV-Krankenhäusern mit 89,5 % verglichen mit NV-Krankenhäusern (dort in 74,3 %). Dabei war zwischen NV (<3 Fälle/Jahr), MV (3 bis <10 Fälle/Jahr) und HV (≥10 Fälle/Jahr) unterschieden worden. Die höchste Rate an Lymphknotendissektionen ergab sich in akademischen Lehrkrankenhäusern mit hohem Fallvolumen (89,5 %). HV-Krankenhäuser wiesen demnach eine signifikant bessere operative Qualität als NV-Krankenhäuser auf.

▪▪ Situation in anderen Ländern

Eine populationsbezogene Untersuchung zu der Beziehung zwischen Krankenhausfallaufkommen und Langzeitergebnis nach radikaler Cystektomie bei Blasenkarzinom liegt für die Jahre 1997–2014 auf der Grundlage von 3172 Patienten aus Schweden vor (Liedberg et al. 2019). Der mediane Nachbeobachtungszeitraum waren 2,5 Jahre. Das Krankenhausfallaufkommen wurde in Tertile 0–10, >10 - <25 und ≥ 25-66 radikale Cystektomien jährlich unterteilt. Ein Fallaufkommen von ≥25 Fällen jährlich war mit einem signifikant besseren Patientenüberleben assoziiert (HR 0,87), gleiches galt für das krebsspezifische Überleben (Hazard Ratio 0,87). Wurde das Fallaufkommen als kontinuierliche Variable aufgetragen, so verbesserte sich das Patientenüberleben über alles bei jedem Anstieg um jährlich 10 Fälle (HR 0,95). Hingegen war die Sterblichkeit nach 90 Tagen nicht mit dem Fallaufkommen assoziiert. Ein höheres Fallaufkommen war darüber hinaus mit einer häufigeren ausgedehnten Lymphknotendissektion, einer häufigeren kontinenten Blasenrekonstruktion und neoadjuvanten Chemotherapie assoziiert. Nachteilig war die Assoziation einer häufigeren Behandlungsverzögerung >3 Monate nach Diagnosestellung bei Einweisung des Patienten in ein HV-Zentrum. Die Untersuchung unterstreicht die Forderung nach Zentralisierung dieser Eingriffe. Eine Zentralisierung dieser Eingriffe hatte bereits eine frühere schwedische Untersuchung für die Jahre 1997–2002 gefordert (Sabir et al. 2013). Damals waren die Ergebnisse von 1126 Patienten, behandelt in NV-Krankenhäusern (<10 Cystektomien/Jahr) und HV-Krankenhäusern (≥10 Cystektomien jährlich), präsentiert worden, bei einem medianen Follow-up von 47 Monaten. In dieser Untersuchung war das Überleben über alles ebenfalls in HV-Krankenhäusern besser als in NV-Krankenhäusern und die lokale Rezidivrate war in HV-Krankenhäusern mit 19 % signifikant geringer als in NV- Krankenhäusern (dort 26 %).

Llorente et al. (2019) erfassten alle 12.154 Patienten, die wegen eines Blasenkarzinoms in den Jahren 2011–2015 in 196 Krankenhäusern Spaniens einer radikalen Cystektomie unterzogen wurden. Die Mehrzahl der Eingriffe (57,01 %) wurde in Krankenhäusern mit mehr als 500 Betten vorgenommen, 38,3 % der Krankenhäuser führten jährlich weniger als 8 radikale Cystektomien durch. In dieser Analyse betrug die 90-Tagesterblichkeit über alle 6,5 %, mit signifikant niedrigerer Sterblichkeit (3,3 %) in dem obersten Dezil des Fallaufkommens (>38 Fälle/Jahr) im Vergleich zum untersten Dezil (dort Sterblichkeit 7,4 %). Mit jedem Anstieg um 10 radikale Cystektomien/Jahr kam es zu einer relativen Abnahme der 90-Tageletalität um 20,6 %. Die Ergebnisse sprachen für eine Zentralisierung dieser Eingriffe, speziell bei Hochrisikopatienten.

Daten aus England für die Jahre 2003 bis 2014 (15.292 radikale Cystektomien) präsentierten Afshar et al. (2018). In diesem Zeitraum kam es dank Zentralisierung der radikalen Cystektomie bei Blasenkarzinom zu einer deutlichen Ergebnisverbesserung. Der Anteil an **nicht**-leitliniengerechten Cystektomien nahm von 65 % auf 12,4 % ab, die 30-Tageletalität sank von 2,7 % auf 1,5 %. Leitliniengerechte Eingriffe hatten eine signifikant geringere 30-Tageletalität (2,1 % vs. 2,9 %) als solche, die dem nicht folgten, und auch die 1-Jahressterblichkeit der Patienten war signifikant geringer (21,5 % vs. 25,6 %). Die Zahl der Krankenhäuser, die ≥50 Eingriffe jährlich vornahmen, stieg von 35 (26,7 %) im Jahr 2003 auf 53 (91,4 %) im Jahr 2014 an. Gleichzeitig sank die Zahl der Operateure, die die radikale Cystektomie ausführten, von 290 auf 199 ab, sodass es sich im Jahr 2014 fast ausschließlich um HV-Chirurgen handelte. Der Zusatznutzen eines weiteren Anstiegs der Fallzahlen eines Zentrums um einen einzelnen Fall wurde mit einer Senkung der Hazard Ratio auf 0,993 berechnet und wirkte sich positiv auf 30-Tagesterblichkeit, Sterblichkeit nach 1 Jahr und Reinterventionsrate aus. Die Studie beweist eindrucksvoll den Nutzen einer Zentralisierung dieser Eingriffe.

Für Canada liegen Untersuchungen sowohl aus der Provinz Ontario als auch aus Quebec vor. Für die Provinz Ontario werteten Kulkarni et al. (2013) die Daten von 2535 Patienten aus, die in den Jahren 1992 bis 2004 in 90 Krankenhäusern von 199 Operateuren wegen Blasenkarzinom einer radikalen Cystektomie unterzogen wurden. Primärer Studienendpunkt war das Langzeitüberleben der Patienten. Das 5-Jahresüberleben machte im Gesamtkollektiv 35 % aus, mit signifikant besseren Ergebnissen mit kontinuierlich ansteigendem Fallvolumen des Krankenhauses und des Chirurgen (unabhängig voneinander). In der Analyse des Krankenhausfallaufkommens nahm das Sterblichkeitsrisiko von einer HR 0,995 (1 Fall/Jahr) auf HR 0,899 (20 Fälle/Jahr) ab, beim Chirurgenvolumen von HR 0,984 auf 0,728 (ebenfalls 1 vs. 20 Fälle). Dieser Effekt war unabhängig von der Klinikletalität. Eine Erklärung für diese Beobachtung boten die Autoren nicht, wenn auch offensichtlich die Operationstechnik eine wichtige Rolle gespielt haben dürfte.

Santos et al. (2015) berichteten zum Langzeitüberleben der Patienten nach radikaler Cystektomie bei Blasenkarzinom Ergebnisse aus der Provinz Quebec (Canada) für die Jahre 2000 bis 2009. 2778 Patienten wurden in 48 Krankenhäusern von 122 Chirurgen versorgt (medianes Follow-up 34 Monate). In dieser Untersuchung wurden HV-Krankenhäuser mit einem durchschnittlichem jährlichem Fallaufkommen von 17,5 (3. Quartil) und 36 (4. Quartil) definiert, HV-Chirurgen mit einem solchen von 3,42 (3. Quartil) und 8,91 (4. Quartil) Fällen jährlich. Für das Gesamtkrankengut errechnete sich ein 5-Jahresüberleben von 46 %. Das Sterblichkeitsrisiko war in HV-Krankenhäusern signifikant geringer (HR 0,87) als in NV-Krankenhäusern (1. und 2. Quartil), gleiches galt für Patienten von HV-Chirurgen (HR 0,81). Wurden die Patienten von einem HV-Chirurgen in einem HV-Krankenhaus operiert, nahm ihr Sterblichkeitsrisiko langfristig sogar um relativ 20 % ab (HR 0,80). Dieselbe Arbeitsgruppe publizierte eine Folgestudie, die die Ergebnisse der Jahre 2010 bis 2015 einschloss, mit insgesamt 4450 Patienten mit radikaler Cystektomie bei Blasenkarzinom (Wissing et al. 2019). Sie beobachteten im zweiten Zeitraum eine deutliche Verbesserung der Ergebnisse im Vergleich zum ersten Zeitraum dank zunehmender Versorgung der Patienten in HV-Krankenhäusern und von HV-Chirurgen. Die 5-Jahresüberlebensrate der Patienten wurde jetzt mit 50,9 % angegeben, das krankheitsspezifische Überleben mit 61,3 %. Die Berechnungen, was den Effekt von Krankenhaus- und Chirurgenvolumen auf die Ergebnisse angeht, waren allerdings nicht eindeutig und wechselten, bereits ab 5 Fällen/Jahr wurde von HV-Chirurgen und HV-Krankenhäusern ausgegangen, an anderer Stelle wurden HV-Chirurgen mit 8,9 Cystektomien jährlich und HV-Krankenhäuser mit 16,1 Cystektomien jährlich definiert.

2.20.3 Einfluss des Chirurgenvolumens auf die Ergebnisse der radikalen Cystektomie

Die Premier Hospital Database enthält 49.540 Patienten, die in den Jahren 2003 bis 2010 in den USA einer radikalen Cystektomie unterzogen wurden. 56,3 % dieser Eingriffe wurden von Chirurgen ausgeführt, die den Eingriff nicht mehr als zweimal im Jahr vornahmen. In dieser Kohorte machte die Majorkomplikationsrate über alle nach 90 Tagen 16,2 % aus. Leow et al. (2015) konnten bei Auswertung dieser Daten eine inverse Beziehung zwischen Chirurgenvolumen und Komplikationsrate nachweisen. Verglichen mit Chirurgen, die den Eingriff nur einmal jährlich ausführten, hatten Chirurgen mit ≥ 7 radikalen Cystektomien jährlich eine um 45 % niedrigere Majorkomplikationsrate (Odds Ratio 0,55) und ihre Behandlungskosten waren signifikant niedriger. In dieser Analyse zeigte sich eine kontinuierliche Abnahme der Komplikationsrate mit zunehmendem Chirurgenvolumen, mit den besten Ergebnissen von Chirurgen mit einem jährlichen

◘ Tab. 2.42   Grenzwerte (Krankenhausvolumen und Operateurvolumen) für ein günstiges Ergebnis bei radikaler Cystektomie wegen Karzinom

Autor	Land	Fallzahl/Jahr
Nimptsch und Mansky (2017)	Deutschland	Hospitalvolumen: 31; Messparameter: Klinikletalität
Nielsen et al. (2014)	USA	Hospitalvolumen: ≥20; Messparameter: 90-Tageletalität
Ravi et al. (2014)	USA	Hospitalvolumen: ≥24; Messparameter: intra- u. postoperative Komplikationen, Klinikletalität
Leow et al. (2015)	USA	Chirurgenvolumen: ≥28; Messparameter: Majorkomplikationsrate
Waingankar et al. (2017)	USA	Hospitalvolumen ≥30; Chirurgenvolumen ≥30; Messparameter: 90-Tageletalität
Scarberry et al. (2018)	USA	Hospitalvolumen >10; Messparameter: Langzeitüberleben
Arora et al. (2019)	USA	Hospitalvolumen 45–50; Messparameter: Majorkomplikationsrate
Liedberg et al. (2019)	Schweden	Hospitalvolumen ≥25; Messparameter: Langzeitüberleben
Llorente et al. (2019)	Spanien	Hospitalvolumen >38; Messparameter: 90-Tageletalität
Kulkarni et al. (2013)	Canada (Ontario)	Hospitalvolumen: 20; Chirurgenvolumen 20; Messparameter: Langzeitüberleben
Santos et al. (2015)	Canada (Quebec)	Hospitalvolumen 17,5 bis 36; Chirurgenvolumen 3,42 bis 8,91; Messparameter: Langzeitüberleben

Fallaufkommen ≥ 28. Mit jeder Zunahme des Chirurgenvolumens um 1 Fall sank die Majorkomplikationsrate relativ um 2,8 %. Die Autoren forderten bei der hohen Rate an NV-Chirurgen allerdings aus logistischen Gründen für die USA zunächst nur ein jährliches Fallaufkommen von 4 Eingriffen/Chirurg, um Komplikationsraten und Kosten zu senken.

Grenzwerte (Krankenhausvolumen und Operateurvolumen) für ein günstiges Ergebnis bei radikaler Cystektomie wegen Karzinom finden sich in ◘ Tab. 2.42.

Fazit

Es darf als gesichert gelten, dass die Ergebnisse der radikalen Cystektomie bei Blasenkarzinom mit ansteigendem Hospitalvolumen und Chirurgenvolumen besser werden, das gilt sowohl für die postoperative Komplikationsrate als auch das Langzeitüberleben der Patienten. Die Empfehlungen des NICE zur Konzentration der Behandlung dieser Patienten in definierten Zentren sind gut begründet.

2.21 Chirurgie des Mammakarzinoms

Reinhart T. Grundmann

2.21.1 Mindestmengenregelungen

Vom GBA vorgeschriebene Mindestmengenregelungen für die Behandlung des Mammakarzinoms gibt es in Deutschland nicht. Die Deutsche Krebsgesellschaft fordert ein Minimum von 50 Mamma-OPs pro Operateur bei Zertifizierung eines Brustkrebszentrums. Die European Society of Mastology (EUSOMA) empfahl im Jahr 2000, dass ein Brustkrebszentrum 150 neue Fälle eines Mammakarzinoms pro Jahr behandeln sollte.

2.21.2 Einfluss des Hospitalvolumens auf die Ergebnisse

■ Übersichten

Die erste systematische Übersicht mit Metaanalyse zur Beziehung zwischen Fallaufkommen von Chirurg und Krankenhaus auf die Ergebnisse bei Behandlung des Mammakarzinoms stammt von Gooiker et al. (2010). Die Autoren kamen auf Basis von 12 Beobachtungsstudien zu dem Schluss, dass eine eindeutige Beziehung zwischen verbessertem Überleben und Chirurgenvolumen besteht, mit einer HR von 0,80 (0,71–0,90). Auch das Krankenhausfallaufkommen hatte einen gewissen Einfluss auf die Ergebnisse, allerdings war insgesamt die Klinikletalität sehr gering (0,1–0,2 %). Warum die Ergebnisse in HV-Zentren besser sind, konnte nur spekuliert werden (genauere Diagnostik, bessere Resektionstechnik, adäquater Einsatz von Radio- und Chemotherapie). Auch konnten keine definitiven Fallzahlgrenzen genannt werden. Gleichwohl sprach die Datenlage eindeutig für die Zentralisierung der Behandlung von Patientinnen mit Brustkrebs.

Registererhebungen

■■ Situation in Deutschland

Um die Qualität der Brustkrebsversorgung zu verbessern, hat das Land Nordrhein-Westfalen (NRW) seit dem Jahr 2004 51 Brustkrebszentren benannt. Diese Brustkrebszentren verfügen über 91 Operationsstandorte in NRW, die unter anderem Mindestmengen erfüllen müssen. Die Anerkennung als Brustkrebszentrum setzt voraus, dass mindestens 150 Erstoperationen pro Jahr bzw. 100 pro Operationsstandort durchgeführt werden und jeder Operateur/in jährlich mindestens 50 Operationen nachweisen kann. Geraedts et al. (2013) untersuchten, ob sich die Zahl leistungserbringender Kliniken unter diesen Vorgaben wie geplant reduzierte, wie sich die Fallzahlen in den Kliniken entwickelten und ob die Kliniken die Fallzahlvorgaben erfüllten. Die Anzahl Ersteingriffe bei primärem Brustkrebs in NRW stieg zwischen 2004 und 2010 um 36,6 % an, von 12.975 auf 17.724 Fälle (p < 0,001). Gleichzeitig sank die Zahl operierender Kliniken von 252 auf 208, womit aber immer noch mehr als doppelt so viele Kliniken an der operativen Brustkrebsversorgung teilnahmen wie geplant. Die Autoren schätzten, dass der Anteil Fälle, der in Kliniken ohne Anerkennung operiert wurde, von 20 % im Jahr 2004 auf 12,5 % im Jahr 2010 gesunken sei (p < 0,001). Gleichzeitig nahm der Anteil Fälle ab, die in Kliniken operiert wurden, die die Mindestmengenvorgaben nicht erfüllten, von 42,7 % im Jahr 2004 auf 12,1 % im Jahr 2010 (p < 0,001). Nach dieser Erhebung hat die Etablierung von Brustkrebszentren in NRW zu einer Zentralisierung der Versorgung geführt. Zwar fand die Brustkrebsversorgung auch im Jahr 2010 noch in mehr als 100 nicht als Operationsstandort anerkannten Kliniken statt; diese verantworteten aber nur noch einen geringen Versorgungsanteil.

Köster et al. (2015) werteten die Daten der externen Qualitätssicherung von 153.475 Patientinnen aus, die in Deutschland in den Jahren 2013 und 2014 in 939 Krankenhäusern einem Ersteingriff wegen Mammakarzinom unterzogen wurden. Qualitätsindikatoren waren unter anderen die prätherapeutische histologische Diagnosesicherung (möglichst viele Patientinnen), intraoperatives Präparatröntgen bei mammographischer Drahtmarkierung (möglichst viele Eingriffe), primäre Axilladissektion bei duktalem Karzinom in situ (DCIS) (möglichst wenige Patientinnen), Lymphknotenentnahme bei DCIS und brusterhaltender Therapie (möglichst wenige Patientinnen), Indikation zur Sentinel-Lymphknoten-Biopsie sowie der zeitliche Abstand zwischen Diagnose und Operation (möglichst wenige Patientinnen mit einem zeitlichen Abstand von über 21 Tagen zwischen prätherapeutischer histologischer Diagnose und Operationsdatum). Es wurden Fallzahlquintile berechnet und zusätzlich die Kategorien <50 Fälle, 50–99 Fälle, 100–149 Fälle und ≥150 Fälle pro Einrichtung und Jahr gebildet. In der Gesamtschau wiesen die Ergebnisse auf eine bessere Versorgungsqualität in Krankenhäusern mit größeren Fallzahlen hin. Sechs der sieben untersuchten Prozessindikatoren zeigten günstigere Ausprägungen für Krankenhäuser mit größeren Fallzahlen gegenüber Krankenhäusern mit kleineren Fallzahlen. Allerdings waren diese Zusammenhänge nicht durchgehend stetig, zumeist zeigte sich das schlechteste Ergebnis in der untersten Fallzahlkategorie. Die Autoren wiesen auf die Schwäche der Qualitätssicherung in Deutschland hin, die sich hier lediglich auf Prozessindikatoren bezog. Längerfristige Ergebnisparameter (Mortalität und Morbidität) oder kurzfristigere Ergebnisparameter wie beispielsweise die Nachresektionsraten wurden nicht erfasst (fehlendes Follow-up). Gleichwohl folgerten die Autoren, dass in der Mammachirurgie im Bereich der Prozessqualität Mengeneffekte bestehen. Krankenhäuser mit Fallzahlen unter 50 beziehungsweise 106 Patientinnen pro Jahr wiesen eine signifikant schlechtere Versorgungsqualität auf.

Heil et al. (2013) berichteten über eine freiwillige Registererhebung an 186 deutschen Brustkrebszentren der Jahre 2006 bis 2010 mit insgesamt 142.863 Patientinnen mit Mammakarzinom. Im Beobachtungszeitraum fiel die Mastektomierate insgesamt von 36,5 % im Jahr 2006 auf 30,6 % im Jahr 2010 ab. Bei Patientinnen, bei denen präoperativ ein MRT durchgeführt wurde, wurde signifikant häufiger als bei den übrigen eine Mastektomie durchgeführt (Odds Ratio 1,42). Das Krankenhausfallaufkommen hatte keinen signifikanten Einfluss auf die Mastektomierate, wenn auch im Trend (Odds Ratio 1,06) in Krankenhäusern mit >250 Fällen pro Jahr die Mastektomierate geringer war (30,06 %) als in Krankenhäusern mit <150 Fällen/Jahr (dort 35,35 %)

▪▪ Situation in den USA

Yen et al. (2017) stellten eine Kohorte der National Cancer Data Base der Jahre 2007 bis 2011 vor (573.571 Frauen mit Brustkrebs, behandelt in 1755 Krankenhäusern der USA). Die Krankenhäuser der obersten 10 Perzentilen wurden als Hochvolumen bezeichnet (>259–274 Fälle/Jahr); die des 50. bis 89 Perzentils als Medium-Volumen (MV) und die unterhalb des 50. Perzentils (< 68–71,5 Fälle/Jahr) als Niedervolumen. Die Odds der NV-Krankenhäuser als Referenzwert genommen, wurde in den MV-Krankenhäusern (OR 1,15) und HV-Krankenhäusern (OR 1,30) signifikant häufiger die Diagnose durch initiale perkutane Nadelbiopsie gestellt, signifikant häufiger ein negativer Resektionsrand gesehen (MV: OR 1,15; HV: OR 1,28) und die richtige lokoregionäre Behandlung (negativer Schnittrand und Strahlentherapie) durchgeführt (MV: OR 1,12; HV: OR 1,16). In dieser Erhebung behandelten ca. die Hälfte aller Kliniken weniger als 70 Patientinnen jährlich, mit signifikant schlechterer Prozessqualität im Vergleich zu MV- und HV-Krankenhäusern.

▪▪ Situation in anderen Ländern

Eine belgische Erhebung umfasste 25.178 Frauen, die in den Jahren 2004 bis 2006 in 111 Krankenhäusern wegen Brustkrebs behandelt wurden (Vrijens et al. 2012). Die Krankenhäuser wurden entsprechend dem jährlichen Fallaufkommen klassifiziert: <50 (sehr niedrig), 50–99 (niedrig), 100–149 (mittel) und ≥150 (hoch). Die Hälfte der Kliniken (n = 57) behandelten weniger als 50 Patientinnen/Jahr. In dieser Erhebung zeigten 6 von 11 Prozessindikatoren in HV-Krankenhäusern eine höhere Rate der Durchführung im Vergleich zu den anderen Krankenhäusern. Darüber hinaus war ein höheres Fallaufkommen mit einem besseren Langzeitüberleben der Patienten assoziiert. Die beobachteten 5-Jahresüberlebensraten betrugen 74,9, 78,8, 79,8 und 83,9 % bei Patientinnen, die in sehr niedrig-/niedrig-/mittel- und hoch – Volumen- Krankenhäusern versorgt wurden. Nach Adjustierung der Daten ergab sich für Patientinnen in der sehr niedrig- und niedrig-Volumenkategorie ein erhöhtes Sterblichkeitsrisiko im Follow-up mit einer Hazard Ratio von 1,26 und 1,15 im Vergleich zu der HV-Kategorie. Im Endergebnis konnte demnach ein Überlebensvorteil für Patientinnen der HV-Krankenhäuser gezeigt werden, wohl aufgrund einer besseren Durchführung einer leitliniengerechten Behandlung, was für eine Zentralisierung der Behandlung von Brustkrebs-Patientinnen sprach.

Im nationalen Krebsregister der Niederlande fanden Siesling et al. (2014) 55.554 Frauen und 335 Männer mit einem nicht-metastasiertem invasivem Mammakarzinom, die in den Jahren 2001 bis 2005 in 101 Krankenhäusern behandelt wurden. 9 % der Patientinnen wurden in NV-Krankenhäusern operativ behandelt (<75 Eingriffe/Jahr), 22 % in niedrig- bis-mittel-Volumen-Krankenhäusern (75–99 Eingriffe/ Jahr), 29 % in mittel-Volumen- Krankenhäusern (100–149 Operationen/Jahr), 12 % in hoch- bis mittel-Volumen- Krankenhäusern (150–199 Eingriffe/Jahr) und 28 % in HV-Krankenhäusern (≥200 Eingriffe/Jahr). Die mediane Nachbeobachtungsperiode betrug 114 Monate. Die nicht-korrigierten 10-Jahresüberlebensraten machten in den 5 Kategorien (von niedrigem zu hohem Volumen) 77, 81, 80, 82 und 82 % aus. In dieser Untersuchung beeinflusste demnach das Fallaufkommen das Langzeitüberleben der Patientinnen nur sehr gering, sehr viel weniger als Tumor- und Patientencharakteristika, lediglich in der niedrigsten Volumenkategorie (<75 Eingriffe/Jahr) wurde eine um relativ 9 % niedrigere Überlebenswahrscheinlichkeit konstatiert. Da in dieser Studie lediglich 3 Krankenhäuser über die gesamte Periode 2007 bis 2012 ein durchschnittliches Fallaufkommen von weniger als 75 Eingriffen jährlich aufwiesen, sahen die Autoren das Fallaufkommen als keinen geeigneten Qualitätsparameter in der Behandlung des Mammakarzinoms für die Niederlande an.

Van Leeuwen et al. (2018) identifizierten 34.458 Frauen mit Brustkrebs, die in den Jahren 2002 bis 2013 in dem Staat New South Wales (Australien) einem brusterhaltenden chirurgischen Eingriff unterzogen wurden. Bei 29 % dieser Frauen kam es zu einer Reoperation innerhalb 90 Tagen nach dem Primäreingriff. Das Hospitalvolumen an brusterhaltenden Eingriffen wurde anhand der jährlichen Fallzahlen in <15, 15–49, ≥50 unterteilt. Gut die Hälfte der Patientinnen wurde in HV-Krankenhäusern mit mehr als 50 brusterhaltenden Eingriffen jährlich behandelt. Frauen, die in NV-Krankenhäusern versorgt wurden, hatten eine höhere Wahrscheinlichkeit der Reoperation, speziell in Form der Mastektomie, als solche, die in Krankenhäusern mit ≥15 brusterhaltenden Eingriffen jährlich versorgt wurden. Die Autoren folgerten, dass die Reoperationsraten und hier speziell die Mastektomierate von dem Zugang zu einem multidisziplinären Team abhängig sind, was sich auch darin zeigte, dass Frauen, die nicht in einer Metropolregion wohnten, sich im Vergleich zu Bewohnerinnen einer Metropolregion signifikant häufiger einer Reoperation und speziell Mastektomie unterziehen mussten.

2.21.3 Einfluss von Hospital- und Chirurgenvolumen auf die Ergebnisse

Registererhebungen

▪▪ Situation in den USA/Canada

Pezzin et al. (2015) beschrieben eine Kohorte von 2408 älteren Frauen (Medicare-Daten) mit Brustkrebs im frühen Stadium, die im Jahr 2003 operativ behandelt wurden und bei denen das 5-Jahresüberleben prospektiv erfasst wurde. In ihrem statistischen Regressionsmodell hatten Frauen, die in HV-Krankenhäusern (>40 Medicare- Brustkrebseingriffe/Jahr) versorgt wurden, ein signifikant besseres 5-Jahresüberleben jeglicher Ursache als Patientinnen, die in NV-Krankenhäusern behandelt wurden. In dieser Studie war das Patientenüberleben nicht zum Fallaufkommen des Chirurgen zu korrelieren. Die Daten sprechen dafür, dass das bessere Ergebnis in HV-Krankenhäusern vor allem auf einer besseren Prozessqualität in HV-Krankenhäusern beruhte.

Faktoren, die die Rate an sofortigen Brustrekonstruktionen nach Mastektomie bestimmen, überprüften Hershman et al. (2012) anhand von 108.992 Frauen mit invasivem Brustkrebs sowie 14.710 Frauen mit DCIS der Jahre 2000 bis 2010. Bei 30.859 (28,3 %) Frauen mit invasivem Karzinom und 6.501 (44,2 %) mit DCIS erfolgte eine sofortige Brustrekonstruktion. Neben demographischen Faktoren und Versicherungsstatus hatten auch das Hospital- und Chirurgenvolumen einen signifikanten Einfluss auf die sofortige Rekonstruktionsrate. In dieser Studie war das jährliche Fallaufkommen in Tertile eingeteilt, beim Chirurgenvolumen in niedrig (<5,1), mittel (5,1 bis 13,4) und hoch ($\geq$13,5), beim Hospitalvolumen in niedrig (<32,7), mittel (32,7–67,4) und hoch (>67,4). Die Odds einer sofortige Rekonstruktion bei Patientinnen mit invasiven Karzinom nahmen mit ansteigendem Fallvolumen signifikant zu (HV-Chirurg 1,19; HV-Hospital 2,24; großes Krankenhaus 1,20), gleiches galt für Patientinnen mit DCIS. Die Autoren forderten, die sofortige Brustrekonstruktion nach Mastektomie stärker zu propagieren, speziell in kleineren Krankenhäusern und ländlichen Regionen.

Borero et al. (2019) überprüften anhand der SEER-Medicare-Datenbank der Jahre 2000–2009, welchen Einfluss der einzelne Chirurg bei älteren Frauen mit Mammakarzinom auf die Entscheidung hat, ob eher eine Mastektomie oder ein brusterhaltender Eingriff vorgenommen wird. Es handelte sich um eine Kohorte von insgesamt 29.358 Frauen, behandelt von 1752 Chirurgen. 6594 Patientinnen wurden einer Mastektomie unterzogen. Die Rate an Mastektomien schwankte in Abhängigkeit vom Operateur erheblich und reichte im Mittel von 11,4 % bis 46,1 %. In der multivariaten Analyse hatte der individuelle Chirurg einen größeren Einfluss auf die Mastektomierate als die behandelnde Institution oder alle anderen klinischen und demographischen Variablen, mit Ausnahme der Tumorgröße und dem Lymphknotenstatus. Die Chance, statt einer Mastektomie einer brusterhaltenden Therapie unterzogen zu werden, stieg an, wenn es sich um Patientinnen mit höherem Einkommen handelte, keine Lymphknotenexploration vorgesehen war, der Chirurg noch relativ wenige Jahre praktizierte oder wenn der Chirurg ein Hochvolumenchirurg war. Die Studie belegt den erheblichen ärztlichen Bias bei der Entscheidung: brusterhaltende Therapie ja/nein. Die Studie unterstützt die Forderung nach einer Behandlung des Mammakarzinoms in einem Zentrum mit multidisziplinärem Tumorboard.

Der erheblichen Variation bei der Wahrscheinlichkeit einer brusterhaltenden Resektion bei Frauen mit Brustkrebs (n = 14.933) in frühen Stadien gingen auch Fisher et al. (2016) in der Provinz Alberta, Canada für die Jahre 2002–2010 nach. In dieser Erhebung wurde nach dem jährlichen Fallaufkommen zwischen Chirurgen mit sehr hohem Volumen (60 und mehr Fälle), hohem (20–59 Fälle), mittlerem (13–19 Fälle), niedrigem (5–12 Fälle) und sehr niedrigem Volumen (1-4 Fälle) unterschieden. Etwa die Hälfte der Patientinnen (47 %) wurde von Chirurgen mit sehr hohem Fallaufkommen behandelt. Patientinnen im Stadium I und II, bei denen der chirurgische Eingriff von einem NV-Chirurgen ausgeführt wurde, hatten ein doppelt so hohes Risiko, einer Mastektomie zugeführt zu werden als Frauen, die von Chirurgen mit sehr hohem Fallaufkommen versorgt wurden. Auch hier wurde betont, dass gerade Tumoren in frühen Stadien von HV-Chirurgen behandelt werden sollten. Dieselbe Arbeitsgruppe (Fisher et al. 2018) berichtete des Weiteren über das Outcome von Patientinnen mit brusterhaltender Chirurgie, bei denen im Follow-up (im Median 4 Jahre) eine Reexzision (brusterhaltend oder als Mastektomie) vorgenommen werden musste. Dies waren insgesamt 19 % der Patientinnen mit primär brusterhaltender Chirurgie. Patientinnen mit brusterhaltender Chirurgie + Reexzisionschirurgie hatten ähnliche Langzeitüberlebensraten wie Patientinnen mit alleiniger brusterhaltender Chirurgie, was für die brusterhaltende Chirurgie spricht, selbst wenn eine Reexzision notwendig wird. Die Reexzisiosraten zeigten eine erhebliche geographische Variation, auch unter den einzelnen Chirurgen, konnten aber zum Fallaufkommen des Chirurgen nicht assoziiert werden.

▪▪ Situation in anderen Ländern

Eine der ersten Erhebungen, die das Fallaufkommen des Chirurgen zum Langzeitüberleben von Patientinnen mit Brustkrebs korrelierte, stammt aus der Region Yorkshire aus den Jahren 1979 bis 1988 und umfasste 12.861 Patientinnen (Sainsbury et al. 1995). Insgesamt waren bis zum Zeitpunkt der Nachsorge (Anfang 1995) 54 % der Patientinnen verstorben. Unterschiede im Überleben von Patientinnen, die von Chirurgen mit einem Fallaufkommen von weniger als 10 oder 10 bis 29 Fällen pro Jahr behandelt wurden, gab es nicht. Hingegen war das Überleben signifikant besser, wenn die Patientinnen von Chirurgen mit einem jährlichen Fallaufkommen >29 versorgt wurden. Die Autoren führten den Einfluss des Chirurgenvolumens weniger auf die operative Erfahrung als solche zurück, sondern auf die Tatsache, dass HV-Chirurgen häufiger einen multidisziplinären Therapieansatz pflegten.

De Camargo et al. (2013) fanden für die Jahre 2002 bis 2008 in ihrem nationalen irischen Krebsregister 16.551 Frauen mit erstmaliger Behandlung eines invasiven Mammakarzinoms. 8318 (59 %) Patientinnen wurden initial einer brusterhaltenden Chirurgie zugeführt. 1442 von diesen 8318 Frauen (17 %) hatten in den nächsten 4 Monaten eine oder mehrere Reoperationen, darunter 894 Patientinnen eine totale Mastektomie. In dieser Erhebung beeinflussten Hospitalvolumen und Fallaufkommen des Chirurgen das Risiko der Reoperation signifikant. Frauen, die eine brusterhaltende Resektion in einem NV-Krankenhaus (<70 Brustkrebseingriffe/Jahr) erhielten, hatten im Vergleich zu Patientinnen in einem HV-Krankenhaus (>150–250 Brustkrebseingriffe/Jahr) ein erhöhtes Risiko der Reoperation, unabhängig vom chirurgischen Fallaufkommen. Zusätzlich war das Reoperationsrisiko für Frauen erhöht, die von NV-Chirurgen (<35 Brustkrebseingriffe/Jahr) behandelt wurden im Vergleich zu Frauen, behandelt von HV-Chirurgen (>70 Brustkrebseingriffe/Jahr). Das Risiko, beim Zweiteingriff eine totale Mastektomie statt eine brusterhaltende Resektion zu erhalten, war für Patientinnen, die von Chirurgen niederen und mittleren Fallaufkommens versorgt wurden, signifikant höher als für Patientinnen der HV-Chirurgen. Das Hospitalvolumen ließ sich hingegen zur Mastektomierate nicht korrelieren. Die Folgerung war, dass eine weitere Zentralisierung der Brustkrebsbehandlung zu einer Senkung von Reoperationsrate und Mastektomierate führen sollte.

Daten des englischen National Health Service Breast Screening Programme (NHSBSP) von 79.885 Frauen mit Brustkrebs, behandelt in der Zeit von 2004/2005 bis 2009/2010 von 682 Chirurgen in 82 Krankenhäusern, werteten McDermott et al. (2013) aus. Das durchschnittliche jährliche Fallaufkommen der Chirurgen wurde kategorisiert in sehr niedrig (<5), niedrig (5–15), mittel (16–49) und hoch (>50). Beim Hospitalvolumen wurde unterschieden zwischen den 10 % Krankenhäusern mit dem höchsten Fallaufkommen (HV-Krankenhäuser) vs. den 10 % mit dem geringsten Fallaufkommen (NV-Krankenhäuser). In dieser Analyse war die Wahrscheinlichkeit eines brusterhaltenden chirurgischen Eingriffs bei Frauen, die von HV-Chirurgen behandelt wurden, signifikant größer (p < 0,001) als bei Frauen, behandelt von einem NV-Chirurgen. HV-Chirurgen führten in einem höheren Prozentsatz eine Sentinel-Lymphknotenbiopsie bei invasiven Karzinomen durch (p = 0,005). Hormontherapie, adjuvante Chemotherapie und Strahlentherapie erfolgten bei Patientinnen der NV-Chirurgen seltener. In HV-Institutionen war die Rate an brusterhaltenden Eingriffen und Sentinel-Lymphknotenbiopsien höher als in NV-Institutionen (p < 0,001). Letztlich führte demnach die Behandlung in einem HV-Krankenhaus, durchgeführt von einem HV-Chirurgen, zu einer besseren Umsetzung von Qualitätsindikatoren und Behandlungsempfehlungen.

Dem Einfluss des Chirurgenvolumens auf die Ergebnisse der Brustkrebschirurgie gingen Taban et al. (2019) anhand eines Genfer Registers für die Jahre 2000 bis 2009 nach. Untersucht wurde das krebsspezifische Überleben nach 5 Jahren bei 1489 Patientinnen, die in Privatkliniken versorgt wurden. In der nicht-adjustierten Datenanalyse wurde eine signifikant niedrigere Brustkrebs-spezifische Sterblichkeit gefunden, wenn die Patientinnen von Chirurgen versorgt wurden, die >10 Eingriffe/Jahr ausführten im Vergleich zu Patientinnen von Chirurgen mit einem jährlichen Fallaufkommen ≤5 (Hazard Ratio 0,34). Die Assoziation zwischen Fallaufkommen des Chirurgen und Ergebnis verlor allerdings deutlich an Stärke, wenn nach Patienten- und Tumorcharakteristika sowie nach Qualität der Behandlung stratifiziert wurde. Die Autoren kamen zu dem Schluss, dass die Beziehung zwischen Chirurgenvolumen und Langzeitüberleben der Patientinnen vor allem auf einer unterschiedlichen Qualität der Behandlung als solche beruht, die Ergebnisse der Brustkrebschirurgie demnach mehr davon abhängig sind, ob die Patientinnen in einem multidisziplinären Zentrum behandelt werden oder nicht, als von dem Fallaufkommen des einzelnen Chirurgen.

Die Wertigkeit des multidisziplinären Therapieansatzes wurde im Übrigen in einer vergleichenden retrospektiven schottischen Kohortenstudie an 13.722 Frauen mit Brustkrebs belegt (Kesson et al. 2012). In dieser Erhebung konnte mit der Etablierung von Brustkrebszentren (Interventionsgruppe) eine signifikante Reduzierung der krankheitsspezifischen 5-Jahressterblichkeit erreicht werden (um 18 %) und auch die Sterblichkeit jeglicher Ursache war geringer (11 %). Wesentliche Merkmale dieses Interventionsprogramms waren:

- Leitung des multidisziplinären Zentrums durch einen spezialisierten Chirurgen mit Erfahrung von mehr als 50 Operationen/Jahr.
- Einbeziehung von spezialisierten Brustkrebschirurgen, Pathologen, Onkologen, Radiologen und spezialisierten Pflegekräften.
- Arbeit auf Basis von etablierten Leitlinien.
- Wöchentliche formale Treffen, um die Ergebnisse zu erörtern und sich über die adjuvante Behandlung der individuellen Patienten zu einigen.
- Ein Audit der klinischen Aktivität und der berichteten Ergebnisse in regelmäßigen Abständen.
- Erörterung der Auditergebnisse mit dem Ziel, von Leitlinien möglichst wenig abzuweichen und die Behandlung zu verbessern.

Grenzwerte (Krankenhausvolumen und Operateurvolumen) für ein günstiges Ergebnis bei Brustkrebschirurgie finden sich in ◘ Tab. 2.43.

Fazit

Brustkrebszentren mit hohem Fallaufkommen von Krankenhaus und Operateur führen zu besseren Ergebnissen als die Behandlung in kleineren Einheiten. Wichtiger als das Fallvolumen ist dabei der interdisziplinäre Therapieansatz. Qualitätssicherungsuntersuchungen dürfen sich nicht auf Prozessindikatoren beschränken. Die entscheidenden Messparameter sind vielmehr das Langzeitüberleben, die Rate an brusterhaltenden Eingriffen und die Reeingriffsraten.

◻ Tab. 2.43   Grenzwerte (Krankenhausvolumen und Operateurvolumen) für ein günstiges Ergebnis bei Brustkrebschirurgie

Autor	Land	Fallzahl/Jahr
Köster et al. (2015)	Deutschland	Hospitalvolumen: >50 (Kategorie); >106 (Quintil); Messparameter: Prozessqualität
Pezzin et al. (2015)	USA	Hospitalvolumen: >40 (Medicare – Patientinnen); Messparameter: Langzeitüberleben
Yen et al. (2017)	USA	Hospitalvolumen >70; Messparameter: Prozessqualität
Vrijens et al. (2012)	Belgien	Hospitalvolumen ≥150; Messparameter: Langzeitüberleben
Siesling et al. (2014)	Niederlande	Hospitalvolumen >75; Messparameter: Langzeitüberleben
Sainsbury et al. (1995)	GB	Chirurgenvolumen >29; Messparameter: Langzeitüberleben
McDermott et al. (2013)	GB	Chirurgenvolumen >50; Messparameter: brusterhaltende Chirurgie
Fisher et al. (2018)	Canada	Chirurgenvolumen >12; Messparameter: brusterhaltende Chirurgie
De Camargo et al. (2013)	Irland	Hospitalvolumen >150; Chirurgenvolumen >70; Messparameter: brusterhaltende Chirurgie

Literatur

Abschnitt 2.2

GBA – Mindestmengenregelungen, Mm-R (2018). Zuletzt geändert am 5. Dezember 2018, veröffentlicht im Bundesanzeiger (BAnz AT 14.12.2018 B4). In Kraft getreten am 1. Januar 2019

Hemschemeier M, Bittkowski M, Stollorz V (2019) Mindestmengen im Krankenhaus – Bilanz und Neustart. Science Media Center Germany gGmbH (SMC) und Bertelsmann Stiftung. ► https://www.bertelsmann-stiftung.de/fileadmin/files/BSt/Publikationen/GrauePublikationen/VV_Analyse_Mindestmengen_final.pdf

Vonlanthen R, Lodge P, Barkun JS et al (2018) Toward a consensus on centralization in surgery. Ann Surg 268:712–724

Abschnitt 2.3

Association of Upper Gastrointestinal Surgeons of Great Britain and Ireland (2010). Guidance on minimum surgeon volumes. ► http://www.augis.org/wp-content/uploads/2014/05/AUGIS_recommendations_on_Minimum_Volumes.pdf

Birkmeyer JD, Siewers AE, Finlayson EV, Stukel TA, Lucas FL, Batista I, Welch HG, Wennberg DE (2002) Hospital volume and surgical mortality in the United States. N Engl J Med 346:1128–1137

Birkmeyer JD, Stukel TA, Siewers AE, Goodney PP, Wennberg DE, Lucas FL (2003) Surgeon volume and operative mortality in the United States. N Engl J Med 349:2117–2127

Dimick JB, Goodney PP, Orringer MB, Birkmeyer JD (2005) Specialty training and mortality after esophageal cancer resection. Ann Thorac Surg 80:282–286

Finley CJ, Jacks L, Keshavjee S, Darling G (2011) The effect of regionalization on outcome in esophagectomy: a Canadian national study. Ann Thorac Surg 92:485–90 discussion 490

Gemeinsamer Bundesausschuss (G-BA) (2018) Mindestmengenregelungen gemäß § 136b Abs. 1 Satz 1 Nr. 2 SGB V. Letzte Änderung: 05.12.2018 BAnz AT 14.12.2018 B4

Giwa F, Salami A, Abioye AI (2018) Hospital esophagectomy volume and postoperative length of stay: a systematic review and meta-analysis. Am J Surg 215:155–162

Harrison S, Tangel V, Wu X, Christos P, Gaber-Baylis L, Turnbull Z, Port J, Altorki N, Stiles B (2018) Are minimum volume standards appropriate for lung and esophageal surgery? J Thorac Cardiovasc Surg 155:2683–2694

Henneman D, Dikken JL, Putter H, Lemmens VE, Van der Geest LG, van Hillegersberg R, Verheij M, van de Velde CJ, Wouters MW (2014) Centralization of esophagectomy: how far should we go? Ann Surg Oncol 21:4068–4074

Hollenbeck BK, Dunn RL, Miller DC, Daignault S, Taub DA, Wei JT (2007a) Volume-based referral for cancer surgery: informing the debate. J Clin Oncol 25:91–96

Kennedy GT, Ukert BD, Predina JD, Newton AD, Kucharczuk JC, Polsky D, Singhal S (2018) Implications of hospital volume on costs following esophagectomy in the United States. J Gastrointest Surg 22:1845–1851

Khoushhal Z, Canner J, Schneider E, Stem M, Haut E, Mungo B, Lidor A, Molena D (2016) Influence of specialty training and trainee involvement on perioperative outcomes of esophagectomy. Ann Thorac Surg 102:1829–1836

Kohn GP, Galanko JA, Meyers MO, Feins RH, Farrell TM (2009) National trends in esophageal surgery–are outcomes as good as we believe? J Gastrointest Surg 13:1900–10 discussion 1910–1912

Leapfrog Group (2019) Surgical volume. ► http://www.leapfroggroup.org/ratings-reports/surgical-volume. Zugegriffen: Mai 2019

Mamidanna R, Ni Z, Anderson O, Spiegelhalter SD, Bottle A, Aylin P, Faiz O, Hanna GB (2016) Surgeon volume and cancer esophagectomy, gastrectomy, and pancreatectomy: a population-based study in England. Ann Surg 263:727–732

Markar SR, Karthikesalingam A, Thrumurthy S, Low DE (2012a) Volume-outcome relationship in surgery for esophageal malignancy: systematic review and meta-analysis 2000–2011. J Gastrointest Surg 16:1055–1063

Markar SR, Mackenzie H, Lagergren P, Hanna GB, Lagergren J (2016) Surgical proficiency gain and survival after esophagectomy for cancer. J Clin Oncol 34:1528–1536

Meng R, Bright T, Woodman RJ, Watson DI (2019) Hospital volume versus outcome following oesophagectomy for cancer in Australia and New Zealand. ANZ J Surg 89(6):683–688

Modrall JG, Minter RM, Minhajuddin A, Eslava-Schmalbach J, Joshi GP, Patel S, Rosero EB (2018) The surgeon volume-outcome relationship: not yet ready for policy. Ann Surg 267:863–867

Munasinghe A, Markar SR, Mamidanna R, Darzi AW, Faiz OD, Hanna GB, Low DE (2015) Is it time to centralize high-risk cancer care in the United States? Comparison of outcomes of esophagectomy between England and the United States. Ann Surg 262:79–85

Nimptsch U, Mansky T (2017) Hospital volume and mortality for 25 types of inpatient treatment in German hospitals: observational study using complete national data from 2009 to 2014. BMJ Open 7(9):e016184

Nimptsch U, Peschke D, Mansky T (2017) Mindestmengen und Krankenhaussterblichkeit – Beobachtungsstudie mit deutschlandweiten Krankenhausabrechnungsdaten von 2006 bis 2013. Gesundheitswesen 79:823–834

Nimptsch U, Haist T, Krautz C, Grützmann R, Mansky T, Lorenz D (2018) Fallzahl, Krankenhaussterblichkeit und Komplikationsmanagement in der Ösophaguschirurgie. Analyse deutschlandweiter Krankenhausabrechnungsdaten. Dtsch Arztebl Int 115:793–800

Nishigori T, Miyata H, Okabe H, Toh Y, Matsubara H, Konno H5 Seto, Sakai Y (2016) Impact of hospital volume on risk-adjusted mortality following oesophagectomy in Japan. Br J Surg 103:1880–1886

Pasquer A, Renaud F, Hec F, Gandon A, Vanderbeken M, Drubay V, Caranhac G, Piessen G, Mariette C, FREGAT Working GroupFRENCH (2016) Is centralization needed for esophageal and gastric cancer patients with low operative risk? a nationwide study. Ann Surg 264:823–830

Reames BN, Ghaferi AA, Birkmeyer JD, Dimick JB (2014) Hospital volume and operative mortality in the modern era. Ann Surg 260:244–251

Sahni NR, Dalton M, Cutler DM, Birkmeyer JD, Chandra A (2016) Surgeon specialization and operative mortality in United States: retrospective analysis. BMJ 354:i3571

Schlottmann F, Strassle PD, Charles AG, Patti MG (2018) Esophageal cancer surgery: spontaneous centralization in the US contributed to reduce mortality without causing health disparities. Ann Surg Oncol 25:1580–1587

Sundaresan S, Langer B, Oliver T, Schwartz F, Brouwers M, Stern H, Expert Panel on Thoracic Surgical Oncology (2007) Standards for thoracic surgical oncology in a single-payer healthcare system. Ann Thorac Surg 84:693–701

Varagunam M, Hardwick R, Riley S, Chadwick G, Cromwell DA, Groene O (2018) Changes in volume, clinical practice and outcome after reorganisation of oesophago-gastric cancer care in England: a longitudinal observational study. Eur J Surg Oncol 44:524–531

Yasunaga H, Matsuyama Y, Ohe K, Japan Surgical Society (2009) Effects of hospital and surgeon case-volumes on postoperative complications and length of stay after esophagectomy in Japan. Surg Today 39:566–71

Yoshida N, Yamamoto H, Baba H, Miyata H, Watanabe M, Toh Y, Matsubara H, Kakeji Y, Seto Y (2019) Can minimally invasive esophagectomy replace open esophagectomy for esophageal cancer? Latest analysis of 24,233 esophagectomies from the Japanese national clinical database. Ann Surg ► https://doi.org/10.1097/SLA.0000000000003222. [Epub ahead of print]

Abschnitt 2.4

Bachmann MO, Alderson D, Edwards D, Wotton S, Bedford C, Peters TJ, Harvey IM (2002) Cohort study in South and West England of the influence of specialization on the management and outcome of patients with oesophageal and gastric cancers. Br J Surg 89:914–922

Birkmeyer JD, Siewers AE, Finlayson EV, Stukel TA, Lucas FL, Batista I, Welch HG, Wennberg DE (2002) Hospital volume and surgical mortality in the United States. N Engl J Med 346:1128–1137

Busweiler LAD, Dikken JL, Henneman D, van Berge Henegouwen MI, Ho VKY, Tollenaar RAEM, Wouters MWJM, van Sandick JW (2017) The influence of a composite hospital volume on outcomes for gastric cancer surgery: a Dutch population-based study. J Surg Oncol 115:738–745

Claassen YHM, van Sandick JW, Hartgrink HH et al (2018) Association between hospital volume and quality of gastric cancer surgery in the CRITICS trial. Br J Surg 105:728–735

Claassen YHM, van Amelsfoort RM, Hartgrink HH et al. (2019) Effect of hospital volume with respect to performing gastric cancer resection on recurrence and survival: results from the CRITICS Trial. Ann Surg 270:1096–1102

Iwatsuki M, Yamamoto H, Miyata H, Kakeji Y, Yoshida K, Konno H, Seto Y, Baba H (2019) Effect of hospital and surgeon volume on postoperative outcomes after distal gastrectomy for gastric cancer based on data from 145,523 Japanese patients collected from a nationwide web-based data entry system. Gastric Cancer 22:190–201

Lee HH, Son SY, Lee JH, Kim MG, Hur H, Park DJ (2017) Surgeon's experience overrides the effect of hospital volume for postoperative outcomes of laparoscopic surgery in gastric cancer: multi-institutional study. Ann Surg Oncol 24:1010–1017

Mahar AL, McLeod RS, Kiss A, Paszat L, Coburn NG (2012) A systematic review of the effect of institution and surgeon factors on surgical outcomes for gastric cancer. J Am Coll Surg 214:860–868

Mamidanna R, Ni Z, Anderson O, Spiegelhalter SD, Bottle A, Aylin P, Faiz O, Hanna GB (2016) Surgeon volume and cancer esophagectomy, gastrectomy, and pancreatectomy: a population-based study in England. Ann Surg 263:727–732

Mukai Y, Kurokawa Y, Takiguchi S, Mori M, Doki Y (2017) Are treatment outcomes in gastric cancer associated with either hospital volume or surgeon volume? Ann Gastroenterol Surg 1:186–192

Nimptsch U, Haist T, Gockel I, Mansky T, Lorenz D (2019) Complex gastric surgery in Germany–is centralization beneficial? Observational study using national hospital discharge data. Langenbecks Arch Surg 404:93–101

Ptok H, Gastinger I, Meyer F, Ilsemann A, Lippert H, Bruns C (2017) „Hospital-volume"-Effekt in der operativen Behandlung des Magenkarzinoms. Ergebnisse einer prospektiven multizentrischen Beobachtungsstudie. Chirurg 88:328–338

van der Werf LR, Cords C, Arntz I, Belt EJT, Cherepanin IM, Coene PLO, van der Harst E, Heisterkamp J, Langenhoff BS, Lamme B, van Berge Henegouwen MI, Lagarde SM, Wijnhoven BPL (2019) Population-based study on risk factors for tumor-positive resection margins in patients with gastric cancer. Ann Surg Oncol 26:2222–2233

van Putten M, Nelen SD, Lemmens VEPP, Stoot JHMB, Hartgrink HH, Gisbertz SS, Spillenaar Bilgen EJ, Heisterkamp J, Verhoeven RHA, Nieuwenhuijzen GAP (2018) Overall survival before and after centralization of gastric cancer surgery in the Netherlands. Br J Surg 105:1807–1815

Abschnitt 2.5

Adam MA, Thomas S, Youngwirth L, Pappas T, Roman SA, Sosa JA (2017) Defining a hospital volume threshold for minimally invasive pancreaticoduodenectomy in the United States. JAMA Surg 152:336–342

Allareddy V, Allareddy V, Konety BR (2007) Specificity of procedure volume and in-hospital mortality association. Ann Surg 246:135–139

Alsfasser G, Leicht H, Günster C, Rau BM, Schillinger G, Klar E (2016) Volume-outcome relationship in pancreatic surgery. Br J Surg 103:136–143

Bilimoria KY, Talamonti MS, Sener SF, Bilimoria MM, Stewart AK, Winchester DP, Ko CY, Bentrem DJ (2008) Effect of hospital volume on margin status after pancreaticoduodenectomy for cancer. J Am Coll Surg 207:510–519

Bilimoria KY, Bentrem DJ, Talamonti MS, Stewart AK, Winchester DP, Ko CY (2010) Risk-based selective referral for cancer surgery: a potential strategy to improve perioperative outcomes. Ann Surg 251:708–716

Birkmeyer JD, Siewers AE, Finlayson EV, Stukel TA, Lucas FL, Batista I, Welch HG, Wennberg DE (2002) Hospital volume and surgical mortality in the United States. N Engl J Med 346:1128–1137

Birkmeyer JD, Stukel TA, Siewers AE, Goodney PP, Wennberg DE, Lucas FL (2003) Surgeon volume and operative mortality in the United States. N Engl J Med 349:2117–2127

Boudourakis LD, Wang TS, Roman SA, Desai R, Sosa JA (2009) Evolution of the surgeon-volume, patient-outcome relationship. Ann Surg 250:159–165

Colavita PD, Tsirline VB, Belyansky I, Swan RZ, Walters AL, Lincourt AE, Iannitti DA, Heniford BT (2014) Regionalization and outcomes of hepato-pancreato-biliary cancer surgery in USA. J Gastrointest Surg 18:532–541

Csikesz NG, Simons JP, Tseng JF, Shah SA (2008) Surgical specialization and operative mortality in hepato-pancreatico-biliary (HPB) surgery. J Gastrointest Surg 12:1534–1539

de Cruppé W, Malik M, Geraedts M (2014) Achieving minimum caseload requirements: an analysis of hospital quality control reports from 2004–2010. Dtsch Arztebl Int 111:549–555

El Amrani M, Clement G, Lenne X, Farges O, Delpero JR, Theis D, Pruvot FR, Truant S (2018a) Failure-to-rescue in patients undergoing pancreatectomy: is hospital volume a standard for quality improvement programs? Nationwide analysis of 2,333 patients. Ann Surg 268:799–807

Farges O, Bendersky N, Truant S, Delpero JR, Pruvot FR, Sauvanet A (2017) The theory and practice of pancreatic surgery in France. Ann Surg 266:797–804

Gemeinsamer Bundesausschuss (G-BA) (2018) Mindestmengenregelungen gemäß § 136b Abs. 1 Satz 1 Nr. 2 SGB V. Letzte Änderung: 05.12.2018 BAnz AT 14.12.2018 B4

Gooiker GA, van Gijn W, Wouters MW, Post PN, van de Velde CJ, Signalling Committee Cancer of the Dutch Cancer Society (2011) Systematic review and meta-analysis of the volume-outcome relationship in pancreatic surgery. Br J Surg 98:485–94

Hachey K, Morgan R, Rosen A, Rao SR, McAneny D, Tseng J, Doherty G, Sachs T (2018) Quality comes with the (Anatomic) territory: evaluating the impact of surgeon operative mix on patient outcomes after pancreaticoduodenectomy. Ann Surg Oncol 25:3795–3803

Hata T, Motoi F, Ishida M, Naitoh T, Katayose Y, Egawa S, Unno M (2016) Effect of hospital volume on surgical outcomes after pancreaticoduodenectomy: a systematic review and meta-analysis. Ann Surg 263:664–672

Hollenbeck BK, Dunn RL, Miller DC, Daignault S, Taub DA, Wei JT (2007) Volume-based referral for cancer surgery: informing the debate. J Clin Oncol 25.91–96

Kagedan DJ, Goyert N, Li Q, Paszat L, Kiss A, Earle CC, Karanicolas PJ, Wei AC, Mittmann N, Coburn NG (2017) The impact of increasing hospital volume on 90-day postoperative outcomes following pancreaticoduodenectomy. J Gastrointest Surg 21:506–515

Krautz C, Denz A, Weber GF, Grützmann R (2017) Influence of hospital volume effects and minimum caseload requirements on quality of care in pancreatic surgery in Germany. Visc Med 33:131–134

Krautz C, Nimptsch U, Weber GF, Mansky T, Grützmann R (2018) Effect of hospital volume on in-hospital morbidity and mortality following pancreatic surgery in Germany. Ann Surg 267:411–417

Leapfrog Group (2019) Surgical volume. ► http://www.leapfroggroup.org/ratings-reports/surgical-volume. Zugegriffen: Mai 2019

Macedo FIB, Jayanthi P, Mowzoon M, Yakoub D, Dudeja V, Merchant N (2017) The impact of surgeon volume on outcomes after pancreaticoduodenectomy: a meta-analysis. J Gastrointest Surg 21:1723–1731

Nathan H, Cameron JL, Choti MA, Schulick RD, Pawlik TM (2009) The volume-outcomes effect in hepato-pancreato-biliary surgery: hospital versus surgeon contributions and specificity of the relationship. J Am Coll Surg 208:528–538

Nimptsch U, Krautz C, Weber GF, Mansky T, Grützmann R (2016) Nationwide in-hospital mortality following pancreatic surgery in Germany is higher than anticipated. Ann Surg 264:1082–1090

Nimptsch U, Mansky T (2017) Hospital volume and mortality for 25 types of inpatient treatment in German hospitals: observational study using complete national data from 2009 to 2014. BMJ Open 7(9):e016184

Nimptsch U, Peschke D, Mansky T (2017) Mindestmengen und Krankenhaussterblichkeit – Beobachtungsstudie mit deutschlandweiten Krankenhausabrechnungsdaten von 2006 bis 2013. Gesundheitswesen 79:823–834

O'Mahoney PRA, Yeo HL, Sedrakyan A, Trencheva K, Mao J, Isaacs AJ, Lieberman MD, Michelassi F (2016) Centralization of pancreatoduodenectomy a decade later: Impact of the volume-outcome relationship. Surgery 159:1528–1538

Pal N, Axisa B, Yusof S, Newcombe RG, Wemyss-Holden S, Rhodes M, Lewis MP (2008) Volume and outcome for major upper GI surgery in England. J Gastrointest Surg 12:353–357

Pecorelli N, Balzano G, Capretti G, Zerbi A, Di Carlo V, Braga M (2012) Effect of surgeon volume on outcome following pancreaticoduodenectomy in a high-volume hospital. J Gastrointest Surg 16:518–523

Reames BN, Ghaferi AA, Birkmeyer JD, Dimick JB (2014) Hospital volume and operative mortality in the modern era. Ann Surg 260:244–251

Sahni NR, Dalton M, Cutler DM, Birkmeyer JD, Chandra A (2016) Surgeon specialization and operative mortality in United States: retrospective analysis. BMJ 354:i3571

Simunovic M, Urbach D, Major D, Sutradhar R, Baxter N, To T, Brown A, Davis D, Levine MN (2010) Assessing the volume-outcome hypothesis and region-level quality improvement interventions: pancreas cancer surgery in two Canadian Provinces. Ann Surg Oncol 17:2537–2544

Teh SH, Diggs BS, Deveney CW, Sheppard BC (2009) Patient and hospital characteristics on the variance of perioperative outcomes for pancreatic resection in the United States: a plea for outcome-based and not volume-based referral guidelines. Arch Surg 144:713–721

Torphy RJ, Friedman C, Halpern A, Chapman BC, Ahrendt SS, McCarter MM, Edil BH, Schulick RD, Gleisner A (2019) Comparing short-term and oncologic outcomes of minimally invasive versus open pancreaticoduodenectomy across low and high volume centers. Ann Surg 270:1147–1155

van der Geest LG, van Rijssen LB, Molenaar IQ, de Hingh IH, Groot Koerkamp B, Busch OR, Lemmens VE, Besselink MG, Dutch Pancreatic Cancer Group (2016) Volume-outcome relationships in pancreatoduodenectomy for cancer. HPB (Oxford) 18:317–24

Abschnitt 2.6

Asrani SK, Kim WR, Edwards EB, Larson JJ, Thabut G, Kremers WK, Therneau TM, Heimbach J (2013) Impact of the center on graft failure after liver transplantation. Liver Transpl 19:957–964

Bilimoria KY, Bentrem DJ, Talamonti MS, Stewart AK, Winchester DP, Ko CY (2010) Risk-based selective referral for cancer surgery: a potential strategy to improve perioperative outcomes. Ann Surg 251:708–716

Blok JJ, de Boer JD, Putter H, Committee Eurotransplant Liver Intestine Advisory et al (2018) The center effect in liver transplantation in the Eurotransplant region: a retrospective database analysis. Transpl Int 31:610–619

Buettner S, Gani F, Amini N, Spolverato G, Kim Y, Kilic A, Wagner D, Pawlik TM (2016) The relative effect of hospital and surgeon volume on failure to rescue among patients undergoing liver resection for cancer. Surgery 159:1004–1012

Chapman BC, Paniccia A, Hosokawa PW, Henderson WG, Overbey DM, Messersmith W, McCarter MD, Gleisner A, Edil BH, Schulick RD, Gajdos C (2017) Impact of facility type and surgical volume on 10-year survival in patients undergoing hepatic resection for hepatocellular carcinoma. J Am Coll Surg 224:362–372

Chiu CC, Wang JJ, Chen YS, Chen JJ, Tsai TC, Lai CC, Sun DP, Shi HY (2015) Trends and predictors of outcomes after surgery for hepatocellular carcinoma: a nationwide population-based study in Taiwan. Eur J Surg Oncol 41:1170–1178

Colavita PD, Tsirline VB, Belyansky I, Swan RZ, Walters AL, Lincourt AE, Iannitti DA, Heniford BT (2014) Regionalization and outcomes of hepato-pancreato-biliary cancer surgery in USA. J Gastrointest Surg 18:532–541

Dimick JB, Pronovost PJ, Cowan JA Jr, Lipsett PA (2003) Postoperative complication rates after hepatic resection in Maryland hospitals. Arch Surg 138:41–46

Dixon E, Schneeweiss S, Pasieka JL, Bathe OF, Sutherland F, Doig C (2007) Mortality following liver resection in US medicare patients: does the presence of a liver transplant program affect outcome? J Surg Oncol 95:194–200

Eppsteiner RW, Csikesz NG, Simons JP, Tseng JF, Shah SA (2008) High volume and outcome after liver resection: surgeon or center? J Gastrointest Surg 12:1709–16 discussion 1716

Filmann N, Walter D, Schadde E, Bruns C, Keck T, Lang H, Oldhafer K, Schlitt HJ, Schön MR, Herrmann E, Bechstein WO, Schnitzbauer AA (2019) Mortality after liver surgery in Germany. Br J Surg 106(11):1523–1529

Franken LC, Schreuder AM, Roos E, van Dieren S, Busch OR, Besselink MG, van Gulik TM (2019) Morbidity and mortality after major liver resection in patients with perihilar cholangiocarcinoma: a systematic review and meta-analysis. Surgery 165:918–928

Garcea G, Breukink SO, Marlow NE, Maddern GJ, Barraclough B, Collier NA, Dickinson IC, Fawcett J, Graham JC (2009) A systematic review of the impact of volume of hepatic surgery on patient outcome. Surgery 145:467–475

Gemeinsamer Bundesausschuss (G-BA) Mindestmengenregelungen gemäß § 136b Abs. 1 Satz 1 Nr. 2 SGB V. Letzte Änderung: 05.12.2018 BAnz AT 14.12.2018 B4

Hashimoto DA, Bababekov YJ, Mehtsun WT, Stapleton SM, Warshaw AL, Lillemoe KD, Chang DC, Vagefi PA (2017) Is Annual volume enough? The role of experience and specialization on inpatient mortality after hepatectomy. Ann Surg 266:603–609

Hollenbeck BK, Dunn RL, Miller DC, Daignault S, Taub DA, Wei JT (2007) Volume-based referral for cancer surgery: informing the debate. J Clin Oncol 25:91–96

Lu CC, Chiu CC, Wang JJ, Chiu YH, Shi HY (2014) Volume-outcome associations after major hepatectomy for hepatocellular carcinoma: a nationwide Taiwan study. J Gastrointest Surg 1:1138–1145

Macomber CW, Shaw JJ, Santry H, Saidi RF, Jabbour N, Tseng JF, Bozorgzadeh A, Shah SA (2012) Centre volume and resource consumption in liver transplantation. HPB 14(8):554–559

McColl RJ, Shaheen AA, Brar B, Kaplan G, Myers R, Sutherland F, Dixon E (2013) Survival after hepatic resection: impact of surgeon training on long-term outcome. Can J Surg 56:256–262

McKay A, You I, Bigam D, Lafreniere R, Sutherland F, Ghali W, Dixon E (2008) Impact of surgeon training on outcomes after resective hepatic surgery. Ann Surg Oncol 15:1348–1355

Nathan H, Cameron JL, Choti MA, Schulick RD, Pawlik TM (2009) The volume-outcomes effect in hepato-pancreato-biliary surgery: hospital versus surgeon contributions and specificity of the relationship. J Am Coll Surg 208:528–538

Nijboer A, Ulrich F, Bechstein WO, Schnitzbauer AA (2014) Volume and outcome relation in German liver transplant centers: what lessons can be learned? Transplant Res 3:5

Nimptsch U, Peschke D, Mansky T (2017) Mindestmengen und Krankenhaussterblichkeit – Beobachtungsstudie mit deutschlandweiten Krankenhausabrechnungsdaten von 2006 bis 2013. Gesundheitswesen 79:823–834

Okinaga H, Yasunaga H, Hasegawa K, Fushimi K, Kokudo N (2018) Short-term outcomes following hepatectomy in elderly patients with hepatocellular carcinoma: an analysis of 10,805 septuagenarians and 2,381 octo- and nonagenarians in Japan. Liver Cancer 7:55–64

Ozhathil DK, Li Y, Smith JK, Tseng JF, Saidi RF, Bozorgzadeh A, Shah SA (2011a) Effect of centre volume and high donor risk index on liver allograft survival. HPB 13:447–453

Ozhathil DK, Li YF, Smith JK, Tseng JF, Saidi RF, Bozorgzadeh A, Shah SA (2011b) Impact of center volume on outcomes of increased-risk liver transplants. Liver Transpl 17:1191–1199

Pal N, Axisa B, Yusof S, Newcombe RG, Wemyss-Holden S, Rhodes M, Lewis MP (2008) Volume and outcome for major upper GI surgery in England. J Gastrointest Surg 12:353–357

Richardson AJ, Pang TC, Johnston E, Hollands MJ, Lam VW, Pleass HC (2013) The volume effect in liver surgery–a systematic review and meta-analysis. J Gastrointest Surg 17:1984–1996

Scarborough JE, Pietrobon R, Tuttle-Newhall JE, Marroquin CE, Collins BH, Desai DM, Kuo PC, Pappas TN (2008a) Relationship between provider volume and outcomes for orthotopic liver transplantation. J Gastrointest Surg 12:1527–1533

Scarborough JE, Pietrobon R, Clary BM, Marroquin CE, Bennett KM, Kuo PC, Pappas TN (2008b) Regionalization of hepatic resections is associated with increasing disparities among some patient populations in use of high-volume providers. J Am Coll Surg 207:831–838

Tracy ET, Bennett KM, Danko ME, Diesen DL, Westmoreland TJ, Kuo PC, Pappas TN, Rice HE, Scarborough JE (2010) Low volume is associated with worse patient outcomes for pediatric liver transplant centers. J Pediatr Surg 45:108–113

Yoo S, Jang EJ, Yi NJ, Kim GH, Kim DH, Lee H, Jung CW, Ryu HG (2019) Effect of institutional case volume on in-hospital mortality after living donor liver transplantation: analysis of 7073 cases between 2007 and 2016 in Korea. Transplantation 103:952–958

Yoo S, Jang E, Kim GH, Kim DH, Kwon SM, Lee H, Jung CW, Ryu HG (2018) Effect of institutional case volume on in-hospital mortality after deceased donor liver transplantation: a nationwide retrospective cohort study in Korea. Transplant Proc 50:3644–3649

Abschnitt 2.7

Axelrod DA, Guidinger MK, McCullough KP, Leichtman AB, Punch JD, Merion RM (2004) Association of center volume with outcome after liver and kidney transplantation. Am J Transplant 4:920–927

Barbas AS, Dib MJ, Rege AS, Vikraman DS, Sudan DL, Knechtle SJ, Scarborough JE (2018) The volume-outcome relationship in deceased donor kidney transplantation and implications for regionalization. Ann Surg 267:1169–1172

Cash H, Slowinski T, Buechler A, Grimm A, Friedersdorff F, Schmidt D, Miller K, Giessing M, Fuller TF (2012) Impact of surgeon experience on complication rates and functional outcomes of 484 deceased donor renal transplants: a single-centre retrospective study. BJU Int 110:E368–E373

de Cruppé W, Malik M, Geraedts M (2014) Achieving minimum caseload requirements: an analysis of hospital quality control reports from 2004–2010. Dtsch Arztebl Int 111:549–555

Fechner G, Seifert I, Hauser S, Müller SC (2012) Impact of a learning curve model in kidney transplantation on functional outcome and surgical complications in a small volume centre: does size really matter? Int Urol Nephrol 44:1411–1415

Friedman AL, Cheung K, Roman SA, Sosa JA (2010) Early clinical and economic outcomes of patients undergoing living donor nephrectomy in the United States. Arch Surg 145:356–362 discussion 362

Gemeinsamer Bundesausschuss (G-BA) Mindestmengenregelungen gemäß § 136b Abs. 1 Satz 1 Nr. 2 SGB V. Letzte Änderung: 05.12.2018 BAnz AT 14.12.2018 B4

Kim SJ, Schaubel DE, Jeffery JR, Fenton SS (2004) Centre-specific variation in renal transplant outcomes in Canada. Nephrol Dial Transplant 19:1856–1861

NHS Standard Contract for Adult Kidney Transplant Services. Schedule 2 The Services A. Service Specifications (2013). NHS England/A07/S/a. Gateway Reference 01371. ▶ https://www.england.nhs.uk/wp-content/uploads/2014/04/a07-renal-transpl-ad-0414.pdf

Nimptsch U, Peschke D, Mansky T (2017) Mindestmengen und Krankenhaussterblichkeit – Beobachtungsstudie mit deutschlandweiten Krankenhausabrechnungsdaten von 2006 bis 2013. Gesundheitswesen 79:823–834

Serrano OK, Bangdiwala AS, Vock DM, Berglund D, Dunn TB, Finger EB, Pruett TL, Matas AJ, Kandaswamy R (2017) Defining the tipping point in surgical performance for laparoscopic donor nephrectomy among transplant surgery fellows: a risk-adjusted cumulative summation learning curve analysis. Am J Transplant 17:1868–1878

Sonnenberg EM, Cohen JB, Hsu JY, Potluri VS, Levine MH, Abt PL, Reese PP (2019) Association of kidney transplant center volume with 3-year clinical outcomes. Am J Kidney Dis. 2019 May 7. pii: S0272-6386(19)30635-3. ▶ https://doi.org/10.1053/j.ajkd.2019.02.019

Tsampalieros A, Knoll GA, Fergusson N, Bennett A, Taljaard M, Fergusson D (2017) Center variation and the effect of center and provider characteristics on clinical outcomes in kidney transplantation: a systematic review of the evidence. Can J Kidney Health Dis 4:2054358117735523

Abschnitt 2.8

Anwar S, Fraser S, Hill J (2012) Surgical specialization and training—its relation to clinical outcome for colorectal cancer surgery. J Eval Clin Pract 18:5–11

Aquina CT, Probst CP, Becerra AZ, Iannuzzi JC, Kelly KN, Hensley BJ, Rickles AS, Noyes K, Fleming FJ, Monson JR (2016) High volume improves outcomes: the argument for centralization of rectal cancer surgery. Surgery 159:736–748

Archampong D, Borowski D, Wille-Jørgensen P, Iversen LH (2012) Workload and surgeon's specialty for outcome after colorectal cancer surgery. Cochrane Database Syst Rev 3:CD005391

Bilimoria KY, Bentrem DJ, Talamonti MS, Stewart AK, Winchester DP, Ko CY (2010) Risk-based selective referral for cancer surgery: a potential strategy to improve perioperative outcomes. Ann Surg 251:708–716

Birkmeyer JD, Siewers AE, Finlayson EV, Stukel TA, Lucas FL, Batista I, Welch HG, Wennberg DE (2002) Hospital volume and surgical mortality in the United States. N Engl J Med 346:1128–1137

Boudourakis LD, Wang TS, Roman SA, Desai R, Sosa JA (2009) Evolution of the surgeon-volume, patient-outcome relationship. Ann Surg 250:159–165

Burns EM, Bottle A, Almoudaris AM, Mamidanna R, Aylin P, Darzi A, Nicholls RJ, Faiz OD (2013) Hierarchical multilevel analysis of increased caseload volume and postoperative outcome after elective colorectal surgery. Br J Surg 100:1531–1538

Chioreso C, Del Vecchio N, Schweizer ML, Schlichting J, Gribovskaja-Rupp I, Charlton ME (2018) Association between hospital and surgeon volume and rectal cancer surgery outcomes in patients with rectal cancer treated since 2000: systematic literature review and meta-analysis. Dis Colon Rectum 61:1320–1332

El Amrani M, Clement G, Lenne X, Rogosnitzky M, Theis D, Pruvot FR, Zerbib P (2018b) The impact of hospital volume and charlson score on postoperative mortality of proctectomy for rectal cancer: a nationwide study of 45,569 patients. Ann Surg 268:854–860

Gietelink L, Henneman D, van Leersum NJ, de Noo M, Manusama E, Tanis PJ, Tollenaar RA, Wouters MW, Dutch Surgical Colorectal Cancer Audit Group (2016) The influence of hospital volume on circumferential resection margin involvement: results of the Dutch surgical colorectal audit. Ann Surg 263:745–750

Güller U, Warschkow R, Ackermann CJ, Schmied B, Cerny T, Ess S (2017) Lower hospital volume is associated with higher mortality after oesophageal, gastric, pancreatic and rectal cancer resection. Swiss Med Wkly 147:w14473

Hagemans JAW, Alberda WJ, Verstegen M, de Wilt JHW, Verhoef C, Elferink MA, Burger JWA (2019) Hospital volume and outcome in rectal cancer patients; results of a population-based study in the Netherlands. Eur J Surg Oncol 45:613–619

Huo YR, Phan K, Morris DL, Liauw W (2017) Systematic review and a meta-analysis of hospital and surgeon volume/outcome relationships in colorectal cancer surgery. J Gastrointest Oncol 8:534–546

Jonker FHW, Hagemans JAW, Burger JWA, Verhoef C, Borstlap WAA, Tanis PJ, Dutch Snapshot Research Group (2017a) The influence of hospital volume on long-term oncological outcome after rectal cancer surgery. Int J Colorectal Dis 32:1741–1747

Jonker FHW, Hagemans JAW, Verhoef C, Burger JWA (2017b) The impact of hospital volume on perioperative outcomes of rectal cancer. Eur J Surg Oncol 43:1894–1900

Leapfrog Group (2019). Surgical volume. ► http://www.leapfroggroup.org/ratings-reports/surgical-volume. Zugegriffen: Mai 2019

Liu CJ, Chou YJ, Teng CJ, Lin CC, Lee YT, Hu YW6, Yeh CM, TJ Chen, Huang N (2015) Association of surgeon volume and hospital volume with the outcome of patients receiving definitive surgery for colorectal cancer: a nationwide population-based study. Cancer 121:2782–2790

Marusch F, Koch A, Schmidt U, Pross M, Gastinger I, Lippert H (2001) Hospital caseload and the results achieved in patients with rectal cancer. Br J Surg 88:1397–1402

Nimptsch U, Mansky T (2017) Hospital volume and mortality for 25 types of inpatient treatment in German hospitals: observational study using complete national data from 2009 to 2014. BMJ Open 7(9):e016184

Nugent E, Neary P (2010) Rectal cancer surgery: volume-outcome analysis. Int J Colorectal Dis 25:1389–1396

Ortiz H, Codina A, Ciga MÁ, Biondo S, Enríquez-Navascués JM, Espín E, García-Granero E, Roig JV (2016) Effect of hospital caseload on long-term outcome after standardization of rectal cancer surgery in the Spanish rectal cancer project. Cir Esp 94:442–452

Parc Y, Reboul-Marty J, Lefevre JH, Shields C, Chafai N, Tiret E (2016) Factors influencing mortality and morbidity following colorectal resection in France. Analysis of a national database (2009–2011). Colorectal Dis 18:205–213

Pérez-López P, Baré M, Touma-Fernández Á, Sarría-Santamera A (2016) Relationship between volume and in-hospital mortality in digestive oncological surgery. Cir Esp 94:151–158

Pucciarelli S, Zorzi M, Gennaro N, Gagliardi G, Restivo A, Saugo M, Barina A, Rugge M, Zuin M, Maretto I, Nitti D (2017) In-hospital mortality, 30-day readmission, and length of hospital stay after surgery for primary colorectal cancer: a national population-based study. Eur J Surg Oncol 43:1312–1323

Reames BN, Ghaferi AA, Birkmeyer JD, Dimick JB (2014) Hospital volume and operative mortality in the modern era. Ann Surg 260:244–251

Ruffo G, Barugola G, Rossini R, Sartori CA (2016) Colorectal surgery in Italy. Criteria to identify the hospital units and the tertiary referral centers entitled to perform it. Updates Surg 68:123–128

Simunovic M, Rempel E, Thériault ME, Coates A, Whelan T, Holowaty E, Langer B, Levine M (2006) Influence of hospital characteristics on operative death and survival of patients after major cancer surgery in Ontario. Can J Surg 49:251–258

Yasunaga H, Hashimoto H, Horiguchi H, Miyata H, Matsuda S (2012) Variation in cancer surgical outcomes associated with physician and nurse staffing: a retrospective observational study using the Japanese diagnosis procedure combination database. BMC Health Serv Res 12:129

Yeo HL, Abelson JS, Mao J, O'Mahoney PR, Milsom JW, Sedrakyan A (2017) Surgeon annual and cumulative volumes predict early postoperative outcomes after rectal cancer resection. Ann Surg 265:151–157

Abschnitt 2.9

Birkmeyer NJ, Dimick JB, Share D, Hawasli A, English WJ, Genaw J, Finks JF, Carlin AM, Birkmeyer JD, Collaborative Michigan Bariatric Surgery (2010) Hospital complication rates with bariatric surgery in Michigan. JAMA 304:435–442

Brunaud L, Polazzi S, Lifante JC, Pascal L, Nocca D, Duclos A (2018) Health care institutions volume is significantly associated with postoperative outcomes in bariatric surgery. Obes Surg 28:923–931

Celio AC, Kasten KR, Brinkley J, Chung AY, Burruss MB, Pories WJ, Spaniolas K (2016) Effect of surgeon volume on sleeve gastrectomy outcomes. Obes Surg 26:2700–2704

Celio AC, Kasten KR, Burruss MB, Pories WJ, Spaniolas K (2017) Surgeon case volume and readmissions after laparoscopic Roux-en-Y gastric bypass: more is less. Surg Endosc 31:1402–1406

Dimick JB, Osborne NH, Nicholas L, Birkmeyer JD (2009) Identifying high-quality bariatric surgery centers: hospital volume or risk-adjusted outcomes? J Am Coll Surg 209:702–706

Doumouras AG, Saleh F, Anvari S, Gmora S, Anvari M, Hong D (2017) The effect of health system factors on outcomes and costs after bariatric surgery in a universal healthcare system: a national cohort study of bariatric surgery in Canada. Surg Endosc 31:4816–4823

Gould JC, Kent KC, Wan Y, Rajamanickam V, Leverson G, Campos GM (2011) Perioperative safety and volume: outcomes relationships in bariatric surgery: a study of 32,000 patients. J Am Coll Surg 213:771–777

Hollenbeak CS, Rogers AM, Barrus B, Wadiwala I, Cooney RN (2008) Surgical volume impacts bariatric surgery mortality: a case for centers of excellence. Surgery 144:736–743

Kohn GP, Galanko JA, Overby DW, Farrell TM (2010) High case volumes and surgical fellowships are associated with improved outcomes for bariatric surgery patients: a justification of current credentialing initiatives for practice and training. J Am Coll Surg 210:909–918

Lazzati A, Audureau E, Hemery F, Schneck AS, Gugenheim J, Azoulay D, Iannelli A (2016) Reduction in early mortality outcomes after bariatric surgery in France between 2007 and 2012: a nationwide study of 133,000 obese patients. Surgery 159:467–474

Markar SR, Penna M, Karthikesalingam A, Hashemi M (2012b) The impact of hospital and surgeon volume on clinical outcome following bariatric surgery. Obes Surg 22:1126–1134

Pradarelli JC, Varban OA, Ghaferi AA, Weiner M, Carlin AM, Dimick JB (2016) Hospital variation in perioperative complications for laparoscopic sleeve gastrectomy in Michigan. Surgery 159:1113–1120

Smith MD, Patterson E, Wahed AS, Belle SH, Bessler M, Courcoulas AP, Flum D, Halpin V, Mitchell JE, Pomp A, Pories WJ, Wolfe B (2010) Relationship between surgeon volume and adverse outcomes after RYGB in Longitudinal Assessment of Bariatric Surgery (LABS) study. Surg Obes Relat Dis 6:118–125

Smith MD, Patterson E, Wahed AS, Belle SH, Courcoulas AP, Flum D, Khandelwal S, Mitchell JE, Pomp A, Pories WJ, Wolfe B (2013) Can technical factors explain the volume-outcome relationship in gastric bypass surgery? Surg Obes Relat Dis 9:623–629

Torrente JE, Cooney RN, Rogers AM, Hollenbeak CS (2013) Importance of hospital versus surgeon volume in predicting outcomes for gastric bypass procedures. Surg Obes Relat Dis 9:247–252

Varban OA, Reames BN, Finks JF, Thumma JR, Dimick JB (2015) Hospital volume and outcomes for laparoscopic gastric bypass and adjustable gastric banding in the modern era. Surg Obes Relat Di 11:343–349

Zevin B, Aggarwal R, Grantcharov TP (2012) Volume-outcome association in bariatric surgery: a systematic review. Ann Surg 256:60–71

Abschnitt 2.10

Badawy M, Fenstad AM, Bartz-Johannessen CA et al (2017) Hospital volume and the risk of revision in Oxford unicompartmental knee arthroplasty in the Nordic countries -an observational study of 14,496 cases. BMC Musculoskelet Disord 18:388

Baker P, Jameson S, Critchley R, Reed M, Gregg P, Deehan D (2013) Center and surgeon volume influence the revision rate following unicondylar knee replacement: an analysis of 23,400 medial cemented unicondylar knee replacements. J Bone Joint Surg Am 95:702–709

Briggs T (2015) A national review of adult elective orthopaedic services in England. Getting It Right First Time. ▶ http://gettingitrightfirsttime.co.uk/wp-content/uploads/2018/07/GIRFT-National-Report-Mar15-Web.pdf

Cram P, Vaughan-Sarrazin MS, Wolf B, Katz JN, Rosenthal GE (2007) A comparison of total hip and knee replacement in specialty and general hospitals. J Bone Joint Surg Am 89:1675–1684

Gemeinsamer Bundesausschuss (G-BA) (2018) Mindestmengenregelungen gemäß § 136b Abs. 1 Satz 1 Nr. 2 SGB V. Letzte Änderung: 05.12.2018 BAnz AT 14.12.2018 B4

Geraedts M, de Cruppé W, Blum K, Ohmann C (2008) Implementation and effects of Germany's minimum volume regulations: results of the accompanying research. Dtsch Arztebl Int 105:890–896

Heck DA, Robinson RL, Partridge CM, Lubitz RM, Freund DA (1998) Patient outcomes after knee replacement. Clin Orthop Relat Res 356:93–110

Hervey SL, Purves HR, Guller U, Toth AP, Vail TP, Pietrobon R (2003) Provider volume of total knee arthroplasties and patient outcomes in the hcup-nationwide inpatient sample. J Bone Joint Surg Am 85:1775–1783

Jeschke E, Citak M, Günster C et al (2017) Are TKAs performed in high-volume hospitals less likely to undergo revision than tkas performed in low-volume hospitals? Clin Orthop Relat Res 475:2669–2674

Katz JN, Mahomed NN, Baron JA, Barrett JA, Fossel AH, Creel AH, Wright J, Wright EA, Losina E (2007) Association of hospital and surgeon procedure volume with patient-centered outcomes of total knee replacement in a population-based cohort of patients age 65 years and older. Arthritis Rheum 56:568–574

Kostuj T, Schulze-Raestrup U, Noack M, Buckup K, Smektala R (2011) Mindestmengen in der Kniegelenk-endoprothetik. Analyse der externen Qualitätssicherung für das Land Nordrhein-Westfalen. Chirurg 82:425–432

Lau RL, Perruccio AV, Gandhi R, Mahomed NN (2012) The role of surgeon volume on patient outcome in total knee arthroplasty: a systematic review of the literature. BMC Musculoskelet Disord 13:250

Laucis NC, Chowdhury M, Dasgupta A, Bhattacharyya T (2016) Trend toward high-volume hospitals and the influence on complications in knee and hip arthroplasty. J Bone Joint Surg Am 98:707–712

Liddle AD, Pandit H, Judge A, Murray DW (2016) Effect of surgical caseload on revision rate following total and unicompartmental knee replacement. J Bone Joint Surg Am 98:1–8

Meyer E, Weitzel-Kage D, Sohr D, Gastmeier P (2011) Impact of department volume on surgical site infections following arthroscopy, knee replacement or hip replacement. BMJ Qual Saf 20:1069–1074

Nimptsch U, Mansky T (2017) Hospital volume and mortality for 25 types of inpatient treatment in German hospitals: observational study using complete national data from 2009 to 2014. BMJ Open 7(9):e016184

Nimptsch U, Peschke D, Mansky T (2017) Mindestmengen und Krankenhaussterblichkeit – Beobachtungsstudie mit deutschlandweiten Krankenhausabrechnungsdaten von 2006 bis 2013. Gesundheitswesen 79:823–834

Norton EC, Garfinkel SA, McQuay LJ, Heck DA, Wright JG, Dittus R, Lubitz RM (1998) The effect of hospital volume on the in-hospital complication rate in knee replacement patients. Health Serv Res 33(5 Pt 1):1191–1210

Ohmann C, Verde PE, Blum K, Fischer B, de Cruppé W, Geraedts M (2010) Two short-term outcomes after instituting a national regulation regarding minimum procedural volumes for total knee replacement. J Bone Joint Surg Am 92:629–638

Pamilo KJ, Peltola M, Paloneva J, Mäkelä K, Häkkinen U, Remes V (2015) Hospital volume affects outcome after total knee arthroplasty. Acta Orthop 86:41–47

Paterson JM, Williams JI, Kreder HJ, Mahomed NN, Gunraj N, Wang X, Laupacis A (2010) Provider volumes and early outcomes of primary total joint replacement in Ontario. Can J Surg 53:175–183

Schräder P, Grouven U, Bender R (2007) Können Mindestmengen für Knieprothesen anhand von Routinedaten errechnet werden? Ergebnisse einer Schwellenwertanalyse mit Daten der externen stationären Qualitätssicherung. Orthopäde 36:570–576

Schräder P, Rath T (2005) Mindestmengen in der Kniegelenkendoprothetik. Evidenzbericht und Modell-rechnung zur Versorgungssituation. Orthopäde 34:198–209

Solomon DH, Chibnik LB, Losina E, Huang J, Fossel AH, Husni E, Katz JN (2006) Development of a preliminary index that predicts adverse events after total knee replacement. Arthritis Rheum 54:1536–1542

Wilson S, Pan TJ Marx RG, Lyman S (2016) Meaningful thresholds for the volume-outcome relationship in total knee arthroplasty. J Bone Joint Surg Am 98:1683–1690

Abschnitt 2.11

Chou YY, Tung YC (2019) Optimal hospital and surgeon volume thresholds to improve 30-day readmission rates, costs, and length of stay for total hip replacement. J Arthroplasty 34(9):1901–1908

Cossec CL, Colas S, Zureik M (2017) Relative impact of hospital and surgeon procedure volumes on primary total hip arthroplasty revision: a nationwide cohort study in France. Arthroplast Today 3:176–182

Crouse DL, Leonard PSJ, Boudreau J, McDonald JT (2018) Associations between provider and hospital volumes and postoperative mortality following total hip arthroplasty in New Brunswick: results from a provincial-level cohort study. Can J Surg 61:88–93

de Vries LM, Sturkenboom MC, Verhaar JA, Kingma JH, Stricker BH (2011) Complications after hip arthroplasty and the association with hospital procedure volume. Acta Orthop 82:545–552

Doro C, Dimick J, Wainess R, Upchurch G, Urquhart A (2006) Hospital volume and inpatient mortality outcomes of total hip arthroplasty in the United States. J Arthroplasty 21(6 Suppl 2):10–6

Glassou EN, Hansen TB, Mäkelä K, Havelin LI, Furnes O, Badawy M, Kärrholm J, Garellick G, Eskelinen A, Pedersen AB (2016) Association between hospital procedure volume and risk of revision after total hip arthroplasty: a population-based study within the Nordic Arthroplasty Register Association database. Osteoarthritis Cartilage 24:419–426

Haeberle HS, Navarro SM, Frankel WC, Mont MA, Ramkumar PN (2018) Evidence-Based thresholds for the volume and cost relationship in total hip arthroplasty: outcomes and economies of scale. J Arthroplasty 33:2398–2404

Jeschke E, Gehrke T, Günster C, Heller KD, Leicht H, Malzahn J, Niethard FU, Schräder P, Zacher J, Halder AM (2019) Low hospital volume increases revision rate and mortality following revision total hip arthroplasty: an analysis of 17.773 Cases. J Arthroplasty 34:2045–2050

Jolbäck P, Rolfson O, Cnudde P, Odin D, Malchau H, Lindahl H, Mohaddes M (2019) High annual surgeon volume reduces the risk of adverse events following primary total hip arthroplasty: a registry-based study of 12,100 cases in Western Sweden. Acta Orthop 90:153–158

Koltsov JCB, Marx RG, Bachner E, McLawhorn AS, Lyman S (2018) Risk-based hospital and surgeon-volume categories for total hip arthroplasty. J Bone Joint Surg Am 100:1203–1208

Mäkelä KT, Häkkinen U, Peltola M, Linna M, Kröger H, Remes V (2011) The effect of hospital volume on length of stay, re-admissions, and complications of total hip arthroplasty. Acta Orthop 82(1):20–6

Malik AT, Jain N, Scharschmidt TJ, Li M, Glassman AH, Khan SN (2018) Does surgeon volume affect outcomes following primary total hip arthroplasty? A systematic review. J Arthroplasty 33:3329–3342

Manley M, Ong K, Lau E, Kurtz SM (2008) Effect of volume on total hip arthroplasty revision rates in the United States medicare population. J Bone Joint Surg Am 90:2446–2451

Meyer E, Weitzel-Kage D, Sohr D, Gastmeier P (2011) Impact of department volume on surgical site infections following arthroscopy, knee replacement or hip replacement. BMJ Qual Saf 20:1069–1074

Murphy WS, Cheng T, Lin B, Terry D, Murphy SB (2019) Higher volume surgeons have lower medicare payments, readmissions, and mortality after THA. Clin Orthop Relat Res 477:334–341

Nimptsch U, Mansky T (2017) Hospital volume and mortality for 25 types of inpatient treatment in German hospitals: observational study using complete national data from 2009 to 2014. BMJ Open 7(9):e016184

Ramkumar PN, Navarro SM, Frankel WC, Haeberle HS, Delanois RE, Mont MA (2018) Evidence-based thresholds for the volume and length of stay relationship in total hip arthroplasty: outcomes and economies of scale. J Arthroplasty 33:2031–2037

Ravi B, Jenkinson R, Austin PC, Croxford R, Wasserstein D, Escott B, Paterson JM, Kreder H, Hawker GA (2014) Relation between surgeon volume and risk of complications after total hip arthroplasty: propensity score matched cohort study. BMJ 348:g3284

Schräder P, Rath T (2007) Mindestmengen in der Hüftgelenksendoprothetik bei Coxarthrose und Schenkelhalsfraktur – Evidenzbericht und Modellrechnung zur Auswirkung auf die flächendeckende Versorgung. Z Orthop Unfall 145:281–290

Styron JF, Koroukian SM, Klika AK, Barsoum WK (2011) Patient vs provider characteristics impacting hospital lengths of stay after total knee or hip arthroplasty. J Arthroplasty 26:1418–1426

Abschnitt 2.12

Adkins ZB, Malik AT, Jain N, Yu E, Kim J, Khan SN (2019) Does hospital volume affect outcomes in spine surgeries? A systematic review. Clin Spine Surg 32:285–294

Blais MB, Rider SM, Sturgeon DJ, Blucher J, Zampini JM, Kang JD, Schoenfeld AJ (2017) Establishing objective volume-outcome measures for anterior and posterior cervical spine fusion. Clin Neurol Neurosurg 161:65–69

Cole T, Veeravagu A, Zhang M, Ratliff JK (2017) Surgeon procedure volume and complication rates in anterior cervical discectomy and fusions: analysis of a national longitudinal database. Clin Spine Surg 30:E633–E639

De la Garza Ramos R, Nakhla J, Nasser R, Jada A, Bhashyam N, Kinon MD, Yassari R (2017) Volume-outcome relationship after 1 and 2 Level anterior cervical discectomy and fusion. World Neurosurg 105:543–548

EUROSPINE Task Force Surgical Spine Centre of Excellence (SSCoE) (2019) Guidelines. Version A (1 February 2019). ► www.eurospine.org/cm_data/20190201_Guidelines_SSCoE_Version_A_1st_February_2019.pdf

Farjoodi P, Skolasky RL, Riley LH (2011) The effects of hospital and surgeon volume on postoperative complications after Lumbar Spine surgery. Spine (Phila Pa 1976) 36(24):2069–2075

Feng R, Finkelstein M, Bilal K, Oermann EK, Palese M, Caridi J (2018) Trends and disparities in cervical spine fusion procedures utilization in the New York state. Spine (Phila Pa 1976) 43(10):E601–E606

Kim BD, Edelstein AI, Hsu WK, Lim S, Kim JY (2014) Spine surgeon specialty is not a risk factor for 30-day complication rates in single-level lumbar fusion: a propensity score-matched study of 2528 patients. Spine (Phila Pa 1976) 39(15):E919–E927

Li HZ, Lin Z, Li ZZ, Yang ZY, Zheng Y, Li Y, Lu HD (2018) Relationship between surgeon volume and outcomes in spine surgery: a dose-response meta-analysis. Ann Transl Med 6:441

Mabud T, Norden J, Veeravagu A, Swinney C, Cole T, McCutcheon BA, Ratliff J (2017) Complications, readmissions, and revisions for spine procedures performed by orthopedic surgeons versus neurosurgeons: a retrospective, longitudinal study. Clin Spine Surg 30:E1376–E1381

Malik AT, Panni UY, Mirza MU, Tetlay M, Noordin S (2018) The impact of surgeon volume on patient outcome in spine surgery: a systematic review. Eur Spine J 27:530–542

Paul JC, Lonner BS, Goz V, Weinreb J, Karia R, Toombs CS, Errico TJ (2015a) Complication rates are reduced for revision adult spine deformity surgery among high-volume hospitals and surgeons. Spine J 15:1963–1972

Paul JC, Lonner BS, Toombs CS (2015b) Greater operative volume is associated with lower complication rates in adolescent spinal deformity surgery. Spine (Phila Pa 1976) 40(3):162–170

Schoenfeld AJ, Sturgeon DJ, Burns CB, Hunt TJ, Bono CM (2018) Establishing benchmarks for the volume-outcome relationship for common lumbar spine surgical procedures. Spine J 18:22–28

Seicean A, Alan N, Seicean S, Neuhauser D, Benzel EC, Weil RJ (2014) Surgeon specialty and outcomes after elective spine surgery. Spine (Phila Pa 1976) 39(19):1605–1613

Abschnitt 2.13

AbuRahma AF, Stone PA, Srivastava M, Hass SM, Mousa AY, Dean LS, Campbell JE, Chong BY (2013) The effect of surgeon's specialty and volume on the perioperative outcome of carotid endarterectomy. J Vasc Surg 58:666–672

Aronow HD, Collins T, Gray WA et al (2016) SCAI/SVM expert consensus statement on carotid stenting: training and credentialing for carotid stenting. Catheter Cardiovasc Interv 87:188–199

Badheka AO, Chothani A, Panaich SS et al (2014) Impact of symptoms, gender, co-morbidities, and operator volume on outcome of carotid artery stenting (from the Nationwide Inpatient Sample [2006 to 2010]). Am J Cardiol 114:933–941

Birkmeyer JD, Siewers AE, Finlayson EV, Stukel TA, Lucas FL, Batista I, Welch HG, Wennberg DE (2002) Hospital volume and surgical mortality in the United States. N Engl J Med 346:1128–1137

Birkmeyer JD, Stukel TA, Siewers AE, Goodney PP, Wennberg DE, Lucas FL (2003) Surgeon volume and operative mortality in the United States. N Engl J Med 349:2117–2127

2

Boudourakis LD, Wang TS, Roman SA, Desai R, Sosa JA (2009) Evolution of the surgeon-volume, patient-outcome relationship. Ann Surg 250:159–165

Carotid Stenting Trialists' Collaboration, Calvet D, Mas JL, Algra A et al (2014) Carotid stenting: is there an operator effect? A pooled analysis from the carotid stenting trialists' collaboration. Stroke 45:527–32

Hawkins BM, Kennedy KF, Aronow HD, Nguyen LL, White CJ, Rosenfield K, Normand ST, Spertus JA, Yeh RW (2015) Hospital variation in carotid stenting outcomes. JACC Cardiovasc Interv 8:858–863

Holt PJ, Poloniecki JD, Loftus IM, Thompson MM (2007a) Meta-analysis and systematic review of the relationship between hospital volume and outcome following carotid endarterectomy. Eur J Vasc Endovasc Surg 33:645–651

Holt PJ, Poloniecki JD, Loftus IM, Thompson MM (2007b) The relationship between hospital case volume and outcome from carotid endartectomy in England from 2000 to 2005. Eur J Vasc Endovasc Surg 34:646–654

Hung CS, Yeh CF, Lin MS, Chen YH, Huang CC, Li HY, Kao HL (2017) Impact of hospital volume on long-term neurological outcome in patients undergoing carotid artery stenting. Catheter Cardiovasc Interv 89:1242–1249

Hussain MA, Mamdani M, Tu JV, Saposnik G, Salata K, Bhatt DL, Verma S, Al-Omran M (2018) Association between operator specialty and outcomes after carotid artery revascularization. J Vasc Surg 67:478–489

Jalbert JJ, Gerhard-Herman MD, Nguyen LL, Jaff MR, Kumamaru H, Williams LA, Chen CY, Liu J, Seeger JD, Rothman AT, Schneider P, Brott TG, Tsai TT, Aronow HD, Johnston JA, Setoguchi S (2015) Relationship between physician and hospital procedure volume and mortality after carotid artery stenting among medicare beneficiaries. Circ Cardiovasc Qual Outcome 8(6 Suppl 3):S81–S89

Kuehnl A, Tsantilas P, Knappich C, Schmid S, König T, Breitkreuz T, Zimmermann A, Mansmann U, Eckstein HH (2016) Significant association of annual hospital volume with the risk of inhospital stroke or death following carotid endarterectomy but likely not after carotid stenting: secondary data analysis of the statutory german carotid quality assurance database. Circ Cardiovasc Interv 9(11):pii: e004171

Kumamaru H, Jalbert JJ, Nguyen LL, Gerhard-Herman MD, Williams LA, Chen CY, Seeger JD, Liu J, Franklin JM, Setoguchi S (2015) Surgeon case volume and 30-day mortality after carotid endarterectomy among contemporary medicare beneficiaries: before and after national coverage determination for carotid artery stenting. Stroke 46:1288–1294

Leapfrog Group (2019) Surgical volume. ▶ http://www.leapfroggroup.org/ratings-reports/surgical-volume. Zugegriffen: Mai 2019

Mao J, Goodney P, Cronenwett J, Sedrakyan A (2017) Association of very low-volume practice with vascular surgery outcomes in New York. JAMA Surg 152:759–766

Meltzer AJ, Agrusa C, Connolly PH, Schneider DB, Sedrakyan A (2017) Impact of provider characteristics on outcomes of carotid endarterectomy for asymptomatic carotid stenosis in New York state. Ann Vasc Surg 45:56–61

Modrall JG, Chung J, Kirkwood ML, Baig MS, Tsai SX, Timaran CH, Valentine RJ, Rosero EB (2014) Low rates of complications for carotid artery stenting are associated with a high clinician volume of carotid artery stenting and aortic endografting but not with a high volume of percutaneous coronary interventions. J Vasc Surg 60:70–76

Nallamothu BK, Gurm HS, Ting HH, Goodney PP, Rogers MA, Curtis JP, Dimick JB, Bates ER, Krumholz HM, Birkmeyer JD (2011) Operator experience and carotid stenting outcomes in Medicare beneficiaries. JAMA 306:1338–1343

Nazarian SM, Yenokyan G, Thompson RE, Griswold ME, Chang DC, Perler BA (2008) Statistical modeling of the volume-outcome effect for carotid endarterectomy for 10 years of a statewide database. J Vasc Surg 48:343–50 discussion 50

Nimptsch U, Mansky T (2017) Hospital volume and mortality for 25 types of inpatient treatment in German hospitals: observational study using complete national data from 2009 to 2014. BMJ Open 7(9):e016184

Perri JL, Nolan BW, Goodney PP, DeMartino RR, Brooke BS, Arya S, Conrad MF, Cronenwett JL (2017) Factors affecting operative time and outcome of carotid endarterectomy in the Vascular Quality Initiative. J Vasc Surg 66:1100–1108

Phillips P, Poku E, Essat M, Woods HB, Goka EA, Kaltenthaler EC, Shackley P, Walters S, Michaels JA (2017) Systematic review of carotid artery procedures and the volume-outcome relationship in Europe. Br J Surg 104:1273–1283

Poorthuis MHF, Brand EC, Halliday A, Bulbulia R, Bots ML, de Borst GJ (2019) High operator and hospital volume are associated with a decreased risk of death and stroke after carotid revascularization: a systematic review and meta-analysis. Ann Surg 269:631–641

Reames BN, Ghaferi AA, Birkmeyer JD, Dimick JB (2014) Hospital volume and operative mortality in the modern era. Ann Surg 260:244–251

Sahni NR, Dalton M, Cutler DM, Birkmeyer JD, Chandra A (2016) Surgeon specialization and operative mortality in United States: retrospective analysis. BMJ 354:i3571

Shishehbor MH, Venkatachalam S, Gray WA, Metzger C, Lal BK, Peng L, Omran HL, Blackstone EH (2014) Experience and outcomes with carotid artery stenting: an analysis of the CHOICE study (carotid stenting for high surgical-risk patients; evaluating outcomes through the collection of clinical evidence). JACC Cardiovasc Interv 7:1307–1317

Sidloff DA, Gokani VJ, Stather PW, Choke E, Bown MJ, Sayers RD (2014) National Vascular Registry Report on surgical outcomes and implications for vascular centres. Br J Surg 101:637–642

Abschnitt 2.14

Allareddy V, Allareddy V, Konety BR (2007) Specificity of procedure volume and in-hospital mortality association. Ann Surg 246:135–139

Birkmeyer JD, Siewers AE, Finlayson EV, Stukel TA, Lucas FL, Batista I, Welch HG, Wennberg DE (2002) Hospital volume and surgical mortality in the United States. N Engl J Med 346:1128–1137

Birkmeyer JD, Stukel TA, Siewers AE, Goodney PP, Wennberg DE, Lucas FL (2003) Surgeon volume and operative mortality in the United States. N Engl J Med 349:2117–2127

Budtz-Lilly J, Björck M, Venermo M et al (2018) Editor's choice–the impact of centralisation and endovascular aneurysm repair on treatment of ruptured abdominal aortic aneurysms based on international registries. Eur J Vasc Endovasc Surg 56:181–188

Chaikof EL, Dalman RL, Eskandari MK et al (2018) The Society for Vascular Surgery practice guidelines on the care of patients with an abdominal aortic aneurysm. J Vasc Surg 67:2–77

Cho JS, Kim JY, Rhee RY, Gupta N, Marone LK, Dillavou ED, Makaroun MS (2008) Contemporary results of open repair of ruptured abdominal aortoiliac aneurysms: effect of surgeon volume on mortality. J Vasc Surg 48:10–7 discussion 17-8

Debus ES, Heidemann F, Gross-Fengels W et al.; Deutsche Gesellschaft für Gefäßchirurgie und Gefäßmedizin (DGG) (2018) S3-Leitlinie zu Screening, Diagnostik, Therapie und Nachsorge des Bauchaortenaneurysmas. AWMF-Registernummer 004-14

Deery SE, O'Donnell TFX, Zettervall SL, Darling JD, Shean KE, O'Malley AJ, Landon BE, Schermerhorn ML (2018) Use of an assistant surgeon does not mitigate the effect of lead surgeon volume on outcomes following open repair of intact abdominal aortic aneurysms. Eur J Vasc Endovasc Surg 55:714–719

Dua A, Furlough CL, Ray H, Sharma S, Upchurch GR, Desai SS (2014) The effect of hospital factors on mortality rates after abdominal aortic aneurysm repair. J Vasc Surg 60:1446–1451

Dubois L, Allen B, Bray-Jenkyn K2 Power AH, DeRose G, Forbes TL, Duncan A, Shariff SZ (2018) Higher surgeon annual volume, but not years of experience, is associated with reduced rates of postoperative complications and reoperations after open abdominal aortic aneurysm repair. J Vasc Surg 67:1717–1726

Eckstein HH, Bruckner T, Heider P, Wolf O, Hanke M, Niedermeier HP, Noppeney T, Umscheid T, Wenk H (2007) The relationship between volume and outcome following elective open repair of abdominal aortic aneurysms (AAA) in 131 German hospitals. Eur J Vasc Endovasc Surg 34:260–266

Esce A, Medhekar A, Fleming F, Glocker R, Ellis J, Raman K, Stoner M, Doyle A (2019) Increasing surgeon volume correlates with patient survival following open abdominal aortic aneurysm repair. J Vasc Surg 70:762–767

Henebiens M, van den Broek TA, Vahl AC, Koelemay MJ (2007) Relation between hospital volume and outcome of elective surgery for abdominal aortic aneurysm: a systematic review. Eur J Vasc Endovasc Surg 33:285–292

Holt PJ, Poloniecki JD, Gerrard D, Loftus IM, Thompson MM (2007c) Meta-analysis and systematic review of the relationship between volume and outcome in abdominal aortic aneurysm surgery. Br J Surg 94:395–403

Holt PJ, Poloniecki JD, Loftus IM, Michaels JA, Thompson MM (2007d) Epidemiological study of the relationship between volume and outcome after abdominal aortic aneurysm surgery in the UK from 2000 to 2005. Br J Surg 94:441–448

Holt PJ, Poloniecki JD, Khalid U, Hinchliffe RJ, Loftus IM, Thompson MM (2009) Effect of endovascular aneurysm repair on the volume-outcome relationship in aneurysm repair. Circ Cardiovasc Qual Outcomes 2:624–632

Holt PJ, Karthikesalingam A, Hofman D, Poloniecki JD, Hinchliffe RJ, Loftus IM, Thompson MM (2012) Provider volume and long-term outcome after elective abdominal aortic aneurysm repair. Br J Surg 99:666–672

Ilonzo N, Egorova NN, McKinsey JF, Nowygrod R (2014) Failure to rescue trends in elective abdominal aortic aneurysm repair between 1995 and 2011. J Vasc Surg 60:1473–1480

Karthikesalingam A, Wanhainen A, Holt PJ, Vidal-Diez A, Brownrigg JR, Shpitser I, Björck M, Thompson MM, Mani K (2016) Comparison of long-term mortality after ruptured abdominal aortic aneurysm in England and Sweden. Br J Surg 103:199–206

Leapfrog Group (2019) Surgical volume. ► http://www.leapfroggroup.org/ratings-reports/surgical-volume. Zugegriffen: Mai 2019

McPhee JT, Robinson WP 3rd, Eslami MH, Arous EJ, Messina LM, Schanzer A (2011) Surgeon case volume, not institution case volume, is the primary determinant of in-hospital mortality after elective open abdominal aortic aneurysm repair. J Vasc Surg 53:591–599

Meltzer AJ, Connolly PH, Schneider DB, Sedrakyan A (2017) Impact of surgeon and hospital experience on outcomes of abdominal aortic aneurysm repair in New York State. J Vasc Surg 66:728–734

Modrall JG, Rosero EB, Chung J, Arko FR 3rd, Valentine RJ, Clagett GP, Timaran CH (2011) Defining the type of surgeon volume that influences the outcomes for open abdominal aortic aneurysm repair. J Vasc Surg 54:1599–1604

Nimptsch U, Mansky T (2017) Hospital volume and mortality for 25 types of inpatient treatment in German hospitals: observational study using complete national data from 2009 to 2014. BMJ Open 7(9):e016184

O'Donnell TFX, Boitano LT, Deery SE, Lancaster RT, Siracuse JJ, Schermerhorn ML, Scali ST, Patel V (2018) Hospital Volume matters: the volume-outcome relationship in open juxtarenal AAA repair. Ann Surg ► https://doi.org/10.1097/sla.0000000000002873

Phillips P, Poku E, Essat M, Woods HB, Goka EA, Kaltenthaler EC, Walters S, Shackley P, Michaels J (2017b) Procedure volume and the association with short-term mortality following abdominal aortic aneurysm repair in European populations: a systematic review. Eur J Vasc Endovasc Surg 53:77–88

Sahni NR, Dalton M, Cutler DM, Birkmeyer JD, Chandra A (2016) Surgeon specialization and operative mortality in United States: retrospective analysis. BMJ 354:i3571

Sawang M, Paravastu SCV, Liu Z, Thomas SD, Beiles CB, Mwipatayi BP, Verhagen HJM, Verhoeven ELG, Varcoe RL (2019) The relationship between aortic aneurysm surgery volume and peri-operative mortality in Australia. Eur J Vasc Endovasc Surg 57:510–519

Sidloff DA, Gokani VJ, Stather PW, Choke E, Bown MJ, Sayers RD (2014) National Vascular Registry Report on surgical outcomes and implications for vascular centres. Br J Surg 101:637–642

Trenner M, Kuehnl A, Salvermoser M, Reutersberg B, Geisbuesch S, Schmid V, Eckstein HH (2018) Editor's choice–high annual hospital volume is associated with decreased in hospital mortality and complication rates following treatment of abdominal aortic aneurysms: secondary data analysis of the nationwide German DRG statistics from 2005 to 2013. Eur J Vasc Endovasc Surg 55:185–194

Wanhainen A, Verzini F, Van Herzeele I et al (2019) Editor's choice–European Society for Vascular Surgery (ESVS) 2019 clinical practice guidelines on the management of abdominal aorto-iliac artery aneurysms. Eur J Vasc Endovasc Surg 57:8–93

Young EL, Holt PJ, Poloniecki JD, Loftus IM, Thompson MM (2007) Meta-analysis and systematic review of the relationship between surgeon annual caseload and mortality for elective open abdominal aortic aneurysm repairs. J Vasc Surg 46:1287–1294

Zettervall SL, Schermerhorn ML, Soden PA, McCallum JC, Shean KE, Deery SE, O'Malley AJ, Landon B (2017) The effect of surgeon and hospital volume on mortality after open and endovascular repair of abdominal aortic aneurysms. J Vasc Surg 65:626–634

Abschnitt 2.15

Arora S, Panaich SS, Patel N et al (2015) Impact of hospital volume on outcomes of lower extremity endovascular interventions (insights from the Nationwide Inpatient Sample [2006 to 2011]). Am J Cardiol 116:791–800

Awopetu AI, Moxey P, Hinchliffe RJ, Jones KG, Thompson MM, Holt PJ (2010) Systematic review and meta-analysis of the relationship between hospital volume and outcome for lower limb arterial surgery. Br J Surg 97:797–803

Feinglass J, Sohn MW, Rodriguez H, Martin GJ, Pearce WH (2009) Perioperative outcomes and amputation-free survival after lower extremity bypass surgery in California hospitals, 1996–1999, with follow-up through 2004. J Vasc Surg 50:776–783

Goka EA, Phillips P, Poku E, Essat M, Woods HB, Walters SJ, Kaltenthaler EC, Shackley P, Michaels J (2017) The relationship between hospital or surgeon volume and outcomes in lower limb vascular surgery in the United Kingdom and Europe. Ann Vasc Surg 45:271–286

Henry AJ, Hevelone ND, Belkin M, Nguyen LL (2011) Socioeconomic and hospital-related predictors of amputation for critical limb ischemia. J Vasc Surg 53:330–339

Johnston LE, Tracci MC, Kern JA, Cherry KJ, Kron IL, Upchurch GR Jr, Robinson WP (2017) Surgeon, not institution, case volume is associated with limb outcomes after lower extremity bypass for critical limb ischemia in the Vascular Quality Initiative. J Vasc Surg. 66:1457–1463

Manheim LM, Sohn MW, Feinglass J, Ujiki M, Parker MA, Pearce WH (1998) Hospital vascular surgery volume and procedure mortality rates in California, 1982–1994. J Vasc Surg 28:45–56 discussion 56–58

Medhekar AN, Mix DS, Aquina CT, Trakimas LE, Noyes K, Fleming FJ, Glocker RJ, Stoner MC (2017) Outcomes for critical limb ischemia are driven by lower extremity revascularization volume, not distance to hospital. J Vasc Surg 66:476–487

Moxey PW, Hofman D, Hinchliffe RJ, Poloniecki J, Loftus IM, Thompson MM, Holt PJ (2012) Volume-outcome relationships in lower extremity arterial bypass surgery. Ann Surg 256:1102–1107

Nimptsch U, Mansky T (2017) Hospital volume and mortality for 25 types of inpatient treatment in German hospitals: observational study using complete national data from 2009 to 2014. BMJ Open 7(9):e016184

Pearce WH, Parker MA, Feinglass J, Ujiki M, Manheim LM (1999) The importance of surgeon volume and training in outcomes for vascular surgical procedures. J Vasc Surg 29:768–776 discussion 777–778

Abschnitt 2.16

Bernard A, Cottenet J, Mariet AS, Quantin C, Pagès PB (2018) Is an activity volume threshold really realistic for lung cancer resection? J Thorac Dis 10:5685–5694

Birkmeyer JD, Siewers AE, Finlayson EV, Stukel TA, Lucas FL, Batista I, Welch HG, Wennberg DE (2002) Hospital volume and surgical mortality in the United States. N Engl J Med 346:1128–1137

Camposilvan I, Akhtar-Danesh N, Schneider L, Finley CJ (2015) The effect of surgeon volume on procedure selection in non-small cell lung cancer surgeries. J Thorac Cardiovasc Surg 150:507–512

Falcoz PE, Puyraveau M, Rivera C, Bernard A, Massard G, Mauny F, Dahan M, Thomas PA (2014) The impact of hospital and surgeon volume on the 30-day mortality of lung cancer surgery: a nation-based reappraisal. J Thorac Cardiovasc Surg 148:841–848 discussion 848

Goyal G, Kommalapati A, Bartley AC, Gunderson TM, Adjei AA, Go RS (2018) Association between hospital volume and mortality of patients with metastatic non-small cell lung cancer. Lung Cancer 122:214–219

Harrison S, Tangel V, Wu X, Christos P, Gaber-Baylis L, Turnbull Z, Port J, Altorki N, Stiles B (2018) Are minimum volume standards appropriate for lung and esophageal surgery? J Thorac Cardiovasc Surg 155:2683–2694

Harrison S, Sun T, Kamel MK, Cleary C, Stiles BM, Altorki NK, Sedrakyan A (2019) Do individual surgeon volumes affect outcomes in thoracic surgery? Eur J Cardiothorac Surg 56:770–777

Hoffmann H, Passlick B, Ukena D, Wesselmann S (2019) Chirurgische Therapie des Lungenkarzinoms: Argumente für die Behandlung in großen Zentren. Zentralbl Chir 144:62–70

Leapfrog: ► http://www.leapfroggroup.org/ratings-reports/surgical-volume. Zugegriffen: Apr 2019

Lüchtenborg M, Riaz SP, Coupland VH, Lim E, Jakobsen E, Krasnik M, Page R, Lind MJ, Peake MD, Møller H (2013) High procedure volume is strongly associated with improved survival after lung cancer surgery. J Clin Oncol 31:3141–3146

Malzahn J, Garre P, Mostert C (2018) Umsetzung der Qualitätsagenda des Krankenhausstrukturgesetzes – ein Vorschlag zur Vorgehensweise am Beispiel des Landes Nordrhein-Westfalen. In: Klauber J, Geraedts M, Friedrich J, Wasem J (Hrsg) Krankenhaus-Report 2018. „Bedarf und Bedarfsgerechtigkeit". Schattauer, Stuttgart

Møller H, Riaz SP, Holmberg L et al (2016) High lung cancer surgical procedure volume is associated with shorter length of stay and lower risks of re-admission and death: national cohort analysis in England. Eur J Cancer 64:32–43

Nimptsch U, Mansky T (2017) Hospital volume and mortality for 25 types of inpatient treatment in German hospitals: observational study using complete national data from 2009 to 2014. BMJ Open 7(9):e016184

Pagès PB, Mariet AS, Pforr A, Cottenet J, Madelaine L, Abou-Hanna H, Bernard A, Quantin C (2018) Does age over 80 years have to be a contraindication for lung cancer surgery–a nationwide database study. J Thorac Dis 10:4764–4773

Pezzi CM, Mallin K, Mendez AS, Greer Gay E, Putnam JBJ (2014) Ninety-day mortality after resection for lung cancer is nearly double 30-day mortality. J Thorac Cardiovasc Surg 148:2269–2277

Sahni NR, Dalton M, Cutler DM, Birkmeyer JD, Chandra A (2016) Surgeon specialization and operative mortality in United States: retrospective analysis. BMJ 354:i3571

Sanaiha Y, Khoury H, Kavianpour B, Yazdani S, Gowland L, Iyengar A, Juo YY, Benharash P (2019) Impact of approach and hospital volume on cardiovascular complications after pulmonary lobectomy. J Surg Res 235:202–209

Schipper PH, Diggs BS, Ungerleider RM, Welke KF (2009) The influence of surgeon specialty on outcomes in general thoracic surgery: a national sample 1996 to 2005. Ann Thorac Surg 88:1566–72 discussion 1572–1573

Simunovic M, Rempel E, Thériault ME, Coates A, Whelan T, Holowaty E, Langer B, Levine M (2006) Influence of hospital characteristics on operative death and survival of patients after major cancer surgery in Ontario. Can J Surg 49:251–258

Tchouta LN, Park HS, Boffa DJ, Blasberg JD, Detterbeck FC, Kim AW (2017) Hospital volume and outcomes of robot-assisted lobectomies. Chest 151:329–339

Ten Berge M, Beck N, Heineman DJ et al (2018) Dutch lung surgery audit: a national audit comprising lung and thoracic surgery patients. Ann Thorac Surg 106:390–397

Thai AA, Stuart E, Te Marvelde L, Milne RL, Knight S, Whitfield K, Mitchell P (2019) Hospital lung surgery volume and patient outcomes. Lung Cancer 129:22–27

Treasure T, Utley M, Bailey A (2003) Assessment of whether in-hospital mortality for lobectomy is a useful standard for the quality of lung cancer surgery: retrospective study. BMJ 327(7406):73

von Meyenfeldt EM, Gooiker GA, van Gijn W, Post PN, van de Velde CJ, Tollenaar RA, Klomp HM, Wouters MW (2012) The relationship between volume or surgeon specialty and outcome in the surgical treatment of lung cancer: a systematic review and meta-analysis. J Thorac Oncol 7:1170–1178

Wakeam E, Hyder JA, Lipsitz SR, Darling GE, Finlayson SR (2015) Outcomes and costs for major lung resection in the United States: which patients benefit most from high-volume referral? Ann Thorac Surg 100:939–946

Abschnitt 2.17

Auerbach AD, Hilton JF, Maselli J, Pekow PS, Rothberg MB, Lindenauer PK (2009) Shop for quality or volume? Volume, quality, and outcomes of coronary artery bypass surgery. Ann Intern Med 150:696–704

Benedetto U, Lau C, Caputo M, Kim L, Feldman DN, Ohmes LB, Di Franco A, Soletti G, Angelini GD, Girardi LN, Gaudino M (2018) Comparison of outcomes for off-pump versus on-pump coronary artery bypass grafting in low-volume and high-volume centers and by low-volume and high-volume surgeons. Am J Cardiol 121:552–557

GBA – Mindestmengenregelungen, Mm-R (2019) Zuletzt geändert am 5. Dezember 2018, veröffentlicht im Bundesanzeiger (BAnz AT 14.12.2018 B4). In Kraft getreten am 1. Januar 2019

Gutacker N, Bloor K, Cookson R, Gale CP, Maynard A, Pagano D, Pomar J, Bernal-Delgado E, as part of the ECHO collaboration (2017) Hospital surgical volumes and mortality after coronary artery bypass grafting: using international comparisons to determine a safe threshold. Health Serv Res 52:863–878

Hannan EL, Wu C, Ryan TJ, Bennett E, Culliford AT, Gold JP, Hartman A, Isom OW, Jones RH, McNeil B, Rose EA, Subramanian VA (2003) Do hospitals and surgeons with higher coronary artery bypass graft surgery volumes still have lower risk-adjusted mortality rates? Circulation 108:795–801

Hillis LD, Smith PK, Anderson JL et al (2011) 2011 ACCF/AHA guideline for coronary artery bypass graft surgery. A report of the American College of Cardiology Foundation/American Heart Association Task Force on Practice Guidelines. J Am Coll Cardiol 58:e123–e210 Developed in collaboration with the American Association for Thoracic Surgery, Society of Cardiovascular Anesthesiologists, and Society of Thoracic Surgeons

Khoury H, Sanaiha Y, Rudasill SE, Mardock AL, Sareh S, Benharash P (2019) Readmissions following isolated coronary artery bypass graft surgery in the United States (from the Nationwide Readmissions Database 2010 to 2014). Am J Cardiol 124:205–210

Kim LK, Looser P, Swaminathan RV, Minutello RM, Wong SC, Girardi L, Feldman DN (2016) Outcomes in patients undergoing coronary artery bypass graft surgery in the United States based on hospital volume, 2007 to 2011. J Thorac Cardiovasc Surg 151:1686–1692

LaPar DJ, Mery CM, Kozower BD, Kern JA, Kron IL, Stukenborg GJ, Ailawadi G (2012) The effect of surgeon volume on mortality for off-pump coronary artery bypass grafting. J Thorac Cardiovasc Surg 143:854–863

Marcin JP, Li Z, Kravitz RL, Dai JJ, Rocke DM, Romano PS (2008) The CABG surgery volume-outcome relationship: temporal trends and selection effects in California, 1998–2004. Health Serv Res 43(1 Pt 1):174–192

Nimptsch U, Mansky T (2017) Hospital volume and mortality for 25 types of inpatient treatment in German hospitals: observational study using complete national data from 2009 to 2014. BMJ Open 7(9):e016184

Peterson ED, Coombs LP, DeLong ER, Haan CK, Ferguson TB (2004) Procedural volume as a marker of quality for CABG surgery. JAMA 291:195–201

Post PN, Kuijpers M, Ebels T, Zijlstra F (2010) The relation between volume and outcome of coronary interventions: a systematic review and meta-analysis. Eur Heart J 31:1985–1992

Rathore SS, Epstein AJ, Volpp KG, Krumholz HM (2004) Hospital coronary artery bypass graft surgery volume and patient mortality, 1998–2000. Ann Surg 239:110–117

Shahian DM, O'Brien SM, Normand SL, Peterson ED, Edwards FH (2010) Association of hospital coronary artery bypass volume with processes of care, mortality, morbidity, and the Society of Thoracic Surgeons composite quality score. J Thorac Cardiovasc Surg 139:273–282

Welke KF, Barnett MJ, Sarrazin MS, Rosenthal GE (2005) Limitations of hospital volume as a measure of quality of care for coronary artery bypass graft surgery. Ann Thorac Surg. 80:2114–2119

Abschnitt 2.18

Ando T, Adegbala O, Villablanca PA, Shokr M, Akintoye E, Briasoulis A, Takagi H, Schreiber T, Grines CL, Afonso L (2018) Failure to rescue, hospital volume, and in-hospital mortality after transcatheter aortic valve implantation. Am J Cardiol 122:828–832

Bestehorn K, Eggebrecht H, Fleck E, Bestehorn M, Mehta RH, Kuck KH (2017) Volume-outcome relationship with transfemoral transcatheter aortic valve implantation (TAVI): insights from the compulsory German Quality Assurance Registry on Aortic Valve Replacement (AQUA). EuroIntervention 13:914–920

Carroll JD, Vemulapalli S, Dai D, Matsouaka R, Blackstone E, Edwards F, Masoudi FA, Mack M, Peterson ED, Holmes D, Rumsfeld JS, Tuzcu EM, Grover F (2017) Procedural experience for transcatheter aortic valve replacement and relation to outcomes: The STS/ACC TVT registry. J Am Coll Cardiol 70:29–41

CMS.gov. Centers for Medicare and Medicaid Services (2019) Proposed decision memo for Transcatheter Aortic Valve Replacement (TAVR) (CAG-00430R). ► https://www.cms.gov/medicare-coverage-database/details/nca-proposed-decision-memo.aspx?NCAId=293. Zugegriffen: Juni 2019

Eggebrecht H, Bestehorn M, Haude M, Schmermund A, Bestehorn K, Voigtländer T, Kuck KH, Mehta RH (2016) Outcomes of transfemoral transcatheter aortic valve implantation at hospitals with and without on site cardiac surgery department: insights from the prospective German aortic valve replacement quality assurance registry (AQUA) in 17919 patients. Eur Heart J 37:2240–2248

Kaier K, Oettinger V, Reinecke H, Schmoor C, Frankenstein L, Vach W, Hehn P, von Zur Mühlen C, Bode C, Zehender M, Reinöhl J (2018) Volume-outcome relationship in transcatheter aortic valve implantations in Germany 2008–2014: a secondary data analysis of electronic health records. BMJ Open 8(7):e020204

Khera S, Kolte D, Gupta T, Goldsweig A, Velagapudi P, Kalra A, Tang GHL, Aronow WS, Fonarow GC, Bhatt DL, Aronow HD, Kleiman NS, Reardon M, Gordon PC, Sharaf B, Abbott JD (2017) Association between hospital volume and 30-day readmissions following transcatheter aortic valve replacement. JAMA Cardiol 2:732–741

Kuck K-H, Eggebrecht H, Elsässer A, Hamm C, Haude M, Ince H, Katus H, Möllmann H, Naber CK, Schunkert H, Thiele H, Werner N (2016) Qualitätskriterien zur Durchführung der kathetergestützten Aortenklappenimplantation (TAVI). Aktualisierung des Positionspapiers der Deutschen Gesellschaft für Kardiologie. Kardiologe 10:282–300

Nimptsch U, Mansky T (2017) Hospital volume and mortality for 25 types of inpatient treatment in German hospitals: observational study using complete national data from 2009 to 2014. BMJ Open 7(9):e016184

Russo MJ, McCabe JM, Thourani VH, Guerrero M, Genereux P, Nguyen T, Hong KN, Kodali S, Leon MB (2019) Case volume and outcomes after TAVR with balloon-expandable prostheses: insights from TVT registry. J Am Coll Cardiol 73:427–440

Salemi A, Sedrakyan A, Mao J, Elmously A, Wijeysundera H, Tam DY, Di Franco A, Redwood S, Girardi LN, Fremes SE, Gaudino M (2019) Individual operator experience and outcomes in transcatheter aortic valve replacement. JACC Cardiovasc Interv 12:90–97

Vemulapalli S, Carroll JD, Mack MJ, Li Z, Dai D, Kosinski AS, Kumbhani DJ, Ruiz CE, Thourani VH, Hanzel G, Gleason TG, Herrmann HC, Brindis RG, Bavaria JE (2019) Procedural volume and outcomes for transcatheter aortic-valve replacement. N Engl J Med 380(26):2541–2550

Wassef AWA, Rodes-Cabau J, Liu Y et al (2018) The learning curve and annual procedure volume standards for optimum outcomes of transcatheter aortic valve replacement: findings from an international registry. JACC Cardiovasc Interv 11:1669–1679

Abschnitt 2.19

Almatar A, Wallis CJ, Herschorn S, Saskin R, Kulkarni GS, Kodama RT, Nam RK (2016) Effect of radical prostatectomy surgeon volume on complication rates from a large population-based cohort. Can Urol Assoc J 10:45–49

Bianco FJ Jr, Vickers AJ, Cronin AM, Klein EA, Eastham JA, Pontes JE, Scardino PT (2010) Variations among experienced surgeons in cancer control after open radical prostatectomy. J Urol 183:977–982

Cathcart P, Sridhara A, Ramachandran N, Briggs T, Nathan S, Kelly J (2015) Achieving quality assurance of prostate cancer surgery during reorganisation of cancer services. Eur Urol 68:22–29

Gershman B, Meier SK, Jeffery MM, Moreira DM, Tollefson MK, Kim SP, Karnes RJ, Shah ND (2017) Redefining and contextualizing the hospital volume-outcome relationship for robot-assisted radical prostatectomy: implications for centralization of care. J Urol 198:92–99

Groeben C, Koch R, Baunacke M, Wirth MP, Huber J (2017) High volume is the key for improving in-hospital outcomes after radical prostatectomy: a total population analysis in Germany from 2006 to 2013. World J Urol 35:1045–1053

Hirasawa Y, Yoshioka K, Nasu Y, Yamamoto M, Hinotsu S, Takenaka A, Fujisawa M, Shiroki R, Tozawa K, Fukasawa S, Kashiwagi A, Tatsugami K, Tachibana M, Terachi T, Gotoh M, Japanese Society of Endourology (2017) Impact of surgeon and hospital volume on the safety of robot-assisted radical prostatectomy: a multi-institutional study based on a national database. Urol Int 98:334–342

Jallad S, Hounsome L, Verne J, Mayer E (2017) Where are we with improving outcome guidance? An update on pelvic urological services in the NHS. Journal of Clinical Urology 10(1S):29–33

Khadhouri S, Miller C, Fowler S, Hounsome L, McNeill A, Adshead J, McGrath JS, BAUS Section of Oncology (2018) The British Association of Urological Surgeons (BAUS) radical prostatectomy audit–an update on current practice and outcomes by centre and surgeon case-volume. BJU Int 121:886–892

Klein EA, Bianco FJ, Serio AM, Eastham JA, Kattan MW, Pontes JE, Vickers AJ, Scardino PT (2008) Surgeon experience is strongly associated with biochemical recurrence after radical prostatectomy for all preoperative risk categories. J Urol 179:2212–2216 discussion 2216-2217

Leow JJ, Leong EK, Serrell EC, Chang SL, Gruen RL, Png KS, Beaule LT, Trinh QD, Menon MM, Sammon JD (2018) Systematic review of the volume-outcome relationship for radical prostatectomy. Eur Urol Focus 4:775–789

National Institute for Clinical Excellence (NICE) 2002. Improving outcomes in urological cancers. ▶ www.nice.org.uk/guidance/csg2/resources/improving-outcomes-in-urological-cancers-pdf-773372413

NICE guideline [NG131] (2019) Prostate cancer: diagnosis and management. ▶ www.nice.org.uk/guidance/ng131/chapter/Recommendations

Pohle M, Magheli A, Fischer T, Ralla B, Miller K, Hinz S (2018) Influences of surgical volume on perioperative and oncological outcomes following radical prostatectomy. Urol Int 101:256–262

Sammon JD, Abdollah F, Klett DE, Pucheril D, Sood A, Trinh QD, Menon M (2016) The diminishing returns of robotic diffusion: complications after robot-assisted radical prostatectomy. BJU Int 117:211–212

Trinh QD, Bjartell A, Freedland SJ, Hollenbeck BK, Hu JC, Shariat SF, Sun M, Vickers AJ (2013) A systematic review of the volume-outcome relationship for radical prostatectomy. Eur Urol 64:786–798

Vesey SG, McCabe JE, Hounsome L, Fowler S (2012) UK radical prostatectomy outcomes and surgeon case volume: based on an analysis of the British Association of Urological Surgeons Complex Operations Database. BJU Int 109:346–354

Wang EH, Yu JB, Gross CP, Smaldone MC, Shah ND, Trinh QD, Nguyen PL, Sun M, Han LC, Kim SP (2015) Variation in pelvic lymph node dissection among patients undergoing radical prostatectomy by hospital characteristics and surgical approach: results from the National Cancer Database. J Urol 193:820–825

Webber C, Siemens DR, Brundage M, Groome PA (2014) Quality of care indicators and their related outcomes: a population-based study in prostate cancer patients treated with radical prostatectomy. Can Urol Assoc J 8:E572–E579

Wilson A, Marlow NE, Maddern GJ, Barraclough B, Collier NA, Dickinson IC, Fawcett J, Graham JC (2010) Radical prostatectomy: a systematic review of the impact of hospital and surgeon volume on patient outcome. ANZ J Surg 80:24–29

Abschnitt 2.20

Afshar M, Goodfellow H, Jackson-Spence F, Evison F, Parkin J, Bryan RT, Parsons H, James ND, Patel P (2018) Centralisation of radical cystectomies for bladder cancer in England, a decade on from the ‚Improving Outcomes Guidance': the case for super centralisation. BJU Int 121:217–224

Arora S, Keeley J, Patel A, Eleswarapu SV, Bronkema C, Alanee S, Menon M (2019) Defining a "High Volume" radical cystectomy hospital: where do we draw the line? Eur Urol Focus 2405-4569(19):30018–5

Goossens-Laan CA, Gooiker GA, van Gijn W, Post PN, Bosch JL, Kil PJ, Wouters MW (2011) A systematic review and meta-analysis of the relationship between hospital/surgeon volume and outcome for radical cystectomy: an update for the ongoing debate. Eur Urol 59:775–783

Kulkarni GS, Urbach DR, Austin PC, Fleshner NE, Laupacis A (2013) Higher surgeon and hospital volume improves long-term survival after radical cystectomy. Cancer 119:3546–3554

Leow JJ, Reese S, Trinh QD, Bellmunt J, Chung BI, Kibel AS, Chang SL (2015) Impact of surgeon volume on the morbidity and costs of radical cystectomy in the USA: a contemporary population-based analysis. BJU Int 115:713–721

Liedberg F, Hagberg O, Aljabery F, Gårdmark T, Hosseini A, Jahnson S, Jancke G, Jerlström T, Malmström PU, Sherif A, Ströck V, Häggström C, Holmberg L (2019) Period-specific mean annual hospital volume of radical cystectomy is associated with outcome and perioperative quality of care: a nationwide population-based study. BJU Int 124:449–456

Llorente C, Guijarro A, Hernandez V, Fernández-Conejo G, Perez-Fernandez E, Pocock S (2019) Effect of hospital volume on 90-day mortality after radical cystectomy for bladder cancer in Spain. World J Urol ► http://doi.org/10.1007/s00345-019-02874-9

National Institute for Clinical Excellence (NICE) (2002) Guidance on cancer services-improving outcomes in urological cancers. The manual. ► www.nice.org.uk/guidance/csg2/resources/improving-outcomes-in-urological-cancers-773372413

Nielsen ME, Mallin K, Weaver MA, Palis B, Stewart A, Winchester DP, Milowsky MI (2014) Association of hospital volume with conditional 90-day mortality after cystectomy: an analysis of the National Cancer Data Base. BJU Int 114:46–55

Nimptsch U, Mansky T (2017) Hospital volume and mortality for 25 types of inpatient treatment in German hospitals: observational study using complete national data from 2009 to 2014. BMJ Open 7(9):e016184

Ravi P, Bianchi M, Hansen J, Trinh QD, Tian Z, Meskawi M, Abdollah F, Briganti A, Shariat SF, Perrotte P, Montorsi F, Karakiewicz PI, Sun M (2014) Benefit in regionalisation of care for patients treated with radical cystectomy: a nationwide inpatient sample analysis. BJU Int 113:733–740

Sabir EF, Holmäng S, Liedberg F, Ljungberg B, Malmström PU, Månsson W, Wijkström H, Jahnson S (2013) Impact of hospital volume on local recurrence and distant metastasis in bladder cancer patients treated with radical cystectomy in Sweden. Scand J Urol 47:483–490

Santos F, Zakaria AS, Kassouf W, Tanguay S, Aprikian A (2015) High hospital and surgeon volume and its impact on overall survival after radical cystectomy among patients with bladder cancer in Quebec. World J Urol 33:1323–1330

Scarberry K, Berger NG, Scarberry KB, Agrawal S, Francis JJ, Yih JM, Gonzalez CM, Abouassaly R (2018) Improved surgical outcomes following radical cystectomy at high-volume centers influence overall survival. Urol Oncol 36:308.e11–308.e17

Waingankar N, Mallin K, Smaldone M, Egleston BL, Higgins A, Winchester DP, Uzzo RG, Kutikov A (2017) Assessing the relative influence of hospital and surgeon volume on short-term mortality after radical cystectomy. BJU Int 120:239–245

Waingankar N, Mallin K, Egleston BL, Winchester DP, Uzzo RG, Kutikov A, Smaldone MC (2019) Trends in regionalization of care and mortality for patients treated with radical cystectomy. Med Care 57:728–733

Wissing MD, Santos F, Zakaria AS, O'Flaherty A, Tanguay S, Kassouf W, Aprikian AG (2019) Short- and long-term survival has improved after radical cystectomy for bladder cancer in Québec during the years 2000–2015. J Surg Oncol 119:1135–1144

Zaffuto E, Bandini M, Gazdovich S, Valiquette AS, Leyh-Bannurah SR, Tian Z, Dell'Oglio P, Graefen M, Moschini M, Necchi A, Shariat SF, Briganti A, Montorsi F, Karakiewicz P (2018) Contemporary rates of adherence to international guidelines for pelvic lymph node dissection in radical cystectomy: a population-based study. World J Urol 36:1417–1422

Abschnitt 2.21

Boero IJ, Paravati AJ, Hou J, Gillespie EF, Schoenbrunner A, Unkart J, Wallace AM, Einck JP, Mell LK, Murphy JD (2019) The impact of surgeons on the likelihood of mastectomy in breast cancer. Ann Surg 269:951–958

de Camargo Cancela M, Comber H, Sharp L (2013) Hospital and surgeon caseload are associated with risk of re-operation following breast-conserving surgery. Breast Cancer Res Treat 140:535–544

EUSOMA (2000) The requirements of a specialist breast unit. European Journal of Cancer 36:2288–2293

Fisher S, Yasui Y, Dabbs K, Winget M (2016) Using multilevel models to explain variation in clinical practice: surgeon volume and the surgical treatment of breast cancer. Ann Surg Oncol 23:1845–1851

Fisher S, Yasui Y, Dabbs K, Winget M (2018) Re-excision and survival following breast conserving surgery in early stage breast cancer patients: a population-based study. BMC Health Serv Res 18:94

Geraedts M, Malik M, Jung O, de Cruppé W (2013) Brustkrebszentren in Nordrhein-Westfalen – Fallzahlentwicklung 2004–2010. Gesundheitswesen 75:424–429

Gooiker GA, van Gijn W, Post PN, van de Velde CJ, Tollenaar RA, Wouters MW (2010) A systematic review and meta-analysis of the volume-outcome relationship in the surgical treatment of breast cancer. Are breast cancer patients better of with a high volume provider? Eur J Surg Oncol 36(1):27–35

Heil J, Rauch G, Szabo AZ, Garcia-Etienne CA, Golatta M, Domschke C, Badiian M, Kern P, Schuetz F, Wallwiener M, Sohn C, Fries H, von Minckwitz G, Schneeweiss A, Rezai M (2013) Breast cancer mastectomy trends between 2006 and 2010: association with magnetic resonance imaging, immediate breast reconstruction, and hospital volume. Ann Surg Oncol 20:3839–3846

Hershman DL, Richards CA, Kalinsky K, Wilde ET, Lu YS, Ascherman JA, Neugut AI, Wright JD (2012) Influence of health insurance, hospital factors and physician volume on receipt of immediate post-mastectomy reconstruction in women with invasive and non-invasive breast cancer. Breast Cancer Res Treat 136:535–545

Kesson EM, Allardice GM, George WD, Burns HJ, Morrison DS (2012) Effects of multidisciplinary team working on breast cancer survival: retrospective, comparative, interventional cohort study of 13.722 women. BMJ 344:e2718

Köster C, Heller G, Wrede S, König T, Handstein S, Szecsenyi J (2015) Case numbers and process quality in breast surgery in Germany: a retrospective analysis of over 150,000 patients from 2013 to 2014. Dtsch Arztebl Int 112:585–592

McDermott AM, Wall DM, Waters PS, Cheung S, Sibbering M, Horgan K, Kearins O, Lawrence G, Patnick J, Kerin MJ (2013) Surgeon and breast unit volume-outcome relationships in breast cancer surgery and treatment. Ann Surg 258:808–813 discussion 813–814

Pezzin LE, Laud P, Yen TW, Neuner J, Nattinger AB (2015) Reexamining the relationship of breast cancer hospital and surgical volume to mortality: an instrumental variable analysis. Med Care 53:1033–1039

Sainsbury R, Haward B, Rider L, Johnston C, Round C (1995) Influence of clinician workload and patterns of treatment on survival from breast cancer. Lancet 345:1265–1270

Siesling S, Tjan-Heijnen VC, de Roos M, Snel Y, van Dalen T, Wouters MW, Struikmans H, van der Hoeven JJ, Maduro JH, Visser O (2014) Impact of hospital volume on breast cancer outcome: a population-based study in the Netherlands. Breast Cancer Res Treat 147:177–184

Taban F, Elia N, Rapiti E, Rageth C, Fioretta G, Benhamou S, Than Lam G, David-Montefiore E, Bouchardy C (2019) Impact of experience in breast cancer surgery on survival: the role of quality of care in a registry-based cohort. Swiss Med Wkly 149:w14704 van Leeuwen MT, Falster MO, Vajdic CM, Crowe PJ, Lujic S, Klaes E, Jorm L, Sedrakyan A (2018) Reoperation after breast-conserving surgery for cancer in Australia: statewide cohort study of linked hospital data. BMJ Open 8:e020858

Vrijens F, Stordeur S, Beirens K, Devriese S, Van Eycken E, Vlayen J (2012) Effect of hospital volume on processes of care and 5-year survival after breast cancer: a population-based study on 25000 women. Breast 21:261–266

Yen TW, Pezzin LE, Li J, Sparapani R, Laud PW, Nattinger AB (2017) Effect of hospital volume on processes of breast cancer care: a National Cancer Data Base study. Cancer 123:957–966

Zertifizierungsanforderungen

Lena Taege und Reinhart T. Grundmann

© Springer-Verlag GmbH Deutschland, ein Teil von Springer Nature 2020
E. S. Debus, R. T. Grundmann (Hrsg.), *Versorgungsqualität in der operativen Medizin*,
https://doi.org/10.1007/978-3-662-60423-6_3

3.1 Deutsche Gesellschaft für Allgemein- und Viszeralchirurgie e. V. (DGAV e. V.)

Das Zertifizierungssystem der DGAV e. V. ist in zwei Teile gegliedert:

- Teil A – Allgemeine Regeln für die Zertifizierungen der Deutschen Gesellschaft für Allgemein- und Viszeralchirurgie e. V. (DGAV e. V.) und ihrer Arbeitsgemeinschaften.
- Teil B – Spezielle Anforderungen für die Zertifizierungen der Arbeitsgemeinschaften der Deutschen Gesellschaft für Allgemein- und Viszeralchirurgie e. V. (DGAV e. V.).

3.1.1 Teil A Allgemeine Regeln

Qualitätssicherung

Die Zertifizierung ist an Qualitätssicherungsmaßnahmen gebunden. Bei der Erstzertifizierung, die eine Gültigkeit von drei Jahren hat, müssen u. a. die Strukturen der Qualitätssicherung offengelegt werden. Eine Rezertifizierung ist nur möglich, wenn valide Daten zur Prozess- bzw. Ergebnisqualität vorgelegt werden können. Durch verpflichtende Datenerfassung und Nachuntersuchungen sollen Struktur- und Prozessqualität dargestellt und die (späte) Ergebnisqualität ermittelt werden. Zur Umsetzung dieser Initiative wurden für bestimmte chirurgische Erkrankungen und Prozeduren von den zuständigen Arbeitsgemeinschaften nach wissenschaftlichen Vorgaben und klinischer Erfahrung Qualitätsindikatoren und -standards entwickelt.

Alle zertifizierten Zentren der DGAV müssen ohne Ausnahme an den unter Teil B festgelegten Qualitätssicherungsmaßnahmen teilnehmen, die damit integraler Bestandteil des Zertifizierungsverfahrens sind. Die vollzählige Erfassung der Patienten mit den Tracerdiagnosen bzw. -prozeduren ist Voraussetzung zur Rezertifizierung. Für jede Tracerdiagnose bzw. -prozedur ist mindestens ein Qualitätsindikator mit einem zugehörigen Referenzwert anerkannt, dessen Erfüllung bei der Rezertifizierung geprüft wird.

- **Kompetenzstufen**

Je nach personeller und sachlicher Ausstattung, klinischen Erfahrungen, Weiterbildungsbefugnissen und wissenschaftlicher Tätigkeit werden bei den Zertifizierungen der DGAV drei Stufen unterschieden: Kompetenzzentrum, Referenzzentrum und Exzellenzzentrum.

Kompetenzzentrum kann eine Abteilung werden, deren personelle und sachliche Ausstattung und Erfahrung eine qualitativ gute und, soweit vorhanden, eine leitliniengerechte Behandlung sicherstellen.

Ein **Referenzzentrum** weist zusätzlich zu den für ein Kompetenzzentrum geltenden Bedingungen Weiterbildungsbefugnisse und wissenschaftliches Arbeiten nach.

Ein **Exzellenzzentrum** ist eine der führenden und größten Einrichtungen in klinischer Erfahrung, personeller und sachlicher Ausstattung sowie wissenschaftlichen Arbeiten in dem jeweiligen Fachgebiet. Zusätzlich zu den Voraussetzungen, die ein Referenzzentrum erfüllt, müssen weitere Voraussetzungen vorliegen.

- **Wissenschaftliche Aktivitäten**

Alle zertifizierten Zentren sollen an klinischen Studien teilnehmen. Referenzzentren müssen an mindestens einer registrierten Studie innerhalb von drei Jahren teilnehmen. Diese Studien müssen einem Evidenzniveau 1–3 entsprechen. Exzellenzzentren müssen an mindestens einer registrierten Studie innerhalb von zwei Jahren teilnehmen. In diese Studien müssen im Exzellenzzentrum mindestens 20 Patienten pro Jahr aufgenommen werden. Sie müssen dem Evidenzniveau 1–2 entsprechen. Darüber hinaus muss die Abteilung in den drei der Zertifizierung bzw. Rezertifizierung vorausgehenden Jahren mindestens in einer registrierten prospektiven Studie aus dem zur Zertifizierung anstehenden Themengebiet die Führerschaft vorweisen können.

3.1.2 Teil B Spezielle Bestimmungen der einzelnen Zertifizierungsbereiche

- **Chirurgische Koloproktologie**
- **Mindestfallzahlen** für Kompetenz-, Referenz- und Exzellenzzentren:

Eingriffe (n)/Jahr	Kompetenz	Referenz	Exzellenz
a. Prokto- und Rektoskopien	200	500	500
b. Koloskopien	200	500	500
c. Endosonographien	25	100	100
d. Kolonresektionen	75	150	150
e. Rektumresektionen	25	50	50
f. Hämorrhoidenoperationen	30	50	50
g. Operationen bei Abszess, Fistel, Fissur oder Sinus pilonidalis	50	100	100
h. Komplexe anale und transanale Eingriffe	10	20	20
i. Operation rekto-vaginaler Fisteln 5-706.2 oder 5-486.2 in Kombination mit ICD N82.3 Doppeldokumentationen derselben Patienten unter h. und i. sind nicht zulässig	–	–	5
j. Restaurative Proktokolektomien	–	–	5

- **Qualitätssicherung:** Tracerdiagnosen sind das radikal abdominal operierte Rektumkarzinom und die komplexen Analfisteln.
- **Qualitätsindikatoren:** Bei der Tracerdiagnose „Rektumkarzinom" werden folgende Qualitätsindikatoren erfasst: a) Lokalrezidivrate, b) Anteil und Gesamtzahl der Operationspräparate, deren Mesorektum- und Resektatqualität im pathologischen Befund als „gut" oder „mäßig gut" beurteilt wird (1 oder 2 nach Mercury-Kriterien), c) Anteil und Gesamtzahl der operierten Patienten mit Rektumkarzinom, deren stationärer Aufenthalt mit Tod endet, d) Anteil und Gesamtzahl der operierten Patienten mit Rektumkarzinom, deren stationärer Aufenthalt länger als 30 Tage nach der Operation dauert. Bei der Tracerdiagnose „komplexe Analfisteln" wird die

Revisionsrate innerhalb von 30 Tagen nach Operation als Qualitätsindikator erfasst. Die Follow-up-Rate soll 75 % erreichen. Anmerkung: Die Erfassung der Lokalrezidivrate beim Rektumkarzinom setzt die Erfassung langfristiger Follow-up-Daten voraus. Dies ist allerdings keine Bedingung für eine Rezertifizierung.

- **Minimal invasive Chirurgie (MIC)**
- **Mindestfallzahlen** für Kompetenz-, Referenz- und Exzellenzzentren:

Eingriffe (n)/Jahr	Kompetenz	Referenz	Exzellenz
Gruppe I: Cholezystektomie, Hernienreparation, Appendektomie	100	200	200
Gruppe II: Reflux, Magenresektion, Leberresektion, Splenektomie, Adrenalektomie, Parathyreoidektomie, Kolonresektion, Rektumresektion, Adipositaschirurgische Eingriffe	75	150	150
Gruppe III: Ösophagusresektion, Pankreasresektion	–	–	10

- **Qualitätssicherung:** Tracerdiagnose Sigmadivertikulitis (laparoskopische Sigmaresektion) in spezifischem Datenerfassungssystem.

- **Chirurgische Erkrankungen des Pankreas**
- **Mindestfallzahlen** für Kompetenz-, Referenz- und Exzellenzzentren:

Eingriffe (n)/Jahr	Kompetenz	Referenz	Exzellenz
a. Pankreaskopfresektionen und totale Pankreatektomien	25	50	75
b. Pankreaslinks- und Segmentresektionen	5	10	15
c. weitere Eingriffe am Pankreas zur Behandlung der Pankreatitis (akut nekrotisierende Pankreatits und Pankreaspseudozysten), bei inoperablen malignen Tumoren und Enukleation von benignen Tumoren	10	20	30
d. interventionelle Therapien (PTC, Abszessdrainagen, Stentung)	60	80	120

- **Qualitätssicherung:** Zur Qualitätssicherung müssen die patientenbezogenen Daten jedes Eingriffs dokumentiert werden.
- **Qualitätsindikatoren:** Als Qualitätsindikatoren gelten die TV30-Daten. Hierfür gilt der Referenzwert von 15 %. Anmerkung: TV30-Daten sind: Tod innerhalb von 30 Tagen nach der Operation, Verlegung in eine andere Akutabteilung, Krankenhausverweildauer >30 Tage.

- **Chirurgische Erkrankungen der Leber**
- **Mindestfallzahlen** für Kompetenz-, Referenz- und Exzellenzzentren:

Eingriffe (n)/Jahr	Kompetenz	Referenz	Exzellenz
a. Interventionen (ERC, PTCD, TACE, PTC, RFA)	50	75	75
b. anatomische Leberresektionen	25	50	75
c. davon (b.) Resektionen von 4 und mehr Segmenten	5	15	30
d. Hepaticusgabelresektionen	–	–	10

- **Qualitätssicherung:** Zur Qualitätssicherung müssen die patientenbezogenen Daten jedes Eingriffs dokumentiert werden.
- **Qualitätsindikatoren:** Als Qualitätsindikatoren gelten die TV30-Daten. Hierfür gilt der Referenzwert von 15 %.

- **Adipositas- und metabolische Chirurgie**
- **Mindestfallzahlen** für Kompetenz-, Referenz- und Exzellenzzentren:

Eingriffe (n)/Jahr	Kompetenz	Referenz	Exzellenz
a. Gastric Banding b. Magenbypass c. Sleeve Gastrectomy d. BPD e. BPD-DS f. Revisionsoperationen (ohne Portkorrekturen) g. Redoeingriffe h. Andere Eingriffe am Magen mit metabolischer Indikation (Magenschrittmacher/Gastroplikatur)			
Summe a. bis h.	50	100	200

Anmerkung: Von den Operationsarten a) bis h) müssen im Kompetenzzentrum mindestens zwei, im Referenz- und Exzellenzzentrum mehr als zwei Formen vorgenommen worden sein.

- **Qualitätssicherung:** Zur Qualitätssicherung muss eine möglichst lückenlose Dokumentation aller Adipositas-Operationen und Wiederholungseingriffe erfolgen. Die Nachsorgedokumentation soll mindestens 75 % der operierten Patienten erreichen.
- **Qualitätsindikatoren:** Als Qualitätsindikator für alle Eingriffe wird der TV30-Faktor eingesetzt. Referenzwert: Der TV30-Faktor darf 15 % der Zahl der operierten Patienten nicht übersteigen.

- **Schilddrüsen- und Nebenschilddrüsenchirurgie, Endokrine Chirurgie**
- **Mindestfallzahlen** für Kompetenz- und Referenzzentren für Schilddrüsen-/ Nebenschilddrüsenchirurgie:

3

Eingriffe (n)/Jahr	Kompetenz	Referenz	Exzellenz
a. Operation bei Knotenstruma	120	120	–
b. Operation bei Morbus Basedow	10	10	–
c. Wiederholungseingriffe bei benigner Struma, Schilddrüsenkarzinom oder HPT	15	20	–
d. Operation bei Schilddrüsenmalignom	15	20	–
e. Systematische Mikrodissektion der zervikolateralen Lymphknotenkompartimente (K2 rechts; K3 links)	0	5	–
f. Operation bei Hyperparathyreoidismus	5	25	–

— **Mindestfallzahlen** für Referenz- und Exzellenzzentren für endokrine Chirurgie:

Eingriffe (n)/Jahr	Kompetenz	Referenz	Exzellenz
a. Operation bei Knotenstruma	–	120	200
b. Operation bei Morbus Basedow	–	10	20
c. Wiederholungseingriffe bei benigner Struma, Schilddrüsenkarzinom oder HPT	–	20	25
d. Operation bei Schilddrüsenmalignom	–	20	40
e. Systematische Mikrodissektion der zervikolateralen Lymphknotenkompartimente (K2 rechts; K3 links)	–	5	10
f. Operation bei Hyperparathyreoidismus	–	25	40
g. Operation bei Nebennierentumor oder Paragangliom	–	10	20
h. Operation bei Tumoren des gastro-entero-pankreatischen Systems	–	5	20

— **Qualitätssicherung:** Als Tracerdiagnose ist die Knotenstruma anerkannt.

— **Qualitätsindikatoren:** Qualitätsindikatoren sind die passageren und permanenten Formen der Recurrensparese, jeweils bezogen auf den Nerv der operierten Seite („nerv at risk"), und die revisionspflichtige Nachblutung. Die Referenzwerte sind für die Recurrensparesen bei Klinikentlassung < 5 %. Der Anteil der Paresen in % nach 6–12 Monaten von den Patienten, die bei Klinikentlassung eine Recurrensparese aufwiesen, darf 50 % nicht übersteigen. Der Anteil der revisionspflichtigen Nachblutungen muss unter 2 % liegen.

■ **Chirurgie des Magens und der Speiseröhre**

— **Mindestfallzahlen** an endoskopischen Untersuchungs- und Behandlungsmaßnahmen bzw. diagnostischen Maßnahmen für Kompetenz-, Referenz- und Exzellenzzentren:

Eingriffe (n)/Jahr	Kompetenz	Referenz	Exzellenz
a. Ösophago-Gastro-Duodenoskopie	100	150	150
b. Endosonographie	35	70	70
c. Stentimplantation	5	10	10
d. Endoskopische Resektion	–	+	+
e. Manometrie	–	+	+
f. pH-Metrie	–	+	+
g. Impedanzmessung	–	+	+
h. Bilimetrie	–	+	+

— **Mindestfallzahlen** an Operationen für Kompetenz-, Referenz- und Exzellenzzentren:

Eingriffe (n)/Jahr	Kompetenz	Referenz	Exzellenz
a. Ösophagusresektionen bei Malignom	15	25	≥ 35
b. Sonstige Eingriffe am Ösophagus	5	10	10
c. Magenresektion oder Gastrektomie bei malignem Tumor	15	25	≥ 35
d. Sonstige Eingriffe am Magen	5	10	10
Summen von a. und c.	≥ 35	≥ 50	≥ 100

— **Qualitätssicherung:** Tracerdiagnosen sind die onkologische thorako-abdominale Ösophagektomie und die onkologische Gastrektomie.

— **Qualitätsindikatoren:** a) Letalität – definiert als 90-Tage-Letalität; b) Morbidität – definiert als Komplikationen (Anastomoseninsuffizienzen, Pneumonien, Nachblutungen, Sepsis); c) Reoperationshäufigkeit; d) Reinterventionshäufigkeit. Referenzwerte: a) R0-Rate – Referenzwert: >80 %; b) Anzahl der entfernten Lymphknoten – Referenzwert: ≥25; c) Anteil der operierten Patienten, deren stationärer Aufenthalt mit Tod endet und deren stationärer Aufenthalt länger als 30 Tage nach der Operation dauert – Referenzwert: <15 %.

- **Chirurgische Behandlung von bösartigen Erkrankungen des Peritoneums**
— **Mindestfallzahlen** für Kompetenz- und Referenzzentren:

Eingriffe (n)/Jahr	Kompetenzzentrum	Referenzzentrum
a. Parietale und viszerale Peritonektomien mit HIPEC	15	30
b. Interdisziplinäre Evaluation von Patienten mit einer Peritonealkarzinose	50	75

— **Qualitätssicherung:** Die Daten aller operierten Patienten müssen nach den Vorgaben des HIPEC-Registers der DGAV-StuDoQ erfasst werden.

— **Qualitätsindikatoren:** TV30-Faktor und die Revisionsrate durch Laparotomie. Als Referenzwerte werden für den TV30-Faktor 15 % und für die Revisionsrate 15 % der operierten Patienten festgelegt. Das Follow Up muss mindestens 80 % der operierten Patienten erfassen.

■ **Hernienchirurgie**
— **Mindestfallzahlen** für Kompetenz- und Referenzzentren:

Eingriffe (n)/Jahr	Kompetenzzentrum	Referenzzentrum
a. Gesamtzahl der operierten Hernien	200	250
b. davon (a.) Narbenhernien	30	50
c. davon (a.) komplexe Hernien (z. B. Parastomale Hernien, Komponentenseparation u. a.)	0	5
d. davon (a.) Zwerchfellhernien	0	5

Anmerkung: Im Referenzzentrum müssen die Standardverfahren der laparoskopisch/endoskopischen und der offenen Reparationstechniken vorgehalten und deren Einsatz dokumentiert werden.

— **Qualitätssicherung:** Alle Hernieneingriffe bei Erwachsenen ($\geq$ 18 Jahre) müssen ohne Ausnahme im Register Herniamed erfasst werden. Es muss der Nachweis erbracht werden, dass Nachuntersuchungen nach einem Jahr post Op. stattgefunden haben. Diese müssen über einen Zeitraum von mindestens zwei Monaten erfolgt sein.

— **Qualitätsindikatoren:** a) Rate der Reoperationen innerhalb der ersten 30 Tage nach Ersteingriff. b) Anzahl der Nachkontrollen/Jahr. Referenzwerte für Komplikationen und Reoperationen: a) Gesamtkomplikationen bei Leistenhernie < 5 %; b) Reoperationsrate bei Leistenhernie innerhalb von 30 Tagen post Op. < 2 %; Reoperationsrate bei Narbenhernie innerhalb von 30 Tagen post Op. < 10 %: c) Infektionsrate/Revisionsrate bei Narbenhernie nach laparoskopischer Operation < 3 %; d) Infektionsrate/Revisionsrate bei Narbenhernie nach offener Operation < 10 %.

3.2 Zertifizierungsanforderungen der Deutschen Krebsgesellschaft

3.2.1 Aufgabenspektrum der Zentren und Qualitätsindikatoren

Die Deutsche Krebsgesellschaft unterscheidet ein dreistufiges Modell der Krebsversorgung entsprechend des Nationalen Krebsplans (► ccc-netzwerk.de). Basis dieses Modells sind die zertifizierten Zentren. Unterschieden wird dabei unter Organkrebszentren, die auf ein Organ spezialisiert sind und den Onkologischen Zentren, bei denen mehrere Tumorarten unter einem Dach therapiert werden. Hinzu kommen die Onkologischen Spitzenzentren, die von der Deutschen Krebshilfe deutschlandweit mit dem übergeordneten Ziel gefördert werden, translationale Krebsforschung auf eine Grundlage zu stellen, die eine rasche, patientenorientierte Anwendung erlaubt. Die etablierten Konzepte sollen nicht nur in den Onkologischen Spitzenzentren, sondern landesweit in der Onkologischen Medizin Anwendung finden. Das gesamte Zertifizierungssystem und somit auch die Durchführung der Audits werden durch das unabhängige Institut OnkoZert betreut. Im jährlichen Turnus finden Überwachungsaudits auf Grundlage der Jahresberichte der Zentren statt, in denen die geforderten Kennzahlen und Strukturdaten ausgewertet werden. Zur Tumordokumentation muss eine Vorlage des Einheitlichen Onkologischen Basisdatensatzes und seiner Module, entworfen von der Arbeitsgemeinschaft Deutscher Tumorzentren (ADT) und der Gesellschaft der epidemiologischen Krebsregister in Deutschland (GEKID), eingesetzt werden. Zur Qualitätssicherung müssen die patientenbezogenen Daten dem Krebsregister kurzfristig nach abgeschlossener Primärtherapie übertragen werden.

Das unterschiedliche Aufgabenspektrum der drei Kompetenzstufen geht aus ◘ Tab. 3.1 hervor, Qualitätsindikatoren aus ◘ Tab. 3.2.

◘ Tab. 3.1 Aufgabenspektrum der verschiedenen Zentrenmodelle der Deutschen Krebsgesellschaft

Organkrebszentrum	Onkologisches Zentrum	Onkologisches Spitzenzentrum
– für die häufigsten Krebserkrankungen – Spezialisierung auf Tumorerkrankungen eines Organs	– Übergeordnete Struktur: Versorgung von Tumorerkrankungen mehrerer Organe (mindestens 2 zertifizierte Organkrebszentren) – Schwerpunktbehandlung seltener Krebserkrankungen	– Organisationseinheit und Netzwerk – Neue Therapiestrategien erarbeiten – zusätzlicher Forschungsauftrag
	– Neuroonkologisches Zentrum	– CCC-Netzwerk
– Brustkrebs – Darmkrebs – Hautkrebs – Gynäkologische Tumore – Lungenkrebs – Prostatakrebs	– Kopf-Hals-Tumoren-Zentrum – Viszeralonkologische Zentren: Voraussetzung ist ein zertifiziertes Darmkrebszentrum; dazu kommt mindestens ein weiteres zertifiziertes Modul (Zentrum): – Pankreaskarzinom – Magenkrebs – Speiseröhrenkrebs – Leberkrebs – Kinderonkologie – Sarkom – Gynäkologische Dysplasien	

▫ Tab. 3.2   Qualitätsindikatoren der Zentrenmodelle

	Organkrebszentrum	Onkologisches Zentrum	Onkologisches Spitzenzentrum
Interdisziplinäre Tumor-konferenz (mind. 1x/Woche)	ja	ja	ja
Translationale Forschung	nein	nein, aber erwünscht	ja
Biobank	nein	empfohlen (bei aktiver translationaler Forschung)	ja
Studienmanagement (mind. 5 % der Pat. in klini-schen Studien nach 1. Jahr)	ja	ja	ja
definierte + ggf. zertifizierte Personalressourcen + Aus-stattung	ja	ja	ja
Orientierung an onkolog. Leit-linien, ggf. SOPs	ja	ja	ja
Spezialsprechstunde	ja	ja	ja
Dokumentationssystem	ja	ja	ja
Dokumentationsbeauftragte/r	ja	ja	ja
Follow-up Protokolle	ja	ja	ja
Netzwerktreffen 2x/Jahr	nein	nein	ja
Qualitätszirkel mind. 3–4/Jahr	ja	ja	ja
Fortbildungen mind. 1/Jahr	ja	ja	ja
Morbiditäts-/ Mortalitäts-konferenzen (mind. 2/Jahr)	ja	ja	ja
Rückmeldesystem für die Einweiser	ja	ja	ja
Beschwerdemanagement	ja	ja	ja
Patientenbefragung	ja	ja	ja
Palliative Versorgungs-möglichkeit	ja	ja	ja
Psychoonkologische Betreuung	ja	ja	ja
Sozialdienst	ja	ja	ja
Selbsthilfegruppen	ja	ja	ja

3.2.2 Kennzahlen und Mindestfallzahlen/Jahr

- ■ Organkrebszentren
- ■ ■ Brustkrebszentren

Parameter	Fallzahlen und Qualitätsparameter
Primärfälle bei Erstzertifizierung/Jahr (n)	≥100
Detektionsrate Sentinel-Node Biopsie Sondenmessung	≥80 % (Erstzertifizierung) ≥90 % (Rezertifizierung)
Sentinel-Node Biopsien	≥20 (Erstzertifizierung) ≥30 (Rezertifizierung)
Mamma-OPs pro Mamma-Operateur	Mind. 50
BET bei pT1 Tumoren	70–90 %
Strahlentherapie nach BET bei invasivem Mammakarzinom	≥90 %
LK-Entfernung bei DCIS	≤5 %
Bestimmung Nodalstatus bei invasivem Mammakarzinom	≥95 %
Alleinige Sentinellymphknoten-Entfernung bei pN0	≥80 %
Intraoperative Präparateradio-/-sonographie	≥95 %
Revisionsoperationen	≤5 %
Chemotherapien	Mind. 50 (Mammapatienten) Mind. 200 (diverse Tumorarten)
Chemotherapie bei Rez. pos. und nodalpos. Befund	≥60 %
Endokrine Therapie bei Sterioidrezeptor positivem Befund	≥80 %
Trastuzumabtherapie über 1 Jahr bei HER-2 pos. Befund	≥95 %
Endokrine Therapie bei Metastasierung	≥95 %
Follow-up Quote für Rezertifizierung	≥70 %

- ■ ■ Darmkrebszentren

Parameter	Fallzahlen und Qualitätsparameter
Primärfälle bei Erstzertifizierung	k. A.
Qualifikation koloskopierender Diagnostiker	– 200 Koloskopien – 25 Polypektomien
Operative Expertise Zentrum	30 Kolonkarzinome 20 Rektumkarzinome
Expertise pro Darmoperateur (mindestens 2 Darmoperateure)	15 Kolonkarzinome 10 Rektumkarzinome
Komplikationsrate therapeutische Koloskopien	≤1 %
Revisions-OPs Kolon (infolge von perioperativen Komplikationen innerhalb von 30d nach OP)	≤15 %

Parameter	Fallzahlen und Qualitätsparameter
Revisions-OPs Rektum (infolge von perioperativen Komplikationen innerhalb von 30d nach OP)	≤15 %
Anastomosen-Insuffizienzen Kolon	≤6 %
Anastomosen-Insuffizienzen Rektum	≤15 %
Letalität postoperativ	≤5 %
Lokale R0-Resektionen Kolon	≥90 %
Lokale R0-Resektionen Rektum	≥90 %
Primäre Lebermetastasenresektion (KRK UICC Stad. IV)	≥15 %
Sekundäre Lebermetastasenresektion (KRK UICC Stad. IV)	≥10 %
Adjuvante Chemotherapien Kolon (UICC Stad. III)	≥70 %
Neoadjuvante Radio – oder Radiochemotherapien Rektum (klinisches UICC Stad. II u. III)	≥80 %
Gute Qualität des TME Rektumpräparates	≥85 %
Lymphknotenuntersuchung	≥95 %
Chemotherapieapplikationen	Mind. 50 (Kolon/Rektum) Mind. 200 (diverse Tumorarten)
Follow-up Quote für Rezertifizierung	–≥80 % – 79–60 % (mit Auflagen) –<60 % (keine Rezertifizierung)

▪▪ Lungenkrebszentren

Parameter	Fallzahlen und Qualitätsparameter
Primärfälle bei Erstzertifizierung (n)	≥200
Flexible Bronchoskopie	≥500
Interventionelle bronchologische Eingriffe	≥10
Operative Expertise: – anatomische Lungenresektionen bei C-Diagnose	≥75
30-Tageletalität nach Resektionen	≤5 %
Postoperative Bronchusstumpf-/ Anastomoseninsuffizienz	≤5 %
Revisionsoperationen	≤10 %
Lokale R0-Resektionen im Stadium IA/B u. IIA/B	≥95 %
Lokale R0-Resektionen im Stadium IIIA/B	≥85 %
Thorakale Bestrahlungen	≥50
Pathologische Begutachtungen maligner Lungenfälle	≥200
Chemotherapien	– Mind. 150 (Lungenkarzinompatienten) – Mind. 50 (Primärfälle) oder – Mind. 200 (diverse Tumorentitäten)

Parameter	Fallzahlen und Qualitätsparameter
Simultane Radio-Chemotherapie	30
Expertise Schmerztherapie	– 50 (Lungenkarzinompatienten) – 100 (insgesamt)
Follow-up Quote für Rezertifizierung	– ≥80 % – bis 79 % (mit Auflagen)

▪▪ Prostatakrebszentren

Parameter	Fallzahlen und Qualitätsparameter
Primärfälle bei Erstzertifizierung (n)	≥100
Operative Expertise: Anzahl Prostatektomien im Rahmen von uro-onkologischen Operationen/Jahr/Zentrum – bei ≥75 Prostatektomien Benennung von mindestens 2 Operateuren – Jeder Prostataoperateur	– 50–74 – 25 (oder 75 in 5 Jahren)
Rate an R1 Resektionen bei pT2 c/pN0 oder Nx M0	≤10 %
Permanente Seedimplantation – $D_{90} > 130$ Gy (Primärfälle mit permanenter Seedimplantation, bei denen an Tag 90 eine Dosis von >130 Gy erreicht wird)	≥90 %
Salvage-Radiotherapie bei rezidiviertem PCa	≥70 %
Komplikationen nach Strahlentherapie	≤5 %
Chemotherapien	Mind. 20 (urologische Patienten), davon mind. 5 Pat. mit metastasiertem Prostatakarzinom oder 200 (diverse Tumorentitäten)
Follow-up Quote für Rezertifizierung	– ≥80 % – 79–60 % (mit Auflagen) – <60 % (keine Rezertifizierung)

▪ Onkologische Zentren
▪▪ Kopf-Hals-Tumoren

Parameter	Fallzahlen und Qualitätsparameter
Primärfälle bei Erstzertifizierung (n)	≥75
Revisionsoperationen	≤15 %
Anzahl OPs: falls sich eine Einheit (HNO und/oder MKG) an der operativen Versorgung beteiligt – Mind. 2 Fachärzte aus den Fachrichtungen HNO-Heilkunde und/oder MKG-Chirurgie	20

Parameter	Fallzahlen und Qualitätsparameter
Qualifikation KHT- Operateur	Mind. 30 OPs in 5 Jahren
Aufrechterhaltung der Qualifikation als KHT -Operateur	Mind. 10 OPs/Jahr

▪▪ Neuroonkologische Zentren

Parameter	Fallzahlen und Qualitätsparameter
Primärfälle bei Erstzertifizierung (n)	≥100
Operative Primärfälle	≥60
Qualifikation Operateure	Mind. 25 offene neuroonkologische Operationen

▪ Viszeralonkologische Zentren
-> Darmkrebszentren s. o.

▪▪ Magenkrebszentren

Parameter	Fallzahlen und Qualitätsparameter
Primärfälle pro Jahr (n)	≥30
Expertise Endoskopiker – Endoskopische En-bloc-Resektionen (Magen bzw. Endoskopische Resektion Ösophagus) kumulativ gesamt – pro Endoskopiker	≥30 ≥3/Jahr
Komplikationen endoskopische En-bloc Resektion	≤10 %
Operative Expertise (Primärfälle): – operative Resektionen – Mindestens 2 Magen-Operateure; Expertise pro Magen-Operateur (operative Rektionen bei Magenkarzinom/AEG)	 ≥20 ≥10
Revisions-OPs	≤10 %
Chemotherapien	Mind. 20 (Magenkarzinompatienten) oder 200 (diverse Tumorentitäten)
Letalität postoperativ	≤10 %
Follow-up Quote für Rezertifizierung	– 80 % – 79–60 % (mit Auflagen) – <60 % (keine Rezertifizierung)

■■ Leberkrebszentren

Parameter	Fallzahlen und Qualitätsparameter
Primärfälle pro Jahr (n)	≥30
Typisierung nach WHO-Klassifikation	≥95 %
Befundberichte bei Leberresektion oder Leberexplantation enthalten folgende Angaben: TNM Staging/Typing (WHO)/Grading/Resektionsrand/Status Umgebungsleber; vollständig erhalten	≥95 %
Ausbreitungsdiagnostik	≥95 %
CT/MRT nach TACE/TAE	≥95 %
RECIST/EASL-Klassifikation nach TACE/TAE	≥95 %
Komplikation nach perkutaner Radiofrequenzablation + Mikrowellenablation	≤5 %
Operative Expertise: – Anzahl chirurgisch operative Interventionen bei malignen Tumorerkrankungen der Leber (Resektionen/Transplantationen) – Mindestens 2 Leber-Operateure	≥25
Interventionelle Radiologie (muss an dem Standort des Zentrums vorhanden sein): – TACE/TAE – Perkutane Ablationen	– 60 viszeral- vaskuläre Interventionen in den letzten 3 Jahren/Interventionalist bei Malignomen – 20 perkutane Leber-Ablationen in den letzten 3 Jahren/Interventionalist
Lokale R0-Resektionen	≥ 80 %
Chemotherapien	Mind. 200 (diverse Tumorentitäten)
Follow-up Quote für Rezertifizierung	– 80 % – 79–60 % (mit Auflagen) – <60 % (keine Rezertifizierung)

▪▪ Pankreaskarzinomzentren

Parameter	Fallzahlen und Qualitätsparameter
Primärfälle mit Diagnose Pankreaskarzinom jährlich (n)	≥25
Endoskopie Komplikationen	≤10 % (Pankreatitis nach ERCP) ≤5 % (Blutung u. Perforation nach ERCP)
Operative Primärfälle Pankreaskarzinom/Jahr	≥12
Operative Expertise Pankreasresektionen/Jahr – Mindestens 2 Pankreas-Operateure; Expertise pro Pankreas-Operateur (Pankreasresektionen)	≥20 10
Revisions-OPs Pankreas	≤10 %
Mortalität postoperativ	≤5 %
Chemotherapien	Mind. 20 (Pankreaskarzinompatienten) oder 200 (diverse Tumorentitäten)
Adjuvante Chemotherapie	≥50 %
Follow-up Quote für Rezertifizierung	– 80 % – 79–60 % (mit Auflagen) – <60 % (keine Rezertifizierung)

▪▪ Speiseröhrenkrebszentren

Parameter	Fallzahlen und Qualitätsparameter
Zentrumsfälle (n) Das Zentrum muss jährlich 40 Pat. mit der Diagnose einer hochgradigen Dysplasie (HGIEN, HGD) oder eines invasiven Plattenepithel- bzw. Adenokarzinoms des Ösophagus behandeln (= Zentrumsfälle). Davon mind. 20 Pat. mit Primärdiagnose ICD-10 C15, 16.02, D00.1 (HGD, HGIEN)	≥40
Operative Chirurgische Expertise (komplexe Operationen am Ösophagus) – Mindestens 2 Ösophagusoperateure; Expertise pro Ösophagus-Operateur (Komplexe Operationen)	≥20 ≥10

Parameter	Fallzahlen und Qualitätsparameter
Expertise Endoskopiker: – Endoskopische Resektionen Ösophagus kumulativ gesamt	≥30
Expertise pro Endoskopiker – endoskopische En-bloc-Resektionen bzw. endoskopische Resektionen an Ösophagus/Magen/Jahr	≥3
Revisions-OPs	≤10 %
Chemotherapien	Mind. 20 (Ösophaguskarzinompatienten) oder 200 (diverse Tumorentitäten)
Mortalität postoperativ	≤10 %
Anastomoseninsuffizienz	≤15 %
Follow-up Quote für Rezertifizierung	– 80 % – 79–60 % (mit Auflagen) – <60 % (keine Rezertifizierung)

▪▪ Sarkomzentren

Parameter	Fallzahlen und Qualitätsparameter
Zentrumsfälle: – Sarkome jeder Lokalisation bei Erwachsenen pro Jahr	≥50
Für die Fachdisziplinen muskuloskelettale Tumorchirurgie (Orthopädie bzw. Unfallchirurgie bzw. Plastische Chirurgie) sowie Viszeralchirurgie und Thoraxchirurgie ist jeweils mind. 1 Facharzt namentlich zu benennen. – Gemeinsame Anzahl an muskuloskelettalen Tumorresektionen/Jahr bei Patienten mit Sarkom	≥30
Tumorresektionen/Jahr bei Sarkomen (Primärfälle/Rezidive) pro benannten Operateur	≥15
Fallzahlen im Sarkomzentrum: systemische Therapie bei Patienten mit Sarkomen (Chemotherapien, Antikörpertherapien, Tyrosinkinaseinhibitoren etc.)/Jahr	≥30
Tumorresektionen, wenn Operationen bei primären malignen Knochentumoren durchgeführt werden (können Teilmenge der 30 muskuloskelettalen Tumorresektionen sein)	≥10
Radioonkologie: – Anzahl der Bestrahlungen pro Behandlungseinheit: behandelte Patienten mit Sarkomen/Jahr	≥20
– Wenn Radiochemotherapien durchgeführt werden (nicht auf Patienten mit Sarkomen beschränkt)	≥30

■ **Abkürzungen**

ADT	Arbeitsgemeinschaft Deutscher Tumorzentren
BET	Brusterhaltende Therapie
CCC	Comprehensive Cancer Center
CT	Computertomographie
DCIS	Duktales Carcinoma in situ
DKH	Deutsche Krebshilfe
DKG	Deutsche Krebsgesellschaft
ERCP	endoskopisch retrograde Cholangiopankreatikographie
HCC	Hepatozelluläres Karzinom
HER-2	human epidermal growth factor receptor 2
HNO	Hals-Nasen-Ohren
GEKID	Gesellschaft der epidemiologischen Krebsregister in Deutschland
GIST	Gastrointestinale Stromatumoren
Gy	Grey
KHT	Kopf-Hals-Tumor
KRK	Kolorektales Karzinom
MKG	Mund-Kiefer-Gesicht
MRT	Magnetresonanztomographie
PCa	Prostatakarzinom
RECIST/EASL	Response Evaluation Criteria In Solid Tumors/European Association for the Study of the Liver
SOPs	Standard Operating Procedures
TACE	Transarterielle Chemoembolisation
TAE	Transarterielle Embolisation
UICC	Union internationale contre le cancer

3.3 Anforderungen an Gefäßzentren

3.3.1 Deutsche Gesellschaft für Gefäßchirurgie und Gefäßmedizin

Die Deutsche Gesellschaft für Gefäßchirurgie und Gefäßmedizin (DGG) definiert als Kernfächer eines Gefäßzentrums: Gefäßchirurgie, Radiologie, Angiologie (alternativ gefäßmedizinisch erfahrene Internisten/Innen als Interimslösung, ggfs. bis zur Re-Zertifizierung). Es wird eine strukturierte Kooperation mit weiteren Fachdisziplinen wie z. B.

Kardiologie, Neurologie, Anästhesie, Nephrologie, Diabetologie etc. gefordert. Zahlen für Behandlungsfälle werden vorgegeben.

- **Behandlungsfälle**
  - $\geq$ 800 Patienten mit Gefäßerkrankungen (ambulant und stationär), davon $\geq$ 600 mit arteriellen Gefäßerkrankungen pro Jahr
  - $\geq$ 150 Fälle mit PAVK oder diabetischem Fußsyndrom, davon $\geq$ 50 mit kritischer Extremitätenischämie pro Jahr
  - $\geq$ 75 Fälle mit Phlebothrombose, chron. venöser Insuffizienz, und/oder Lymphödem pro Jahr
  - Nachweis der Behandlung von $\geq$ 5 Fällen mit entzündlichen Gefäßerkrankungen pro Jahr
  - Strukturiertes Management kardiovaskulärer Risikofaktoren und Rehabilitation bei Gefäßerkrankungen

- **Anhaltszahlen zur invasiven Therapie arterieller Erkrankungen**
  - $\geq$ 200 offene arterielle Rekonstruktionen pro Jahr, davon:
    - $\geq$ 30 OPs der A. carotis
    - $\geq$ 20 OPs zur Therapie Abdominaler Aortenaneurysmen (AAA, offen und EVAR)
    - $\geq$ 20 offene crurale Bypassanlagen
    - $\geq$ 100 PTAs und/oder Stent-Implantationen pro Jahr (PAVK, NAST etc.)
    - Lokale Thrombolyse-Therapie und/oder mechanische Thrombektomie $\geq$ 10 pro Jahr
    - Möglichkeiten zur Durchführung perkutaner gefäßverschließender Maßnahmen an Arterien

- **Anhaltszahlen zur invasiven Therapie venöser Erkrankungen**
  - $\geq$ 100 Operationen des oberflächlichen Venensystems
  - $\geq$ 20 Sklerosierungen der oberflächlichen Venen

- **Personalstärken (empfohlener Mindeststandard)**
  - Fachärzte/Fachärztinnen Gefäßchirurgie $\geq$ 3
  - Fachärzte/Fachärztinnen Radiologie $\geq$ 3
  - Angiologen/Innen (alternativ angiologisch qualifizierte Internisten als Interimslösung bis zur Re-Zertifizierung) $\geq$ 2

3.3.2 Zertifizierungsanforderungen an ein Interdisziplinäres Gefäßzentrum der Deutschen Gesellschaft für Angiologie (DGA), DGG und Deutschen Röntgengesellschaft (DRG): 3-er-Zertifizierung

- **Behandlungsfälle**

Die Anzahl der geforderten Behandlungsfälle ist identisch mit denen in ▶ Abschn. 3.3.1, bei der Behandlung entzündlicher Gefäßerkrankungen liegt die geforderte Mindestanzahl aber bei mehr als 10 Fällen pro Jahr. Auch die Anhaltszahlen für die operativen Behandlungen unterscheiden sich nicht, ebenfalls sind die Anhaltszahlen für Interventionen nahezu identisch:

- PTAs, Stent-Implantationen mehr als 100 pro Jahr
- Lokale Thrombolyse-Therapie und/oder mechanische Thrombektomie mehr als 10 pro Jahr
- Aortale und/oder iliacale Stentgraft-Implantationen mehr als 10 pro Jahr
- Gefäßverschließende Maßnahmen (Embolisation, Sklerosierung etc.) mehr als 20 pro Jahr

3.3.3 RAL Gütezeichen für Einrichtungen in der Gefäßchirurgie und Gefäßmedizin

- In der **Klasse Ambulante Gefäßmedizin Arterien und Venen** müssen mindestens 500 Behandlungsfälle an Arterien im Jahr nachgewiesen werden, davon müssen mindestens 100 operativ oder interventionell an Arterien erfolgen. In der Klasse **Ambulante Gefäßmedizin Venen** müssen 1000 Behandlungsfälle nachgewiesen werden, davon mindestens 200 operativ/endovaskulär (Berechnungszeitraum ist 1 Jahr).
- **Klinisch (stationär) versorgende Einrichtungen der Gefäßchirurgie und -medizin:**
  - Personaleinsatzplanung: Eine lückenlose „Rund um die Uhr-Betreuung" (24 h – 7 Tage) durch qualifizierte Ärzte muss für alle Gefäßpatienten durch Bereitschafts- und/oder Rufdienste sichergestellt sein.
  - Konsiliardienste: Verfügbarkeit im Regeldienst, Kernfächer Gefäßchirurgie, Radiologie, Angiologie (gefäßmedizinisch erfahrener Internist).
  - Kapazität oder Mindestzahlen (Berechnungszeitraum ist 1 Jahr):
    - In der Klasse „Stationäre Gefäßmedizin arteriell und venös" 800 Behandlungsfälle, davon 600 mit Behandlungen der Arterien.
    - In der Klasse „Stationäre Gefäßmedizin venös" 300 Behandlungsfälle venös.
    - In der Klasse „Stationäre Gefäßmedizin Aorta" 100 operative Eingriffe an der Aorta (Aneurysma, Dissektion, Verschluss).
  - Die Leitungsebene der Klinik/Abteilung (Chefarzt, Oberärzte) muss in der DGG Mitglied sein.
  - Eine interdisziplinäre Gefäßkonferenz muss mindestens 1x pro Woche, vorzugsweise täglich erfolgen. In diesen Sitzungen müssen entscheidungsbefugte Fachärzte vertreten sein.

RAL Deutsches Institut für Gütesicherung und Kennzeichnung e. V. ▶ www.RAL.de

3.3.4 Society for Vascular Surgery

Die Society for Vascular Surgery (SVS) macht in ihren Leitlinien keine Vorgaben zu der Anzahl der behandelten Fälle in einem Gefäßzentrum (Calligaro et al. 2008). Gefordert wird lediglich, sich an Gefäßregistern der SVS zu beteiligen. Mechanismen für ein Ergebnis-Audit, Morbiditätsüberprüfung und gegebenenfalls Korrekturaktionen werden eingefordert. Für das Auditing werden Zahlen genannt (Moore et al. 2002). Danach sollen Indexgruppen (Carotisendarterektomie, CEA/elektive Behandlung des Bauch-aortenaneurysma, AAA/femoropopliteale Bypässe/und interventionelle Eingriffe, falls sie zum Spektrum des Chirurgen gehören) alle 3 Jahre auditiert werden. Die Basis jeder Index-Kategorie sollten wenigstens 100 Fälle sein. Wurden diese Zahlen in 3 Jahren nicht erreicht, soll auf frühere Zeiträume zurückgegriffen werden. Operative Morbidität und Mortalität im Abgleich mit der Literatur sollten für jedes Operationsverfahren als Funktion der Indikation dokumentiert sein. Der Schwerpunkt der Zentrenbildung liegt demnach in diesem System ausschließlich in der Dokumentation der Ergebnisqualität für Indexoperationen und dem dazugehörigen regelmäßigen Audit.

Mittlerweile sind die Bemühungen um die Qualitätssicherung weiter verstärkt worden. Unter Aufsicht der Agency for Health Care Research and Quality (AHRQ) wurde die Vascular Quality Initiative (VQI) der SVS gegründet, in der sich die teilnehmenden Zentren auf freiwilliger Basis verpflichten, kontinuierlich unter anderem zu CEA, Carotisstenting (CAS), peripherem Bypass und offener und endovaskulärer Versorgung des AAA alle Daten konsekutiv in ein Qualitätssicherungsregister einzubringen (Cronenwett et al. 2012). Die Teilnehmer müssen sich darüber hinaus verpflichten, die Krankenhausabrechnungsdaten periodisch einzureichen, damit die Eingabe der Eingriffe auf Vollständigkeit überprüft werden kann. Des Weiteren ist zur Qualitätssicherung die Eingabe von 1-Jahres-Follow-up-Daten vorgesehen. Die Alleinstellungsmerkmale der VQI sind in ◨ Tab. 3.3 aufgeführt.

◨ Tab. 3.3 Charakteristika der Vascular Quality Initiative der Society for Vascular Surgery (nach Cronenwett et al. 2012)

- Organisiert zur Patientensicherheit, um Patienten-identifizierte Informationen zu sammeln. Aber Schutz von Benchmarkvergleichen vor juristischen oder disziplinären Aktionen.

- Organisiert als ein verteiltes Netzwerk von regionalen Qualitätsgruppen, um die lokale Umsetzung von Registerdaten in Praxisveränderungen zu erleichtern.

- Schließt alle Fachdisziplinen ein, die Gefäßeingriffe durchführen.

- Sammelt detaillierte klinische Daten spezifisch für jede Art von Gefäßeingriff bei allen gängigen offenen und endovaskulären Prozeduren.

- Liefert Risiko-adjustierte Berichte zu Benchmarking und Qualitätsmaßnahmen für jeden Eingriff.

- Erlaubt internationale Beteiligung für ein Benchmarking innerhalb und zwischen den Ländern.

- Ermöglicht die Dateneingabe zum Zeitpunkt und am Ort der Behandlung, um Dateneingabe-kosten zu verteilen und zu reduzieren.

- Sammelt Ereignisse über ein Jahr oder länger im Follow-up bei den Besuchen in der Arztpraxis.

- Benutzt Patientenidentifizierer, um sich mit anderen Datensätzen abzugleichen, wie z. B. Sozialversicherungsnummer oder Medicare-Ansprüche, um nachgelagerte Ereignisse abzurufen, die noch nach 1 Jahr Follow-up auftreten.

- Führt Audits durch, um einen konsekutiven Eingang der Prozeduren sicher zu stellen unter Nutzung von Arzt- und Krankenhausabrechnungen.

- Nutzt ein niederpreisiges Web-basiertes System eines einzigen Anbieters für Dateneingabe und Berichterstattung in Echtzeit.

- Stimmt mit den Anforderungen einer Kammerzertifizierung überein, um an Qualitätsver-besserungen teilzunehmen.

3.4 Zertifizierungsanforderungen an Traumazentren

3.4.1 Deutsche Gesellschaft für Unfallchirurgie

Die Deutsche Gesellschaft für Unfallchirurgie (DGU) hat im Jahr 2006 das Weißbuch der Schwerverletztenversorgung veröffentlicht, ein Leitfaden zu Struktur, Organisation, Ausstattung sowie Förderung von Qualität und Sicherheit in der Schwerverletzten-Versorgung in Deutschland, der 2012 in zweiter Auflage erschienen ist. Zur Realisierung der darin enthaltenen Empfehlungen können sich Krankenhäuser einer Region seit 2008 in Traumanetzwerken, einem sogenannten TraumNetzWerk DGU (TNW DGU), zusammenschließen. Dies soll eine effiziente und flächendeckend homogene Behandlungsqualität Schwerverletzter in Deutschland generieren.

Alle potenziellen TNW-Kliniken werden auf ihre Eignung hin in einem zweistufigen Auditierungs- und Zertifizierungsprozess überprüft. Im ersten Schritt werden Kliniken als TraumaZentrum DGU bescheinigt, im zweiten Schritt schließen sich bescheinigte Traumazentren gemäß den Vorgaben regional zusammen, um als Trauma-Netzwerk DGU zertifiziert zu werden. Im Rahmen des Auditierungsverfahrens erfolgt die Überprüfung der speziellen Maßnahmen zur Sicherung der Versorgungsqualität und Sicherheit in der jeweiligen Klinik. Im zweiten Schritt werden die im jeweiligen Trauma-Netzwerk vereinbarten Maßnahmen zur Vermeidung von Versorgungsengpässen, Fehlbelegungen, zeitlichen Verzögerungen der Schwerverletzten-Versorgung und zur Sicherung der Kooperation überprüft (Vereinbarung). Nach erfolgreicher Überprüfung und Auditierung wird dem TNW und den im TNW teilnehmenden, auditierten Kliniken das Zertifikat für drei Jahre erteilt.

- **Kliniken im Traumanetzwerk**

Für die Struktur der Kliniken wurden drei Versorgungsstufen entsprechend ihren Ressourcen definiert, die mit speziellen Struktur- und Prozessmerkmalen sowie Kennzahlen hinterlegt wurden:

- lokale Traumazentren,
- regionale Traumazentren,
- überregionale Traumazentren.

- **1. Lokales Traumazentrum (TZ)**

Hauptfunktion ist die Behandlung der häufigsten Einzelverletzungen. Dient aber auch als initiale Anlaufstelle, insbesondere außerhalb der Ballungszentren, für die Schwerverletztenversorgung. Aufgabe ist eine adäquate Erstbehandlung, wenn ein primärer zeitgerechter Transport in ein regionales oder überregionales Traumazentrum nicht möglich ist (Aufnahmeverpflichtung). Die Aufgabe des lokalen Traumazentrums besteht somit in der Akutbehandlung lebensbedrohender Verletzungszustände (Damage Control Strategie) und der Sicherung der Transportfähigkeit in das nächste regionale/überregionale TZ.

- **2. Regionales TZ**

Die regionalen Traumazentren haben ihre Aufgabe in der umfassenden Notfall- und Definitiv-Versorgung von Schwerverletzten unter Vorhaltung ausreichender Intensiv- und Operationskapazitäten. Über die im lokalen Traumazentrum beschriebenen Aufgaben hinaus soll die Mehrzahl aller Verletzungsfolgen definitiv versorgt werden können.

▪▪ 3. Überregionales TZ

Die überregionalen Traumazentren sind an Kliniken der Maximalversorgung angesiedelt und haben spezifische Aufgaben und Verpflichtungen zur umfassenden Behandlung aller Mehrfach- und Schwerverletzten, insbesondere solcher mit außergewöhnlich komplexen oder seltenen Verletzungsmustern. Neben einer zeitlich lückenlosen und jederzeit aufnahmebereiten Vorhaltung von Intensiv- und Operationskapazitäten muss die zeitgerechte Verfügbarkeit aller für die Versorgung notwendigen Fachdisziplinen im Sinne eines interdisziplinären Behandlungsansatzes gewährleistet sein. Es müssen mindestens zwei Schwerverletzte parallel definitiv versorgt werden können.

Bedingung für ein TraumaNetzwerk DGU sind nebst geographischer Zuordnung mindestens sechs Traumazentren:

- ein Überregionales TraumaZentrum (ÜTZ),
  - zwei Regionale Traumazentren (RTZ),
  - drei Lokale Traumazentren (LTZ)
  oder
- zwei RTZ und drei LTZ in Kooperation mit einem ÜTZ eines anderen TraumaNetzwerk DGU

▪ Qualitätsbericht

Jedes am TraumaNetzwerk DGU teilnehmende Krankenhaus ist verpflichtet, alle über den Schockraum aufgenommenen Patienten, die im Verlauf auf die ITS aufgenommen wurden oder vorher verstorben sind, im TraumaRegister DGU zu dokumentieren. Die gesammelten Daten werden zur Qualitätssicherung herangezogen. Das Fundament bilden hierbei die unter den Qualitätsindikatoren aufgeführten Struktur- und Prozessparameter sowie die auf das Patientenrisiko angepasste Letalität. Die Ergebnisse dieser Parameter werden den Ergebnissen der anderen Kliniken gegenübergestellt. Die Qualität der Dateneingabe wird beim Re-Audit überprüft.

▪ Qualitätssicherung

- Festlegung der interdisziplinären Zusammenarbeit (Standard Operating Procedures) unter Berücksichtigung der S3-Leitlinie zur Schwerverletztenbehandlung, mit Regelung der Verantwortlichkeiten (Teamleitung) bei der Schockraumversorgung
- Einrichtung eines klinikinternen Qualitätszirkels zur Schwerverletzten-Versorgung mit mindestens halbjährlichem Treffen
- Regelmäßige Information aller beteiligten Ärzte und Berufsgruppen über die Ergebnisse im TraumaRegister DGU®
- Vorhaltung eines Risikomanagements (z. B. CIRS) mit regelmäßiger Berichterstattung an alle beteiligten Ärzte und Berufsgruppen
- Einrichtung einer unfallchirurgischen bzw. interdisziplinären Morbiditäts- und Mortalitäts-Konferenz
- Regelmäßige Berichterstattung zu nosokomialen Infektionen (Krankenhaus-Infektions-Surveillance-System [KISS])
- Vorhaltung eines hausinternen Beschwerdemanagements für Patienten und Angehörige
- Klinikinterne Absprachen zur rechtzeitigen Identifikation potenzieller Organspender.

■ **Struktur- und Prozessqualität**

Personalprofil	LTZ	RTZ	ÜTZ
Ärztliche Leitung	FA Ortho/UCHI oder FA CH	FA Ortho/UCHI mit spezieller UCHI oder FA CH mit Schwerpunkt UCHI	Leitung + Stellvertreter: FA Ortho/UCHI mit spezieller UCHI oder FA CH mit Schwerpunkt UCHI
FA 24/7	– Ortho/UCHI oder CH – Anästhesie (Rufdienst möglich)	– Ortho/UCHI oder CH – Anästhesie	– Ortho/UCHI oder CH – Anästhesie – Radiologie
Pflege 24/7	– 1x CH – Anästhesie	– 2x CH – 2x OP–Pflege – Anästhesie	– 2x CH – 2x OP–Pflege – Anästhesie
OA Verfügbarkeit (30min Zeitpuffer)	– Spez. UCHI – Viszeral-, ALLCHI – Anästhesie – Radiologie (Teleradiologie möglich)	– Spez. UCHI – Viszeral-, ALLCHI – Anästhesie – Radiologie (Teleradiologie möglich) Wünschenswert: – Gefäßchirurgie – Neurochirurgie	– Spez. UCHI – Viszeral-, ALLCHI – Neurochirurgie – Anästhesie – Radiologie – Gefäßchirurgie – Thorax-/ Herzchirurgie – Augenheilkunde – Urologie – HNO/MKG Wünschenswert: – Gynäkologie – Plastische CH – Handchirurgie – Kinderchirurgie/ Pädiatrie
ATLS - Fortbildung (bezogen auf die Gesamtzahl der im SR eingesetzten UCHI-Ärzte)	2	50 %	50 %
Ausstattung 24/7			
Operationsplätze Zur Versorgung Schwerverletzter	ja	ja	mind. 2
ITS	zumindest vorübergehende Behandlung	ja	Ja – Festgelegte personelle Ausstattung
Hubschrauberlandeplatz	erwünscht	ja	ja

Personalprofil	LTZ	RTZ	ÜTZ
Neurochirurgie	–	durch UCHI oder Kooperation gewährleistet	ja
CT	ja	ja	ja
MRT	–	ja	ja
Angiographie mit Interventionsmöglichkeit	–	erwünscht	ja
SR- Aufnahme	24/7	24/7	24/7
2 SR-Plätze	–	–	Ja
Partizipation Klinische Studien	–	erwünscht	erwünscht
Weiterbildungsbefugnis Spezielle UCHI	–	18 Monate	voll
Fallzahl	Basiskollektiv: 5 Fälle pro Jahr; im Durchschnitt über 3 Jahre	ISS ≥16: 10 Fälle pro Jahr. Basiskollektiv: 20 Fälle pro Jahr; im Durchschnitt über 3 Jahre	ISS ≥16: 40 Fälle pro Jahr; im Durchschnitt über 3 Jahre

■ Abkürzungen

ALLCHI	Allgemeinchirurgie
ATLS	Advanced Trauma Life Support
DGU	Deutsche Gesellschaft für Unfallchirurgie
FA	Facharzt
CH	Chirurgie
CT	Computertomographie
ISS	Injury Severity Score
ITS	Intensivstation
LTZ	Lokales Traumazentrum
MRT	Magnetresonanztomographie
OA	Oberarzt
Ortho	Orthopädie
RTZ	Regionales Traumazentrum
UCHI	Unfallchirurgie
ÜTZ	Überregionales Traumazentrum
SR	Schockraum
TNW	Traumanetzwerk

3.4.2 **Trauma Center Levels der Trauma Center Association of America**

- **Level I**
- Nehmen wenigstens 1200 Traumapatienten jährlich auf oder haben 240 Aufnahmen mit einem Injury Severity Score (ISS) von mehr als 15.
- Unterhalten einen chirurgisch gelenkten Dienst zur Intensivversorgung einschließlich einen 24-stündigen vor und nach Anästhesiedienst, einen Operationssaal, der innerhalb von 15 min zur Verfügung steht, Radiologie, Abdeckung durch ein Intensivstations-Team, ein volles Spektrum an chirurgischen Spezialisten, medizinischen Consultants, Hilfsdienste, 24-stündigen Labordienst, und einen ausreichenden Blutvorrat, medizinische Sozialarbeiter, erreichbar 24-stündig, und fortgeschrittene Praktiker.
- Die orthopädische Versorgung muss überwacht werden von einer Person, die den Facharzt für orthopädische Traumatologie hat, zugelassen durch die Orthopaedic Trauma Association.
- Kardiothorakale Chirurgiekapazitäten müssen über 24 h am Tag zur Verfügung stehen und sollten eine kardiopulmonale Bypass-Ausstattung haben.
- Nehmen an dem Training von Residents teil und sind ein Leiter in Ausbildung und Beratungsaktivitäten, indem sie fortlaufende Rotationen für ältere Residents zur Verfügung stellen, Notfallmedizin und das spezielle chirurgische Residents-Ausbildungsprogramm zur Verfügung stellen, eine Ausbildung für Chirurgie in der Akutmedizin anbieten, und eine Weiterbildung für Trauma-Pflegekräfte und medizinische Weiterbildung für Unfallchirurgen anbieten.
- Etablieren ein erfolgreiches Traumaforschungsprogramm mit einem Minimum von 20 von Experten begutachteten Veröffentlichungen, publiziert in spezifischen Journalen oder 10 von Experten begutachteten Veröffentlichungen, publiziert in spezifischen Journalen unter Vorzeigung von 4 spezifischen Trauma-bezogenen Forschungsaktivitäten.
- Geführt von einem Arzt der Intensivstation, zugelassen in chirurgischer Intensivversorgung.

- **Level I und II**
- Diensthabende qualifizierte Chirurgen müssen an den größeren therapeutischen Entscheidungen teilhaben, müssen in der Notfallabteilung für größere Wiederbelebungsmaßnahmen präsent sein, bei operativen Prozeduren anwesend sein, und aktiv eingebunden sein in die kritische Versorgung aller schwerverletzten Patienten.
- Ein Resident im 4. oder 5. Ausbildungsjahr oder ein diensthabender Notfallmediziner, der ein Teil des Traumateams ist, kann berechtigt sein, mit den Wiederbelebungsmaßnahmen zu beginnen, während er die Ankunft des diensthabenden Chirurgen abwartet, aber kann nicht unabhängig die Verantwortlichkeiten des diensthabenden Chirurgen ausfüllen oder ersetzen.
- Der Unfallchirurg im Rufdienst muss einem einzigen Traumazentrum während des Rufdienstes zugewiesen werden.
- Zusätzlich muss ein veröffentlichter Hintergrundrufplan für Unfallchirurgie zur Verfügung stehen.

- Der Traumadirektor muss die Verantwortlichkeit und Autorität haben, um jedes einzelnen Allgemeinchirurgen Fähigkeit festzulegen, am Traumagremium teilzunehmen, basierend auf einem jährlichen Review.
- Der Chirurg muss im Notfalldepartment bei Patientenankunft anwesend sein, bei adäquater Benachrichtigung vom Gelände.
- Die Anwesenheit des Chirurgen muss in wenigstens 80 % der Zeit eingehalten sein.
- Beteiligen sich an regionalen Katastrophen-, Managementplänen und Übungen.

- **Level III**
- Level III-Traumazentren können die sofortige Bewertung, Wiederbelebung, Notfalleingriffe und Stabilisierung anbieten und auch die Weiterleitung zu einer Einrichtung arrangieren, die die definitive Traumaversorgung leisten kann, falls notwendig.
- Bieten eine kontinuierliche allgemeinchirurgische Abdeckung an.
- Der Traumadirektor muss die Verantwortlichkeit und Autorität haben, um jedes einzelnen Allgemeinchirurgen Fähigkeit festzulegen, am Traumagremium teilzunehmen, basierend auf einem jährlichen Review.
- Der Chirurg muss im Notfalldepartment bei Patientenankunft anwesend sein, bei adäquater Benachrichtigung vom Gelände.
- Die Anwesenheit des Chirurgen muss in wenigstens 80 % der Zeit eingehalten sein.
- Beteiligen sich an regionalen Katastrophen-, Managementplänen und Übungen.

- **Level IV**
- Liefern die initiale Einschätzung und Bewertung von verletzten Personen und überweisen die Patienten gemäß einem gut-definierten Transferplan.
- Gewährleisten eine 24-stündige Notfallabdeckung durch einen Arzt oder Leistungsanbieter mittleren Niveaus.
- Stehen kontinuierlich zur Wiederbelebung zur Verfügung, mit Abdeckung durch eine registrierte Pflegekraft und Arzt oder Leistungsanbieter mittleren Niveaus und müssen einen ärztlichen Direktor haben.
- Die Leistungsanbieter müssen eine aktuelle Advanced Trauma Life Support®- Zertifizierung besitzen als Teil ihrer Kompetenz in Trauma.
- Nehmen wenigstens an 8 h Trauma-bezogener Weiterbildung (CME) pro Jahr teil.
- Entwickeln und begutachten regelmäßig Kooperations-, Behandlungs- und Überweisungsleitlinien mit dem Input von Traumazentren höheren Niveaus in der Region.
- Nehmen an regionalen und staatsweiten Traumasystem-Treffen und Komitees teil, die einen Überblick geben.
- Agieren als die örtliche Traumaautorität und bieten ein Training für prähospitale und Krankenhaus-basierte Leistungsanbieter an.
- Der Chirurg muss im Notfalldepartment bei Patientenankunft anwesend sein, bei adäquater Benachrichtigung vom Gelände.
- Die Anwesenheit des Chirurgen muss in wenigstens 80 % der Zeit eingehalten sein.
- Beteiligen sich an regionalen Katastrophen-, Managementplänen und Übungen.

Literatur

Abschnitt 3.1

► https://www.dgav.de/fileadmin/media/texte_pdf/zertifizierung/Zertifizierungsordnung_DGAV_5_1.pdf

Abschnitt 3.2

► ccc-netzwerk.de. Zugegriffen: 23. Aug. 2018
Erhebungsbögen DKG: ► https://www.krebsgesellschaft.de/files/dkg/deutsche-krebsgesellschaft/microsite/index.html (Januar 2019, überprüft im August 2019)

Abschnitt 3.3

► http://www.gefaesschirurgie.de/zertifizierung/anforderungsprofil.html
► http://www.drg.de/de-DE/1288/voraussetzungen
Calligaro KD, Toursarkissian B, Clagett GP, Towne J, Hodgson K, Moneta G, Sidawy AN, Cronenwett JL; Clinical Practice Council, Society for Vascular Surgery (2008) Guidelines for hospital privileges in vascular and endovascular surgery: recommendations of the society for vascular surgery. J Vasc Surg 47:1–5
Cronenwett JL, Kraiss LW, Cambria RP (2012) The society for vascular surgery vascular quality initiative. J Vasc Surg 55:1529–1537
Moore WS, Clagett GP, Veith FJ, Moneta GL, Webster MW, Stanley JC, Ouriel K, Andros G, Calligaro KD, Kent KC; American Association for Vascular Surgery; Society for Vascular Surgery (2002) Guidelines for hospital privileges in vascular surgery: an update by an ad hoc committee of the American association for vascular surgery and the society for vascular surgery. J Vasc Surg 36:1276–1282

Abschnitt 3.4

► http://www.traumanetzwerk-dgu.de/fileadmin/user_upload/traumanetzwerk-dgu.de/docs/Kunden-info_TNW_April_2016_komprimiert.pdf. Zugegriffen: 5. Aug. 2018
► http://www.dgu-online.de/fileadmin/published_content/5.Qualitaet_und_Sicherheit/PDF/20_07_2012_Weissbuch_Schwerverletztenversorgung_Auflage2.pdf. Zugegriffen: 5. Aug. 2018
► http://www.traumanetzwerk-dgu.de/fileadmin/user_upload/traumanetzwerk-dgu.de/docs/%C3%9Cbersicht_Anforderungskriterien_TraumaZentrum_Version_2.0.pdf. Zugegriffen: 11. Aug. 2018
► http://www.traumaregister-dgu.de/de/service/downloads.html
American College of Surgeons (2014) *Resources for optimal care of the injured patient*. Chicago, Ill: American College of Surgeons, Committee on Trauma. ► www.facs.org/~/media/files/quality%20programs/trauma/vrc%20resources/resources%20for%20optimal%20care.ashx
► www.traumacenters.org/page/TraumaCentersLevels

Übersicht über die einzelnen zertifizierten Zentren in Kliniken der Maximalversorgung in Deutschland

Lena Taege

© Springer-Verlag GmbH Deutschland, ein Teil von Springer Nature 2020
E. S. Debus, R. T. Grundmann (Hrsg.), *Versorgungsqualität in der operativen Medizin*,
https://doi.org/10.1007/978-3-662-60423-6_4

Die medizinischen Zentren der Maximalversorger (Universitätskliniken sowie nicht-universitäre Maximalversorger) wurden in Deutschland erfasst und werden im Folgenden hinsichtlich ihres Zertifizierungszustandes und ihrer Zertifizierungsstruktur analysiert. Maximalversorger sind in dieser Arbeit mit einer Minimalanzahl von 800 Betten definiert. Auf Grundlage dieses Kriteriums gibt es 76 Krankenhäuser der Maximalversorgung mit einer durchschnittlichen Bettenanzahl von 1185 pro Klinik. Die 76 Kliniken gliedern sich in 34 Universitätskliniken und 42 Nicht-Universitätskliniken. Die Auflistung der Zentren beschränkt sich auf die großen chirurgischen Fächer. In ◘ Tab. 4.1 sind die Zentren der Universitätskliniken aufgeführt, in ◘ Tab. 4.2 die Zentren der Krankenhäuser der nicht-universitären Maximalversorgung. Die Fachabteilungen aller Kliniken der Maximalversorgung finden sich in ◘ Tab. 4.3. ◘ Tab. 4.4 führt die von der DGAV zertifizierten Zentren an Universitätskliniken auf.

◘ Tab. 4.1   Zentren der deutschen Universitätskliniken

	Zertifizierer
1. Uniklinik RWTH Aachen	
1.1. Euregionales comprehensive Cancer Center Aachen ECCA	DKG ÄKzert
1.1.1. Brustzentrum Stadt Aachen	ÄKzert
1.1.2. Viszeralonkologisches Zentrum	DKG
1.1.2.1. Darmkrebszentrum	DKG
1.1.2.2. Pankreaskarzinomzentrum	DKG
1.1.2.3. Magenkrebszentrum	DKG
1.1.2.4. Leberkrebszentrum	DKG
1.1.3. Hirntumorzentrum Aachen	DKG
1.1.4. Prostatazentrum	Indirekt (OZ)
1.2. Herz-Nieren-Zentrum	–
1.3. Transplantationszentrum	–
1.4. Traumazentrum	DGU
1.5. Interdisziplinäres Wirbelsäulenzentrum	–
2. Charité – Universitätsmedizin Berlin	
2.1. Comprehensive Cancer Center der Charité (CCCC)	DKH DKG
2.1.1. CCCC – Viszeralonkologisches Zentrum	DKG
2.1.1.1. CCCC – Darmkrebszentrum	DKG
2.1.1.2. CCCC – Leberkrebszentrum	DKG
2.1.1.3. CCCC – Magenkrebszentrum	DKG
2.1.1.4. CCCC – Pankreastumorzentrum	DKG

(Fortsetzung)

◘ Tab. 4.1   (Fortsetzung)

2.1.1.5. CCCC – Brustzentrum	DKG
2.1.2. 2 Interdisziplinäre Prostatakarzinomzentren (Franklin und Mitte)	DKG
2.2. Centrum für zystische Pankreastumoren	DGAV
2.3. Referenzzentrum für endokrine Chirurgie	DGAV
2.4. Kompetenzzentrum für Adipositas- und Metabolische Chirurgie	DGAV
2.5. Referenzzentrum für die Chirurgie der bösartigen Erkrankungen des Peritoneums	DGAV
2.6. Referenzzentrum minimal-invasive Chirurgie	DGAV
2.7. Hernienchirurgie	DHG
2.8. Kompetenzzentrum für Thoraxchirurgie	–
2.9. Transplantationszentrum	–
2.10. Traumazentrum	DGU
2.11. TAVI-Zentrum (Medizinische Klinik mit Schwerpunkt Kardiologie und Angiologie)	DGK
3. Universitätsklinikum der Ruhr Universität Bochum	
3a. Berufsgenossenschaftliches Universitätsklinikum Bergmannsheil Bochum	
3a.1. Brustzentrum	DGPRÄC
3a.2. Darmzentrum-Ruhr, Zusammenschluss versch. Kliniken (Bergmannsheil, St. Josef, Knappschaftskrankenhaus u. nicht-universitäre Kliniken)	DKG
3a.3. Herzzentrum Bergmannsheil	–
3a.4. Sarkomzentrum	–
3a.5. Traumazentrum	DGU
3b. Kath. Klinikum Bochum	
3b.1. Ruhr Universität Comprehensive Cancer Center (RUCCC)	DKG
3b.1.1. Darmzentrum Ruhr	DKG
3b.1.2. Darmkrebszentrum Witten/Herne	DKG
3b.1.3. Pankreaszentrum Ruhr	DKG
3b.1.4. Pankreaszentrum Witten/Herne	DKG
3b.1.5. Brustkrebszentrum Witten	DKG
3b.1.6. Brustkrebszentrum Herne	DKG
3b.1.7. Neuroonkologisches Zentrum Bochum	DKG
3b.1.8. Kopf-Hals-Tumorzentrum	DKG
3b.2. Pankreaszentrum am St. Josef Hospital	DGAV DKG
3b.3. Hernienzentrum (St. Josef)	DGAV

(Fortsetzung)

◼ Tab. 4.1   (Fortsetzung)

3b.4. Hernienzentrum (Ev. KH Witten)	DHG
3b.5. Venenzentrum der Kliniken für Dermatologie und Gefäßchirurgie der Ruhr-Universität Bochum	DGP
3b.6. Traumazentrum Katholisches Klinikum Bochum	DGU
3c. Marienhospital Herne – Universitätsklinikum der Ruhr-Universität Bochum	
3c.1. Kompetenzzentrum Prostatakarzinom	DKG
3c.2. Kompetenzzentrum für Bauchfellkrebs	DGAV
3d. Universitätsklinikum Knappschaftskrankenhaus Bochum	
3d.1. Onkologisches Centrum, Ruhr Universität Comprehensive Cancer Center (RUCCC)	DKG
3d.1.1. Darmzentrum Ruhr, s. o.	DKG
3d.2. Transplantationszentrum	–
3d.3. Überregionales Traumazentrum	DGU
3e. Herz- und Diabeteszentrum NRW Bad Oeynhausen	
3e.1. Herztransplantationszentrum	–
3e.2. Kinderherzzentrum und Zentrum für angeborene Herzfehler	–
4. Universitätsklinikum Bonn	
4.1. Centrum für Integrierte Onkologie Köln Bonn (CIO)	DKH DKG
4.1.1. Zertifiziertes Brustkrebszentrum	DKG
4.1.2. Darmzentrum am Universitätsklinikum Bonn	Indirekt (OZ)
4.1.3. Neuroonkologisches Tumorzentrum	DKG
4.1.4. Pankreaskarzinomzentrum	Indirekt (OZ)
4.2. Herzzentrum Bonn	–
5. Universitätsklinikum Carl Gustav Carus Dresden	
5.1. Universitäts KrebsCentrum (UCC)	DKH DKG
5.1.1. Regionales Brustzentrum	DKG
5.1.2. Viszeralonkologisches Zentrum am Universitäts KrebsCentrum	DKG
5.1.3. Prostatakarzinomzentrum	DKG
5.1.4. Neuroonkologisches Zentrum	DKH
5.2. Universitäts GefäßCentrum Dresden (UGC)	–
5.3. UniversitätsCentrum für Orthopädie und Unfallchirurgie	DGU Endocert

(Fortsetzung)

⬛ Tab. 4.1   (Fortsetzung)

6. Universitätsklinikum Düsseldorf	
6.1. Universitätstumorzentrum Düsseldorf (UTZ) – Comprehensive Cancer Center	DKG
6.1.1. Interdisziplinäres Brustzentrum	ÄKzert DKG
6.1.2. Darmzentrum am UKD	DKG
6.1.3. Endokrines Tumorzentrum am UKD	Indirekt (OZ)
6.1.4. Das Pankreaszentrum	DGAV
6.1.5. Das Leberzentrum (LiverCenter Düsseldorf)	DKG
6.1.6. Prostatakarzinomzentrum	DKG
7. Universitätsklinikum Erlangen	
7.1. Comprehensive Cancer Center Erlangen EMN	DKG
7.1.1. Universitäts-Brustzentrum Franken (UBF)	DKG
7.1.2. Darmkrebs- und Pankreaskarzinomzentrum	**Darm:** DKG DGAV **Pankreas:** DKG
7.1.3. Neuroonkologisches Zentrum	DKG
7.1.4. Lungenzentrum	Indirekt (OZ)
7.2. Herzzentrum	–
7.3. Leberzentrum	–
7.4. Transplantationszentrum	–
8. Universitätsklinikum Essen	
8.1. Westdeutsche Tumorzentrum (WTZ), CCC	DKH DKG
8.1.1. Lungenkrebszentrum am Westdeutschen Tumorzentrum (LWTZ)	DKG
8.1.2. Westdeutsches Magen- und Darmzentrum Essen	**Darm:** Indirekt (OZ) **Magen:** DKG
8.1.3. Prostatakarzinomzentrum	DKG
8.1.4. Brustkrebszentrum	DKG
8.2. Westdeutsches Zentrum für Organtransplantation (WZO)	–
8.3. Westdeutsches Herz- und Gefäßzentrum (WHGZ)	–
9. Universitätsklinikum Frankfurt	
9.1. Universitäres Centrum für Tumorerkrankungen Frankfurt (UCT)	DKH DKG

(Fortsetzung)

Tab. 4.1 (Fortsetzung)

9.1.1. Universitäres Lungenkrebszentrum	DKG
9.1.2. Viszeralonkologisches Zentrum, beinhaltet folgende zertifizierte Organzentren:	DKG
9.1.2.1. Darmkrebszentrum	DKG
9.1.2.2. Pankreaskarzinomzentrum	DKG
9.1.2.3. Magenkrebszentrum	DKG
9.1.2.4. Leberkrebszentrum	–
9.1.3. Neuroonkologisches Krebszentrum im UCT	DKG
9.1.4. Brustzentrum	DKG EUSOMA
9.1.5. Sarkomzentrum	Indirekt (OZ)
9.2. Interdisziplinäres Gefäßzentrum	–
9.3. Prostatakarzinomzentrum	DKG
9.4. Interdisziplinäres Herzzentrum Frankfurt	–
9.5. Transplantationszentrum/ Interdisziplinäres Zentrum für Lebertransplantationen	–
9.6. Überregionales Traumazentrum	DGU
10. Universitätsklinikum Freiburg	
10.1. Tumorzentrum Freiburg – CCCF	DKH DKG
10.1.1. Brustkrebszentrum	DKG
10.1.2. Darmkrebszentrum in der Klinik für Allgemein- und Viszeralchirurgie	DKG
10.1.3. Zentrum Thorakale Tumore mit Lungenkrebszentrum in der Robert-Koch-Klinik	DKG DGT
10.1.4. Neuroonkologisches Zentrum in der Klinik für Neurochirurgie	DKG
10.1.5. Internationales Pankreaskarzinomzentrum in der Klinik für Allgemein- und Viszeralchirurgie	DKG
10.2. Prostatakarzinomzentrum	DKG
10.3. Universitäres Notfallzentrum (überregionales Traumazentrum im Traumanetzwerk Oberrhein)	DGU
10.4. Universitäts Herzzentrum Freiburg – Bad Krozingen	–
11. Universitätsklinikum Gießen und Marburg, Standort Gießen	
11.1. Universitäres Adipositaszentrum Mittelhessen	–
11.2. Universitätsmedizinisches Centrum für Tumorerkrankungen	–
11.2.1. Universitäres Visceralonkologisches Zentrum Gießen	–
11.2.2. Neuroonkologisches Zentrum	–

(Fortsetzung)

◘ Tab. 4.1   (Fortsetzung)

11.3. Transplantationszentrum	–
11.4. Universitäres Kompetenzzentrum Wirbelsäule	–
11.5. Lungenkrebszentrum Mittelhessen	–
12. Universitätsmedizin Göttingen	
12.1. Onkologisches Zentrum (OZ) – UniversitätsKrebszentrum/Comprehensive Cancer Center (G-CCC)	DKG
12.1.1. Brustzentrum Göttingen	DKG
12.1.2. Darmkrebszentrum (DKZ)	DKG
12.1.3. Lungentumorzentrum Universität Göttingen (LTZ)	DKG
12.2. Herzzentrum der Universitätsmedizin Göttingen	–
12.3. Leberzentrum der Universitätsmedizin Göttingen	–
12.4. Kompetenzzentrum Pankreas	DGAV DKG
12.5. Prostatakarzinomzentrum	DKG
13. Universitätsmedizin Greifswald – Körperschaft des öffentlichen Rechts	
13.1. Onkologisches Zentrum Vorpommern der Universitätsmedizin Greifswald	DKG
13.1.1. Interdisziplinäres Brustzentrum Greifswald	DKG
13.1.2. Viszeral-Onkologisches Zentrum der Universitätsmedizin Greifswald	DKG
13.1.3. Lungen-Zentrum der Universitätsmedizin Greifswald	Indirekt (OZ)
13.1.4. Schwerpunkt 1 – Magen, Speiseröhre, Gallenwege, primäre Lebertumore, GIST, Neuroendokrine Tumore	–
13.1.5. Neuroonkologisches Zentrum der Universitätsmedizin Greifswald	DKG
13.2. Traumazentrum	DGU
13.3. Gefäßzentrum des Universitätsklinikums Greifswald	–
13.4. Prostatakrebszentrum	DKG
14. Universitätsklinikum Halle (Saale)	
14.1. Überregionales Traumazentrum	DGU
14.2. Brustzentrum Halle	DKG
15. Universitätsklinikum Hamburg-Eppendorf	
15.1. Hubertus Wald Tumorzentrum – Universitäres Cancer Center Hamburg (UCCH)	DGHO DKG DKH
15.1.1. Brustzentrum	DKG
15.1.2. Darmkrebszentrum	DKG
15.1.3. Kopf- und Neurozentrum	DKG

(Fortsetzung)

◘ Tab. 4.1   (Fortsetzung)

15.1.4. Prostatakrebszentrum	DKG
15.2. Universitäres Herzzentrum Hamburg (UHZ)	–
15.2.1. Deutsches Aortenzentrum Hamburg	ERNs
15.3. Adipositas-Centrum	DGAV
15.4. Universitäres Speiseröhrenzentrum	–
15.5. Universitäres Transplantations-Centrum (UTC)	–
15.6. Universitäres Wirbelsäulenzentrum	–
16. Medizinische Hochschule Hannover	
16.1. Onkologisches Zentrum, Kompetenznetzwerk; Claudia von Schilling-Zentrum	DKG
16.1.1. Brustzentrum	DKG
16.1.2. Viszeralonkologisches Zentrum	DKG
16.2. Traumanetzwerk	DGU
16.3. Prostatakarzinomzentrum	DKG
16.4. Integriertes Forschungs- und Behandlungszentrum Transplantation (IFB-Tx)	–
17. Universitätsklinikum Heidelberg	
17.1. Europäischen Pankreaszentrum (EPZ)	DGAV
17.2. Exzellenzzentrum für Minimal Invasive Chirurgie	DGAV
17.3. Referenzzentrum Endokrine Chirurgie	DGAV
17.4. Transplantationszentrum Heidelberg	–
17.5. Diabetes & Adipositas-Zentrum	DGAV
17.6. Universitäts-Brustzentrum	DKG
17.7. Herzzentrum Heidelberg	–
17.8. Nationales Centrum für Tumorerkrankungen (NCT) Heidelberg	DKG DKH
17.8.1. Liver Cancer Center Heidelberg (LCCH), angesiedelt am Nationalen Centrum für Tumorerkrankungen (NCT) – CCC	DGAV
17.8.2. Lungenkrebszentrum am NCT Heidelberg	DKG
18. Universitätsklinikum des Saarlandes Homburg	
18.1. Interdisziplinäres Gefäßzentrum	DGA DGG DRG
18.2. Saarländische Krebszentrale – Tumorzentrum	–
18.3. Interdisziplinäres Brustzentrum	DKG
18.4. Lungenzentrum des Universitätsklinikum des Saarlandes (LuKS)	–

(Fortsetzung)

◘ Tab. 4.1 (Fortsetzung)

18.5. Transplantationszentrum	–
18.6. Darmzentrum	DGAV
18.7. Kompetenzzentrum für Adipositas- und metabolische Chirurgie	DGAV
18.8. Hepato-Biliär-Pankreatische Chirurgie	DGAV
19. Universitätsklinikum Jena	
19.1. UniversitätsTumorCentrum (UTC) Jena	–
19.1.1. Viszeralonkologisches Zentrum	DKG
19.1.1.1. Universitäts-Darmzentrum Jena	DKG
19.1.1.2. Leberkrebszentrum	DKG
19.1.2. Interdisziplinäres Brustzentrum	DKG
19.1.3. UniversitätsLungenCentrum Jena	–
19.1.4. Prostatakrebszentrum	DKG
19.1.5. Kopf-Hals-Zentrum	DKG
19.1.6. Neuro-Onkologisches Zentrum	DKG
19.2. Gefäßzentrum	DGA DGG DRG
19.3. Universitäts-Herzzentrum Thüringen	–
20. Universitätsklinikum Schleswig-Holstein, Standort Kiel	
20.1. Krebszentrum Nord/ Comprehensive Cancer Center (CCC) Onkologisches Zentrum Kiel	DKG
20.1.1. Brustkrebszentrum	DKG
20.1.2. Darmkrebszentrum	DKG
20.1.3. Pankreaskarzinomzentrum Kiel	DKG
20.1.4. (Zentrum für Neuroendokrine Tumore) Schwerpunkt 1	–
20.1.5. Lungenkrebszentrum Kiel	Indirekt (OZ)
20.1.6. Prostatakrebszentrum	DKG
20.2. Universitäres Gefäßzentrum Nord UKSH, Campus Kiel	DGG DRG
20.3. Interdisziplinäres Transplantationszentrum	–
20.4. Traumazentrum Nord	DGU
20.5. Interdisziplinäres Zentrum für Adipositaschirurgie	DGAV
21. Uniklinik Köln	
21.1. Centrum für Integrierte Onkologie Köln Bonn (CIO)	DKG DKH

(Fortsetzung)

□ Tab. 4.1 (Fortsetzung)

21.1.1. Brustkrebszentrum	ÄKzert DKG
21.1.2. Darmkrebszentrum	DKG
21.1.3. Lungenkrebszentrum	DKG
21.1.4. Neuroonkologisches Zentrum	DKG
21.1.5. Pankreaskarzinomzentrum	DKG
21.1.6. Prostatakrebszentrum	DKG
21.2. Nationales Exzellenzzentrum Ösophagus- und Magenchirurgie	DGAV
21.3. Chirurgische Endoskopie	DGAV
21.4. Transplantationszentrum	–
21.5. Interdisziplinäres Adipositaszentrum	–
21.6. Herzzentrum	–
21.7. Zentrum für Neurochirurgie	–
22. Universitätsklinikum Leipzig Anstalt öffentlichen Rechts	
22.1. Universitäres Krebszentrum (UCCL) Onkologisches Zentrum	DKG
22.1.1. Neuroonkologisches Zentrum	DKG
22.1.2. Darmkrebszentrum	DKG
22.1.3. Brustkrebszentrum	DKG
22.1.4. Leberkrebszentrum (ULTC)	Indirekt (OZ)
22.1.5. Universitäres Lungenkrebszentrum (ULZ) am UKL	Indirekt (OZ)
22.2. Prostatakrebszentrum	DKG
22.3. Transplantationszentrum	–
22.4. Lungentransplantationszentrum	–
23. Universitätsklinikum Schleswig-Holstein, Standort Lübeck	
23.1. Krebszentrum Nord/ Comprehensive Cancer Center (CCC), Onkologisches Zentrum Lübeck	DKG
23.1.1. Brustzentrum Lübeck	DKG
23.1.2. Darmkrebszentrum Lübeck	DKG
23.1.3. Lungenkrebszentrum Lübeck	Indirekt (OZ)
23.1.4. Pankreaskarzinomzentrum Lübeck	DGAV DKG
23.2. Universitäres Herzzentrum Lübeck	–
23.3. NET-Zentrum	–
23.4. Exzellenzzentrum für minimal-invasive Chirurgie	DGAV

(Fortsetzung)

◘ Tab. 4.1 (Fortsetzung)

24. Universitätsklinikum Magdeburg A. ö. R.	
24.1. Tumorzentrum Magdeburg/Sachsen-Anhalt e. V.	–
24.2. Zentrum für Adipositas-Medizin des Universitätsklinikums Magdeburg	DGAV
24.3. Universitäres Darmkrebszentrum Magdeburg (UCCC)	–
24.4. Pankreaszentrum	–
24.5. Prostatakrebszentrum	DKG
24.6. Hernienzentrum	DHG
25. Universitätsmedizin der Johannes-Gutenberg-Universität Mainz	
25.1. Universitäres Centrum für Tumorerkrankungen (UCT) Mainz	DKG DKH
25.1.1. Brustzentrum Mainz	Indirekt (OZ)
25.1.2. Viszeralonkologisches Tumorzentrum	DKG
25.1.3. Neuroonkologisches Zentrum	DKG
25.2. Herzzentrum Mainz	–
25.3. Transplantationszentrum Mainz	–
25.4. Prostatakrebszentrum	DKG
26. Klinikum Mannheim, Universitätsklinikum	
26.1. Interdisziplinäres Tumorzentrum Mannheim (ITM)	DKG
26.1.1. Interdisziplinäres Brustzentrum Mannheim (IBZ)	DKG
26.1.2. Darmkrebszentrum	DKG
26.2. Sarkomzentrum Mannheim	DKG
26.3. Orthopädisch-Unfallchirurgisches Zentrum	–
26.4. Transplantationszentrum Mannheim	–
26.5. Viszeralmedizinisches Zentrum	–
26.6. Prostatakrebszentrum	DKG
27. Universitätsklinikum Gießen und Marburg, Standort Marburg	
27.1. Anneliese-Pohl-Krebszentrum Marburg Comprehensive Cancer Center (CCC)	DKG
27.1.1. Brustzentrum Regio	DKG
27.1.2. Europäisches Exzellenzzentrum für Neuroendokrine Tumore Marburg	ENETS
27.1.3. Darmzentrum Marburg	DKG
27.1.4. Pankreaskarzinomzentrum Marburg	DGAV
27.1.5. Lungenkarzinomzentrum	–
27.1.6. Prostatakarzinomzentrum	DKG

(Fortsetzung)

◻ Tab. 4.1   (Fortsetzung)

27.2. Transplantationszentrum Marburg	–
27.3. Traumanetzwerk Hessen	DGU
27.4. Universitäres Herzzentrum Marburg	DGK
28. Klinikum der Universität München	
28.1. Comprehensive Cancer Center CCC^{LMU} – Krebszentrum München	DKG DKH
28.1.1. Brustzentrum am Klinikum der Universität München	DKG DGS
28.1.2. Darmkrebszentrum	DGAV DKG
28.1.3. Pankreaszentrum München	DGAV DKG
28.1.4. Lebercentrum München	DGAV
28.1.5. Lungentumorzentrum München	DKG
28.1.6. Neuroonkologisches Zentrum (NOKUM)	DKG
28.2. Prostatakrebszentrum	DKG
28.3. Gefäßzentrum	–
28.4. Hernienzentrum	DHG
28.5. Transplantationszentrum der LMU (TxM)	–
29. Klinikum rechts der Isar der Technischen Universität München	
29.1. Comprehensive Cancer Center RHCCC; Roman-Herzog-Krebs-zentrum; Zusammenschluss von 35 onkologischen Kliniken und Instituten am Universitätsklinikum rechts der Isar; Teil des CCC LMU	–
29.1.1. Onkologisches Zentrum	DKG
29.1.1.1. Neuroonkologisches Zentrum	DKG
29.1.1.2. Brustzentrum	s. u.
29.1.1.3. Darmzentrum	s. u.
29.1.1.4. Pankreaszentrum	s. u.
29.1.1.5. Tumortherapiezentrum; bildet mit dem CCC LMU das CCC München	–
29.1.1.6. Kopf-Hals-Tumorzentrum	DKG
29.1.1.7. Prostatakrebszentrum	DKG
29.1.1.8. Interdisziplinäres Brustzentrum (IBZ) der Frauenklinik	DKG DGS EUSOMA
29.2. Interdisziplinäres Darmzentrum	DKG
29.4. Interdisziplinäres Pankreaszentrum	DGAV

(Fortsetzung)

◘ Tab. 4.1 (Fortsetzung)

29.5. Interdisziplinäres Transplantationszentrum	–
29.6. Überregionales Traumazentrum	DGU
29.7. Venen- und Gefäßzentrum	–
29.8. Interdisziplinäres Wirbelsäulenzentrum; Neuro-Kopf-Zentrum	DKG DWG
30. Universitätsklinikum Münster	
30.1. Comprehensive Cancer Center Münster (CCCM)	DKG
30.1.1. UKM Brustzentrum	ÄKzert
30.1.2. Viszeralonkologisches Zentrum	DKG
30.1.3. UKM Darmzentrum	DKG
30.1.4. Magenzentrum	DKG
30.1.5. UKM Leberzentrum	DKG
30.1.6. UKM Pankreaskarzinomzentrum	DKG
30.1.7. Prostatakrebszentrum	DKG
30.1.8. Kopf-Hals-Tumorzentrum	DKG
30.1.9. UKM Hirntumorzentrum	DKG
31. Klinikum Oldenburg	
31.1. Brustzentrum	DKG
31.2. Darmkrebszentrum	DKG
31.3. Herz-Kreislauf-Zentrum Oldenburg	–
31.4. Onkologisches Zentrum Oldenburg	DGHO DKG
31.5. Prostatakrebszentrum	DKG
31.6. Pankreaskarzinomzentrum	DKG
32. Universitätsklinikum Regensburg	
32.1. University Cancer Center Regensburg	DKG
32.1.1. Viszeralonkologisches Zentrum	DKG
32.1.1.1. Interdisziplinäres Darmkrebszentrum	DKG
32.1.1.2. Pankreaskrebszentrum	DKG
32.1.1.3. Leberzentrum	DKG
32.1.2. Lungenkrebszentrum	Indirekt (OZ)
32.1.3. Zentrum für Hirntumore	DKG
32.1.4. Brustzentrum Regensburg (St. Josef KH)	DKG
32.2. Traumazentrum	DGU

(Fortsetzung)

◘ Tab. 4.1 (Fortsetzung)

32.3. Universitäres Herzzentrum Regensburg (UHR)	–
32.4. Universitäres Transplantationszentrum Regensburg	–
32.5. Wirbelsäulenzentrum	–
33. Universitätsmedizin Rostock	
33.1. Onkologische Zentrum der Universitätsmedizin Rostock	DKG
33.1.1. Darmkrebszentrum	DKG
33.1.2. Pankreaskarzinomzentrum	DGAV
33.2. Traumazentrum im TraumaNetzwerk Mecklenburg-Vorpommern.	DGU
33.3. Herzzentrum der Universitätsmedizin Rostock	–
33.4. Prostatakrebszentrum	DKG
33.5. Hernienzentrum	DHG
34. Universitätsklinikum Tübingen	
34.1. Südwestdeutsches Tumorzentrum – Comprehensive Cancer Center Tübingen-Stuttgart	DKG DKH
34.1.1. Universitäts-Brustzentrum	DKG
34.1.2. Zentrum für Gastrointestinale Onkologie (ZGO), Viszeralonkologisches Zentrum	DGAV DKG
34.1.3. Zentrum für Neuroonkologie (ZNO)	DKG
34.1.4. Zentrum für Thoraxonkologie	Indirekt (OZ)
34.1.5. Kopf-Hals-Tumorzentrum	–
34.1.6. Prostatakrebszentrum	DKG
34.2. Gefäßzentrum	DGA DGG DRG
34.3. Transplantationszentrum	–
34.4. Traumazentrum	DGU
34.5. Adipositas	DGAV
35. Universitätsklinikum Ulm	
35.1. Comprehensive Cancer Center Ulm (CCCU)	DKG DKH
35.1.1. Brustzentrum	DKG
35.1.2. Interdisziplinäres Viszeralonkologisches Zentrum, Darmzentrum Ulm	DKG
35.2. Traumazentrum; TraumNetzwerk Ulm	DGU
35.3. Gefäßzentrum Ulm	DGA DGG DRG

(Fortsetzung)

◘ Tab. 4.1   (Fortsetzung)

35.4. Wirbelsäulenzentrum	–
35.5. Prostatakrebszentrum	DKG
36. HELIOS Universitätsklinikum Wuppertal – Universität Witten/Herdecke	
36.1. Helios Tumorzentrum NRW	–
36.1.1. Brustzentrum Wuppertal	ÄKzert
36.1.2. Darmkrebszentrum	DKG
36.1.3. Leberzentrum	–
36.1.4. Lungenkrebszentrum	DKG
36.1.5. Pankreaskarzinomzentrum	DKG
36.2. Adipositaszentrum	–
36.3. Gefäßzentrum	–
36.4. Hernienzentrum	DHG
36.5. Herzzentrum	DGK
36.6. Neurozentrum	DSG
36.7. Traumazentrum	DGU
36.8. Prostatazentrum	–
37. Universitätsklinikum Würzburg	
37.1. Comprehensive Cancer Center Mainfranken (CCCMF) Onkologisches Zentrum des Universitätsklinikums Würzburg (UKW), OZW	DKG DKH
37.1.1. Brustkrebszentrum	DKG
37.1.2. Darmkrebszentrum mit Pankreaskrebszentrum	**Darm:** DGAV DKG **Pankreas:** Indirekt (OZ)
37.1.3 Viszeralonkologisches Zentrum	DKG
37.1.4. Neuroonkologisches Tumorzentrum	DKG
37.1.5. Lungentumore	Indirekt (OZ)
37.1.6. Prostatakrebszentrum	DKG
37.1.7 Kopf-Hals-Tumorzentrum	DKG
37.2. Traumazentrum	DGU
37.3. Leberzentrum Würzburg	–
37.4. Peritonealkarzinosezentrum	DGAV
37.6. Adipositaszentrum Würzburg	DGAV
37.7. Herzzentrum Würzburg	–
37.8. Interdisziplinäres Thoraxzentrum Mainfranken	–
37.9. Transplantationszentrum	–

◼ Tab. 4.2   Zentren in deutschen Kliniken der nicht-universitären Maximalversorgung

	Zertifizierer
1. ▶ Carl-Thiem-Klinikum Cottbus gGmbH	
1.1. Onkologisches Zentrum	DKG
1.2. Endoprothetikzentrum der Maximalversorgung	EndoCert
1.3. Wirbelsäulenzentrum	–
1.4. Überregionales Traumazentrum	DGU
2. ▶ Dietrich-Bonhoeffer-Klinikum Standort: Neubrandenburg	
2.1. Regionales Traumazentrum	DGU
3. ▶ Ev. Krankenhaus Bielefeld gGmbH Standort Bethel	
3.1. Onkologisches Zentrum	DGHO
3.2. Gefäßzentrum	–
3.3. Lungenzentrum	–
3.4. Neurozentrum	–
3.5. Prostatakrebszentrum	DKG
3.6. Überregionales Traumazentrum	DGU
3.7. Bauchzentrum	–
4. ▶ HELIOS Dr. Horst-Schmidt-Kliniken Wiesbaden	
4.1. Onkologisches Zentrum	DGHO
4.1.1. Darm- und Pankreaszentrum	DKG
4.1.2. Brustzentrum	DKG
4.1.3. Lungenzentrum	Indirekt (OZ)
4.2. Prostatazentrum	–
4.3. Gefäßzentrum	–
4.4. Hernienzentrum	–
5. ▶ HELIOS Kliniken Schwerin	
5.1. Onkologisches Zentrum	DKG
5.1.1. Viszeralonkologisches Zentrum	DKG
5.1.2. Brustzentrum	DKG
5.1.3. Darmkrebszentrum	DKG
5.1.4. Magenkrebszentrum	DKG
5.1.5. Neuroonkologisches Zentrum	DKG
5.2. Herzzentrum	–

(Fortsetzung)

◼ Tab. 4.2   (Fortsetzung)

6. ▶ HELIOS Klinikum Berlin-Buch	
6.1. Onkologisches Zentrum	DKG
6.1.1. Lebertumorzentrum	Indirekt (OZ)
6.1.2. Brustzentrum	DKG
6.1.3. Darmzentrum	Indirekt (OZ)
6.1.4. Prostatazentrum	Indirekt (OZ)
6.2. Endoskopiezentrum	–
6.3. Gefäßzentrum Berlin-Brandenburg	–
6.4. Überregionales Traumazentrum	DGU
7. ▶ HELIOS Klinikum Erfurt	
7.1. Tumorzentrum	DKG
7.1.1. Brustzentrum	DKG
7.1.2. Darm- und Pankreaszentrum	**Darm:** DKG **Pankreas:** Indirekt (OZ)
7.1.3. Lungenkrebszentrum	Indirekt (OZ)
7.1.4. Neuroonkologisches Zentrum	DKG
7.1.5. Kopf-Hals-Zentrum	DKG
7.1.6. Prostatakarzinomzentrum	DKG
7.2. Thoraxzentrum	–
7.3. Überregionales Traumazentrum	DGU
7.4. Gefäßzentrum	–
8. ▶ HELIOS Klinikum Krefeld	
8.1. Onkologisches Zentrum	DKG
8.1.1. Brustzentrum	ÄKzert
8.1.2. Kopf-Hals-Zentrum	Indirekt (OZ)
8.1.3. Darmkrebszentrum	DKG
8.1.4. Lungenkrebszentrum	Indirekt (OZ)
8.1.5. Prostatakarzinomzentrum	Indirekt (OZ)
8.2. Herzzentrum	–
8.3. Überregionales Traumazentrum	DGU
9. ▶ HELIOS Klinikum Wuppertal GmbH	
9.1. Brustzentrum	ÄKzert
9.2. Wirbelsäulenzentrum	–

(Fortsetzung)

◘ Tab. 4.2 (Fortsetzung)

9.3. Darmkrebszentrum	DKG
9.4. Endoprothetisches Zentrum	–
9.5. Gefäßzentrum	DGG
9.6. Hernienzentrum	DHG
9.7. Herzzentrum	–
9.8. Leberzentrum	–
9.9. Lungenkrebszentrum	DKG
9.10. Neurozentrum	–
9.11. Pankreaskarzinomzentrum	DKG
9.12. Überregionales Traumazentrum	DGU
10. ► HELIOS St. Johannes Klinik Duisburg	
10.1. Brustzentrum	ÄKzert
10.2. Darmkrebszentrum	–
10.3. Lungenzentrum	–
10.4. Viszeralonkologisches Zentrum	–
11. ► Johannes Wesling Klinikum Minden	
11.1. Viszeralonkologisches Zentrum (Darmkrebs-, Pankreas-, Magenkarzinom-, Speiseröhrenkarzinomzentrum)	DKG
11.2. Darmkrebszentrum	DKG
11.3. Pankreaszentrum	DKG
11.4. Magenkarzinomzentrum	–
11.5. Speiseröhrenkarzinomzentrum	–
11.6. Brustzentrum	ÄKzert
11.7. Lungenzentrum	DKG
12. ► Klinikum Augsburg mit Kliniken für Kinder und Jugendliche	
12.1. Interdisziplinäres Cancer Center Augsburg – ICCA	–
12.1.1. Brustzentrum	DKG
12.1.2. Darmkrebszentrum	DKG
12.1.3. Lungenzentrum	–
12.2. Herzzentrum	–
12.3. Transplantationszentrum	–
13.► Klinikum Chemnitz gGmbH	
13.1. Onkologisches Centrum Chemnitz – OCC	DKG
13.1.1. Lungenkrebszentrum	DKG

(Fortsetzung)

◘ Tab. 4.2 (Fortsetzung)

13.1.2. Darmkrebszentrum	DKG
13.1.3. Brustzentrum	DKG
13.1.4. Neuroonkologisches Zentrum	DKG
13.1.5. Kopf-Hals-Zentrum	DKG
13.1.6. Prostatakarzinomzentrum	Indirekt (OZ)
13.2. Gefäßzentrum	DGA DGG DRG
13.3. Aortenzentrum	–
13.4. Thoraxzentrum	DGT
13.5. Überregionales Traumazentrum	DGU
14. ▶ Klinikum Dortmund gGmbH Klinikzentrum Mitte	
14.1. Onkologisches Zentrum	DKG
14.1.1. Brustzentrum	ÄKzert
14.1.2. Darmkrebszentrum und Pankreaszentrum	**Darm:** DKG **Pankreas:** Indirekt (OZ)
14.1.3. Kopf-Hals-Zentrum	Indirekt (OZ)
14.1.4. Lungenkrebszentrum	Indirekt (OZ)
14.1.5. Prostatakarzinomzentrum	DKG
14.1.6. Leberzentrum	Indirekt (OZ)
14.2. Gefäßzentrum	–
14.3. Herzzentrum	–
14.4. Neurozentrum	–
14.5. Überregionales Traumazentrum	DGU
14.6. Wirbelsäulenzentrum	–
15. ▶ Klinikum Ernst von Bergmann gemeinnützige GmbH, Potsdam	
15.1. Interdisziplinäres Onkologisches Zentrum Potsdam – IOZ	–
15.1.1. Darmkrebszentrum	DKG
15.1.2. Pankreaszentrum	DKG
15.1.3. Brustzentrum	DKG
15.2. Gefäßzentrum	DGA DGG
15.3. Lungenzentrum	–
15.4. Adipositaszentrum	–

(Fortsetzung)

4

■ Tab. 4.2 (Fortsetzung)	
15.5. Überregionales Traumazentrum	DGU
16. ▶ Klinikum Frankfurt (Oder) GmbH	
16.1. Brustzentrum	–
16.2. Darmzentrum	–
16.3. Interdisziplinäres Gefäßzentrum	–
16.4. Neurologische Zentren	–
16.5. Überregionales Traumazentrum	DGU
17. ▶ Klinikum Fulda gAG	
17.1. Adipositaszentrum	DGAV
17.2. Onkologisches Zentrum Klinikum Fulda – OZKF	DKG
17.2.1. Brustzentrum	DKG
17.2.2. Darmzentrum	DKG
17.2.3. Pankreaskarzinomzentrum	Indirekt (OZ)
17.2.4. Prostatazentrum	DKG
17.3. EndoProthetik Zentrum	–
17.4. Herz-Thorax-Zentrum	–
17.5. Kopfzentrum	–
18. ▶ Klinikum Ingolstadt GmbH	
18.1. Brustzentrum	DKG
18.2. Darmzentrum	DKG
18.3. Prostatakarzinomzentrum	DKG
19. ▶ Klinikum Kassel GmbH	
19.1. Tumorzentrum	DKG
19.1.1. Darmkrebszentrum und Pankreaszentrum	**Darm:** DKG **Pankreas:** Indirekt (OZ)
19.1.2. Interdisziplinäres Brustzentrum – IBZ	DKG
19.1.3. Interdisziplinäres Prostatakarzinomzentrum – IPZ	Indirekt (OZ)
19.1.4. Lungentumorzentrum	Indirekt (OZ)
19.2. Überregionales Traumazentrum	DGU
20. ▶ Klinikum Ludwigsburg	
20.1. Onkologisches Zentrum	DKG
20.1.1. Brustzentrum	DKG
20.1.2. Darmkrebszentrum	DKG

(Fortsetzung)

◨ Tab. 4.2 (Fortsetzung)

20.1.3. Prostatazentrum	DKG
20.1.4. Pankreaszentrum	DKG
20.1.5. Neuroonkologische Zentrum	Indirekt (OZ)
20.2. Gefäßzentrum	DGG
20.3. Überregionales Traumazentrum	DGU
21. ▶ Klinikum Lüdenscheid, Märkische Kliniken GmbH	
21.1. Brustzentrum	–
22.2. Darmzentrum	–
22.3. Pankreaszentrum	–
22. ▶ Klinikum Nürnberg Nord	
22.1. Interdisziplinäres Onkologisches Zentrum – IOZ	DGHO
22.1.1. Brustzentrum	DKG
22.1.2. Darmkrebszentrum	DKG
22.1.3. Lungentumorzentrum	DKG
22.1.4. Kopf-Hals-Tumorzentrum	Indirekt (OZ)
22.1.5. Pankreaskarzinomzentrum	DKG
22.1.6. Prostatazentrum	DVPZ
23. ▶ Klinikum Nürnberg Süd	
23.1. Kopf-Hals-Tumorzentrum	–
23.2. Herz-Gefäß-Zentrum	–
23.3. Überregionales Traumazentrum	DGU
24. ▶ Klinikum St. Georg GmbH, Leipzig	
24.1. Cooperatives Onkologisches Centrum – COC	DGHO
24.1.1. Brustzentrum	DKG
24.1.2. Darmzentrum	Indirekt (OZ)
24.1.3. Lungenkrebszentrum	DKG
24.2. Gefäßzentrum	–
24.3. Adipositaszentrum	–
24.4. Thoraxzentrum	–
24.5. Überregionales Traumazentrum	DGU
25. ▶ Klinikum Stuttgart – Katharinenhospital (KH) und Olgahospital/Frauenklinik (OH)	
25.1. Stuttgart Cancer Center	DKG
25.1.1. Brustzentrum	DKG
25.1.2. Prostatakarzinomzentrum	DKG
25.1.3. Darmkrebszentrum	DKG

(Fortsetzung)

4

❑ **Tab. 4.2** (Fortsetzung)	
25.1.4. Pankreaskarzinomzentrum	DKG
25.1.5. Neuroonkologisches Zentrum	DKG
25.1.6. Kopf-Hals-Zentrum	DKG
25.1.7. Thorax-Tumorzentrum	Indirekt (OZ)
25.1.8. Leberzentrum	Indirekt (OZ)
25.2. Gefäßzentrum	DGG
25.3. Transplantationszentrum	–
25.4. Überregionales Traumazentrum	DGU
25.5. Stuttgart Spine Center	DWG
26. ▶ Klinikum Stuttgart – Krankenhaus Bad Cannstatt	
26.1. EndoProthetikCentrum	EndoCert
26.2. Pankreaszentrum	DKG DGAV
26.3. Darmzentrum	DKG
26.4. Zentrum für Minimal-invasive-Chirurgie	DGAV
26.5. Adipositaszentrum	DGAV
26.6. Koloproktologie- Zentrum	DGAV
26.7. Leberzentrum	–
26.8. Lokales Traumazentrum	DGU
27. ▶ Klinikum am Gesundbrunnen, Heilbronn	
27.1. Tumorzentrum Heilbronn-Franken	DKG
27.1.1. Viszeralonkologisches Zentrum	DKG
27.1.2. Brustzentrum	DKG
27.1.3. Darmzentrum	DKG
27.1.4. Pankreaszentrum	DKG
27.1.5. Prostatakarzinomzentrum	Indirekt (OZ)
27.1.6. Lungenkrebszentrum	Indirekt (OZ)
27.1.7. Kopf-Hals-Zentrum	DKG
27.1.8. Magenkrebszentrum	DKG
27.1.9. Leberkrebszentrum	DKG
27.2. Gefäßzentrum	DGG
27.3. Regionales Traumazentrum	DGU
28. ▶ Klinikum der Stadt Ludwigshafen am Rhein gGmbH	
28.1. Onkologisches Zentrum	DKG
28.1.1. Viszeralonkologisches Zentrum	DKG

(Fortsetzung)

◨ Tab. 4.2   (Fortsetzung)

28.1.2. Darmzentrum	DKG
28.1.3. Kopf-Hals-Zentrum	DKG
28.1.4. Magenkrebszentrum	DKG
28.1.5. Pankreaszentrum	DKG
28.2. Prostatakarzinomzentrum	DKG
28.3. Gefäßzentrum	DGG DRG
28.4. Herzzentrum	–
29. ► Krankenhaus Barmherzige Brüder Regensburg	
29.1. Onkologisches Zentrum	DKG
29.1.1. Brustzentrum	DKG
29.1.2. Darmzentrum	DKG
29.1.3. Hirntumorzentrum	DKG
29.1.4. Referenzzentrum für Bauchfellkrebs	DGAV
29.1.5. Leberkrebszentrum	DKG
29.1.6. Lungenkrebszentrum	DKG
29.1.7. Magenkrebszentrum	DKG
29.1.8. Pankreaskarzinomzentrum	DKG DGAV
29.1.9. Viszeralonkologisches Zentrum	DKG
29.2. Adipositaszentrum	–
29.3. Enddarmzentrum	DGAV DGK
29.4. EndoProthetikCentrum	EndoCert
29.5. Gefäßzentrum	DGA DGG DRG
29.6. Überregionales Traumazentrum	DGU
30. ► Ruppiner Kliniken, Neuruppin	
30.1. Tumorzentrum	DKG
30.1.1. Lungenkrebs	Indirekt (OZ)
30.1.2. Darmkrebszentrum	DKG
30.1.3. Neuroonkologie	Indirekt (OZ)
30.1.4. Brustzentrum	DKG
30.1.5. Kopf-Hals-Tumore	Indirekt (OZ)
30.1.6. Prostatazentrum	Indirekt (OZ)
30.2. Traumazentrum	–

(Fortsetzung)

4

▢ **Tab. 4.2** (Fortsetzung)	
30.3. Adipositaszentrum	–
30.4. Wirbelsäulenzentrum	–
30.5. Gefäßzentrum	–
31. ▶ SRH Wald-Klinikum Gera GmbH	
31.1. Onkologisches Zentrum	DKG
31.1.1. Brustzentrum	DKG
31.1.2. Darmzentrum	DKG
31.1.3. Lungenkrebszentrum	DKG
31.1.4. Pankreaskarzinomzentrum	DKG
31.1.5. Prostatakarzinomzentrum	DKG
31.2. Referenzzentrum Adipositaschirurgie	DGAV
31.3. EndoProthetikCentrum	EndoCert
31.4. Gefäßzentrum	DGA DGG DRG
31.5. Hernienzentrum	DHG
31.6. Regionales Traumazentrum	DGU
32. ▶ Sana Klinikum Offenbach GmbH	
32.1. Zentrum Integrierte Onkologie Offenbach – ZIOO	–
32.1.1. Brustzentrum	DKG
32.1.2. Darmzentrum	DKG
32.1.3. Lungentumorzentrum	–
32.1.4. NeuroOnkologisches Zentrum	–
32.1.5. Prostatazentrum	–
32.2. Adipositaszentrum	DGAV
32.3. Gefäßzentrum	DGG
32.4. Überregionales Traumazentrum	DGU
33. ▶ Städtisches Klinikum Dresden – Standort Friedrichstadt	
33.1. Onkologisches Zentrum	DKG
33.1.1. Brustzentrum	DKG
33.1.2. Viszeralonkologisches Zentrum	DKG
33.1.3. Prostatazentrum	Indirekt (OZ)
33.1.4. Darmzentrum	DKG
33.1.5. Kopf-Hals-Zentrum	DKG
33.2. Gefäßzentrum	DGA DGG DRG

(Fortsetzung)

◘ Tab. 4.2   (Fortsetzung)

33.3. EndoProthetikCentrum	EndoCert
33.4. Referenzzentrum für Koloproktologische Chirurgie	DGAV
33.5. Überregionales Traumazentrum	DGU
33.6. Zentrum für Wirbelsäulentherapie	DWG
34. ▶ Städtisches Klinikum Braunschweig gGmbH	
34.1. Cancer Center Braunschweig – CCB	DKG
34.1.1. Brustzentrum	DKG
34.1.2. Viszeralonkologisches Zentrum	DKG
34.1.3. Darmzentrum	DKG
34.1.4. Prostatakarzinomzentrum	DKG
34.1.5. Lungentumorzentrum	DKG
34.1.6. Kopf-Hals-Tumorzentrum	Indirekt (OZ)
34.2. Wirbelsäulenzentrum	–
34.3. Überregionales Traumazentrum	DGU
35. ▶ Städtisches Klinikum Karlsruhe	
35.1. Tumorzentrum Karlsruhe – Clinical Cancer Center	DKG
35.1.1. Brustzentrum	DKG
35.1.2. Darmzentrum	DKG
35.1.3. Kompetenzzentrum für Chirurgische Erkrankungen der Leber	DKG
35.1.4. Zentrum für Lungentumore	Indirekt (OZ)
35.1.5. Zentrum für Tumoren des Gehirns und des Nervensystems	Indirekt (OZ)
35.1.6. Prostatazentrum	Indirekt (OZ)
35.1.7. Zentrum für Kopf- Hals- Tumore	Indirekt (OZ)
35.2. Überregionales Traumazentrum	DGU
36. ▶ Städtisches Klinikum München GmbH, Klinikum Bogenhausen	
36.1. Onkologisches Zentrum	DKG
36.1.1. Darmkrebszentrum	DKG
36.1.2. Abdominalzentrum (u. a. Magenkrebs)	Indirekt (OZ)
36.1.3. Pankreaskarzinomzentrum	DKG
36.1.4. Lungentumorzentrum	DKG
36.2. Kompetenzzentrum für Herz und Gefäße	**Herz:** keine **Gefäße:** DGA
37. ▶ Städtisches Klinikum München GmbH, Klinikum Schwabing	
37.1. Überregionales Traumazentrum	DGU

(Fortsetzung)

◼ Tab. 4.2   (Fortsetzung)

38. ▶ Vivantes Klinikum Neukölln	
38.1. Darmkrebszentrum Süd	–
38.2. Gefäßzentrum Neukölln	–
38.3. Leberzentrum Süd	–
38.4. Lungenkrebszentrum	DKG
38.5. Neurozentrum	–
39. ▶ Vivantes Klinikum im Friedrichshain	
39.1. Zentrum für Schädelbasis- und Wirbelsäulenchirurgie	–
39.2. Zentrum für Gefäßmedizin	–
40. ▶ Westpfalz-Klinikum GmbH – Standort I Kaiserslautern	
40.1. Viszeralonkologisches Zentrum	–
40.2. Darmkrebszentrum	DKG
40.3. Brustzentrum Kaiserslautern	DKG
40.4. Adipositaszentrum Westpfalz	DGAV
40.5. Bauchspeicheldrüsenzentrum	DKG
40.6. Magenkrebszentrum	DKG
40.7. Gefäßzentrum Westpfalz	DGA DGG DRG
40.8. Überregionales Traumazentrum	DGU
40.9. EndoProthetikCentrum	–

◼ Tab. 4.3 Krankenhäuser der Maximalversorgung (universitär und nicht-universitär) und ihre Fachabteilungen. Die Erklärung der Kliniknummern folgt unten

KLINIK Nr.	1	2	3	4	5	6
Bettenanzahl	1168	3011	829	840	1025	1046
Fachabteilungen						
Anästhesiologie, Intensivmedizin, Palliativmedizin	x	x	x	x	x	x
Augenklinik	x	x	x	x	x	x
Chirurgische Klinik	x	x+K+G	x	x+K	x+G+T	x+G+K
Dermatologie, Venerologie, Allergologie	x	x			x	x
Frauenklinik	x	x	x	x	x	x
Gastroenterologie, Rheumatologie	x	x	x	x	x	x
Geriatrie	x		x	x		x
HNO, Kopf-, Halschirurgie	x	x	x	x	x	x
Kardiologie	x	x	x	x	x	x
Kinder- und Jugendmedizin	x	x	x	x	x	x
Laboratoriumsmedizin	x	x	x	x	x	
Mikrobiologie und Krankenhaushygiene	x	x	x	x	x	
MKG, Plastische Chirurgie	x	x	x	x	x	x
Nephrologie, Hämatologie, Hämatoonkologie	x	x	x	x	x	x
Neurochirurgie	x	x	x	x	x	x
Neurologie	x	x	x	x	x	x
Notaufnahme	x	x	x	x	x	x

(Fortsetzung)

◧ Tab. 4.3   (Fortsetzung)

KLINIK Nr.	1	2	3	4	5	6
Nuklearmedizin	x	x		x		x
Orthopädie	x	x	x	x	x	x
Pathologie	x	x	x		x	x
Pneumologie	x	x	x	x	x	x
Psychiatrische Tagesklinik	x				x	
Psychiatrie, Psychosomatik, Psychotherapie	x	x	x	x	x	
Radiologie, Bildgebung	x	x	x	x	x	x
Radioonkologie, Strahlentherapie	x	x	x			x
Unfall-, Hand-, Wiederherstellungschirurgie	x	x	x	x	x	x
Urologie	x	x	x	x	x	x
Datum der Erhebung	30.12.2017	13.01.2018	13.01.2018	13.01.2018	13.01.2018	13.01.2018

KLINIK Nr.	7	8	9	10	11	12
Bettenanzahl	1033	1300	1023	812	815	864
Fachabteilungen						
Anästhesiologie, Intensivmedizin, Palliativmedizin	x	x	x	x	x	x
Augenklinik	x	x	x	x		x
Chirurgische Klinik	x+G+K	x+G+K+T	x+G+K+T	x+G	x+G	x+G
Dermatologie, Venerologie, Allergologie	x	x	x	x	x	x
Frauenklinik	x	x	x	x	x	x

(Fortsetzung)

Übersicht über die einzelnen zertifizierten Zentren …

Tab. 4.3 (Fortsetzung)

KLINIK Nr.	7	8	9	10	11	12
Gastroenterologie, Rheumatologie	x	x	x	x	x	x
Geriatrie	x	x			x	x
HNO, Kopf-, Halschirurgie	x	x	x	x		x
Kardiologie	x	x	x	x	x	x
Kinder- und Jugendmedizin	x	x	x	x	x	x
Laboratoriumsmedizin	x		x	x		x
Mikrobiologie und Krankenhaushygiene	x	x	x	x	x	x
MKG, Plastische Chirurgie	x	x	x	x	x	x
Nephrologie, Hämatologie, Hämatoonkologie	x	x	x	x	x	x
Neurochirurgie	x	x	x	x		x
Neurologie	x	x	x	x	x	x
Notaufnahme	x	x	x	x	x	x
Nuklearmedizin	x	x	x	x		x
Orthopädie	x	x	x		x	x
Pathologie		x	x	x		x
Pneumologie	x	x	x	x	x	x
Psychiatrische Tagesklinik						
Psychiatrie, Psychosomatik, Psychotherapie		x			x	x
Radiologie, Bildgebung	x	x	x	x	x	x

(Fortsetzung)

◻ **Tab. 4.3**   (Fortsetzung)

KLINIK Nr.	7	8	9	10	11	12
Radioonkologie, Strahlentherapie	x	x	x	x		x
Unfall-, Hand-, Wiederherstellungschirurgie	x	x	x	x	x	x
Urologie	x	x	x	x	x	x
Datum der Erhebung	13.01.2018	13.01.2018	13.01.2018	13.01.2018	13.01.2018	13.01.2018

KLINIK Nr.	13	14	15	16	17	18
Bettenanzahl	1531	1726	971	1030	830	1004
Fachabteilungen						
Anästhesiologie, Intensivmedizin, Palliativmedizin	x	x	x	x	x	x
Augenklinik	x	x	x	x	x	
Chirurgische Klinik	x+G+K	x+G+K	x+G+K	x+G+K	x+K+G	x+G
Dermatologie, Venerologie, Allergologie	x		x	x	x	
Frauenklinik	x	x	x	x	x	x
Gastroenterologie, Rheumatologie	x	x	x	x	x	x
Geriatrie		x	x	x		
HNO, Kopf-, Halschirurgie	x	x	x	x	x	x
Kardiologie	x	x	x	x	x	x
Kinder- und Jugendmedizin	x	x	x	x	x	x
Laboratoriumsmedizin	x			x		
Mikrobiologie und Krankenhaushygiene	x			x		

(Fortsetzung)

Übersicht über die einzelnen zertifizierten Zentren …

◪ Tab. 4.3 (Fortsetzung)

KLINIK Nr.	13	14	15	16	17	18
MKG, Plastische Chirurgie	x	x	x	x		
Nephrologie, Hämatologie, Hämatoonkologie	x	x	x	x	x	x
Neurochirurgie	x	x	x	x	x	x
Neurologie	x	x	x	x	x	x
Notaufnahme	x	x	x	x	x	x
Nuklearmedizin	x	x	x	x	x	
Orthopädie	x	x	x		x	x
Pathologie	x					
Pneumologie	x	x	x	x	x	x
Psychiatrische Tagesklinik						x
Psychiatrie, Psychosomatik, Psychctherapie		x		x	x	x
Radiologie, Bildgebung	x		x	x	x	x
Radioonkologie, Strahlentherapie	x	x	x	x	x	
Unfall-, Hand-, Wiederherstellungschirurgie	x	x	x	x	x	
Urologie	x		x	x	x	x
Datum der Erhebung	13.01.2018	13.01.2018	13.01.2018	13.01.2018	13.01.2018	13.01.2018

KLINIK Nr.	19	20	21	22	23	24
Bettenanzahl	1112	1206	1005	908	1352	1317

Fachabteilungen

(Fortsetzung)

◘ Tab. 4.3 (Fortsetzung)

KLINIK Nr.	19	20	21	22	23	24
Anästhesiologie, Intensivmedizin, Palliativmedizin	x	x	x	x	x	x
Augenklinik	x	x		x	x	x
Chirurgische Klinik	x	x+G+K+T	x+G	x+G	x+K	x
Dermatologie, Venerologie, Allergologie		x		x	x	x
Frauenklinik	x	x	x	x	x	x
Gastroenterologie, Rheumatologie	x	x	x	x	x	x
Geriatrie	x				x	x
HNO, Kopf-, Halschirurgie	x	x		x	x	x
Kardiologie	x	x	x	x	x	x
Kinder- und Jugendmedizin		x	x	x	x	x
Laboratoriumsmedizin	x	x				x
Mikrobiologie und Krankenhaushygiene					x	x
MKG, Plastische Chirurgie		x		x		x
Nephrologie, Hämatologie, Hämatoonkologie	x	x	x	x		x
Neurochirurgie	x	x	x		x	x
Neurologie	x	x	x	x	x	x
Notaufnahme	x	x	x	x	x	x
Nuklearmedizin	x	x		x	x	x
Orthopädie	x		x	x	x	x

(Fortsetzung)

◻ Tab. 4.3 (Fortsetzung)

KLINIK Nr.	19	20	21	22	23	24
Pathologie		x			x	x
Pneumologie	x	x	x		x	x
Psychiatrische Tagesklinik						x
Psychiatrie, Psychosomatik, Psychotherapie	x	x	x			x
Radiologie, Bildgebung	x	x	x	x	x	x
Radioonkologie, Strahlentherapie	x		x	x	x	x
Unfall-, Hand-, Wiederherstellungschirurgie	x	x	x	x	x	x
Urologie	x	x	x	x	x	x

(*21)Belegkliniken für Augenheilkunde, HNO, MKG

KLINIK Nr.	19	20	21	22	23	24
Datum der Erhebung	13.01.2018	13.01.2018	13.01.2018	13.01.2018	13.01.2018	13.01.2018

KLINIK Nr.	25	26	27	28	29	30
Bettenanzahl	858	832	1030	1366	813	903
Fachabteilungen						
Anästhesiologie, Intensivmedizin, Pall ativmedizin	x	x	x	x	x	x
Augenklinik	x			x		x
Chirurgische Klinik	x+G+K	x+K	x+G+K+T	x+G+K	x	x
Dermatologie, Venerologie, Allergologie	x	x			x	x
Frauenklinik	x	x	x	x		x
Gastroenterologie, Rheumatologie	x	x	x	x	x	x

(Fortsetzung)

◘ Tab. 4.3   (Fortsetzung)

KLINIK Nr.	25	26	27	28	29	30
Geriatrie	x	x	x		x	x
HNO, Kopf-, Halschirurgie	x	x	x	x		x
Kardiologie	x	x	x	x		x
Kinder- und Jugendmedizin	x	x	x	x		x
Laboratoriumsmedizin	x	x	x			
Mikrobiologie und Krankenhaushygiene	x	x	x			
MKG, Plastische Chirurgie	x	x	x	x		
Nephrologie, Hämatologie, Hämatoonkologie	x	x	x	x		x
Neurochirurgie	x		x	x		x
Neurologie	x		x	x		x
Notaufnahme	x	x	x	x	x	x
Nuklearmedizin	x	x		x		x
Orthopädie	x	x	x	x	x	x
Pathologie	x		x			
Pneumologie	x			x		x
Psychiatrische Tagesklinik		x			x	
Psychiatrie, Psychosomatik, Psychotherapie	x	x			x	x
Radiologie, Bildgebung	x	x	x	x	x	x
Radioonkologie, Strahlentherapie	x		x	x		x
Unfall-, Hand-, Wiederherstellungschirurgie	x	x	x	x	x	x

(Fortsetzung)

◘ Tab. 4.3 (Fortsetzung)

KLINIK Nr.	25	26	27	28	29	30
Urologie	x	x	x	x		x
			(*27) Belegabteilung für MKG			
Datum der Erhebung	13.01.2018	13.01.2018	13.01.2018	13.01.2018	13.01.2018	13.01.2018

KLINIK Nr.	31	32	33	34	35
Bettenanzahl	939	2058	1091	905	1520
Fachabteilungen					
Anästhesiologie, Intensivmedizin, Palliativmedizin	x	x	x	x	x
Augenklinik	x	x	x		x
Chirurgische Klinik	x+G	x+K	x+G	x+G+K+T	x+G+K
Dermatologie, Venerologie, Allergolog e	x	x	x		x
Frauenklinik	x	x	x		x
Gastroenterologie, Rheumatologie	x	x	x	x	x
Geriatrie				x	
HNO, Kopf-, Halschirurgie	x	x	x		x
Kardiologie	x	x	x	x	x
Kinder- und Jugendmedizin		x	x		x
Laboratoriumsmedizin	x	x			
Mikrobiologie und Krankenhaushygiene	x				x
MKG, Plastische Chirurgie	x	x	x		x

(Fortsetzung)

◘ Tab. 4.3   (Fortsetzung)

KLINIK Nr.	31	32	33	34	35
Nephrologie, Hämatologie, Hämatoonkologie	x	x	x	x	x
Neurochirurgie		x	x	x	x
Neurologie	x	x	x	x	x
Notaufnahme	x	x	x	x	x
Nuklearmedizin		x	x	x	x
Orthopädie		x	x	x	
Pathologie	x		x		
Pneumologie	x	x	x	x	x
Psychiatrie, Psychosomatik, Psychotherapie		x	x		x
Radiologie, Bildgebung	x	x	x	x	x
Radioonkologie, Strahlentherapie	x	x	x	x	x
Unfall-, Hand-, Wiederherstellungschirurgie		x	x	x	x
Urologie	x	x	x	x	x
				(*34)Belegarzt Gyn (Klinik ST. Hedwig), Belegabteilungen: Augenheilkunde, HNO, MKG, Uro	
Datum der Erhebung	13.01.2018	13.01.2018	13.01.2018	13.01.2018	13.01.2018

KLINIK Nr.	36	37	38	39	40	41
Bettenanzahl	804	965	926	951	1428	1441

(Fortsetzung)

◘ Tab. 4.3 (Fortsetzung)

KLINIK Nr.	36	37	38	39	40	41
Fachabteilungen						
Anästhesiologie, Intensivmedizin, Palliativmedizin	x	x	x	x	x	x
Augenklinik		x		x	x	x
Chirurgische Klinik	x	x+T	x	x	x+K	x+G+K
Dermatologie, Venerologie, Allergologie		x		x		x
Frauenklinik	x	x	x	x	x	x
Gastroenterologie, Rheumatologie	x	x	x	x	x	x
Geriatrie	x				x	
HNO, Kopf-, Halschirurgie	x	x	x	x	x	x
Kardiologie	x	x	x	x	x	x
Kinder- und Jugendmedizin	x	x	x		x	x
Laboratoriumsmedizin				x		x
Mikrobiologie und Krankenhaushygiene					x	x
MKG, Plastische Chirurgie			x	x	x	x
Nephrologie, Hämatologie, Hämatoonkologie	x	x	x	x	x	x
Neurochirurgie	x		x	x	x	x
Neurologie	x	x	x		x	x
Notaufnahme	x	x	x	x	x	x
Nuklearmedizin			x		x	x
Orthopädie		x		x	x	x

(Fortsetzung)

◻ Tab. 4.3   (Fortsetzung)

KLINIK Nr.	36	37	38	39	40	41
Pathologie			x	x	x	x
Pneumologie	x	x	x	x	x	x
Psychiatrische Tagesklinik	x	x				
Psychiatrie, Psychosomatik, Psychotherapie	x		x	x	x	x
Radiologie, Bildgebung	x	x	x	x	x	x
Radioonkologie, Strahlentherapie	x		x	x	x	x
Unfall-, Hand-, Wiederherstellungschirurgie	x	x	x	x	x	x
Urologie	x	x	x	x	x	x
Datum der Erhebung	13.01.2018	13.01.2018	13.01.2018	13.01.2018	13.01.2018	14.01.2018

KLINIK Nr.	42	43	44	45	46	47
Bettenanzahl	951	870	1166	1025	1501	1232
Fachabteilungen						
Anästhesiologie, Intensivmedizin, Palliativmedizin	x	x	x	x	x	x
Augenklinik			x	x	x	x
Chirurgische Klinik	x+T	x+G+K	x	x+K	x+G+T	x
Dermatologie, Venerologie, Allergologie			x	x	x	x
Frauenklinik		x	x	x	x	x
Gastroenterologie, Rheumatologie	x		x	x	x	x
Geriatrie		x				

(Fortsetzung)

◻ **Tab. 4.3**   (Fortsetzung)

KLINIK Nr.	42	43	44	45	46	47
HNO, Kopf-, Halschirurgie			x	x	x	x
Kardiologie	x	x	x	x	x	x
Kinder- und Jugendmedizin			x	x	x	x
Laboratoriumsmedizin						
Mikrobiologie und Krankenhaushygiene				x		
MKG, Plastische Chirurgie	x		x	x	x	x
Nephrologie, Hämatologie, Hämatoonkologie		x	x	x	x	x
Neurochirurgie	x	x	x	x	x	x
Neurologie	x		x	x	x	x
Notaufnahme	x	x	x	x	x	x
Nuklearmedizin		x	x	x	x	x
Orthopädie	x	x	x	x	x	x
Pathologie			x	x		
Pneumologie	x	x	x	x	x	x
Psychiatrische Tagesklinik						
Psychiatrie, Psychosomatik, Psychotherapie			x		x	x
Radiologie, Bildgebung	x	x	x	x	x	x
Radioonkologie, Strahlentherapie			x		x	
Unfall-, Hand-, Wiederherstellungschirurgie	x	x	x	x	x	x
Urologie	x		x	x	x	x

(Fortsetzung)

◻ Tab. 4.3   (Fortsetzung)

KLINIK Nr.	42	43	44	45	46	47
Datum der Erhebung	14.01.2018	14.01.2018	14.01.2018	14.01.2018	14.01.2018	14.01.2018

KLINIK Nr.	48	49	50	51	52	53
Bettenanzahl	1295	1298	1370	1260	1302	1610
Fachabteilungen						
Anästhesiologie, Intensivmedizin, Palliativmedizin	x	x	x	x	x	x
Augenklinik	x	x	x	x	x	x
Chirurgische Klinik	x+K+T	x+G+K+T	x+G+K+T	x+T	x+G+K	x+G+T
Dermatologie, Venerologie, Allergologie	x	x	x	x	x	x
Frauenklinik	x	x	x	x	x	x
Gastroenterologie, Rheumatologie	x	x	x	x	x	x
Geriatrie	x					x
HNO, Kopf-, Halschirurgie	x	x	x	x	x	x
Kardiologie	x	x	x	x	x	x
Kinder- und Jugendmedizin	x	x	x	x	x	x
Laboratoriumsmedizin	x					x
Mikrobiologie und Krankenhaushygiene	x					x
MKG, Plastische Chirurgie	x	x	x			x
Nephrologie, Hämatologie, Hämatoonkologie	x	x	x	x	x	x

(Fortsetzung)

◼ Tab. 4.3 (Fortsetzung)

KLINIK Nr.	48	49	50	51	52	53
Neurochirurgie	x	x	x	x	x	x
Neurologie	x	x	x	x	x	x
Notaufnahme	x	x	x	x	x	x
Nuklearmedizin	x	x	x	x	x	x
Orthopädie	x	x		x		x
Pathologie	x					x
Pneumologie	x	x	x		x	x
Psychiatrische Tagesklinik						
Psychiatrie, Psychosomatik, Psychotherapie	x	x	x		x	x
Radiologie, Bildgebung	x	x	x	x	x	x
Radioonkologie, Strahlentherapie	x		x	x	x	x
Unfall-, Hand-, Wiederherstellungschirurgie	x	x	x	x	x	x
Urologie	x	x	x	x	x	x
Datum der Erhebung	14.01.2018	14.01.2018	14.01.2018	14.01.2018	14.01.2018	14.01.2018

KLINIK Nr.	54	55	56	57	58	59
Bettenanzahl	1089	1231	982	1436	1930	1396
Fachabteilungen						
Anästhesiologie, Intensivmedizin, Palliativmedizin	x	x	x	x	x	x
Augenklinik	x	x	x	x	x	x

(Fortsetzung)

◨ Tab. 4.3 (Fortsetzung)

KLINIK Nr.	54	55	56	57	58	59
Chirurgische Klinik	x+K	x	x+K	x+G+K	x+G+K	x+K
Dermatologie, Venerologie, Allergologie	x	x	x	x	x	x
Frauenklinik	x	x	x	x	x	x
Gastroenterologie, Rheumatologie	x	x	x	x	x	x
Geriatrie						x
HNO, Kopf-, Halschirurgie	x	x	x	x	x	x
Kardiologie	x	x	x	x	x	x
Kinder- und Jugendmedizin	x	x	x	x	x	x
Laboratoriumsmedizin	x	x	x		x	x
Mikrobiologie und Krankenhaushygiene		x				x
MKG, Plastische Chirurgie		x	x	x	x	x
Nephrologie, Hämatologie, Hämatoonkologie	x	x	x	x	x	x
Neurochirurgie	x	x	x	x	x	x
Neurologie	x	x	x	x	x	x
Notaufnahme	x	x	x	x	x	x
Nuklearmedizin	x	x		x	x	x
Orthopädie	x	x	x	x	x	x
Pathologie	x	x	x		x	x
Pneumologie	x	x	x	x	x	x
Psychiatrische Tagesklinik						

(Fortsetzung)

◼ Tab. 4.3 (Fortsetzung)

KLINIK Nr.	54	55	56	57	58	59
Psychiatrie, Psychosomatik, Psychotherapie	x	x	x	x	x	x
Radiologie, Bildgebung	x	x	x	x	x	x
Radioonkologie, Strahlentherapie	x	x	x	x	x	x
Unfall-, Hand-, Wiederherstellungschirurgie	x	x	x	x	x	x
Urologie	x	x	x	x	x	x
Datum der Erhebung	14.01.2018	14.01.2018	14.01.2018	14.01.2018	14.01.2018	14.01.2018

KLINIK Nr.	60	61	62	63	64	65
Bettenanzahl	1415	1345	1085	1457	833	1559
Fachabteilungen						
Anästhesiologie, Intensivmedizin, Palliativmedizin	x	x	x	x	x	x
Augenklinik	x	x	x	x	x	x
Chirurgische Klinik	x	x+K	x+K	x+G+K+T	x+G+T	x+K
Dermatologie, Venerologie, Allergologie	x	x	x	x	x	x
Frauenklinik	x	x	x	x	*	x
Gastroenterologie, Rheumatologie	x	x	x	x	x	x
Geriatrie						
HNO, Kopf-, Halschirurgie	x	x	x	x	x	x
Kardiologie	x	x	x	x	x	x
Kinder- und Jugendmedizin	x	x	x	x	x	x

(Fortsetzung)

◘ Tab. 4.3   (Fortsetzung)

KLINIK Nr.	60	61	62	63	64	65
Laboratoriumsmedizin				x	x	
Mikrobiologie und Krankenhaushygiene	x		x	x	x	
MKG, Plastische Chirurgie	x	x	x	x	x	
Nephrologie, Hämatologie, Hämatoonkologie	x	x	x	x	x	x
Neurochirurgie	x	x	x	x	x	x
Neurologie	x	x	x	x	*	x
Notaufnahme	x	x	x	x	x	x
Nuklearmedizin	x	x		x	x	x
Orthopädie	x	x	x	x	x	x
Pathologie	x		x			
Pneumologie	x	x	x	x	x	x
Psychiatrische Tagesklinik						
Psychiatrie, Psychosomatik, Psychotherapie	x	x	x	x	x	x
Radiologie, Bildgebung	x	x	x	x	x	x
Radioonkologie, Strahlentherapie	x	x	x	x	x	x
Unfall-, Hand-, Wiederherstellungschirurgie	x	x	x	x	x	
Urologie	x	x	x	x	x	x
Datum der Erhebung	14.01.2018	14.01.2018	14.01.2018	14.01.2018	14.01.2018	14.01.2018

(Fortsetzung)

◻ Tab. 4.3 (Fortsetzung)

KLINIK Nr.	66	67	68	69	70	71
Bettenanzahl	1150	1430	1202	919	1554	1028
Fachabteilungen						
Anästhesiologie, Intensivmedizin, Palliativmedizin	x	x	x	x	x	x
Augenklinik	x	x	x	x	x	x
Chirurgische Klinik	x	x	x+G+K+T	x+K	x	x+K
Dermatologie, Venerologie, Allergologie	x	x	x	x	x	x
Frauenklinik	x	x	x	x	x	x
Gastroenterologie, Rheumatologie	x	x	x	x	x	x
Geriatrie						
HNO, Kopf-, Halschirurgie	x	x	x	x	x	x
Kardiologie	x	x	x	x	x	x
Kinder- und Jugendmedizin	x	x	x	x	x	x
Laboratoriumsmedizin		x	x		x	x
Mikrobiologie und Krankenhaushygiene			x		x	
MKG, Plastische Chirurgie	x	x	x	x	x	x
Nephrologie, Hämatologie, Hämatoonkologie	x	x	x	x	x	x
Neurochirurgie	x	x	x	x	x	x
Neurologie	x	x	x	x	x	x

(Fortsetzung)

◗ Tab. 4.3 (Fortsetzung)

KLINIK Nr.	66	67	68	69	70	71
Notaufnahme	x	x	x	x	x	x
Nuklearmedizin	x	x	x	x	x	x
Orthopädie	x	*	x	x	x	x
Pathologie			x		x	x
Pneumologie	x	x	x	x	x	x
Psychiatrische Tagesklinik						
Psychiatrie, Psychosomatik, Psychotherapie	x	x	x	x	x	x
Radiologie, Bildgebung	x	x	x	x	x	x
Radioonkologie, Strahlentherapie	x	x	x	x	x	x
Unfall-, Hand-, Wiederherstellungschirurgie	x	x	x	x	x	x
Urologie	x	x	x	x	x	x
Datum der Erhebung	14.01.2018	14.01.2018	14.01.2018	14.01.2018	14.01.2018	14.01.2018

KLINIK Nr.	72	73	74	75
Bettenanzahl	1662	1190	933	924
Fachabteilungen				
Anästhesiologie, Intensivmedizin, Palliativmedizin	x	x	x	x
Augenklinik	x	x		x
Chirurgische Klinik	x+K	x+G+K+T	x+G	x
Dermatologie, Venerologie, Allergologie	x	x	x	

(Fortsetzung)

◘ Tab. 4.3 (Fortsetzung)

KLINIK Nr.	72	73	74	75
Frauenklinik	x	x	x	x
Gastroenterologie, Rheumatologie	x	x	x	x
Geriatrie	x		x	x
HNO, Kopf-, Halschirurgie	x	x	x	x
Kardiologie	x	x	x	x
Kinder- und Jugendmedizin	x	x	x	x
Laboratoriumsmedizin	x	x	x	x
Mikrobiologie und Krankenhaushygiene	x	x	x	
MKG, Plastische Chirurgie	x		x	x
Nephrologie, Hämatologie, Hämatoonkologie	x	x	x	x
Neurochirurgie	x	x	x	x
Neurologie	x	x	x	x
Notaufnahme	x	x	x	x
Nuklearmedizin	x	x		
Orthopädie	x	x	x	
Pathologie	x		x	x
Pneumologie	x	x	x	x
Psychiatrische Tagesklinik				
Psychiatrie, Psychosomatik, Psychotherapie	x	x	x	x

(Fortsetzung)

◘ Tab. 4.3 (Fortsetzung)

KLINIK Nr.	72	73	74	75
Radiologie, Bildgebung	x	x	x	x
Radioonkologie, Strahlentherapie	x	x		x
Unfall-, Hand-, Wiederherstellungschirurgie	x	x	x	x
Urologie	x	x	x	x
Datum der Erhebung	14.01.2018	14.01.2018	14.01.2018	14.01.2018

- **Legende zu** ◨ Tab. 4.3

x = Fachabteilung vorhanden
G = eigenständige Klinik für Gefäßchirurgie
K = eigenständige Klinik für Kinderchirurgie
T = eigenständige Klinik für Thoraxchirurgie

- **Zuordnung der Kliniken** ◨ Tab. 4.3

1	▶ Carl-Thiem-Klinikum Cottbus GmbH
2	▶ Charité – Universitätsmedizin Berlin
3	▶ Dietrich-Bonhoeffer-Klinikum Standort: Neubrandenburg
4	▶ Ev. Krankenhaus Bielefeld GmbH Standort Bethel
5	▶ HELIOS Dr. Horst-Schmidt-Kliniken Wiesbaden
6	▶ HELIOS Kliniken Schwerin
7	▶ HELIOS Klinikum Berlin-Buch
8	▶ HELIOS Klinikum Erfurt
9	▶ HELIOS Klinikum Krefeld
10	▶ HELIOSKlinikumWuppertalGmbH
11	▶ HELIOS St. Johannes Klinik, Duisburg
12	▶ Johannes Wesling Klinikum Minden
13	▶ Klinikum Augsburg mit Kliniken für Kinder und Jugendliche
14	▶ Klinikum Chemnitz GmbH
15	▶ Klinikum Dortmund GmbH Klinikzentrum Mitte
16	▶ Klinikum Ernst von Bergmann gemeinnützige GmbH
17	▶ Klinikum Frankfurt (Oder) GmbH
18	▶ Klinikum Fulda AG
19	▶ Klinikum Ingolstadt GmbH
20	▶ Klinikum Kassel GmbH
21	▶ Klinikum Ludwigsburg
22	▶ Klinikum Lüdenscheid, Märkische Kliniken GmbH
23	▶ Klinikum Mannheim GmbH, Universitätsklinikum
24	▶ Klinikum Nürnberg Nord
25	▶ Klinikum Nürnberg Süd
26	▶ Klinikum Oldenburg AöR
27	▶ Klinikum St. Georg gGmbH, Leipzig
28	▶ Klinikum Stuttgart – Katharinenhospital (KH) und Olgahospital/Frauenklinik (OH)
29	▶ Klinikum Stuttgart – Krankenhaus Bad Cannstatt
30	▶ Klinikum am Gesundbrunnen, Heilbronn

31 ▸ Klinikum der Stadt Ludwigshafen am Rhein GmbH

32 ▸ Klinikum der Ludwig-Maximilians-Universität München

33 ▸ Klinikum rechts der Isar der Technischen Universität München

34 ▸ Krankenhaus Barmherzige Brüder Regensburg

35 ▸ Medizinische Hochschule Hannover

36 ▸ Ruppiner Kliniken, Neuruppin

37 ▸ SRH Wald-Klinikum Gera GmbH

38 ▸ Sana Klinikum Offenbach GmbH

39 ▸ Städtisches Klinikum Dresden – Standort Friedrichstadt

40 ▸ Städtisches Klinikum Braunschweig GmbH

41 ▸ Städtisches Klinikum Karlsruhe

42 ▸ Städtisches Klinikum München GmbH, Klinikum Bogenhausen

43 ▸ Städtisches Klinikum München GmbH, Klinikum Schwabing

44 ▸ Universitätsklinikum Schleswig-Holstein, Campus Kiel

45 ▸ Universitätsklinikum Schleswig-Holstein, Campus Lübeck

46 ▸ Uniklinik RWTH Aachen

47 ▸ Universitätsklinikum Bonn

48 ▸ Universitätsklinikum Carl Gustav Carus Dresden an der Technischen Universität Dresden, Anstalt des öffentlichen Rechts des Freistaates Sachsen

49 ▸ Universitätsklinikum Düsseldorf

50 ▸ Universitätsklinikum Erlangen

51 ▸ Universitätsklinikum Essen

52 ▸ Universitätsklinikum Frankfurt

53 ▸ Universitätsklinikum Freiburg

54 ▸ Universitätsklinikum Gießen und Marburg GmbH, Standort Marburg

55 ▸ Universitätsklinikum Gießen und Marburg, Standort Gießen

56 ▸ Universitätsklinikum Halle (Saale)

57 ▸ Universitätsklinikum Hamburg-Eppendorf

58 ▸ Universitätsklinikum Heidelberg

59 ▸ Universitätsklinikum Jena

60 ▸ Universitätsklinikum Köln

61 ▸ Universitätsklinikum Leipzig Anstalt öffentlichen Rechts

62 ▸ Universitätsklinikum Magdeburg A. ö. R.

63 ▸ Universitätsklinikum Münster

64 ▸ Universitätsklinikum Regensburg

65 ▸ Universitätsklinikum Tübingen

66	▶ Universitätsklinikum Ulm
67	▶ Universitätsklinikum Würzburg
68	▶ Universitätsklinikum des Saarlandes
69	▶ Universitätsmedizin Greifswald – Körperschaft des öffentlichen Rechts
70	▶ Universitätsmedizin Göttingen
71	▶ Universitätsmedizin Rostock – Teilkörperschaft der Universität Rostock
72	▶ Universitätsmedizin der Johannes Gutenberg-Universität Mainz
73	▶ Vivantes Klinikum Neukölln
74	▶ Vivantes Klinikum im Friedrichshain
75	▶ Westpfalz-Klinikum GmbH – Standort I Kaiserslautern

◼ **Tab. 4.4**   DGAV zertifizierte Zentren an Universitätskliniken (Einteilung der zertifizierten Zentren in den deutschen Universitätskliniken nach den drei Stufen der DGAV: 1 = Exzellenzzentren 2 = Referenzzentren 3 = Kompetenzzentren)

1. Exzellenzzentren

Universitätsklinika (n = 9)	Art der Zentren (n = 14)
Universitätsklinikum Hamburg- Eppendorf	– Adipositaszentrum – Erkrankungen des Pankreas – Exzellenzzentrum Ösophagus- und Magenchirurgie
Universitätsklinikum Schleswig-Holstein (Lübeck)	– Exzellenzzentrum für minimal-invasive Chirurgie
Universitätsklinikum Heidelberg	– Exzellenzzentrum für minimal-invasive Chirurgie – Europäisches Pankreaszentrum – Liver Cancer Center Heidelberg (LCCH)
Uniklinik Köln	– Nationales Exzellenzzentrum Ösophagus- und Magenchirurgie
Universitätsklinikum Mainz	– Erkrankungen der Leber
Universitätsklinikum Mannheim	– End- und Dickdarm-Zentrum Mannheim
Klinikum der Universität München	– Pankreaszentrum München – Leberzentrum München
Klinikum rechts der Isar der Technischen Universität München	– Exzellenzzentrum Ösophagus- und Magenchirurgie
Universitätsklinikum Würzburg	– Exzellenzzentrum für chirurgische Proktologie

2. Referenzzentren

Universitätsklinika (n = 11)	Art der Zentren (n = 19)
Charité – Universitätsmedizin Berlin	– Centrum für zystische Pankreastumoren – Referenzzentrum für endokrine Chirurgie – Referenzzentrum für die Chirurgie der bösartigen Erkrankungen des Peritoneums – Referenzzentrum minimal-invasive Chirurgie

(Fortsetzung)

◘ Tab. 4.4 (Fortsetzung)

Universitätsklinikum Düsseldorf	– Pankreaszentrum
Universitätsklinikum Gießen und Marburg	– Referenzzentrum für chirurgische Koloproktologie
Universitätsklinikum Heidelberg	– Referenzzentrum Endokrine Chirurgie
Uniklinik Köln	– Chirurgische Endoskopie
Universitätsklinikum Leipzig	– Adipositaschirurgie/Metabolische Chirurgie
Universitätsmedizin der Johannes Gutenberg-Universität Mainz	– Endokrine Chirurgie – Chirurgie des Magens und der Speiseröhre
Klinikum rechts der Isar der Technischen Universität München	– Interdisziplinäres Pankreaszentrum
Universitätsklinikum Schleswig-Holstein	– Interdisziplinäres Zentrum für Adipositaschirurgie, Kiel – Pankreaskarzinomzentrum, Lübeck
Universitätsklinikum Tübingen	– Referenzzentrum Adipositaschirurgie – Zentrum für Gastrointestinale Onkologie (ZGO) – Zentrum für chirurgische Erkrankungen des Peritoneums
Universitätsklinikum Würzburg	– Adipositaszentrum – Endokrine Chirurgie

3. Kompetenzzentren

Universitätsklinika (n = 13)	**Art der Zentren (n = 20)**
Charité – Universitätsmedizin Berlin	Kompetenzzentrum für Adipositas- und metabolische Chirurgie
Kath. Klinikum Bochum	– Pankreaszentrum am St. Josef Hospital – Hernienzentrum
Marienhospital Herne – Universitätsklinikum der Ruhr-Universität Bochum	– Kompetenzzentrum für Bauchfellkrebs
Universitätsklinikum des Saarlandes Homburg	– Kompetenzzentrum für chirurgische Koloproktologie – Pankreaschirurgie – Chirurgische Erkrankungen der Leber – Adipositaschirurgie
Universitätsklinikum Erlangen	– Kompetenzzentrum für chirurgische Koloproktologie
Universitätsklinikum Gießen und Marburg	– Pankreaskarzinomzentrum Marburg – Organgruppe Peritoneum
Universitätsklinikum Göttingen	– Kompetenzzentrum Pankreas
Universitätsklinikum Hamburg-Eppendorf	– Chirurgische Erkankungen der Leber
Universitätsklinikum Heidelberg	– Diabetes- und Adipositaszentrum
Universitätsklinikum Magdeburg	– Zentrum für Adipositas-Medizin

(Fortsetzung)

◘ Tab. 4.4 (Fortsetzung)

Universitätsklinikum Mannheim	– Adipositaschirurgie – Pankreaserkrankungen – Chirurgische Erkrankungen der Leber
Universitätsklinikum Rostock	– Pankreaskarzinomzentrum
Universitätsklinikum Würzburg	– Peritonealkarzinosezentrum

Anmerkung: Quelle: ▶ https://www.dgav.de/zertifizierung/zertifizierte-zentren, Stand: 26.11.2017

5

Zusammenfassende Darstellung der Gesamtzahl an Zentren und ihrer Zertifizierer (Kliniken der Maximalversorgung)

Lena Taege

© Springer-Verlag GmbH Deutschland, ein Teil von Springer Nature 2020
E. S. Debus, R. T. Grundmann (Hrsg.), *Versorgungsqualität in der operativen Medizin*,
https://doi.org/10.1007/978-3-662-60423-6_5

5.1 Universitätskliniken

5.1.1 Zentren der Universitätskliniken/Zertifizierer

Von den 372 universitären Zentren, an denen chirurgische Kliniken beteiligt sind, wurden 261 Zentren durch eine Fachgesellschaft zertifiziert, das entspricht ca. 70,2 %.

Zu den zertifizierenden Fachgesellschaften (Zertifizierer) gehören:

- Deutsche Gesellschaft für Allgemein- und Viszeralchirurgie (DGAV),
- Deutsche Gesellschaft für Angiologie (DGA),
- Deutsche Gesellschaft für Gefäßchirurgie und Gefäßmedizin (DGG),
- Deutsche Gesellschaft für Hämatologie und Onkologie (DGHO),
- Deutsche Gesellschaft für Kardiologie (DGK),
- Deutsche Gesellschaft für Phlebologie (DGP),
- Berufsverband der Phlebologen,
- Deutsche Gesellschaft für Senologie (DGS),
- Qualitätssiegel der Deutschen Gesellschaft der Plastischen, Rekonstruktiven und Ästhetischen Chirurgen (DGPRÄC),
- Deutsche Gesellschaft für Unfallchirurgie (DGU),
- Deutsche Herniengesellschaft (DHG),
- Deutsche Krebsgesellschaft (DKG),
- Deutsche Krebshilfe (DKH),
- Deutsche Röntgengesellschaft (DRG),
- Deutsche Gesellschaft für Thoraxchirurgie (DGT),
- Deutsche Schlaganfall Gesellschaft (DSG),
- Deutsche Wirbelsäulengesellschaft (DWG),
- European Neuroendocrine Tumor Society (ENETS),
- European Reference Network (ERNs),
- European Society of Breast Cancer Specialists (EUSOMA),
- endoCert und
- die Zertifizierungsstelle der Ärztekammer Westfalen-Lippe (ÄKzert).

18 Zentren, das entspricht ca. 4,8 %, sind zwar nicht als eigenständiges Zentrum zertifiziert, befinden sich aber unter dem Dach eines von der DKG zertifizierten Onkologischen Zentrums und weisen somit eine indirekte Zertifizierung auf.

Die Art der Zertifizierung zeigt ◘ Abb. 5.1:

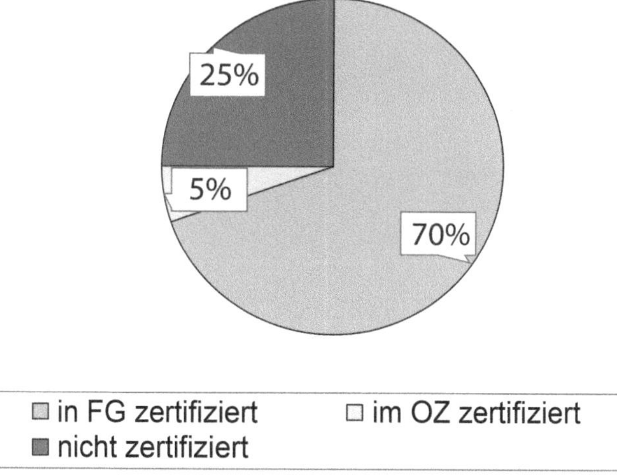

◘ Abb. 5.1 Aufteilung der Universitätszentren nach Zertifizierungszustand; FG = Fachgesellschaft, OZ = Onkologisches Zentrum

5.1.2 Zertifizierungsstruktur der universitären Zentren

◘ Tab. 5.1 gibt den Zertifizierungszustand der universitären Zentren wieder. Dargestellt ist, ob die Zertifizierung durch eine Fachgesellschaft oder unter dem Dach eines von der DKG-zertifizierten Onkologischen Zentrums (OZ) und somit indirekt erfolgte. Weiterhin lässt sich der Tabelle die Häufigkeit der zertifizierten Organzentren entnehmen.

◘ Tab. 5.1 Zentrenhäufigkeit und Zertifizierungsstruktur an Universitätskliniken

Zentrum	Anzahl	Zertifiziert durch Fachgesellschaft (im OZ zertifiziert)
Brustzentrum	36	35 (1)
Onkologisches Zentrum	36	32 (0)
Darmzentrum	30	27 (2)
Prostatazentrum	30	28 (1)
Neuroonkologisches Zentrum und Kopf-Halszentrum	29	27 (0)
Pankreaskarzinomzentrum	27	24 (2)
Transplantationszentrum	24	8 (0)
Thorax-, Lungenzentrum	23	0 (9)
Herzzentrum	21	2 (0)
Traumazentrum	21	20 (0)
Gefäß-, Venen-, Aortenzentrum	18	8 (0)
Leberzentrum	15	13 (1)

(Fortsetzung)

◘ Tab. 5.1   Fortsetzung

Zentrum	Anzahl	Zertifiziert durch Fachgesellschaft (im OZ zertifiziert)
Viszeralonkologisches Zentrum	15	11 (0)
Adipositaszentrum	11	8 (0)
Hernienzentrum	7	5 (0)
Wirbelsäulenzentrum	6	1 (0)
Zentrum für endokrine Chirurgie	6	4 (1)
Magenkrebszentrum	5	3 (0)
Zentrum für minimal invasive Chirurgie	3	3 (0)
Zentrum für Peritonealkarzinose	3	7 (0)
Ösophaguszentrum	2	1 (0)
Sarkomzentrum	2	0 (1)
TAVI Zentrum	1	1 (0)
Zentrum für chirurgische Endoskopie	1	1 (0)

OZ = Onkologisches Zentrum

5.1.3 Doppelzertifizierung

In den 37 Universitätskliniken finden sich 25 verschiedene Organzentren, die durch 22 verschiedene Stellen zertifiziert wurden.

Durch die vielfältigen Zertifizierungsmöglichkeiten kann es zu Überschneidungen und Mehrfachzertifizierungen kommen. Von wem die Zentren wie oft zertifiziert wurden, ist nachstehend präsentiert.

▪ Brustkrebszentren

Von den 36 Brustkrebszentren sind 31 als Brustkrebszentrum mit Empfehlung der DKG zertifiziert. Weitere Zertifizierungen wurden von der DGPRÄC, von der DGS, durch ÄKzert, durch EUSOMA und indirekt durch das zugehörige Onkologische Zentrum vorgenommen. Die 36 Brustkrebszentren wurden insgesamt 42-mal zertifiziert, da vier Zentren doppelt zertifiziert und ein Zentrum sogar dreifach zertifiziert wurde (◘ Tab. 5.2).

▪ Darmzentren

Von den 30 Darmzentren sind 26 Zentren direkt durch die DKG zertifiziert. Die DGAV hat in den Universitätskliniken vier Zentren für Koloproktologie zertifiziert und zwei Zentren sind indirekt über ein Onkologisches Zentrum zertifiziert. Es liegen drei Doppelzertifizierungen vor, sodass die 30 Darmzentren 32-mal zertifiziert wurden (◘ Tab. 5.3).

�‒ Tab. 5.2 Zertifizierungsstruktur Brustzentren

Deutsche Universitätskliniken – Brustkrebszentren n = 36

Zertifizierung		Einfach	Doppelt	Dreifach	nie
Anzahl Zentren		31	4	1	0
Zertifizierer					
DKG	DGPRÄC	DGS	ÄKzert	EUSOMA	im OZ
n = 31	n = 1	n = 2	n = 5	n = 2	n = 1

ÄKzert – Zertifizierungsstelle der Ärztekammer Westfalen-Lippe
DGPRÄC – Deutsche Gesellschaft der Plastischen, Rekonstruktiven und Ästhetischen Chirurgen
DGS – Deutsche Gesellschaft für Senologie
DKG – Deutsche Krebsgesellschaft
EUSOMA – European Society of Breast Cancer Specialists
OZ – Onkologisches Zentrum

�‒ Tab. 5.3 Zertifizierungsstruktur Darmzentren

Deutsche Universitätskliniken – Darmzentren n = 30

Zertifizierung	Einfach	Doppelt	Dreifach	nie
Anzahl Zentren	26	3	0	1
Zertifizierer				
DKG	DGAV		Im OZ	
n = 26	n = 4		n = 2	

DKG – Deutsche Krebsgesellschaft
DGAV – Deutsche Gesellschaft für Allgemein- und Viszeralchirurgie
OZ – Onkologisches Zentrum

- **Gefäß- und Venenzentren**

Von den 18 Gefäß- und Venenzentren haben 5 Zentren eine Dreifachzertifizierung durch die Fachgesellschaften DGG, DRG und DGA erhalten und nennen sich „interdisziplinäres Gefäßzentrum". Zertifizierungen durch diese Fachgesellschaften sind auch alleinstehend oder in abweichenden Konstellationen möglich. Weiterhin wurde ein Gefäßzentrum vom European Reference Network und ein Zentrum in Kooperation vom Berufsverband der Phlebologen und der DGP zertifiziert (◼ Tab. 5.4).

- **Pankreaszentren**

18 der insgesamt 27 Zentren sind Pankreaszentren mit Empfehlung der DKG, die DGAV hat 11 Pankreaszentren zertifiziert und zwei Zentren sind indirekt in Onkologischen Zentren zertifiziert. Somit wurden die 27 Pankreaszentren 31-mal zertifiziert (◼ Tab. 5.5).

◙ Tab. 5.4   Zertifizierungsstruktur Gefäß- und Venenzentren

Deutsche Universitätskliniken – Gefäß- und Venenzentren n = 18				
Zertifizierung	Einfach	Doppelt	Dreifach	Nie
Anzahl Zentren	2	1	5	10
Zertifizierer				
DGA, DGG, DRG	DGG, DRG	DGP + Berufsverband der Phlebologen	European Reference Network	
n = 5	n = 1	n = 1	n = 1	

DGA – Deutsche Gesellschaft für Angiologie
DGG – Deutsche Gesellschaft für Gefäßchirurgie und Gefäßmedizin
DGP – Deutsche Gesellschaft der Phlebologen
DRG – Deutsche Röntgengesellschaft

◙ Tab. 5.5   Zertifizierungsstruktur Pankreaszentren

Deutsche Universitätskliniken – Pankreaszentren n = 27				
Zertifizierung	Einfach	Doppelt	Dreifach	Nie
Anzahl Zentren	21	5	0	1
Zertifizierer				
DKG	DGAV		Im OZ	
n = 18	n = 11		n = 2	

DKG – Deutsche Krebsgesellschaft
DGAV – Deutsche Gesellschaft für Allgemein- und Viszeralchirurgie
OZ – Onkologisches Zentrum

5.1.4 Weitere Doppelzertifizierungen

Doppelzertifizierungen in geringerem Ausmaß finden sich in folgenden Zentren der Universitätskliniken:

- Onkologische Zentren
  Es liegen zwei Doppelzertifizierungen in den Onkologischen Zentren vor:
  - Universitätsklinikum Hamburg Eppendorf: DGHO und DKG/DKH
  - Universitätsklinikum Oldenburg: DGHO und DKG
- Viszeralonkologische Zentren
  Es liegt eine Doppelzertifizierung in den Viszeralonkologischen Zentren vor:
  - Universitätsklinikum Tübingen: DKG und DGAV
- Thorax- und Lungenzentren
  Es liegt eine Doppelzertifizierung in den Thorax- und Lungenzentren vor:
  - Universitätsklinikum Freiburg: DKG und DGT
- Traumazentren:
  Es liegt eine Doppelzertifizierung in den Traumazentren vor:
  - Universitätsklinikum Carl Gustav Carus Dresden: DGU und endoCert

5.2 Krankenhäuser der nicht-universitären Maximalversorgung

5.2.1 Zertifizierungszustand an den Kliniken der nicht-universitären Maximalversorgung

Die 40 Nicht-Universitätskliniken haben insgesamt 317 gelistete Zentren, somit ergibt sich eine eine durchschnittliche Zentrenzahl von circa 7,9 pro Nicht-Universitätsklinik.

Von den 317 chirurgischen Zentren an den Nicht-Universitätsklinken sind 203 Zentren durch eine Fachgesellschaft zertifiziert, das entspricht ca. 64 %.

Zu den zertifizierenden Fachgesellschaften (Zertifizierer) gehören:

- Der Dachverband der Prostatazentren Deutschlands e. V. (DVPZ),
- Deutsche Gesellschaft für Allgemein- und Viszeralchirurgie (DGAV),
- Deutsche Gesellschaft für Angiologie (DGA),
- Deutsche Gesellschaft für Gefäßchirurgie und Gefäßmedizin (DGG),
- Deutsche Gesellschaft für Hämatologie und Onkologie (DGHO),
- Deutsche Gesellschaft für Koloproktologie (DGK),
- Deutsche Gesellschaft für Unfallchirurgie (DGU),
- Deutsche Herniengesellschaft (DHG),
- Deutsche Krebsgesellschaft (DKG),
- Deutsche Röntgengesellschaft (DRG),
- Deutsche Gesellschaft für Thoraxchirurgie (DGT),
- Deutsche Wirbelsäulengesellschaft (DWG),
- endoCert und
- Zertifizierungsstelle der Ärztekammer Westfalen-Lippe (ÄKzert).

Weitere 37 Zentren sind an ein von der DKG zertifiziertes Onkologisches Zentrum angegliedert (ca. 11,7 %). Die Art der Zertifizierung zeigt ◘ Abb. 5.2.

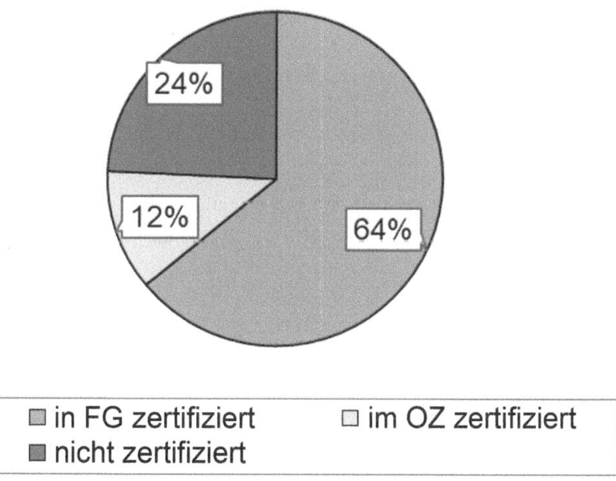

◘ **Abb. 5.2** Aufteilung der Zentren der nichtuniversitären Maximalversorger nach Zertifizierungszustand; FG = Fachgesellschaft, OZ = Onkologisches Zentrum

5.2.2 Zertifizierungsstruktur der nicht-universitären Maximalversorger

◘ Tab. 5.6 gibt den Zertifizierungszustand der nicht-universitären Zentren wieder. Dargestellt ist, ob die Zertifizierung durch eine Fachgesellschaft oder unter dem Dach eines von der DKG-zertifizierten Onkologischen Zentrums und somit indirekt erfolgte. Weiterhin lässt sich der Tabelle die Häufigkeit der zertifizierten Organzentren entnehmen.

◘ **Tab. 5.6** Zentrenhäufigkeit und Zertifizierungsstruktur an den Kliniken der nicht-universitären Maximalversorgung

Zentrum	Anzahl	zertifiziert durch Fachgesellschaft (im OZ zertifiziert)
Darmzentrum	39	32 (2)
Brustkrebszentrum	31	29 (0)
Neuroonkologisches Zentrum und Kopf-Halszentrum	28	11 (9)
Onkologisches Zentrum	28	25 (0)
Thorax-, Lungenzentrum	28	12 (9)
Traumazentrum	27	26 (0)
Gefäß-, Venen-, Aortenzentrum	25	13 (0)
Prostatazentrum	22	12 (8)
Pankreaskarzinomzentrum	20	15 (4)
Herzzentrum	10	0 (0)
Adipositaszentrum	9	3 (0)
Leberzentrum	9	3 (3)
Viszeralonkologisches Zentrum	9	7 (0)
Endoprothetikzentrum	8	5 (0)
Wirbelsäulenzentrum	8	2 (0)
Magenkrebszentrum	7	4 (2)
Hernienzentrum	3	2 (0)
Transplantationszentrum	2	0 (0)
Ösophaguszentrum	1	0 (0)
Zentrum für chirurgische Endoskopie	1	0 (0)
Zentrum für minimal invasive Chirurgie	1	1 (0)
Zentrum für Peritonealkarzinose	1	1 (0)

OZ = Onkologisches Zentrum

5.2.3 Doppelzertifizierung

In den 40 Nicht-Universitätskliniken finden sich 23 verschiedene Organzentren, die durch 14 verschiedene Stellen zertifiziert wurden. Durch die vielfältigen Zertifizierungsmöglichkeiten kann es zu Überschneidungen und Mehrfachzertifizierungen kommen. Von wem die Zentren wie oft zertifiziert wurden, ist nachstehend präsentiert.

- **Gefäßzentren**

Fünf der 25 Gefäß- und Venenzentren haben eine Dreifachzertifizierung durch die Fachgesellschaften DGG, DRG und DGA erhalten und nennen sich „interdisziplinäres Gefäßzentrum". Zertifizierungen durch diese Fachgesellschaften sind auch alleinstehend oder in abweichenden Konstellationen möglich (◘ Tab. 5.7).

- **Pankreaszentren**

Unter den 20 Pankreaszentren befinden sich zwei doppelzertifizierte Zentren, die sowohl als Pankreaskarzinomzentrum mit Empfehlung der DKG als auch als Kompetenzzentren für chirurgische Erkrankungen des Pankreas von der DGAV zertifiziert wurden (◘ Tab. 5.8).

- **Darmzentren**

Es liegt eine Doppelzertifizierung in den Darmzentren vor: Krankenhaus Barmherzige Brüder Regensburg: DGAV und DKG.

◘ Tab. 5.7 Zertifizierungsstruktur Gefäß- und Venenzentren

Nicht-Universitätskliniken – Gefäß-, Venen-, Aortenzentren n = 25				
Zertifizierung	Einfach	Doppelt	Dreifach	nie
Anzahl Zentren	6	2	5	12
Zertifizierer				
DGA	DGG		DRG	
n = 7	n = 12		n = 6	

DGA – Deutsche Gesellschaft für Angiologie
DGG – Deutsche Gesellschaft für Gefäßchirurgie und Gefäßmedizin
DRG – Deutsche Röntgengesellschaft

◘ Tab. 5.8 Zertifizierungsstruktur Pankreaszentren

Nicht-Universitätskliniken – Pankreaszentren n = 20				
Zertifizierung	Einfach	Einfach	Dreifach	nie
Anzahl Zentren	17	2	0	1
Zertifizierer				
DKG	DGHO		im OZ	
n = 15	n = 2		n = 4	

DGHO – Deutsche Gesellschaft für Hämato- und Onkologie
DKG – Deutsche Krebsgesellschaft
OZ – Onkologisches Zentrum

5.3 Vergleich von universitären und nicht-universitären Maximalversorgern

In den ◨ Abb. 5.3 und 5.4 sind die Anzahl der Zentren und die Art der Zertifizierung in Universitätskliniken und Nicht-Universitätskliniken im direkten Vergleich wiedergegeben.

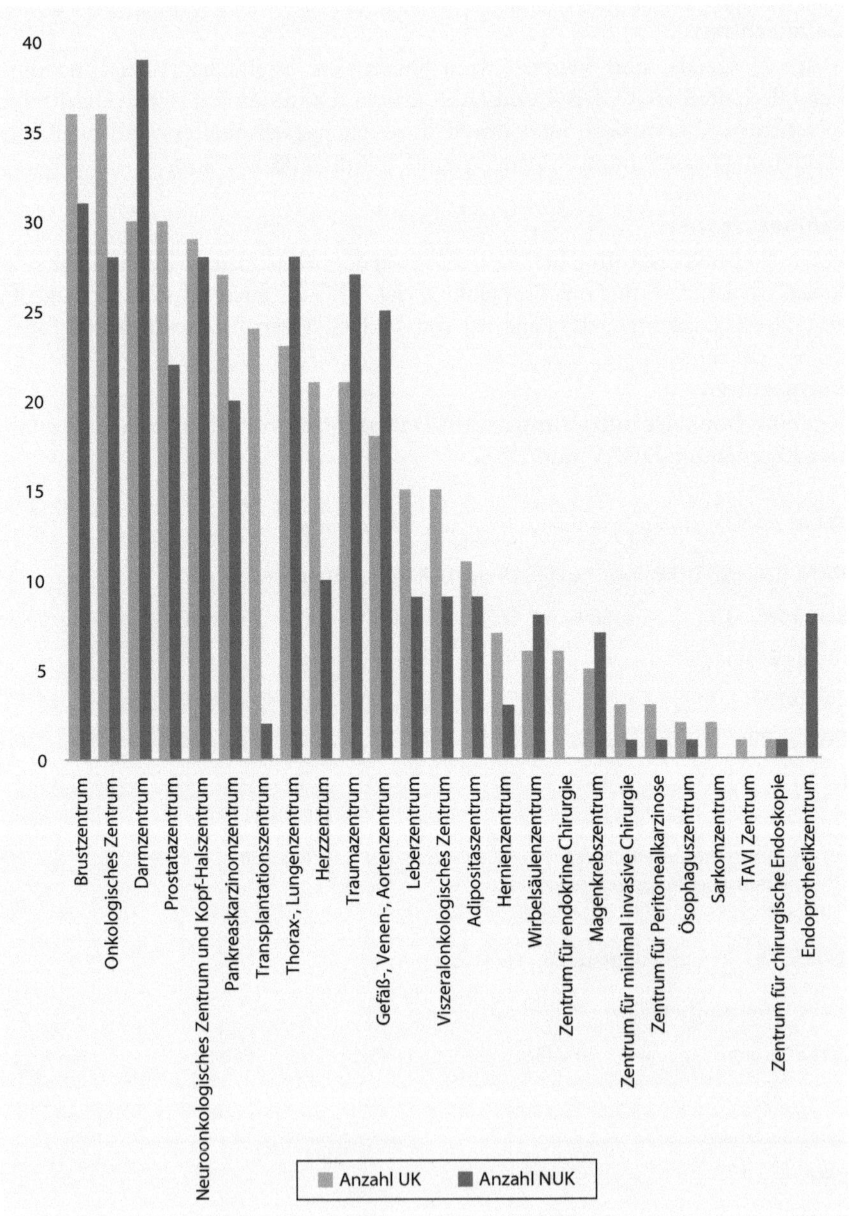

◨ **Abb. 5.3**   Verteilung der verschiedenen Zentren in den Universitätskliniken und Nicht-Universitätskliniken

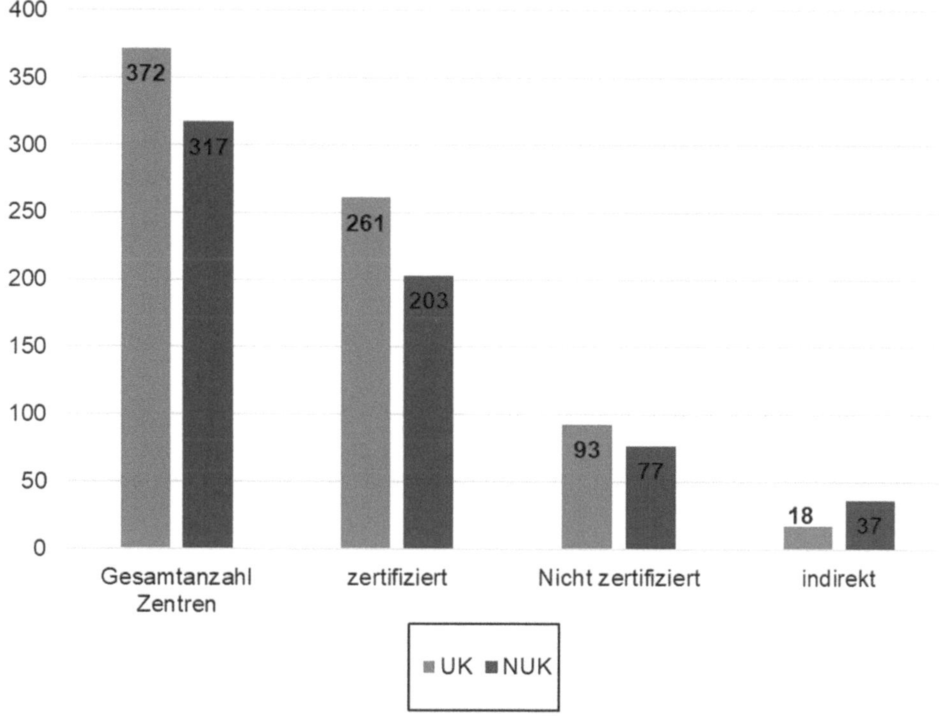

◘ Abb. 5.4 Häufigkeit der Zentren in universitären und nicht-universitären Kliniken der Maximalversorgung

Abkürzungsverzeichnis zu Kapitel 5

A.	Arteria
AAA	Abdominelles Aorten Aneurysma
ADT	Arbeitsgemeinschaft Deutscher Tumorzentren
ÄKzert	Zertifizierungsstelle der Ärztekammer Westfalen-Lippe
AllCHI	Allgemeinchirurgie
ATLS	Advanced Trauma Life Support
AVK	arterielle Verschlusskrankheit
BET	Brusterhaltende Therapie
CACP	Chirurgische Arbeitsgemeinschaft für Koloproktologie
CCC	Comprehensive Cancer Center
CH	Chirurgie
CT	Computertomographie
D.A.F	Deutsche Assoziation für Fuß- und Sprunggelenk e.V.
DCIS	Duktales Carcinoma in situ
DeGIR	Deutsche Gesellschaft für Interventionelle Radiologie und minimal-invasive Therapie
DGA	Deutsche Gesellschaft für Angiologie
DGAV	Deutsche Gesellschaft für Allgemein - und Viszeralchirurgie
DGG	Deutsche Gesellschaft für Gefäßchirurgie und Gefäßmedizin
DGHO	Deutsche Gesellschaft für Hämato- und Onkologie
DGK	Deutsche Gesellschaft für Kardiologie
DGK	Deutsche Gesellschaft Koloproktologie
DGP	Deutsche Gesellschaft der Phlebologen

DGPRÄC	Deutsche Gesellschaft der Plastischen, Rekonstruktiven und Ästhetischen Chirurgen
DGT	Deutsche Gesellschaft für Thoraxchirurgie
DGU	Deutsche Gesellschaft für Unfallchirurgie
DKG	Deutsche Krebsgesellschaft
DKH	Deutsche Krebshilfe
DRG	Deutsche Röntgengesellschaft
DVPZ	Dachverband der Prostatazentren Deutschlands
DWG	Deutsche Wirbelsäulengesellschaft
EQ ZERT	Europäische Institut zur Zertifizierung von Managementsystemen und Personal
ERCP	endoskopisch retrograde Cholangiopankreatikographie
EVAR	Endovaskuläre Aortenreperatur
FA	Facharzt
GBA	Gemeinsamer Bundesausschuss
GEKID	Gesellschaft der epidemiologischen Krebsregister in Deutschland
GIST	Gastrointestinaler Stromatumor
Gy	Grey
HCC	Hepatozelluläres Karzinom
HER-2	human epidermal growth factor receptor 2
HNO	Hals-Nasen-Ohren
IMC-Station	Intermediate Care Station
IPMN	Intraduktal papillär muzinöse Neoplasien
ISS	Injury Severity Score
ITS	Intensivstation
IQTIG	Institut für Qualität und Transparenz im Gesundheitswesen
KHT	Kopf-Hals-Tumor
KRK	Kolorektales Karzinom
LTZ	Lokales Traumazentrum
MKG	Mund-Kiefer-Gesicht
MRT	Magnetresonanztomographie
NUK	Nicht-Universitätskliniken
OA	Oberarzt
OP	Operation
Ortho	Orthopädie
OZ	Onkologisches Zentrum
PCa	Prostatakarzinom
PTA	Perkutane transluminale Angioplastie
RECIST/EASL	Response Evaluation Criteria In Solid Tumors / European Association for the Study of the Liver
RTZ	Regionales Traumazentrum
SOPs	Standard Operating Procedures
SR	Schockraum
TACE	Transarterielle Chemoembolisation
TAE	Transarterielle Embolisation
TEA	Thrombendarteriektomie
TNW	Traumanetzwerk
TÜV-Süd	Technischer Überwachungsverein – technisches Dienstleistungsunternehmen mit den Segmenten INDUSTRY, MOBILITY und CERTIFICATION
UCHI	Unfallchirurgie
UICC	Union internationale contre le cancer
UK	Universitätskliniken
ÜTZ	Überregionales Traumazentrum

Folgerung: Wie definiert sich ein Chirurgisches Zentrum?

E. Sebastian Debus und Reinhart T. Grundmann

- **Lehrstatus**
  - Ein Zentrum für die stationäre Behandlung chirurgischer Patienten sollte grundsätzlich akademischen Lehrstatus haben.

- **Für ein Center of Excellence sollten verlangt werden:**
  - Mindestfallzahlen für Krankenhaus und Chirurgen/Interventionalisten
  - Transparenz der risikoadjustierten Ergebnisse in krankheitsspezifischen Registern, was nicht nur die periprozedurale Morbidität und Letalität, sondern auch die Dokumentation des Langzeitergebnisses einschließt. Die Ergebnisse müssen frei zugänglich sein.
  - Ein Zentrum sollte bereit sein, sich an einem risikoadjustierten Benchmarking zu beteiligen. Ein Krankenhausranking auf Basis der Risiko-standardisierten Sterblichkeitsrate 90 Tage nach dem Eingriff ist einem Ranking auf Basis des Fallvolumens überlegen. Kompositendpunkte sind einer alleinigen Bestimmung der Morbidität oder Mortalität vorzuziehen.

- **Zertifizierung**
  - Die Zertifizierung durch die entsprechenden Fachgesellschaften muss von einem Zentrum verlangt werden. Hingegen ist nicht belegt, dass die administrative Krankenhaus-Akkreditierung und Zertifizierung (z. B. nach JCAHO, KTQ oder DIN EN ISO 9001) das Patienten-Outcome verbessern. Gleiches gilt für die externe Auditierung der Compliance mit Qualitätsstandards. Wichtiger ist die Ergebnisberichterstattung in krankheitsspezifischen Registern.

- **Spezialisierung**
  - Zentren müssen voll funktionsfähige multidisziplinäre Teams von Spezialisten anbieten, die das ganze Jahr über alle Aspekte der Krankheiten angehen können.
  - Der Einfluss der Spezialisierung des Chirurgen auf die Ergebnisse ist nur wenig untersucht, die Spezialisierung hat aber einen wichtigen Einfluss auf das perioperative Ergebnis und fließt direkt oder indirekt in die Volumen-Ergebnis-Beziehung ein. Die Zahl seiner Spezialisten definiert folglich die Qualität eines Zentrums.

- **Mindestmengenregelung für einzelne Eingriffe in Zentren**
  - Ösophagusresektion: International werden ≥ 20 Ösophagusresektionen/Jahr von einem Zentrum gefordert, dies ist mehr als das, was der GBA in Deutschland im Moment vorsieht.
  - Magenresektion bei Karzinom: die niederländischen Registererhebungen belegen, dass die Forderung, Magenkarzinome nur in Krankenhäusern mit einem Fallaufkommen von wenigstens 20 Resektionen pro Jahr zu versorgen, ihre Berechtigung hat.
  - Pankreasresektion bei Karzinom: International werden ≥ 20 Pankreasresektionen/Jahr von einem Zentrum gefordert, dies ist mehr als das, was der GBA in Deutschland im Moment vorsieht.
  - Lebertransplantation: Es gibt Hinweise für eine Korrelation zwischen Krankenhausfallzahl und Klinikletalität/Transplantatüberleben nach Lebertransplantation, allerdings ist die Studienlage nicht aussagekräftig genug, um eine Mindestmenge zu definieren.

- Leberresektion: Eine inverse Beziehung zwischen Fallaufkommen des Krankenhauses und Klinikletalität nach Leberresektion ist gesichert, wenigstens 20 große Leberresektionen/Jahr sollten von einem Zentrum gefordert werden.
- Nierentransplantation: Mangels ausreichender Daten ist die Festlegung einer Mindestmenge evidenzbasiert nicht möglich, sondern eine gesellschaftliche Übereinkunft. Die in Deutschland geforderte Mindestfallzahl von 25 Nierentransplantationen/Jahr ist im internationalen Vergleich nicht zu hochgegriffen.
- Resektion des Rektumkarzinoms: Die Forderung, Rektumkarzinome nur in Krankenhäusern mit einem Fallaufkommen von wenigstens 20 Resektionen pro Jahr zu versorgen, hat ihre Berechtigung. Die vorhandenen Daten demonstrieren eindeutig eine Volumen-Ergebnis-Beziehung in der modernen kolorektalen Karzinomchirurgie, sowohl für das Krankenhaus als auch den individuellen Chirurgen. Spezialisten erzielen bessere Ergebnisse als Nicht-Spezialisten. Die Volumen-Ergebnis-Beziehung scheint für den einzelnen Chirurgen ausgeprägter zu sein als für das Krankenhaus.
- Bariatrische Chirurgie: Ein Einfluss des Hospital- und Chirurgenvolumens auf die Ergebnisse der bariatrischen Chirurgie kann als gesichert gelten. Allerdings ist die Kinikletalität über alle mittlerweile sehr niedrig, sodass sie nicht mehr den entscheidenden Messparameter für ein Benchmarking darstellen kann. Stattdessen kommen kombinierte Endpunkte in Betracht, die schwere Komplikationen und postoperative Verweildauer miterfassen. Die Forderung, ein bariatrisches Zentrum durch 100 Eingriffe/Jahr zu definieren, hat ihre Berechtigung.
- Kniegelenksersatz: Nach Kniegelenksersatz ist die längerfristige Revisionsrate der wichtigste Qualitätsparameter. Die Revisionsrate wird vor allem durch das Fallaufkommen des Chirurgen geprägt, weniger durch das Fallaufkommen des Krankenhauses. Mindestmengenregelungen, die allein auf das Fallaufkommen des Krankenhauses und das unmittelbare postoperative Ergebnis ausgelegt sind, greifen zu kurz. Die in Deutschland vom GBA geforderte Mindestfallzahl von 50 Kniegelenk-Totalendoprothesen/Jahr und Zentrum scheint vor diesem Hintergrund nicht evaluiert.
- Hüftgelenksersatz: Die Ergebnisse des primären Hüftgelenkersatzes verbessern sich mit ansteigendem Fallvolumen von Krankenhaus und Operateur, wobei dem Fallvolumen des Chirurgen die größere Bedeutung zukommt. Bei der hohen Sicherheit des Eingriffs ist die Kinikletalität nicht der aussagekräftigste Messparameter; Prothesenstandzeiten, Dislokationen und Revisionen im Follow-up sind bedeutsamere Qualitätsparameter. Für Revisionseingriffe am Hüftgelenk sind 25 Eingriffe/Jahr eine sinnvolle Forderung an ein Zentrum.
- Wirbelsäuleneingriffe: Zahlen für eine Mindestmengenregelung liegen nur aus den USA vor. Das postoperative Ergebnis wird vor allem von der Höhe des chirurgischen Fallaufkommens positiv beeinflusst. Das Krankenhausvolumen spielt eine untergeordnete Rolle, gleiches gilt für die Fachdisziplin des Operateurs (Neurochirurg oder Orthopäde).
- Karotisrevaskularisation: Für die Ergebnisse der CEA spielt das Fallaufkommen des Chirurgen eine größere Rolle als das Fallaufkommen des Krankenhauses. Die Forderung von 50 CEAs pro Jahr und Zentrum ist plausibel. Die Beziehung zwischen Fallaufkommen des Krankenhauses und Ergebnis bei CAS ist bisher ungenügend überprüft.

- Bauchaortenaneurysma: Es besteht eine signifikante inverse Beziehung zwischen Krankenhausfallaufkommen und Klinikletalität bei Versorgung des intakten AAA, die allerdings bei OR sehr viel ausgeprägter als bei EVAR ist. Die Empfehlung der ESVS-Leitlinie von ≥ 30 Prozeduren pro Hospital und Jahr (EVAR und OR nicht differenziert) und nicht unter 20 sollte für die Definition eines Zentrums übernommen werden.
- Periphere arterielle Verschlusskrankheit: Die Ergebnisse der chirurgischen Revaskularisation der unteren Extremität sind vom Hospital – und Chirurgenvolumen abhängig. Bei der Heterogenität der Indikationen, Eingriffe und Zielparameter können eindeutige Fallgrenzen nicht aufgezeigt werden.
- Lungenresektion bei Karzinom: Die Ergebnisse bei Behandlung des Lungenkarzinoms werden entscheidend von dem Fallaufkommen des Krankenhauses geprägt, die Forderung an ein Zentrum von 75 Resektionen/Jahr ist adäquat.
- Koronare Bypasschirurgie: Die isolierte koronare Bypasschirurgie zeigt mittlerweile eine niedrige Klinikletalität, die sichere Aussagen über zu fordernde Mindestmengen von Krankenhaus und Chirurg nicht zulässt. 415 bis 475 Eingriffe/Jahr scheinen zur Definition eines Zentrums ausreichend zu sein.
- Minimalinvasiver Aortenklappenersatz (TAVI): Für TAVI besteht eine eindeutige inverse Beziehung zwischen Fallaufkommen des Krankenhauses und des einzelnen Operateurs einerseits und dem postinterventionellen Ergebnis andererseits. Die Lernkurve ist nicht unerheblich, mit zunehmender kumulierter Erfahrung werden die Anforderungen an Mindestmengen geringer.
- Radikale Prostatektomie: Die Ergebnisse der RP sind eindeutig von der Erfahrung und dem Fallaufkommen des Zentrums und des Chirurgen abhängig. Die geringe Sterblichkeit nach RP macht es aber schwer, eindeutige Krankenhausmindestmengen zu fordern. Ein Hospitalvolumen > 100/Jahr ist für Zentren anzustreben.
- Radikale Cystektomie: Die Ergebnisse der radikalen Cystektomie bei Blasenkarzinom werden mit ansteigendem Hospitalvolumen besser. Eine Mindestmenge von > 30 ist für ein Zentrum anzustreben.
- Chirurgie des Mammakarzinoms: Brustkrebszentren mit hohem Fallaufkommen von Krankenhaus und Operateur führen zu besseren Ergebnissen als die Behandlung in kleineren Einheiten. Wichtiger als das Fallvolumen ist dabei der interdisziplinäre Therapieansatz. Von einem Zentrum sind die Fallzahlen entsprechend der DKG zu fordern (>100/Jahr bei Erstzertifizierung).

- **Mindestmengenregelung für einzelne Operateure**
- Definitive Mindestmengen für das jährliche Fallaufkommen des Chirurgen können nur für wenige Eingriffe als gesichert gelten. Sofern sie in dieser Untersuchung in den einzelnen Unterkapiteln genannt werden, handelt es sich um Minimalanforderungen. Generell gilt, dass die Fallzahlen des einzelnen Chirurgen für die Ergebnisse von gleicher oder größerer Bedeutung sind als die des Zentrums.
- Definitive Mindestfallzahlen/Jahr können von einem Chirurgen nicht gefordert werden, ohne die kumulierte Erfahrung im Berufsleben zu berücksichtigen, was bisher nur ansatzweise analysiert wurde.

Serviceteil

Stichwortverzeichnis

A

B

C

D

E

F

G

H

Health Care Utilization Project National Inpatient Sample (HCUP-NIS) 112, 147
HealthGrades' „Best Hospitals" 44
Herzchirurgie 22
Hochvolumenkrankenhaus (HVH) 80
Hospital Episode Statistics (HES) 11, 72, 78, 159
Hospitalvolumen
– Magenkarzinom 74
– Ösophagusresektion 65
– Pankreasresektion 80
Hüftgelenksersatz 34
– Chirurgenvolumen 133, 135
– Erhebung in den Niederlanden 132
– Erhebung in den USA 131, 133, 135
– Erhebung in Deutschland 130
– Erhebung in Finnland 132
– Erhebung in Frankreich 134
– Erhebung in Kanada 134, 136
– Erhebung in Schweden 135
– Krankenhausvolumen 130, 133
– Mindestmengenregelungen 130
– Regeistererhebungen 130

I

Injury Severity Score (ISS) 256
Intersocietal Accreditation Commission (IAC) 36

J

Joint Commission on Accreditation of Healthcare Organizations (JCAHO) 39

K

Kardiochirurgie 6
Karotisrevaskularisation
– Chirurgenvolumen 151
– Erhebung in den USA 145, 147, 150, 151
– Erhebung in Deutschland 145
– Erhebung in Großbritannien 146
– Erhebung in Taiwan 150
– Krankenhausvolumen 144, 150
– Mindestmengenregelungen 143
– Registererhebungen 145
– Spezialisierung 148

Karotisstenose 8
– Operationsindikation 17
Karzinom
– kolorektales 12, 23, 31, 45
– Kopf/Hals 12
– Lunge 14, 170
– Magen 74
– Ösophagus 66
– Pankreas 13
– Prostata 13
– Schilddrüse 12
– Überleben im ländlichen Raum 15
Kniegelenksersatz 34
Kniegelenkstotalendoprothese
– Chirurgenvolumen 127
– Erhebung in den USA 123
– Erhebung in Deutschland 121
– Erhebung in Finnland 125
– Erhebung in Kanada 125
– Krankenhausvolumen 120, 127
– Kranknehausspezialisierung 126
– Mindetsmengenregelungen 120
– postoperative Komplikationen 121
– Registererhebungen 121, 128
– Spätkomplikationen 125
Knieprothese 16
– Implantation nach Bundesländern 16
Kolonkarzinom 108
Kompetenzzentrum 232
Kooperation für Transparenz und Qualität im Gesundheitswesen (KTQ) 39
Koronarchirurgie
– Chirurgenvolumen 182
– Erhebung in den USA 180
– Erhebung in Deutschland 179
– Krankenhausvolumen 179, 182
– Mindestmengenregelungen 179
– Registererhebungen 182
Krankenhaus
– 30-Tageletalität 20
– Akkreditierung 39
– der Maximalversorgung und Fachabteilungen 285
– Lehrstatus 19
– Qualität 19
– Zentralisierung 62
– Zertifizierung 39
Krankenhausbenchmarking 46, 47
Krankenhausbewertungsliste 43
Krankenhausfallaufkommen 61
Krankenhausranking 43, 46
– Wundinfektionsrate 45
Krankenhaussterblichkeit 4
Krankenhausvolumen
– Adipositaschirurgie 114, 118

– Bauchaortenaneurysma 154, 164
– Cystektomie, radikale 194
– Hüftgelenksersatz 130, 133
– Karotisrevaskularisation 144, 150
– Kniegelenkstotalendoprothese 120, 127
– Koronarchirurgie 179, 182
– Leberresektion 92
– Lebertransplantation 90
– Lungenresektion 170
– Mammakarzinomchirurgie 201, 204
– Minimalinvasiver Aortenklappenersatz (TAVI) 184
– Nierentransplantation 98, 101
– pAVK 166
– Radikale Prostatektomie (RP) 189
– Wirbelsäulenchirurgie 137

L

Lebendspende 101
Leberresektion
– Chirurgenvolumen 97
– Erhebung in den USA 94, 97
– Erhebung in Deutschland 93
– Erhebung in England 96
– Erhebung in Japan 95
– Erhebung in Kanada 97
– Krankenhausvolumen 92
– Mindestregelung 92
– Registererhebungen 93
Leberkrebszentrum 245
Lebertransplantation
– Chirurgenvolumen 92
– Erhebung in den USA 91
– Erhebung in Deutschland 90
– Erhebung in Südkorea 91
– Krankenhausvolumen 90
– Mindestmengenregelungen 90
– Registererhebungen 90
Lehrkrankenhaus
– 30-Tageletalität 20, 21
– Chirurgie, hepatobiliäre 25, 27
– Gefäßchirurgie 21
– Herzchirurgie 22
– kolorektales Karzinom 23
– Notfalleingriff 27
– Pankreaschirurgie 25
– vs. Nicht-Lehrkrankenhaus 19
Lokales Traumazentrum (TZ) 252
Lungenkarzinom 14, 34
Lungenkrebszentrum 242
Lungenresektion 34
– Chirurgenspezialisierung 178
– Chirurgenvolumen 177

Q

Qualitätssicherung 232

R

Radikale Prostatektomie (RP)
- Chirurgenvolumen 192
- Erhebung in den USA 190
- Erhebung in Deutschland 189
- Erhebung in England 191
- Erhebung in Kanada 192
- Krankenhausvolumen 189
- Mindestmengen-
  anforderungen 188
RAL Gütezeichen Gefäßchirurgie 250
Referenzzentrum 232
Registererhebung
- Adipositaschirurgie 115
- Bauchaortenaneurysma 154, 164
- Cystektomie, radikale 195
- Hüftgelenksersatz 130
- Karotisrevaskularisation 145
- Kniegelenkstotalendo-
  prothese 128
- Koronarchirurgie 179, 182
- Leberresektion 93
- Lebertransplantation 90
- Lungenresektion 177
- Mammakarzinomchirurgie 201
- Minimalinvasiver Aortenklappen-
  ersatz (TAVI) 184
- Nierentransplantation 98
- Ösophagusresektion 66, 71, 73
- Pankreasresektion 81
- pAVK 166
- Radikale Prostatektomie (RP) 189,
  192
- Rektumkarzinomchirurgie 103
- Wirbelsäulenchirurgie 139
- Magenkarzinom in den
  Niederlanden 76
- zum Magenkarzinom in Deutsch-
  land 75
- zum Magenkarzinom in Japan 77
Rektumkarzinom 108
Rektumkarzinomchirurgie 103
- Erhebung in den Nieder-
  landen 105
- Erhebung in den USA 104
- Erhebung in der Schweiz 106
- Erhebung in Deutschland 103
- Erhebung in Spanien 106
- Mindestmengenregelungen 102
- Registererhebungen 103

Risiko-standardisierte Sterblichkeitsrate (RSMR) 46

S

Sarkomzentrum 247
Schlaganfall
- ischämischer 7
- Krankenhaussterblichkeit 8
Scientific Registry of Transplant Reci-
  pients (SRTR) 91
Society for Cardiovascular Angiogra-
  phy and Interventions (SCAI) 144
Society for Vascular Medicine
  (SVM) 144
Society for Vascular Surgery (SVS) 250
Speiseröhrenkrebszentrum 246
Spendernephrektomie 101
Sterblichkeit
- in der Kardiologie 4
- kardiovaskuläre 4
Surveillance, Epidemiology and End
  Results (SEER) 13
Survival, Epidemiology and End
  Results (SEER) 42

T

Transcatheter Valve Therapy (TVT)
  Registry 185
Transkatheter-Aortenklappen-Im-
  plantation (TAVI) 22
Trauma Center
- Association of America 256
- Levels 256
Traumanetzwerk 252
TraumaNetzwerk DGU 253
Traumazentrum 252
- lokales 252
- regionales 252
- überregionales 253

V

Vascular Quality Initiative (VQI) 8, 169
- der Society for Vascular Sur-
  gery 251
Venenzentrum 36
Versorgungsqualität 3
- Bauchaortenaneurysma 9
- in der Kardiologie 5
- Kardiochirurgie 6
- Karotisstenose 8
- Karzinom, kolorektales 12
- Kopf-/Halstumore 12

- ländlicher Raum 15
- Lungenkarzinom 14
- Pankreaskarzinom 13
- Periphere Verschlusskrankheit
  (pAVK) 11
- Prostatakarzinom 13
- regionale/geographische Unter-
  schiede 3
- Schilddrüsentumore 12
- Schlaganfall, ischämischer 7
Volume-Outcome-Beziehung 61

W

Wirbelsäulenchirurgie 17, 35
- Chirurgenvolumen 137
- chirurgische Disziplin 142
- Erhebung in den USA 139, 140,
  142
- Krankenhausvolumen 137
- Mindestmengenregelungen 137
- Registererhebungen 139
World Health Organization (WHO) 39
Wundinfektionsrate 45

Z

Zentralisierung 62
- Empfehlungen 63
- Magenkrebschrirugie/Nieder-
  lande 76
- Ösophagusresektion 68
- Widerstände 62
Zentrum
- der deutschen Universitäts-
  kliniken 260
- der Maximalversorgung 260
- der nicht-universitären Maximal-
  versorgung 274
- Gesamtzahl 314
- Mindestanforderung 61
- neuroonkologisches 244
- onkologisches 243
- viszeralonkologisches 244
- zertifiziertes an Universitäts-
  kliniken 309
Zertifizierung 39, 42
- Adipositaschirurgie 235
- Anforderungen der Deutschen
  Krebsgesellschaft 238
- Chirurgisches Zentrum 326
- endokrine Chirurgie 235
- Gefäßchirurgie 250
- Gefäßzentrum 248
- Hernienchirurgie 238
- Koloproktologie, chirurgische 233